甲状腺疾病超声图谱

Atlas of Thyroid Ultrasonography

主　编　（捷克）米兰・哈伦卡
Milan Halenka, MD, PhD
Department of Internal Medicine III-
Nephrology, Rheumatology and Endocrinology
Faculty of Medicine and Dentistry
Palacky University Olomouc
and University Hospital Olomouc
Olomouc
Czech Republic

（捷克）兹登克・弗莱沙克
Zdeněk Fryšák, MD, CSc
Department of Internal Medicine III-
Nephrology, Rheumatology and Endocrinology
Faculty of Medicine and Dentistry
Palacky University Olomouc
and University Hospital Olomouc
Olomouc
Czech Republic

主　译　崔建春　曹　洪　曲义坤

副主译　洪林巍　雍　伟　伊桐凝　徐　升　欧阳志

北方联合出版传媒（集团）股份有限公司
辽宁科学技术出版社

First published in English under the title
Atlas of Thyroid Ultrasonography
by Milan Halenka and Zdeněk Fryšák

This edition has been translated and published under licence from
Springer Nature Switzerland AG.

著作权合同登记号：第06-2024-02号。

图书在版编目（CIP）数据

甲状腺疾病超声图谱 /（捷克）米兰・哈伦卡，（捷克）兹登克・弗莱沙克主编；崔建春，曹洪，曲义坤主译. —沈阳：辽宁科学技术出版社，2024. 6
ISBN 978-7-5591-3591-9

Ⅰ. ①甲… Ⅱ. ①米… ②兹… ③崔… ④曹… ⑤曲… Ⅲ. ①甲状腺疾病—超声波诊断—图谱 Ⅳ.①R581.04-64

中国国家版本馆CIP数据核字（2024）第100208号

出版发行：辽宁科学技术出版社
（地址：沈阳市和平区十一纬路25号 邮编：110003）
印 刷 者：辽宁新华印务有限公司
经 销 者：各地新华书店
幅面尺寸：210mm × 285mm
印　　张：21
插　　页：4
字　　数：460 千字
出版时间：2024 年 6 月第 1 版
印刷时间：2024 年 6 月第 1 次印刷
责任编辑：凌　敏
封面设计：袁　舒
版式设计：袁　舒
责任校对：黄跃成

书　　号：ISBN 978-7-5591-3591-9
定　　价：348.00 元

投稿热线：024-23284356
邮购热线：024-23284502
E-mail:lingmin19@163.com
http://www.lnkj.com.cn

序言

甲状腺疾病的诊断和治疗是全世界内分泌医师日常临床工作的重要组成部分。超声检查的发展在很大程度上拓宽了我们的临床选择。目前，全球大多数医院和诊疗中心都有高分辨率的超声设备。超声检查可作为第一诊断工具，图像有时可提供最终诊断。

本书不仅涵盖甲状腺和甲状旁腺疾病的整个疾病谱，而且还利用作者长期在医院的教学经验，把它们归入普通内分泌学专业领域。

这本图集是一本以图片展示为主的图书。作者希望它可以为临床实践提供快速参考，不仅在内分泌学实践方面，还包括在放射学实践方面，为相关医生以及其他医学专业的临床医生提供易于获取的数据信息。超声检查是一种“以专业技术为基础”的检查，它在一定程度上取决于检查者的专业能力，也在很大程度上取决于检查者在适当的时候回忆起已经看到过的东西的能力。因此，我们希望本书能帮助初学者在脑海中放置“第一影像”：既能显示常见的超声表现，也能显示罕见的超声表现。因而，每一种疾病都要在不同层次的视图中描绘几次，以方便进行超声检查的第一步操作。

本图谱来源于先前已取得成功的“捷克版”，虽然此书不是第一本超声检查相关的出版物，但我们的日常实践工作证明，我们需要最新和最精确的信息，这正是本书所能提供的。

我们鼓励读者在开始时要有足够的耐心，并祝愿他们在临床实践中取得巨大的成功。

捷克共和国，奥洛穆茨　Milan Halenka

捷克共和国，奥洛穆茨　Zdeněk Fryšák

推荐序1

崔建春教授是辽宁省人民医院优秀的科主任，长期致力于甲状腺的临床、科研、教学工作。他邀请国内众多甲状腺领域的专家和学者，翻译完成了这本《甲状腺疾病超声图谱》。翻阅这本即将出版的译著审校稿，不由得被捷克奥洛穆茨帕拉茨基大学医学院的Milan Halenka（米兰・哈伦卡）和Zdeněk Fryšák（兹登克・弗莱沙克）两位内科教授在甲状腺全系疾病超声诊断领域的深耕和积累所深深折服！

在我国，甲状腺癌以及桥本氏甲状腺炎（桥本病）伴甲状腺功能异常等甲状腺疾病的发病率正在逐年升高，对人们的身心健康产生了严重的影响。在超声辅助临床诊断方面，怎么样做才能够更好更利于提高解决问题的能力？对此我认为有三个问题需要大家来一起商榷：

（1）临床医生对于超声设备和技术的使用和掌握，是否需要进行更专科化的培训？

（2）临床医生对于甲状腺全系疾病超声资料的留存、整理以及提炼，怎样做才能够达到捷克奥洛穆茨帕拉茨基大学医学院的Milan Halenka和Zdeněk Fryšák两位教授如此高的系统化水平？怎样做才能把标准化数据变成科学研究的依据，进行临床转化？

（3）在我们辽宁省人民医院崔建春教授等正在努力攀登的“人工智能辅助超声诊断甲状腺疾病”这样的项目中，我们三级医院和国内广大的基层医院分别扮演什么样的角色？各自的工作重点是什么？如何相互补充？

对于以上问题，我想大家在仔细阅读这本译著的过程中会仁者见仁、智者见智！

这本译著的翻译工作，不但邀请了超声科、甲状腺外科、内分泌科的专家，而且还邀请了病理科以及普通外科的专家共同参与，努力做到了从不同的角度和层面来向大家展示原著的精髓和内涵。

相信这本译著一定会对国内甲状腺及相关专科领域的同道、医学生以及基层医务工作者大有裨益，希望本书成为大家必不可少的参考书之一。

辽宁省人民医院院长

臧培卓

2024年4月17日

推荐序2

近年来，甲状腺肿瘤的发病率呈现出持续上升的趋势，尤其在女性中，甲状腺癌的发病率已逐渐接近甚至在某些地区超过了乳腺癌的发病率。在这一背景下，甲状腺专科医师在甲状腺肿瘤的三级预防体系中持续扮演着至关重要的角色，特别是在二级预防方面，即早期发现、早期诊断和早期治疗。而在甲状腺肿瘤的早期发现中，超声影像诊断凭借其独特的优势，仍然是我们首选的检查手段。

尽管高频超声设备和技术已在全国各级医院普及，但各级医疗机构在超声诊断技术方面存在水平差异，这在一定程度上影响了甲状腺肿瘤早期诊断的准确性。因此，介绍甲状腺肿瘤超声影像诊断的专业性图书显得尤为重要。《甲状腺疾病超声图谱》一书的引进，无疑将为提升我国各级医院甲状腺肿瘤超声影像诊断水平提供有力的支持。

本书由捷克奥洛穆茨帕拉茨基大学医学院的Milan Halenka和Zdeněk Fryšák两位专家主编，他们精心整合了甲状腺疾病的超声影像图片，并结合这些疾病的特点，对甲状腺全疾病谱的超声诊断进行了系统归纳。通过翻译这部作品，译者们将两位作者的研究成果展现给国内学者，这不仅有助于我们发现与欧美国家在甲状腺疾病超声诊断方面的差异，而且为临床工作中甲状腺肿瘤超声影像的诊断提供了巨大的帮助。这部作品不仅具有理论价值，更具有实际应用意义，是国内甲状腺疾病诊断领域不可多得的参考资料。

本书是以甲状腺全疾病谱的超声诊断为主要内容的著作。参与本书翻译工作的是超声科、甲状腺外科、内分泌科以及病理科等相关临床科室的专家，体现了我国甲状腺领域相关临床工作学者们对超声检查的重视程度。

希望国内甲状腺相关专科领域的同道、医学生以及基层医务工作者们，有机会阅读此书，共同学习和交流！为我们医学事业的进步做出贡献。

中国抗癌协会甲状腺肿瘤整合康复专委会主任委员

湖南省人民医院（湖南师范大学附属第一医院）马王堆院区院长

2024年4月14日

译者序

众所周知，超声是诊断甲状腺良恶性疾病最有效的手段！

随着我国综合国力的不断提升，国家在医药卫生领域投入的不断加大，超声设备和技术已经在我国各级医院得到了普及，从而促进了甲状腺疾病早诊、早筛工作在基层的大力开展；此外，超声检查这项技术已经突破了只在超声医学科开展的传统模式，成为所有临床科室医生开展临床诊疗工作的第三只眼。

“AI辅助超声诊断桥本病以及伴发甲状腺功能减退”是我们团队近年努力突破的方向之一，在向超声医学科老师们学习、请教的过程中，辽宁省人民医院刘大铭教授向我们推荐了这本*Atlas of Thyroid Ultrasonography*英文原著。该书在甲状腺疾病超声检查工作中的规范性、对某些领域研究的先进性以及利于初学者学习的鲜明教学特色等，深深地吸引了我们。为了系统地学习书中的理念以及知识，我们最终决定完成该书的翻译工作。

原著主编捷克奥洛穆茨帕拉茨基大学医学院的Milan Halenka、Zdeněk Fryšák，作为内科、内分泌科、风湿病科的教授，能够编辑出版甲状腺全疾病谱的超声诊断图书，非常令人敬佩。全书数十万字，插图约1500张，均为原创，精美得难以想象！

我们组织了来自全国多地的超声科、甲状腺外科、内分泌科以及病理科的33名专家，分成15个小组，分别负责部分章节的翻译和审校工作；其中首都医科大学附属北京中医医院病理科张红凯教授、辽宁省人民医院病理科肖明明教授，受邀负责全书病理相关内容的审校。经过大家2个多月的共同努力，圆满地完成了全书的翻译和审校工作。

希望这本书的出版能够促进我们国内甲状腺疾病相关科室之间的快速融合以及基层甲状腺疾病超声检查的规范化开展。希望这本书能够成为我国各级医院的甲状腺外科、内分泌科、超声科以及社区医生们诊断和治疗甲状腺疾病患者的关键参考资料。

由于我们的翻译以及认识水平有限，难免有不足或不当之处，敬请读者批评、指正。

在本书翻译过程中，译者们的单位领导和同事、相关学会的领导和老师、译者们的家人和朋友以及出版社的领导和老师，都给予了我们巨大而无私的帮助，在此一并致以衷心的感谢！

崔建春　曹洪　曲义坤

洪林巍　雍伟　伊桐凝　徐升　欧阳志

2023年12月30日

译者名单

主　译：

崔建春　辽宁省人民医院、中国医科大学人民医院乳甲外科

曹　洪　南华大学附属第二医院乳甲外科

曲义坤　佳木斯大学附属第一医院甲乳外科

副主译：

洪林巍　辽宁中医药大学附属医院超声科

雍　伟　成都市第七人民医院、成都市肿瘤医院乳甲外科

伊桐凝　辽宁中医药大学附属医院内分泌科

徐　升　辽宁省金秋医院超声科

欧阳志　湖南省中医院、湖南中医药大学第二附属医院乳腺外科胸外科

病理顾问：

张红凯　首都医科大学附属北京中医医院病理科

肖明明　辽宁省人民医院、中国医科大学人民医院病理科

译　者（按姓名首字笔画为序）**：**

王玉秋　扬州大学医学院附属泗阳县中医院

石　利　锦州医疗学院附属凌海大凌河医院普通外科

刘　伟　山东宁阳县第一人民医院乳甲外科

刘大铭　辽宁省人民医院、中国医科大学人民医院超声科

刘尧邦　宁夏医科大学总医院肿瘤外一科

刘梦友　安徽利辛县人民医院乳甲外科

江玉霞　河北省涉县中医院乳甲科

安　静　辽宁中医药大学附属第二医院超声科

阮　婷　辽宁省人民医院、中国医科大学人民医院乳甲外科

孙　超　辽宁大连庄河市中心医院普通外科

孙平东　辽宁辽阳市辽阳县中心医院普外科

李　考　辽宁省金秋医院超声科

邹小盼　吉林省人民医院乳甲外科

张　琦　辽宁省人民医院、中国医科大学人民医院超声科

张　颖　辽宁省人民医院、中国医科大学人民医院乳甲外科

邵欣然　辽宁省人民医院、中国医科大学人民医院乳甲外科

武文军　辽宁省人民医院、中国医科大学人民医院乳甲外科

罗　瑜　成都市中西医结合医院、成都市第一人民医院超声科

岳媛媛　成都市中西医结合医院、成都市第一人民医院超声科

费　翔　辽宁省人民医院、中国医科大学人民医院乳甲外科

姚昇声　辽宁省人民医院、中国医科大学人民医院乳甲外科

郭凤娟　濮阳油田总医院超声科

鲁　丽　辽宁省人民医院、中国医科大学人民医院内分泌科

读者须知

图形编号和标记

- 本图谱根据具体诊断分为若干章节。对于每一种诊断都有几个超声案例来展示。
- 在每一章中，图片数字编码对应的是一个具有特定诊断的单个病例。图片字母编码对应不同的超声视图/切面［如甲状腺全叶（TG）横切面、甲状腺右叶（RL）或甲状腺左叶（LL）横切面或纵切面］，在某些病例展示中还包括彩色多普勒超声（CFDS）影像。
- 在图片右上角有一个象形图显示探针的确切位置。
- 除非另有说明，超声穿透深度默认为3.5cm。

图谱概念

- 每幅图在同一页上有两次“描绘”：左侧没有标记，右侧有标记显示甲状腺的超声发现。图片描述是关于右侧图的。
- 这个设计是为了让读者自我测试自身知识储备。

致谢

作者感谢来自捷克奥洛穆茨帕拉茨基大学医学院其他科室（肾脏病科、风湿病科和内分泌科）的同事。特别感谢Charlotte Mlcochova，BA，我们经验丰富的注册护士，感谢她在日常工作中在超声检查工作上给予我们的帮助（作为一个小礼物，第一章中的图片展示的是她自己健康的甲状腺）；感谢Michal Slansky提供的技术支持以协助我们完成图片记录；感谢Jan Schovanek博士负责本书的内容编辑；感谢助理教授Pavel Koranda博士在第15章第7节和第22章的PET/CT和SPECT/CT成像内容中的贡献。

如果没有我们的门诊部主任Josef Zadrazil教授（医学博士，CSc）的支持，本书的出版是不可能的。我们也感谢Karel Pacak教授鼓励我们出版此书的英文版。

关键的图中符号和缩写

⨯	交叉符号，用于表示甲状腺腺叶（所有图）
►	箭头，用于表示主要的超声发现，如大结节、囊肿、癌灶、甲状旁腺瘤等
▷	空白箭头，用于表示主要的超声发现，如大的淋巴结节、甲状旁腺瘤等
➞	箭标，用于表示主要和次要的超声发现，如小结节、甲状旁腺腺瘤、密集钙化灶等
→	开放箭头，用于表示次要的超声发现，如微钙化灶、胶体样凝块、膈膜等
⊹	虚十字，用于表示小淋巴结节或小淋巴结等
TRA	气管
CCA	颈总动脉
IJV	颈内静脉
E	食管
LN，ln	大淋巴结，小淋巴结
C，c	大囊肿，小囊肿
LL，RL	左叶，右叶
PAd	甲状旁腺腺瘤

缩写列表

AIT	胺碘酮诱发的甲状腺毒症
ASR-W	世界年龄标准化率
ATA	美国甲状腺协会
ATC	甲状腺未分化癌
BCC	鳃裂囊肿
CCA	颈总动脉
CFDS	彩色多普勒超声
CLT	慢性淋巴细胞性甲状腺炎（= HT——桥本氏甲状腺炎）
CRP	C-反应蛋白
DC	皮样囊肿
DTC	分化型甲状腺癌
DTD	弥漫性甲状腺疾病
EMP	髓外浆细胞瘤

ESR	红细胞沉降率
ETE	甲状腺外浸润
FLT	局灶性淋巴细胞性甲状腺炎
FNAB	细针穿刺活检
FTC	甲状腺滤泡癌
FVPTC	滤泡型甲状腺乳头状癌
HCC	Hürthle细胞癌
HT	桥本氏甲状腺炎（=CLT——慢性淋巴细胞性甲状腺炎）
IDD	碘缺乏病
IJV	颈内静脉
ITA	甲状腺下动脉
LL	左叶
LN	淋巴结
L/S	纵横比
MEN2A	多发性内分泌腺瘤2A
MEN2B	多发性内分泌腺瘤2B
MIVAT	微创视频辅助技术
MNG	多结节性甲状腺肿
MTC	甲状腺髓样癌
pHPT	原发性甲状旁腺功能亢进症
PAd	甲状旁腺腺瘤
PCa	甲状旁腺癌
PEIT	经皮无水乙醇注射疗法
PET/CT	正电子发射断层显像/计算机断层显像
PSV	收缩期峰值流速
PTC	甲状腺乳头状癌
PLT	原发性甲状腺淋巴瘤
PTMC	甲状腺微小乳头状癌
RAIU	放射性碘摄取试验
RIT	放射性^{131}I治疗
RL	右叶
sHPT	继发性甲状旁腺功能亢进症
SAC	学龄儿童
SGT	亚急性肉芽肿性甲状腺炎
S/L	横纵比
SPECT/CT	单光子发射断层显像/计算机断层显像
SSG	胸骨后甲状腺肿
STA	单发毒性腺瘤
Tg-Ab	甲状腺球蛋白抗体
TMNG	毒性多结节性甲状腺肿
TPO-Ab	甲状腺过氧化物酶抗体
TSH	促甲状腺激素、促甲状腺素
TSHR-Ab	促甲状腺激素受体抗体
TT	全甲状腺切除术
Tvol	甲状腺体积（mL）

目录

第一部分
甲状腺概况

第1章　甲状腺和淋巴结的正常超声图像

1.1　基本要素

- 甲状腺由两个腺叶及中间相连的峡部组成。
- 40%的患者存在副叶，即或多或少发育的锥状叶。
- 锥状叶在甲状软骨前方，自甲状腺峡部向舌骨延伸。甲状腺位于气管的前方和两侧，后外侧为颈动脉间隙，前侧和外侧被带状肌和胸锁乳突肌覆盖。腺叶的后表面与椎周间隙相邻，左侧与食管相邻[1]。
- 甲状腺腺叶呈旋转椭圆形。Brunn的方法被广泛用于计算甲状腺体积。甲状腺体积是根据以下公式分别计算的两个腺叶的体积之和：V=宽度×厚度×长度×0.479（也可以使用优化后的校正系数0.52）[2-3]。
- 对于甲状腺峡部，在腺体总体积的计算中应忽略不计[2]。但如果峡部大于1cm，则应该包括峡部体积[3]。
- 注意！技术（如换能器施加的压力）上的差异和对甲状腺解剖结构判断（如甲状腺峡部和被膜厚度的判断）上的差异导致计算出来的甲状腺体积存在高达26%的观察者间差异[3]。

1.2　甲状腺的超声特征[4]

- 回声强度：等回声、低回声、极低回声和高回声。以带状肌和颌下腺为参照确定回声强度。
- 回声质地：细密、粗糙和微结节。
- 腺体血流：正常、轻度增加、显著增加和减少。
- 甲状腺边缘：光滑、微分叶状和大分叶状。

1.3　彩色多普勒超声（CFDS）模式[5]

- 模式0（图5.1dd）：实质（或结节）无血流或有少量斑点状血流。
- 模式Ⅰ（图1.1bb）：实质（或结节）存在零散不均匀分布的血流。
- 模式Ⅱ（图3.15bb）：轻度增加的零散分布的彩色多普勒血流信号（结节主要呈周边分布）。
- 模式Ⅲ（图4.1bb）：显著增加的弥漫均匀分布的彩色多普勒血流信号，包括所谓的“甲状腺火海征”[6]。

M. Halenka, Z. Fryšák, *Atlas of Thyroid Ultrasonography*, DOI 10.1007/978-3-319-53759-7_1

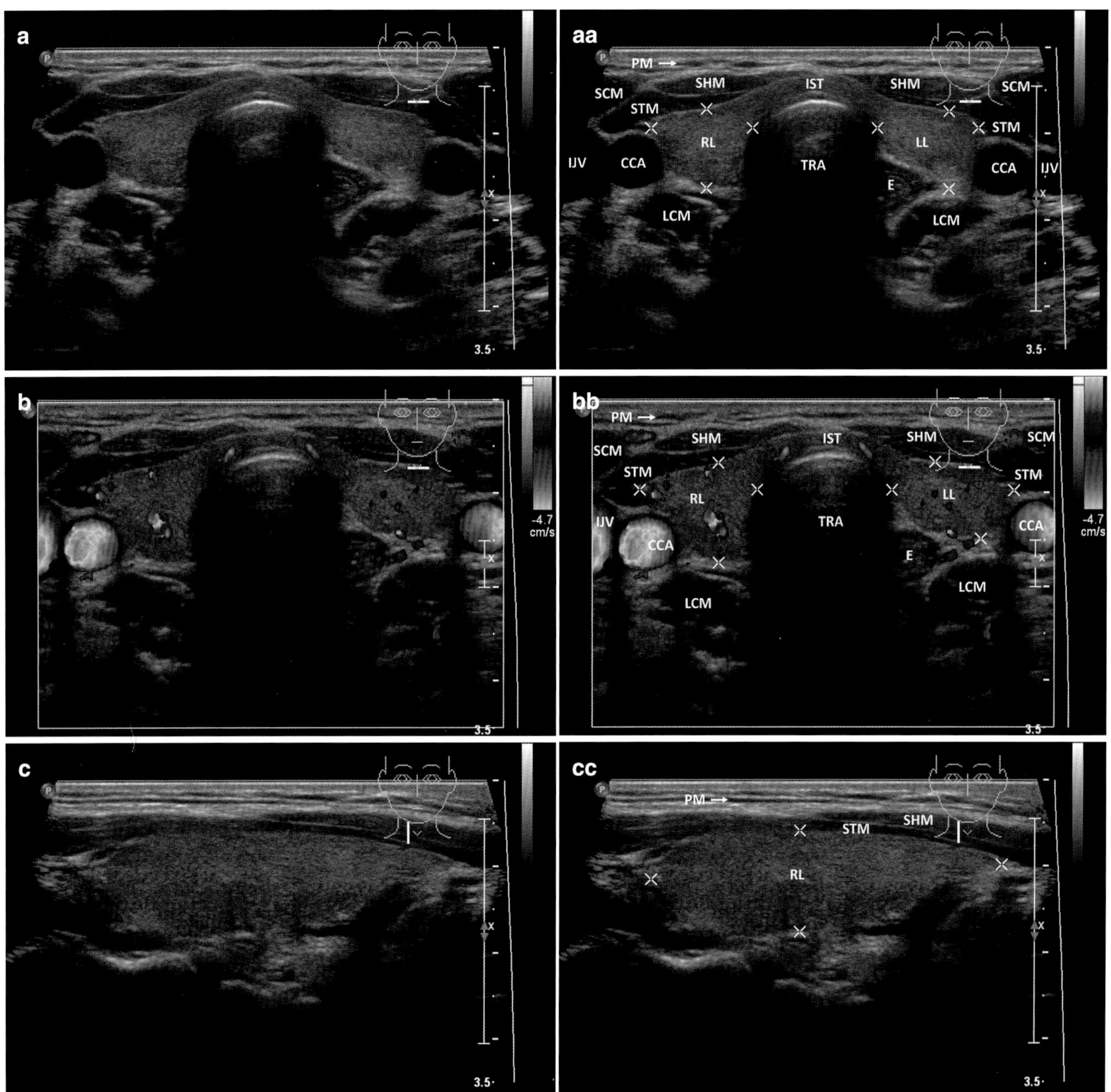

图1.1　（aa）甲状腺及周围结构：甲状腺，均匀结构；等回声；横切面。CCA，颈总动脉；E，食管；IJV，颈内静脉；IST，峡部；LCM，颈长肌；LL，左叶；PM，颈阔肌；RL，右叶；SCM，胸锁乳突肌；SHM，胸骨舌骨肌；STM，胸骨甲状肌；TRA，气管。（bb）甲状腺及周围结构，彩色多普勒超声：正常实质血流，模式Ⅰ；横切面。（cc）RL细节：均匀结构；等回声；纵切面。（dd）RL细节，彩色多普勒超声：正常实质血流，模式Ⅰ；纵切面。（ee）LL细节：均匀结构；等回声；纵切面。（ff）LL细节，彩色多普勒超声：正常实质血流，模式Ⅰ；纵切面

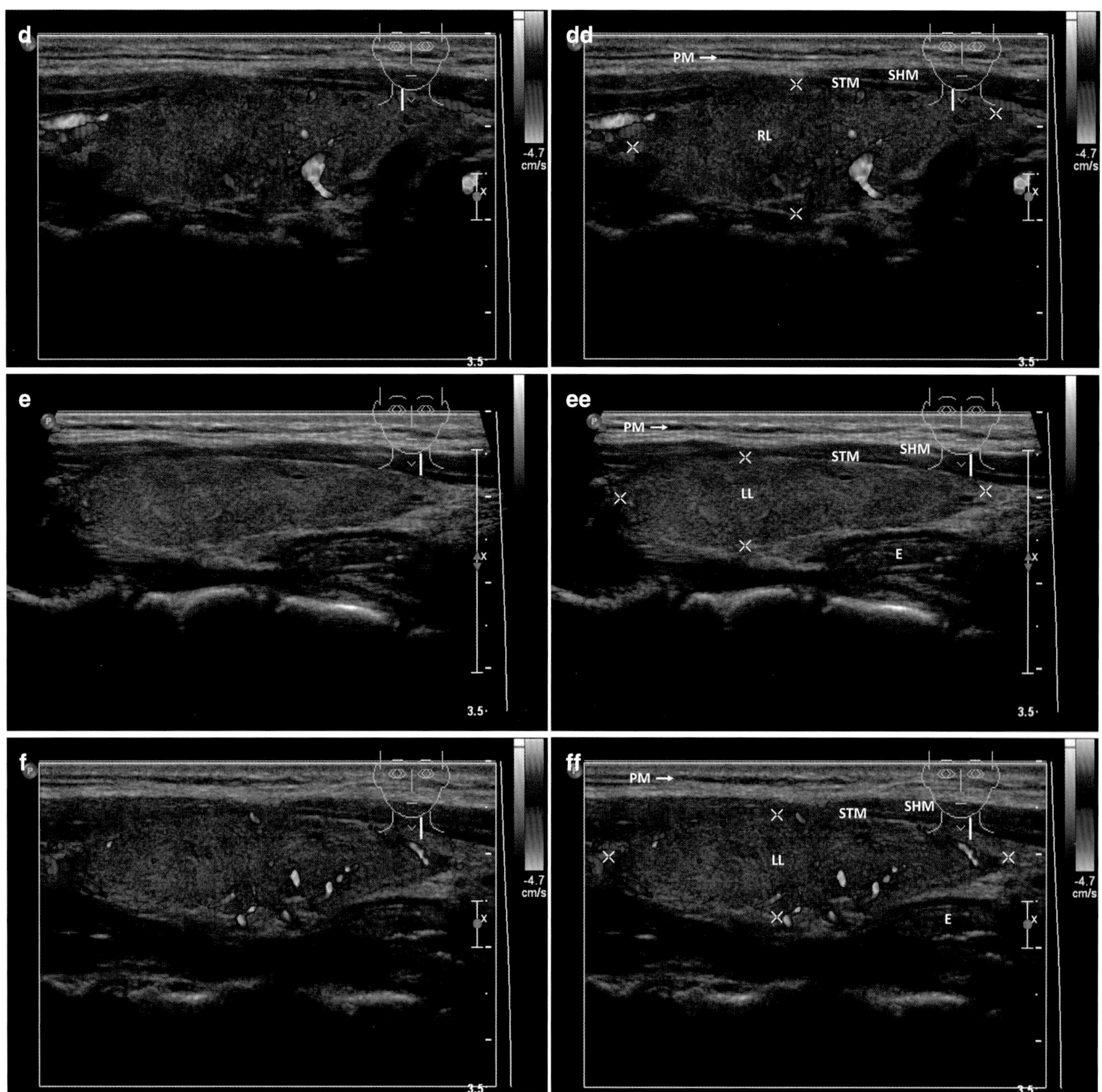

图1.1（续）

1.4　正常的甲状腺图像

- 等回声（回声高于其上覆盖的带状肌肉组织的回声，与腮腺或下颌腺的回声相似）。
- 回声质地细密。
- 无散在微钙化。
- 正常血流，彩色多普勒超声——模式0或Ⅰ。
- 边缘光滑。
- 甲状腺腺叶横切面呈三角形，纵切面呈卵形，前后径为1～2cm。

1.5　良性或反应性增生的颈部淋巴结的超声特征[7]

- 大小：已有文献报道过，可根据不同的淋巴结大小（5mm、8mm和10mm）分界线来区分反应性淋巴结和转移性淋巴结。
- 形状：椭圆。
- 横纵比（S/L）<0.5[7]，或纵横比（L/S）>2[8-9]（图1.2bb）。
- 边缘：不清晰。
- 内部结构。
  - 回声：低回声。
  - 最大横径大于5mm的淋巴结中，约90%可显示淋巴门回声（淋巴结内有回声的线状结构，与邻近的周围脂肪相连）。淋巴门征（图1.2aa、bb）——淋巴门回声的出现以前被认为是良性疾病的征象。
  - 无钙化和坏死。
- 血管模式：约90%的最大横径大于5mm的正常淋巴结表现为门型血流，或表现为无血流。

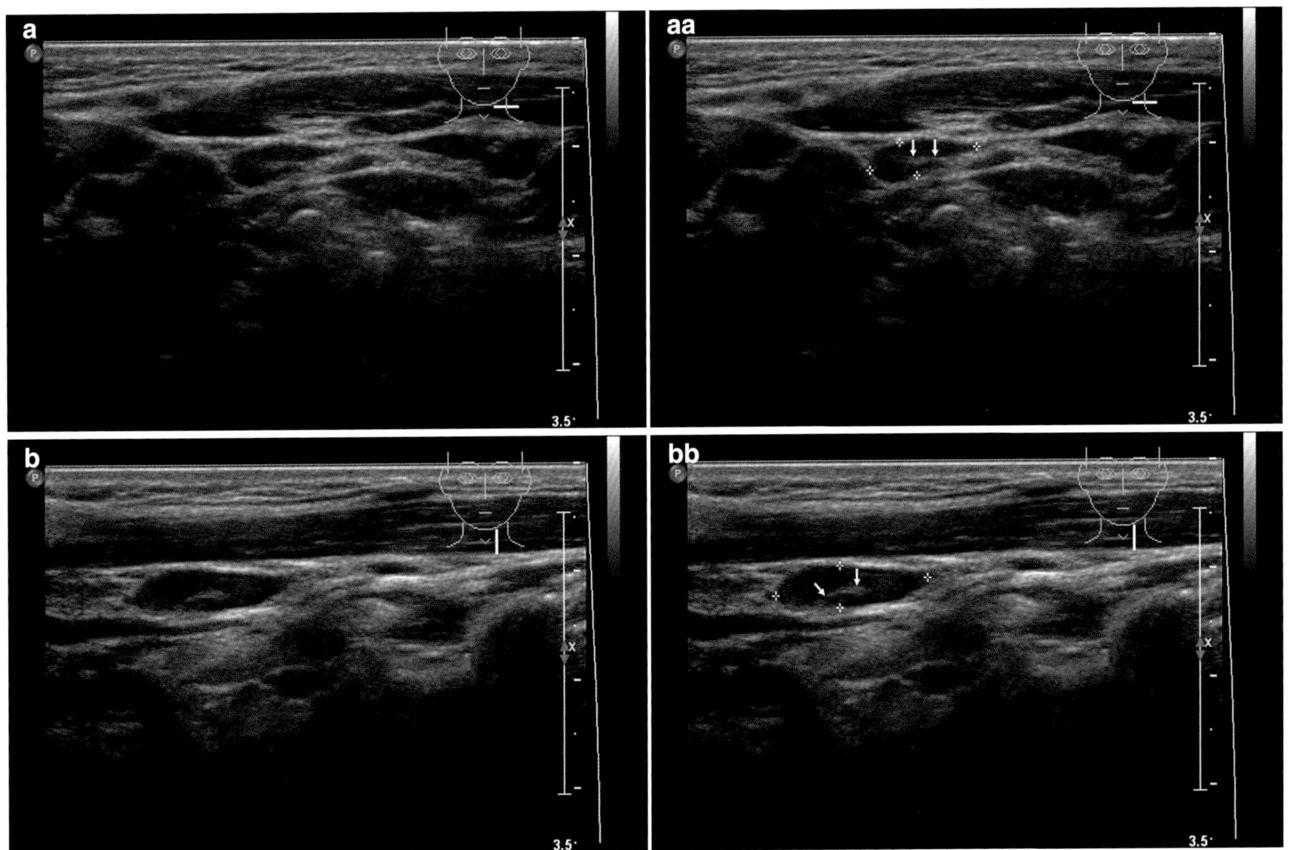

图1.2　（aa）正常淋巴结：椭圆形；低回声；淋巴门征（➞）；横切面。（bb）正常淋巴结：椭圆形，纵横比>2（非病理）；低回声；淋巴门征（➞）；纵切面

参考文献

[1] Gervasio A, Mujahed I, Biasio A, Alessi S. Ultrasound anatomy of the neck: the infrahyoid region. J Ultrasound. 2010;13(3):85–89.
[2] Brunn J, Block U, Ruf G, Bos I, Kunze WP, Scriba PC. Volumetric analysis of thyroid lobes by real-time ultrasound. Dtsch Med Wochenschr. 1981;106(41):1338–1340.
[3] Zimmermann MB, Molinari L, Spehl M, Weidinger-Toth J, Podoba J, Hess S, et al. Toward a consensus on reference values for thyroid volume in iodine-replete schoolchildren: results of a workshop on inter-observer and inter-equipment variation in sonographic measurement of thyroid volume. Eur J Endocrinol. 2001;144(3):213–220.
[4] Kim DW, Eun CK, In HS, Kim MH, Jung SJ, Bae SK. Sonographic differentiation of asymptomatic diffuse thyroid disease from normal thyroid: a prospective study. AJNR Am J Neuroradiol. 2010;31(10):1956–1960.
[5] Bogazzi F, Bartalena L, Brogioni S, Burelli A, Manetti L, Tanda ML, et al. Thyroid vascularity and blood flow are not dependent on serum thyroid hormone levels: studies in vivo by color flow doppler sonography. Eur J Endocrinol. 1999;140(5):452–456.
[6] Ralls PW, Mayekawa DS, Lee KP, Colletti PM, Radin DR, Boswell WD, et al. Color-flow Doppler sonography in Graves disease: “thyroid inferno”. AJR Am J Roentgenol. 1988;150(4):781–784.
[7] Ahuja AT, Ying M, Ho SY, Antonio G, Lee YP, King AD, et al. Ultrasound of malignant cervical lymph nodes. Cancer Imaging. 2008;8(1):48–56.
[8] Solbiati L, Rizzatto G, Bellotti E, Montali G, Cioffi V, Croce F. High-resolution sonography of cervical lymph nodes in head and neck cancer: criteria for differentiation of reactive versus malignant nodes. Radiology. 1988;169(P):113–116.
[9] Steinkamp HJ, Cornehl M, Hosten N, Pegios W, Vogl T, Felix R. Cervical lymphadenopathy: ratio of long-to shortaxis diameter as a predictor of malignancy. Br J Radiol. 1995;68(807):266–270.

（张琦、阮婷　译）

第二部分
弥漫性甲状腺疾病

1.1 基本要素

- 单纯性甲状腺肿、慢性甲状腺炎、甲状腺功能亢进症、甲状腺功能减退症和甲状腺结节病等甲状腺疾病的自然发展过程表明，它们在形式、功能、外观和演变消失上都是动态的和可变的。弥漫性甲状腺疾病（DTD）是甲状腺疾病的主要形态学异常。好发于青少年的主要甲状腺疾病是弥漫性青少年甲状腺肿，成人中最常见的是慢性淋巴细胞性甲状腺炎（CLT），也称为桥本氏甲状腺炎（HT）[1]。
- 世界卫生组织（世卫组织）在1960年的儿童甲状腺大小分类标准中将甲状腺肿定义为4个等级：ⅠA级——可触到的叶大于受试者拇指的末端指骨；ⅠB级——颈部伸展时可见到甲状腺；Ⅱ级——头部处于正常位置时可见到甲状腺；Ⅲ级——远处可见到甲状腺。世界卫生组织1994年的标准将甲状腺肿分为2个等级：Ⅰ级——头部处于正常位置时可触到但见不到甲状腺；Ⅱ级——颈部处于正常位置时可见到甲状腺[2]。
- 1994年，世界卫生组织/国际碘缺乏病控制理事会（世卫组织/ICCIDD）建议用简化的2级系统取代世卫组织1960年的4级甲状腺肿分类。世卫组织1994年的标准比1960年的标准更容易使用，并提高了敏感性，而特异性仅略有降低。与1960年的标准一样，1994年的标准高估了轻度碘缺乏病（IDD）地区的甲状腺肿患病率。在轻度缺碘地区，甲状腺肿偏小，超声比触诊更适合用来评估甲状腺肿的患病率[3]。
- 学龄儿童甲状腺肿患病率（SAC）是人群中IDD的一个重要指标。SAC中甲状腺肿患病率≥5%表明存在公共卫生问题。检查和触诊在传统上被用于对甲状腺肿进行分类。然而，在轻中度IDD地区，触诊的敏感性和特异性较差，用超声来测量甲状腺体积是首选[4]。

参考文献

[1] Rallison ML, Dobyns BM, Meikle AW, Bishop M, Lyon JL, Stevens W. Natural history of thyroid abnormalities: prevalence, incidence, and regression of thyroid diseases in adolescents and young adults. Am J Med. 1991;91(4):363–370.

[2] WHO, UNICEF & ICCIDD. Indicators for assessing iodine deficiency disorders and their control through salt iodization. WHO/NUT/94.6. Geneva: World Health Organization; 1994. http://apps.who.int/iris/bitstream/10665/70715/1/WHO_NUT_94.6.pdf.

[3] Zimmermann M, Saad A, Hess S, Torresani T, Chaouki N. Thyroid ultrasound compared with World Health Organization 1960 and 1994 palpation criteria for determination of goiter prevalence in regions of mild and severe iodine deficiency. Eur J Endocrinol. 2000;143(6):727–731.

[4] Zimmermann MB, Hess SY, Molinari L, De Benoist B, Delange F, Braverman LE, et al. New reference values for thyroid volume by ultrasound in iodine-sufficient schoolchildren: a World Health Organization/Nutrition for Health and Development Iodine Deficiency Study Group Report. Am J Clin Nutr. 2004;79(2):231–237.

第2章 弥漫性甲状腺肿

2.1 基本要素

- 弥漫性甲状腺肿是一种广泛性甲状腺增生症。自1988年起，根据超声测量的甲状腺体积，Gutekunst将甲状腺肿定义为女性甲状腺体积>18mL、男性甲状腺体积>25mL（图2.1和图2.2）[1]。
- 不同人口报告中的甲状腺体积的标准数据，随着年龄、区域因素和人口的碘状况变化而变化。
- 碘缺乏病病区以人群中甲状腺肿大患病率和尿碘中位数为标准。不同年龄和体表面积的当地性别特异性参考值并不是世卫组织/ICCIDD推荐的参考值的恒定比例。世卫组织/ICCIDD推荐的参考值的另一个限制是，对发展中国家常见的小体表面积（<0.8m^2）的儿童缺乏规范值[2]。
- Rallison等进行了甲状腺异常的流行病学研究。1965—1968年对4819名11～18岁的青少年进行了调查。这个原始队列中的约2/3（3121人）在约20年后的1985—1986年进行了复查。
  - 在最初的检查中（1965—1968年），发现了185例甲状腺异常（占总数的3.8%）。这些异常从最常见到最不常见：1.93%为弥漫性肥厚伴功能正常（青春期甲状腺肿）；1.27%为CLT；0.46%为甲状腺结节，包括2例甲状腺乳头状癌（PTC）。甲状腺功能亢进或甲状腺功能减退者占0.19%。
  - 在随访检查中（1985—1986年），298名（9.5%）受试者出现甲状腺异常。这些异常从最常见到最不常见的顺序为：5.13%为CLT；2.87%为单纯性甲状腺肿；2.32%为结节，其中包括10例癌。此外，0.9%有甲状腺功能减退，0.39%有甲状腺功能亢进[3]。

  在1965—1968年的92例单纯性或青少年甲状腺肿的受试者中，60%在1985—1986年恢复正常，20%没有变化，约10%发生了CLT，约3%发生了胶状甲状腺肿。在61例CLT患者中，27%恢复正常，约33%保持不变，33%转为甲状腺功能减退[3]。
- 在Hintze等进行的一项研究中，对569名来自缺碘地区的60岁的未被选中的，从缺碘地区的一般人口中分离出来的老年受试者进行了触诊（WHO 1960年触诊标准）和甲状腺超声调查。其中，女性489例，男性80例。
  - 通过触诊：54%的受试者未发现甲状腺肿大；18%的受试者为甲状腺肿ⅠA级（可触叶大于受试者拇指末端指骨）；17%的受试者为甲状腺肿ⅠB级（伸展颈部可见）；9%的受试者为甲状腺肿Ⅱ级（头部正常位置可见）；2%的受试者为甲状腺肿Ⅲ级（远处可见）。
  - 整个组的Tvol（中位数）为18.6mL（女性中位数为19.2mL，男性中位数为16.6mL）。18%的受试者有甲状腺结节，8%的受试者有囊性病变。甲状腺肿大患病率在女性（>18mL）中为54%，在男性（>25mL）中为23%。甲状腺肿大患者的促甲状腺激素（TSH）值显著降低，而甲状腺球蛋白（Tg）值显著升高。

  综上所述，本研究显示老年患者甲状腺肿发病

M. Halenka, Z. Fryšák, *Atlas of Thyroid Ultrasonography*, DOI 10.1007/978-3-319-53759-7_2

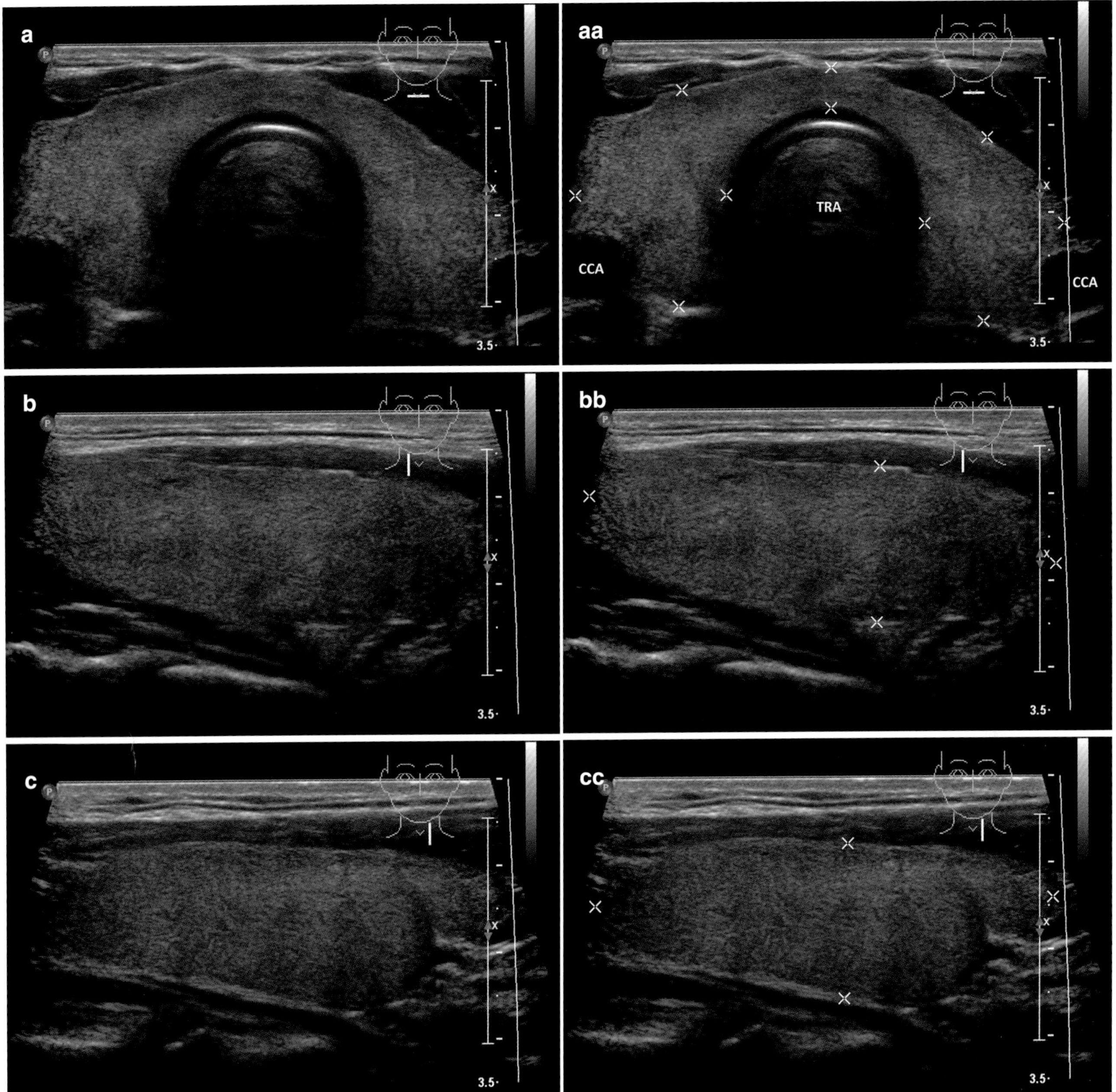

图2.1　（aa）41岁男性，弥漫性甲状腺肿；结构均匀；高回声；Tvol 29mL，峡部厚6mm，RL 14mL、LL 14mL；横切面。（bb）RL细节：结构均匀，高回声，无结节；纵切面。（cc）LL细节：结构均匀，高回声，无结节；纵切面

率高，甲状腺结节发病率高，甲状腺肿体积与TSH呈负相关，甲状腺肿体积与甲状腺球蛋白浓度[4]呈正相关。

- 妊娠期间的激素变化和代谢需求导致甲状腺功能的生化参数发生显著变化：
  - –血清甲状腺激素结合球蛋白水平显著增加。
  - –游离激素浓度轻微下降（在碘充足的情况下），如果存在碘限制或明显的碘缺乏，这种下降会显著放大。
  - –在妊娠早期和分娩期之间，基础TSH值有频繁轻微上升的趋势。
  - –人绒毛膜促性腺激素（HCG）水平升高对孕妇甲状腺的直接刺激，主要发生在妊娠早期的末期，可能与血清TSH短暂下降有关。妊娠期间形成的甲状腺肿在分娩后可能只会部分消退。

因此，怀孕可能是解释女性人群中甲状腺肿和甲

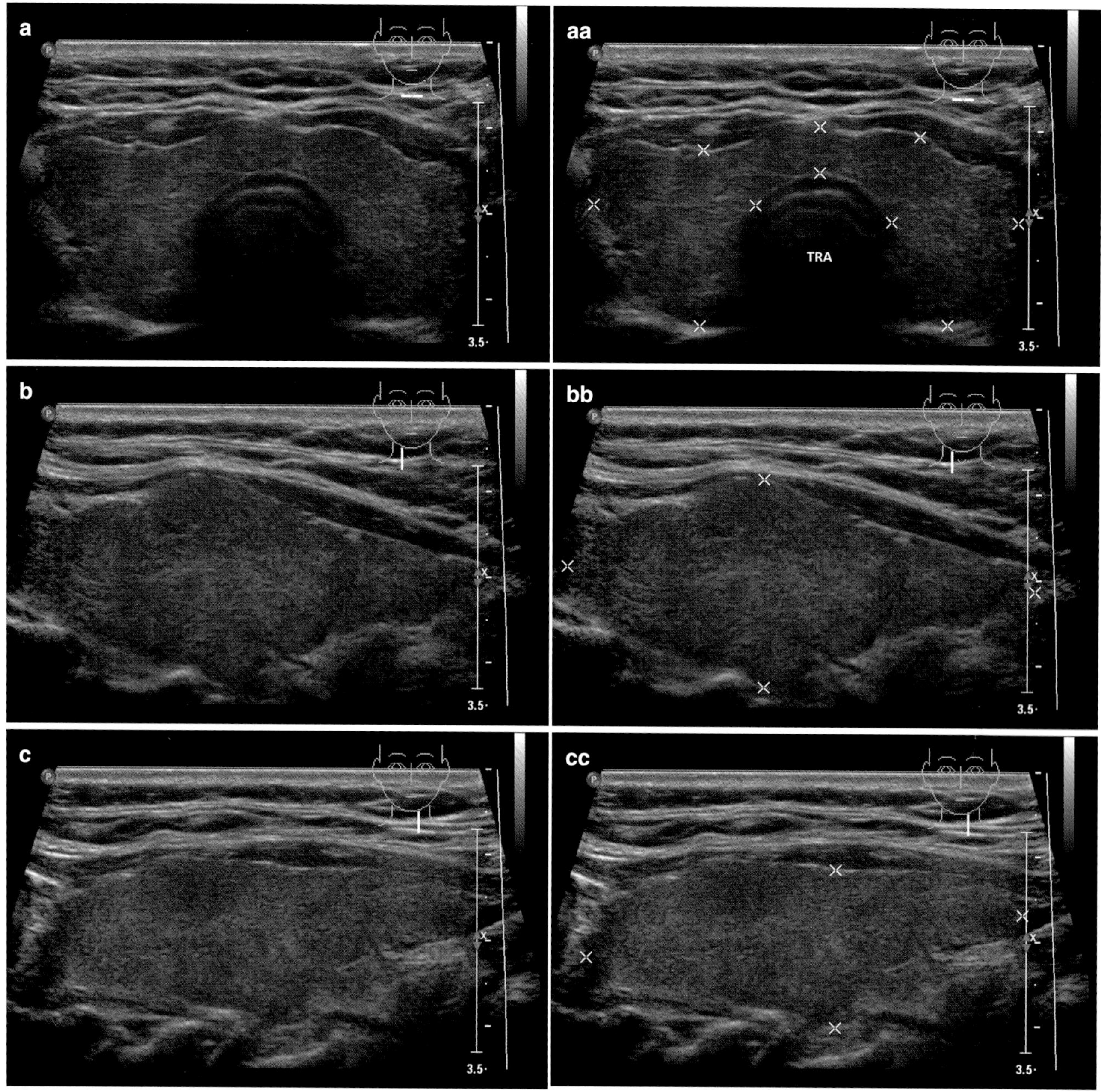

图2.2 （aa）35岁女性，弥漫性甲状腺肿；结构均匀；高回声；Tvol 24mL，峡部厚7mm，RL 12mL、LL 11mL；横切面。（bb）RL细节：均匀结构，高回声，无结节；纵切面。（cc）LL细节：结构均匀，高回声，无结节；纵切面

状腺疾病发病率较高的环境因素之一。孕妇体内的缺碘状态也会导致子代形成甲状腺肿。如果在怀孕早期给予足够的碘补充剂，就可以纠正和几乎完全防止孕妇和新生儿甲状腺肿的发生。世界卫生组织建议孕妇的理想膳食碘摄入量为每天200μg[5]。怀孕期间碘需求量增加，目前的建议摄入量为220～250μg/d[6]。

- 1997年，WHO/ICCIDD根据来自碘充足国家（荷兰、斯洛伐克、法国和奥地利）儿童和/或少年的数据，提出了儿童和/或少年中甲状腺体积的新参考标准。表2.1按年龄列出了甲状腺体积的正常上限。然而，在儿童和/或少年发育迟缓发生率很高的国家，所显示的甲状腺体积的限值是不合适的。在这种情况下，甲状腺体积暂时被认为是更直接地表现体表总面积的函数关系（表2.2）[7]。
- 然而，随后的报告表明，1997年世卫组织/ICCIDD参考标准高估了实际价值。1999—2000年在碘充足国

表2.1 根据世界卫生组织1997年的数据，利用超声在6～15岁碘充足儿童和/或少年中测得的正常甲状腺体积上限随年龄的变化[7]

年龄/岁	男孩Tvol/mL	女孩Tvol/mL
6	5.4	5.0
7	5.7	5.9
8	6.1	6.9
9	6.8	8.0
10	7.8	9.2
11	9.0	10.4
12	10.4	11.7
13	12.0	13.1
14	13.9	14.6
15	16.0	16.1

表2.2 根据世界卫生组织1997年的数据，6～15岁碘充足儿童和/或少年超声测量的正常甲状腺体积上限与体表面积（BSA）的关系[7]

体表面积/m^2	男孩Tvol/mL	女孩Tvol/mL
0.8	4.7	4.8
0.9	5.3	5.9
1.0	6.0	7.1
1.1	7.0	8.3
1.2	8.0	9.5
1.3	9.3	10.7
1.4	10.7	11.9
1.5	12.2	13.1
1.6	14.0	14.3
1.7	15.8	15.6

表2.3 长期碘充足地区6～12岁儿童和/或少年（n=3529）的甲状腺体积超声测量的中位数，第50个百分位数（P50）和第97个百分位数（P97），按性别和年龄进行测量（修改自“Zimmermann[8]”）

年龄/岁	男孩Tvol/mL		女孩Tvol/mL	
	P50	P97	P50	P97
6（n=468）	1.60	2.91	1.57	2.84
7（n=561）	1.80	3.29	1.81	3.26
8（n=579）	2.03	3.71	2.08	3.76
9（n=588）	2.30	4.19	2.40	4.32
10（n=528）	2.59	4.73	2.76	4.98
11（n=492）	2.92	5.34	3.17	5.73
12（n=313）	3.30	6.03	3.65	6.59

表2.4 长期碘充足地区6～12岁儿童和/或少年（n=3529）的甲状腺体积超声测量的中位数，第50个百分位数（P50）和第97个百分位数（P97），按性别和体表面积（BSA）计算（修改自“Zimmermann[8]”）

年龄/岁	男孩Tvol/mL		女孩Tvol/mL	
	P50	P97	P50	P97
0.7（n=138）	1.47	2.62	1.46	2.56
0.8（n=493）	1.66	2.95	1.67	2.91
0.9（n=592）	1.86	3.32	1.9	3.32
1.0（n=640）	2.10	3.73	2.17	3.79
1.1（n=536）	2.36	4.2	2.47	4.32
1.2（n=445）	2.65	4.73	2.82	4.92
1.3（n=330）	2.99	5.32	3.21	5.61
1.4（n=174）	3.36	5.98	3.66	6.40
1.5（n=104）	3.78	6.73	4.17	7.29
1.6（n=77）	4.25	7.57	4.76	8.32

家（美国、瑞士和马来西亚）报告的儿童和/或少年甲状腺体积（中位数和P97）数据明显低于1997年欧洲儿童和/或少年的数据。1997年参考数据中较大的甲状腺体积可能是由于受到直到20世纪90年代初在许多欧洲国家存在的碘缺乏的残余影响。此外，2000年世卫组织/ICCIDD关于甲状腺超声的研讨会在1997年的参考标准中发现了一个大的系统性测量偏差；所有年龄和所有体表面积的+30%甲状腺体积[8]。

• Zimmermann于2004年发表的最新研究文献使用了经过验证的超声技术来测量甲状腺体积。受试者是居住在长期碘充足的五大洲六个国家（瑞士、日本、美国、南非、秘鲁和巴林）的3500名健康的儿童和/或少年（6～12岁）。与世卫组织1997年以来关于儿童和/或少年的甲状腺体积数据相比，这些新数据更加保守（表2.3和表2.4）。例如，就男孩而言，本样本中特定年龄人群的甲状腺体积和BSA的第97个百分位数值比1997年的校正参考值小20%，比1993年世卫组织的参考值小15%～20%。1993年（瑞典和德国儿童和/或少年）和1997年世卫组织参考值是基于欧洲儿童和/或少年的数据。这些新的超声甲状腺体积国际参考值可用于IDD监测中的甲状腺肿筛查[9]。

2.2 弥漫性甲状腺肿的超声表现

- 甲状腺体积增大，女性>18mL，男性>25mL。
- 质地均匀。
- 等回声或轻度高回声。
- 细粒或中粒的回声纹理。
- 边界清晰。
- 没有结节和钙化。
- 血流正常，CFDS为模式0或模式Ⅰ。
- 非常大的甲状腺肿会使邻近器官、血管、食管移位，而明显不对称的甲状腺肿会使气管移位。
- 在一个非常大的甲状腺肿中，测量甲状腺叶的长度可能具有挑战性。使用双幅纵切面拼图或使用凸阵探头是很有帮助的。
- 注意！与磁共振成像相比，超声将非常大的甲状腺肿（150～200mL）的体积低估了约20%[9]。

参考文献

[1] Gutekunst R, Becker W, Hehrmann R, Olbricht T, Pfannenstiel P. Ultrasonic diagnosis of the thyroid gland. Dtsch Med Wochenschr. 1988;113(27):1109–1112.

[2] Foo LC, Zulfiqar A, Nafikudin M, Fadzil MT, Asmah AS. Local versus WHO/International Council for Control of iodine deficiency disorders-recommended thyroid volume reference in the assessment of iodine deficiency disorders. Eur J Endocrinol. 1999;140(6):491–497.

[3] Rallison ML, Dobyns BM, Meikle AW, Bishop M, Lyon JL, Stevens W. Natural history of thyroid abnormalities: prevalence, incidence, and regression of thyroid diseases in adolescents and young adults. Am J Med. 1991;91(4):363–370.

[4] Hintze G, Windeler J, Baumert J, Stein H, Köbberling J. Thyroid volume and goitre prevalence in the elderly as determined by ultrasound and their relationships to laboratory indices. Acta Endocrinol 1991;124(1):12–18.

[5] Glinoer D. What happens to the normal thyroid during pregnancy? Thyroid. 1999;9(7):631–635.

[6] Zimmermann MB. The adverse effects of mild-to-moderate iodine deficiency during pregnancy and childhood: a review. Thyroid. 2007;17(9):829–835.

[7] Bull World Health Organ. Recommended normative values for thyroid volume in children aged 6-15 years World Health Organization & International Council for Control of Iodine Deficiency Disorders. Bull World Health Organ. 1997;75(2):95–97.

[8] Zimmermann MB, Hess SY, Molinari L, De Benoist B, Delange F, Braverman LE, et al. New reference values for thyroid volume by ultrasound in iodine-sufficient schoolchildren: a World Health Organization/nutrition for health and development iodine deficiency study group report. Am J Clin Nutr. 2004;79(2):231–237.

[9] Bonnema SJ, Andersen PB, Knudsen DU, Hegedüs L. MR imaging of large multinodular goiters: observer agreement on volume versus observer disagreement on dimensions of the involved trachea. AJR Am J Roentgenol. 2002;179(1):259–266.

（阮婷、张琦　译）

第3章 桥本氏甲状腺炎

3.1 桥本氏甲状腺炎：慢性淋巴细胞性甲状腺炎

3.1.1 基本要素

• 桥本氏甲状腺炎（HT），也称为慢性淋巴细胞性甲状腺炎（CLT）或自身免疫性甲状腺炎（AT），是碘充足地区导致甲状腺功能减退和甲状腺肿的最常见原因[1]。

• 除了经典分型外，HT现在还包括其他几种临床病理类型：纤维型、IgG4相关型、青少年型、桥本氏甲状腺毒症和无痛性甲状腺炎（散发性或产后型）[2]。

• 日本病理学家Hakaru Hashimoto于1912年首次将这种疾病描述为“淋巴瘤样甲状腺肿”。但德国医学主导学派断言这种组织学是Riedel甲状腺炎的早期阶段，桥本的描述于是被忽略并被遗忘。到了1931年，Allen Graham等报道了淋巴瘤样甲状腺肿，并赞同桥本的结论，即它本身就是一种疾病。从那时起，这种疾病被命名为“桥本氏甲状腺炎”。1956年，Doniach等从血清中纯化了一种甲状腺球蛋白抗体（Tg-Ab），并提议HT为一种自身免疫性疾病。1962年，HT作为器官特异性自身免疫性疾病的概念被确立[3]。

• HT是一种常见的器官特异性自身免疫性疾病。其年发病率为每千人中有0.3～1.5例，没有明显的种族相关差异[1]。

• HT影响1.3%的儿童，且以女性为主[4]。

• 病理上HT被定义为偶有生发中心的弥漫性淋巴细胞浸润，甲状腺滤泡小，胶质稀少，间质纤维化[5]。

• 诊断上HT被定义为甲状腺过氧化物酶抗体（TPO-Ab）升高和甲状腺球蛋白抗体（Tg-Ab）升高。超过90%的患者存在高血清TPO-Ab浓度[6]。

• 在总人群中，13.0% ± 0.4%检测到TPO-Ab阳性，11.5% ± 0.5%检测到Tg-Ab阳性。在无病人群中，抗体阳性率较低：TPO-Ab为11.3% ± 0.4%，Tg-Ab为10.4% ± 0.5%。在总人群和无病人群中，女性TPO-Ab和Tg-Ab阳性率高于男性，并随着年龄的增长而增加，尤其是在女性中[7]。

• 临床表现：存在质硬、无痛、弥漫性肿大的腺体；大量的淋巴细胞性甲状腺炎患者有结节性肿大[8]。

• 长期的HT会导致甲状腺缩小和萎缩，但也可能导致腺体弥漫性增大和/或结节形成。这些结节应该与可能是HT并发症的甲状腺乳头状癌和原发性甲状腺非霍奇金淋巴瘤相鉴别[9]。

• Graves病（GD）和HT等自身免疫性甲状腺疾病（AITD）是一类复杂性疾病，在这类疾病中，暴露于环境因素会在一定的遗传背景下引起针对甲状腺自身抗原的自身免疫。发病机制中遗传因素“贡献”70%～80%，环境因素（包括感染、压力、碘、硒、维生素D和吸烟）“贡献”20%～30%。AITD患者的血亲自身也有患上AITD的风险[10]。

• 以甲亢和甲状腺功能减退症为特征的两种主要AITD（GD和HT）的患病率均为约5%。女性AITD患者明显比男性常见，女、男比例在5：1至10：1之间。HT

M. Halenka, Z. Fryšák, *Atlas of Thyroid Ultrasonography*, DOI 10.1007/978-3-319-53759-7_3

的主要特异性抗体是TPO-Ab和Tg-Ab，但这些抗体也存在于约70%的GD患者中。同样的，GD中的主要抗体甲状腺激素受体抗体（刺激性TSHR-Ab）也可能存在于一些HT患者中（阻断性TSHR-Ab）[11]。

- HT在碘充足的国家（如美国）或碘过量的国家（如日本）中更常见。在这种情况下，甲状腺通常不柔软，也不坚硬，通常增大，质地不规则。萎缩常见于淋巴细胞弥漫性浸润的腺体。老年女性中HT的患病率高达40%。近50%确认TPO-Ab升高诊断的患者甲状腺功能正常，其他患者大多存在亚临床（轻度）甲状腺功能减退（游离T4水平正常，血清TSH升高），只有极少数患者有严重的甲状腺功能减退症。可根据TPO-Ab的存在预测每年约有2.5%患者出现临床甲状腺功能减退症。在TSH升高和TPO-Ab阳性的人群中，每年约有4.5%的人出现临床甲状腺功能减退症[11]。
- 阿姆斯特丹AITD队列研究是一项为期5年的对有AITD风险人群（具有一个或多个一级或二级亲属证实为AITD的健康女性）进行的随访研究。在这一人群中年平均桥本氏甲状腺炎发生率为1.5%，5年累计桥本氏甲状腺炎发生率为7.5%。每年每千名女性临床甲状腺功能减退症和临床甲状腺功能亢进症的发病率分别为9.6%和3.3%[12]。
- 尚不清楚在CLT中，HT和萎缩型（原发性黏液性水肿）是相同疾病的变异类型还是不同的独立存在的疾病。传统的甲状腺相关自身免疫参数（TG-Ab和ATPO-Ab）无法在血清学上区分这些变异/独立存在性。其他甲状腺特异性细胞毒性抗体，如TSH结合抑制抗体和TSH功能阻断抗体，已被确定。关于甲状腺大小的细胞毒性分析显示，在萎缩性疾病中（Tvol中位数6mL），细胞毒性抗体的发病率很高，80%可检测到，而甲状腺肿疾病中（Tvol中位数36mL）39%可检测到细胞毒性抗体[13]。
- 全球最常见的甲状腺疾病是自身免疫性甲状腺功能减退症。过去分为原发性萎缩（原发性黏液性水肿）和肥大性自身免疫性甲状腺功能减退症（CLT-HT）。19世纪90年代后期，Ord将原发的萎缩性变异描述为“依赖于甲状腺的破坏性影响”。1912年，桥本将这种肥大的变异描述为后来为众人所知的桥本氏甲状腺炎（HT）。没有严格的标准来区分甲状腺功能减退症的萎缩型和肿大型。分类通常基于通过临床检查存在或不存在甲状腺肿[14]。
- 因人类白细胞抗原（HLA）类型不同，参与的特异性自身抗体——甲状腺功能减退症萎缩型中的阻断型TSHR-Ab、甲状腺功能减退症肥大型中的TPO-Ab及Tg-Ab和体液免疫与细胞免疫对疾病进展的重要性，Ord病和HT被报道为不同的疾病[14]。
- Carlé等在对247名丹麦人中患有自身免疫性临床甲状腺功能减退症患者进行的队列研究中，用超声测量了甲状腺体积（Tvol）。目的是验证或反驳Ord病和HT实际上是否是两种不同的疾病。根据如下的Tvol将患者分类如下：
  - 女性（<6.7mL，6.7～11.2mL，11.3～17.4mL，>17.4mL）。
  - 男性（<7.4mL，7.4～12.3mL，12.4～19.0mL，>19.0mL）。

与对照组相比，患者组的Tvol中位数较小，分别为11.6mL和13.5mL。Tvol在女性和男性中均呈正态分布，没有双峰模式。与其他组相比，甲状腺体积最小（分别为<6.7mL、<7.4mL）的患者在生化上甲状腺功能减退症更明显。在其他组中，就血清TSH水平或血清T4水平而言，没有发现统计学上的显著性差异。随着Tvol的增加，循环抗体（TPO-Ab、Tg-Ab）水平相应增加，回声结构变得更低，甚至变成极低回声。在诊断为甲状腺功能减退症之前，TSHR-Ab患病率或症状持续时间方面没有观察到组间差异。在原发性自身免疫性甲状腺功能减退症中，Tvol遵循正态分布。甲状腺萎缩和甲状腺肿仅是这种分布的极端情况，并不代表单独的疾病[14]。

3.1.2 桥本氏甲状腺炎的超声特征

- 1983年，法国放射科医生Espinasse在超声中描述了甲状腺实质的弥漫微小回声特征。尽管是非特异性的，但它仍是诊断慢性淋巴细胞性甲状腺炎和Graves病有价值的征象[15]。

- 同年，加拿大放射科医生注意到超声在评估儿童甲状腺疾病中的重要性。在25例弥漫性甲状腺病变（甲状腺炎、Graves病、甲状腺功能正常甲状腺肿、碘性甲状腺肿、甲状腺肿克汀病）中，超声仅显示甲状腺均匀增大或非特异性斑片状回声模式[16]。
- 1989年，德国专家Gutekunst等比较了92名CLT患者的临床、实验室和细胞学表现与超声征象。他们发现，有29%的患者没有临床症状。根据实验室数值，13%的患者具有检测不到的抗微粒体抗体。根据TSH水平功能状态，约51%为甲状腺功能减退，约45%为甲状腺功能正常，约4%为甲状腺功能亢进。约91%的患者仅进行了细胞学诊断。超声显示约95%的患者出现零散透声区，约49%的患者甲状腺体积正常（女性<18mL，男性<25mL）。这项创新研究的作者得出结论，超声可以提示CLT。如果检测不到抗微粒体抗体或滴度不显著和/或临床症状不确定，FNAB可以证实超声所见[17]。
- 超声有助于测量甲状腺大小和评估CLT-HT患者的回声质地。由于疾病进程的阶段和严重程度，超声表现可能会有所不同。
- 典型HT模式的超声图像[1,18]：
  - 增大的腺体（图3.4aa和图3.5aa）。
  - 弥漫性不均匀、回声粗糙（图3.1aa和图3.4aa）。
  - 多发离散低回声微结节，直径1～6mm（图3.1aa和图3.4aa）。
  - 纤维带导致粗糙间隔（图3.1、图3.4和图3.7）。
  - 微小分叶状边缘（图3.1bb、图3.2bb和图3.4bb）。
  - CFDS可能表现出血流轻微到显著增加（图3.10bb）。
  - 甲状腺周围有卫星淋巴结显示，尤其是峡部头侧的“喉前”淋巴结（图3.9aa和图3.10aa）。
- 微结节诊断HT的阳性预测值为94.7%[19]。
- 注意：弥漫性不均匀回声、腺体呈低回声，对HT没有特异性，还可以见于Graves病和亚急性甲状腺炎[8]。
- 甲状腺的体积变化贯穿于桥本氏甲状腺炎的进程中。对于甲状腺肿的评估（见第3.2节），Gutekunst自1988年应用了超声标准：女性Tvol>18mL（图3.6）和男性Tvol>25mL（图3.5和图3.7）[20]。然而，萎缩型的确切临界值尚未确定（见第3.3节）。最常用的值是6mL，1995年Bogner将其用于一项萎缩型（图3.11～图3.14）和肿大型的自身免疫性甲状腺炎研究中[13]。
- 在一项对247名临床自身免疫性甲状腺功能减退症患者的研究中，Carlé等用超声测量了Tvol，发现21%的患者有甲状腺肿，23%的女性甲状腺体积>18mL，12%的男性甲状腺体积>25mL[14]。
- HT的微结节可因局灶性淋巴细胞性甲状腺炎（FLT）而增大，超声表现为边界不清的低回声或高回声结节。血流分布变化显著，没有可区分的模式。这些所谓的“假瘤”占超声检测到的局灶性甲状腺炎结节的36%，与甲状腺癌或淋巴瘤的结节病变相似而难以区分。FLT可能代表疾病的轻微或早期表现[8]。
- 如果FLT和甲状腺癌都有可疑的超声发现，将很难区分开来（见第15章）：TG-Ab阳性，存在HT的超声图像模式（弥漫不均匀低回声），以及结节中无钙化支持FLT（特异度99%，阳性预测值96%，但敏感度仅45%）。然而，20%的FLT可提示恶性的钙化。因此，结节中不存在或存在钙化对FLT显示出相对较低的预测值。总之，对于初始FNAB良性细胞学结果的可疑甲状腺结节，如果血清TG-Ab阳性，结节中没有钙化，并且存在HT模式，可仅通过超声随访[21]。
- 结节性HT的超声特征和血流分布变化很大。在一项纳入64名HT患者的队列研究中，36%的病例出现孤立结节（图8.5aa和图8.6aa），23%的病例出现5个或更多个结节（图3.8aa）。55%的结节性HT发生于弥漫性HT的超声背景中，45%的结节性HT发生于超声正常的甲状腺实质中。结节的平均直径为（15±7.33）mm。69%的结节通常为实性回声，有47%为低回声。20%的结节有钙化［非特异性明亮反射，大钙化或“蛋壳”（图9.9）］，5%的结节有胶体腔（图3.8aa）。60%的结节边缘清楚，40%的结节分界不清，27%的结节有低回声晕（图8.6aa）。在CFDS分析中，35%的结节高血供，42%的结节等血供或低血供（图8.6bb），23%的结节无血供[22]。

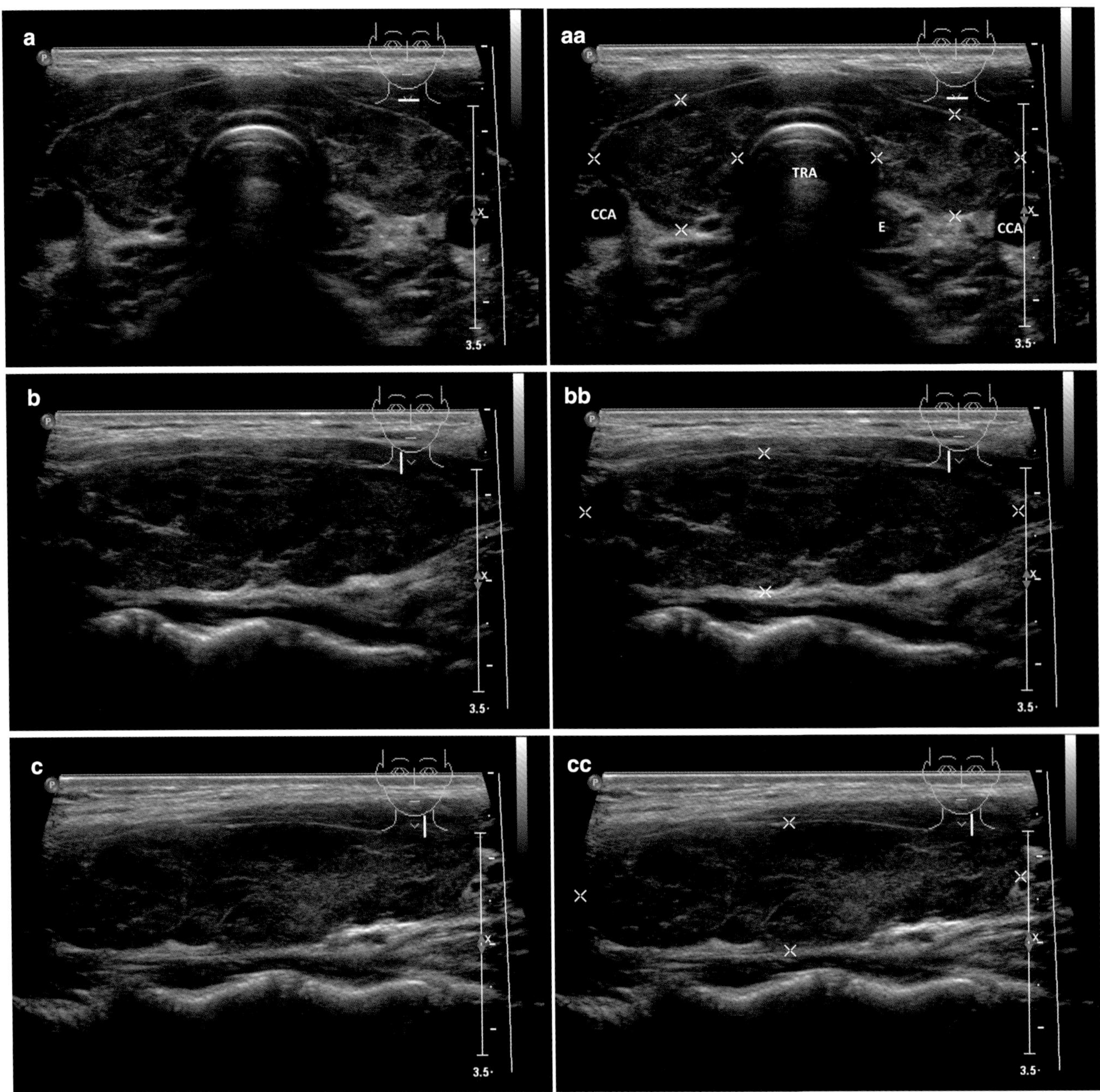

图3.1 （aa）一名30岁女性桥本氏甲状腺炎（HT）患者，体积正常上限。典型超声表现：不均匀，大部分为低回声微结节结构伴纤薄高回声纤维分隔；背侧微小分叶状边缘；Tvol 16mL，RL 8mL、LL 8mL；横切面。（bb）具有典型HT超声表现的RL细节：不均匀，大部分为低回声微结节结构伴纤薄高回声纤维分隔；背侧微小分叶状边缘；纵切面。（cc）具有典型HT超声表现的LL细节：不均匀，大部分为低回声微结节结构伴纤薄高回声纤维分隔；背侧微小分叶状边缘；纵切面

- 目前，高分辨率超声仪是评估像HT这样的弥漫性甲状腺疾病的有用的诊断工具。根据Kim等的研究，与使用≤2个超声特征相比，≥3个超声特征的组合对HT的识别具有高灵敏度和特异度。在实时甲状腺超声检查中未显示与HT相关的超声特征可以排除无症状HT的存在[23]。
- 当与超声、临床和实验室所见相关时，甲状腺周围淋巴结（LN）的存在可用于诊断HT。然而，应该牢记，这些LN也可能对应于潜在的恶性过程，例如PTC和淋巴瘤。在可疑情况下，可能需要行FNAB来鉴别良性LN（反应性/炎症来源）和恶性LN[18]。
- 在一项纳入223名HT患者的研究中，低回声、不均匀

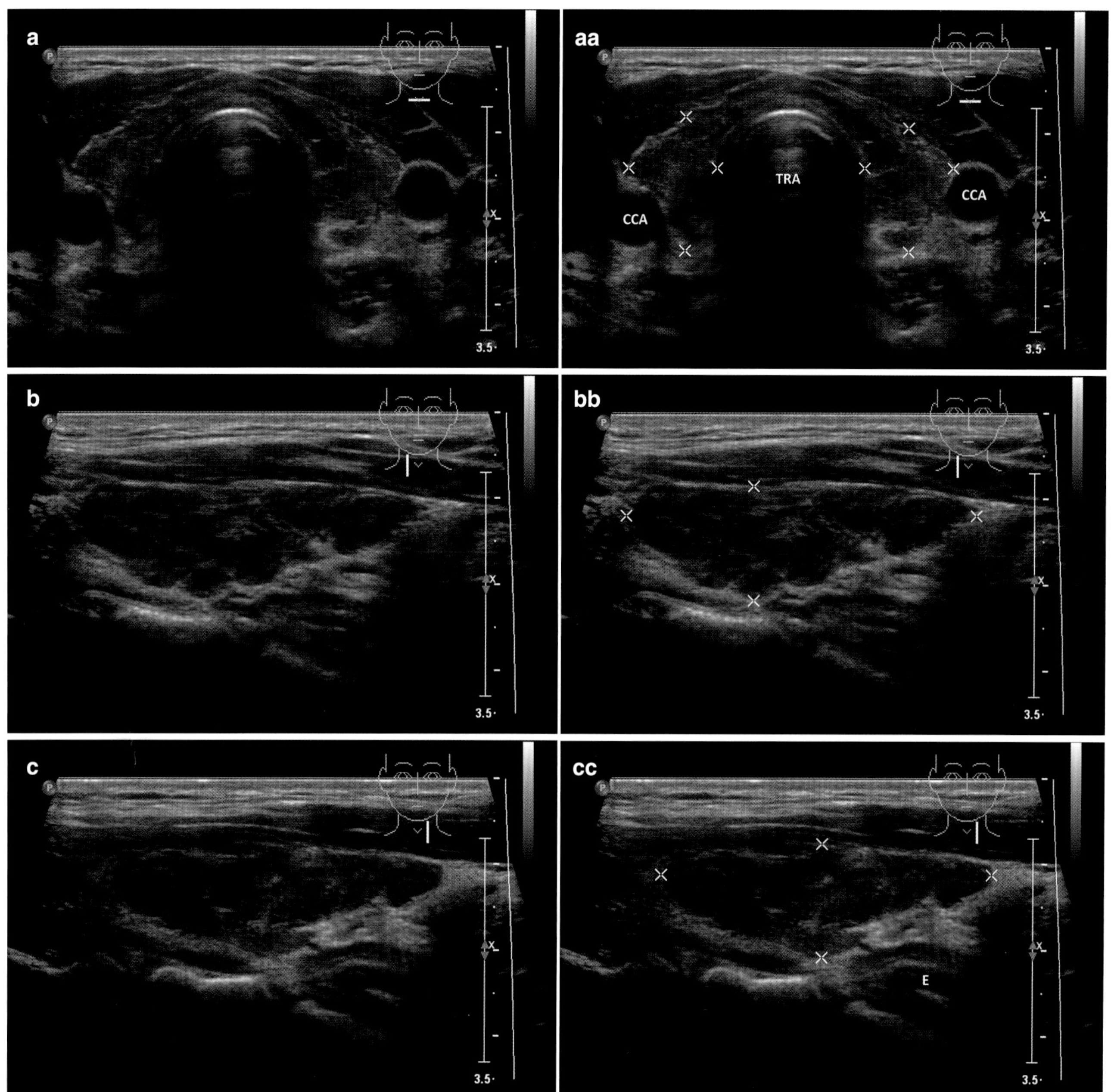

图3.2　（aa）一名41岁女性桥本氏甲状腺炎（HT）患者，体积正常低值和纤维化。超声整体观：回声粗糙，混合回声，低回声微结节结构伴高回声厚纤维分隔和区域；微小分叶状边缘；Tvol 9mL，RL 4.5mL、LL 4.5mL；横切面。（bb）具有典型HT和纤维化超声表现的RL细节：回声粗糙，混合回声，低回声微结节结构伴高回声厚纤维分隔和区域；微小分叶状边缘；纵切面。（cc）具有典型HT和纤维化超声表现的LL细节：回声粗糙，混合回声，低回声微结节结构伴高回声厚纤维分隔和区域；微小分叶状边缘；纵切面

和低回声假结节浸润与显著增高的TPO-Ab相关。与其他超声改变（囊肿、结节和体积）之间没有显著的相关性。另外，评估TG-Ab水平和这些超声改变的相关性未见显著性差异[24]。

- 在HT发作时（图3.3），典型的超声模式并不总是存在。在希腊，一项纳入105名儿童（23名男孩和82名女孩）的研究中，37%的儿童诊断时存在HT的超声表现。50%的初始甲状腺正常的儿童将在7个月内发生变化；然而，特征性表现可能超过4年无进展。加速超声变化的重要因素是甲状腺肿、甲状腺功能减退和血清TPO-Ab和Tg-Ab阳性[25]。

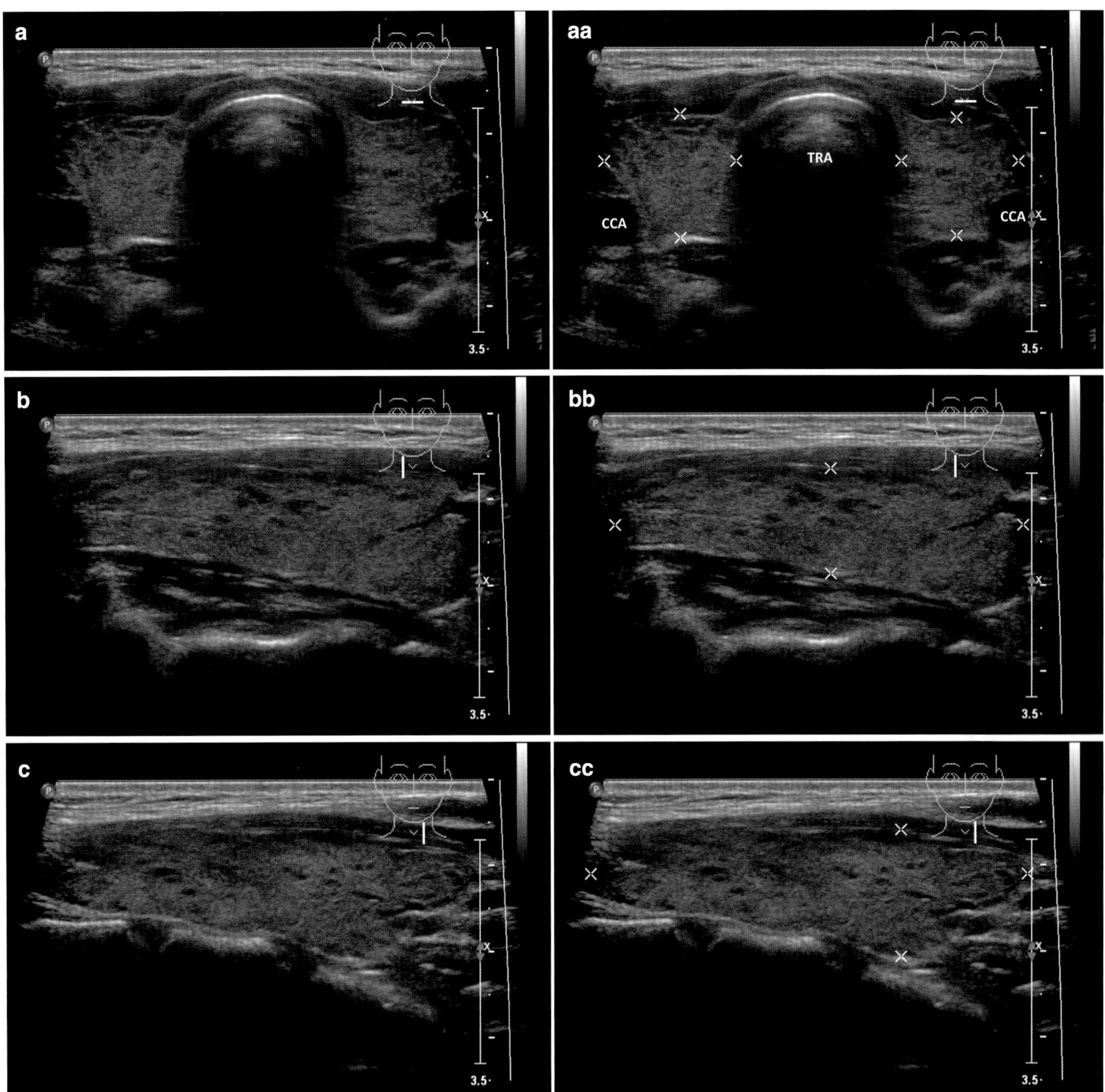

图3.3 （aa）一名20岁女性桥本氏甲状腺炎（HT）患者。初始超声表现：非均匀、大部分为等回声，散发性低回声微结节结构，边缘光滑清晰；Tvol 14mL，RL 7mL、LL 7mL；横切面。（bb）HT的RL细节：初始超声表现：非均匀，大部分为等回声，散发性低回声微结节结构，边缘光滑清晰；纵切面。（cc）HT的LL细节：初始超声表现：非均匀，大部分为等回声，散发性低回声微结节结构，边缘光滑清晰；纵切面

3.2　桥本氏甲状腺炎：甲状腺肿

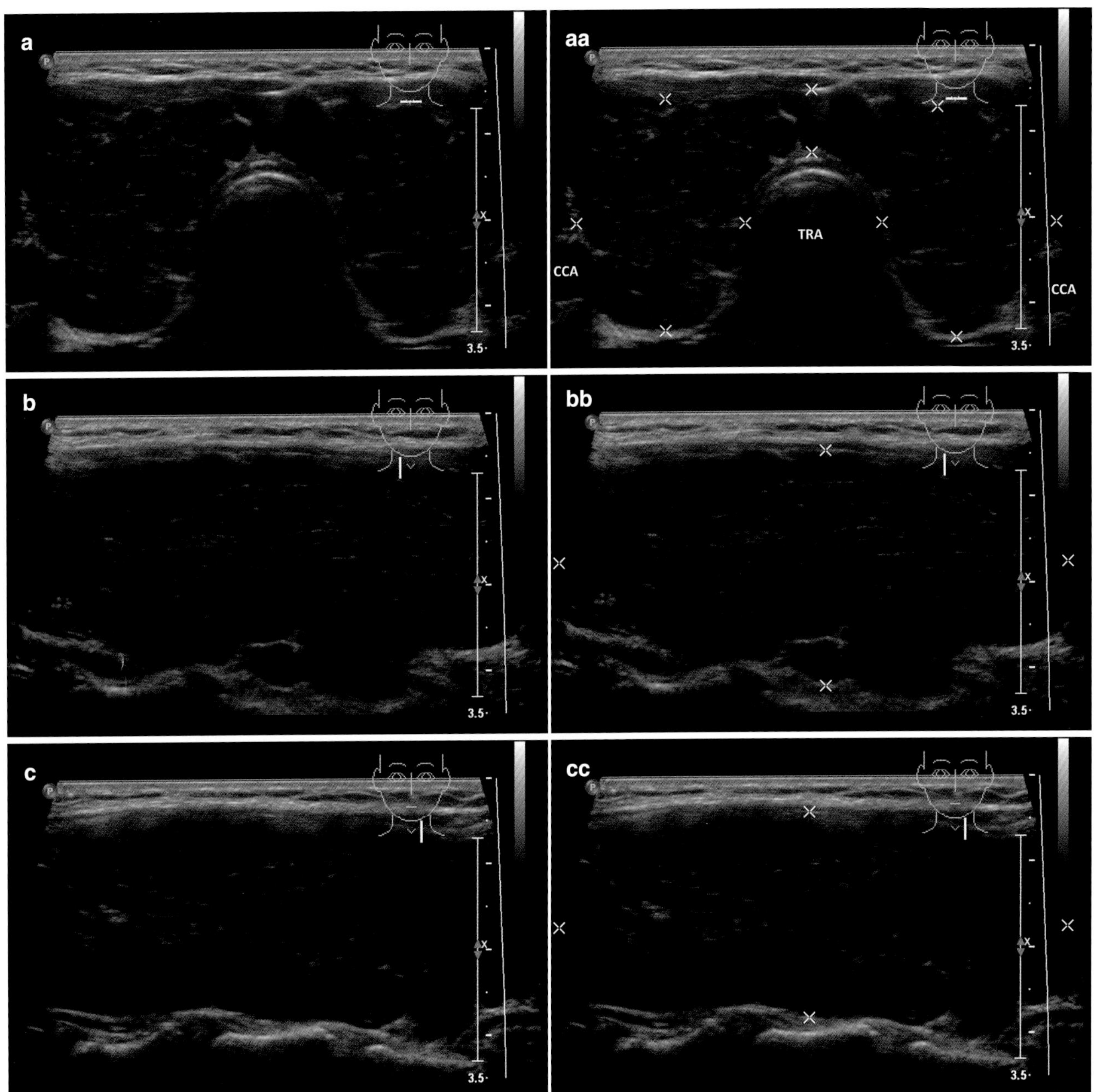

图3.4　（aa）一名39岁女性患者，桥本氏甲状腺炎（HT）伴甲状腺肿，体积40mL。典型超声表现：甲状腺增大，不均匀，大部分为低回声微结节结构伴纤薄高回声纤维分隔，微小分叶状边缘，Tvol 40mL，峡部8mm，RL 20mL、LL 19mL；横切面。（bb）典型HT超声表现的RL细节，甲状腺肿：不均匀，大部分为低回声微结节结构伴纤薄高回声纤维分隔，微小分叶状边缘；纵切面。（cc）典型HT超声表现的LL细节，甲状腺肿：不均匀，大部分为低回声微结节结构伴纤薄高回声纤维分隔，微小分叶状边缘；纵切面

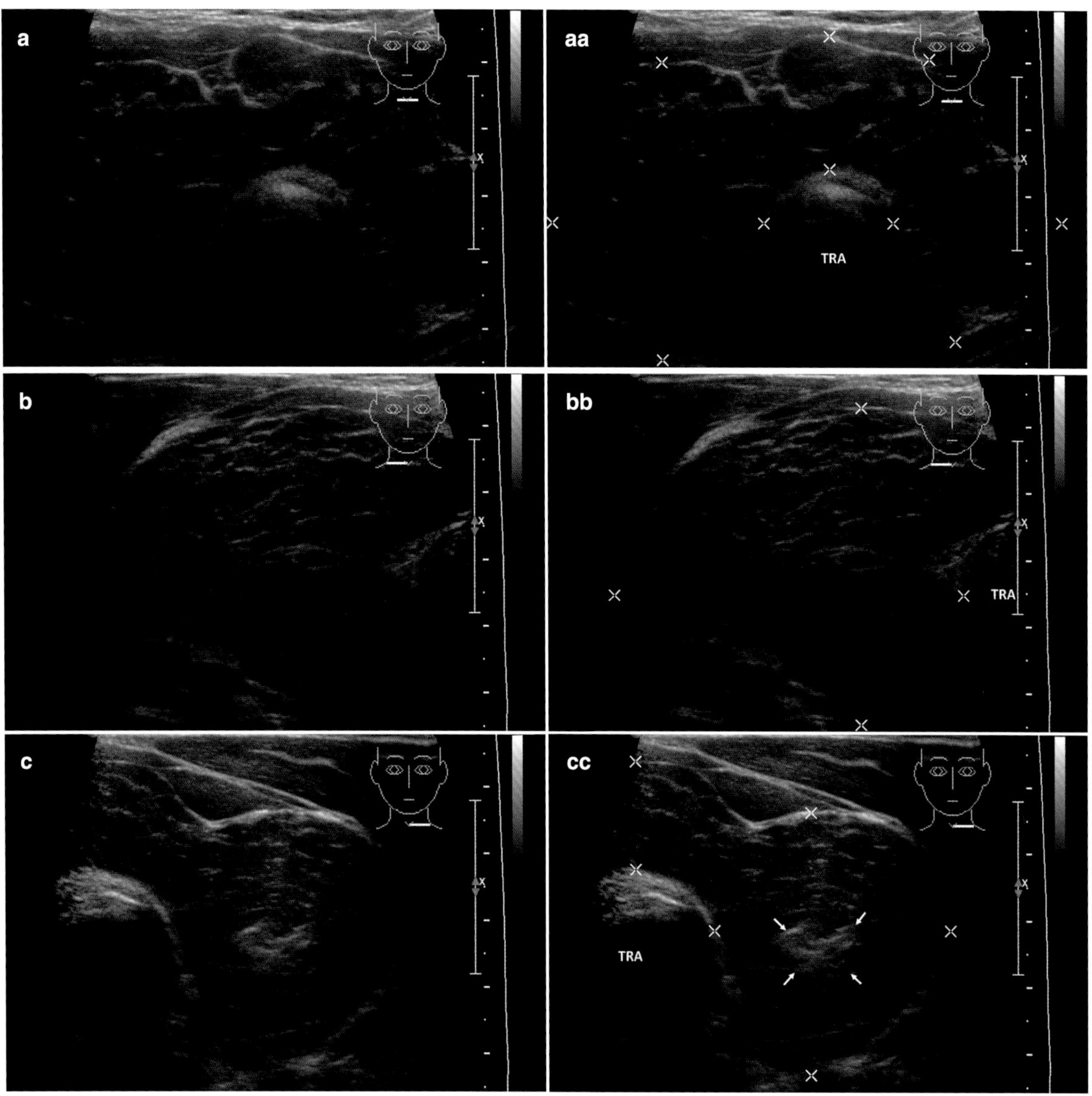

图3.5 （aa）一名39岁男性患者，桥本氏甲状腺炎（HT）伴巨大甲状腺肿，体积接近150mL。典型超声表现：甲状腺增大，不均匀，大部分为低回声微结节结构伴纤薄高回声纤维分隔，微小分叶状边缘，Tvol 150mL，峡部20mm，不对称——RL 90mL、LL 60mL；横切面，穿透深度6cm。（bb）典型HT超声表现的RL细节，巨大甲状腺肿：不均匀，大部分为低回声微结节结构伴纤薄高回声纤维分隔，微小分叶状边缘；横切面。（cc）典型HT超声表现的LL细节，巨大甲状腺肿：不均匀，大部分为低回声微结节结构伴纤薄高回声纤维分隔，中心局灶性纤维化区域（➞），微小分叶状边缘；横切面。（dd）典型HT超声表现的RL细节，巨大甲状腺肿：不均匀，大部分为低回声微结节结构伴纤薄高回声纤维分隔，微小分叶状边缘；纵切面。（ee）典型HT超声表现的LL细节，巨大甲状腺肿：不均匀，大部分为低回声微结节结构伴纤薄高回声纤维分隔，中心局灶性纤维化区域（➞），微小分叶状边缘；纵切面

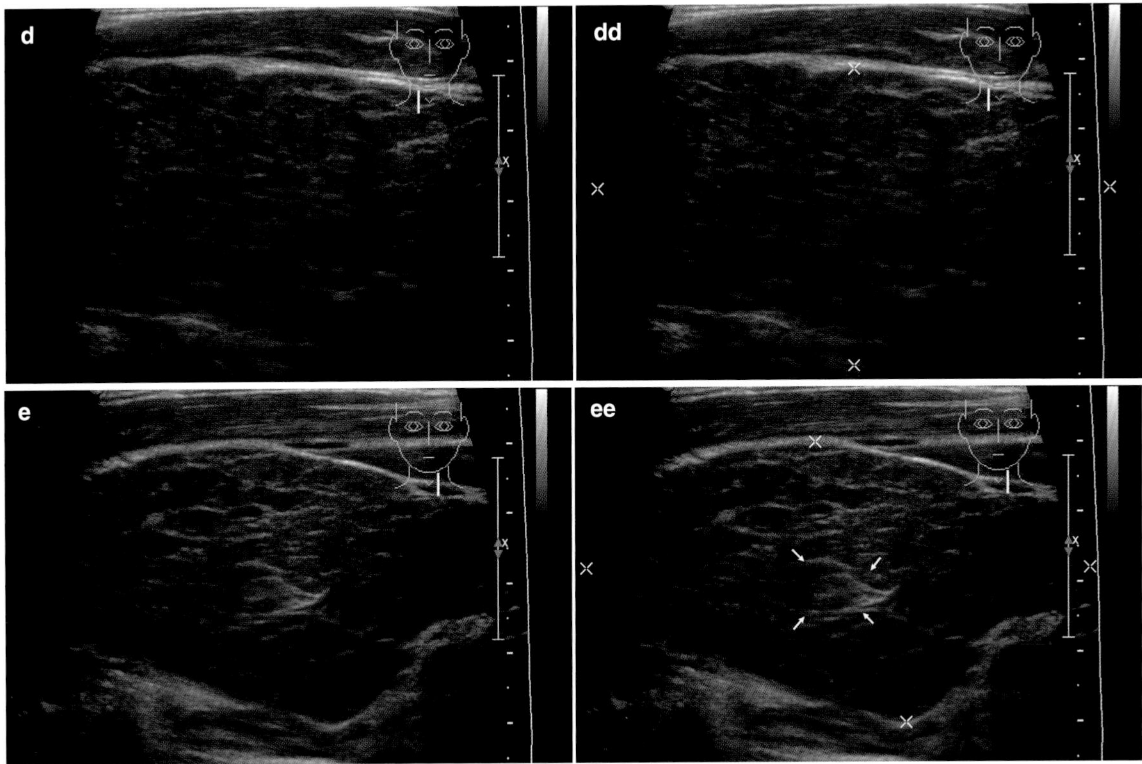

图3.5（续）

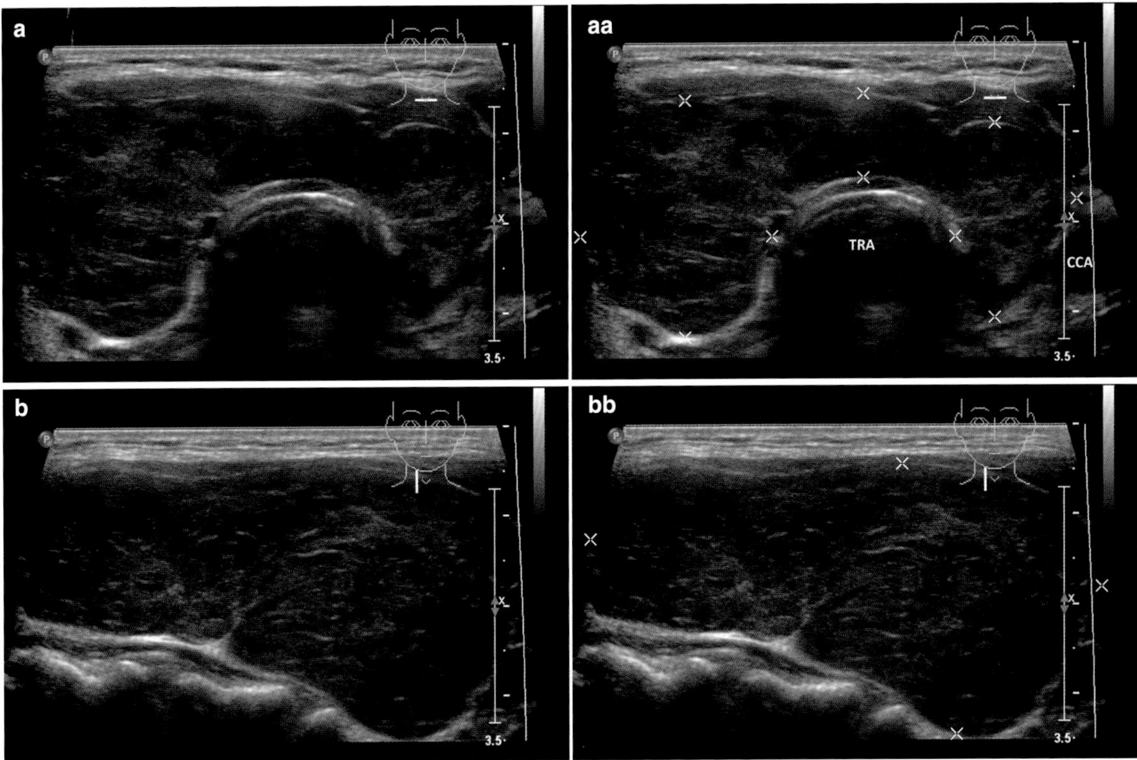

图3.6　（aa）一名40岁女性患者，桥本氏甲状腺炎（HT）伴非对称纤维性甲状腺肿，体积33mL。超声整体观：甲状腺增大，回声粗糙，混合回声，低回声微结节结构伴高回声厚纤维分隔和区域；微小分叶状边缘，Tvol 33mL，峡部10mm，不对称——RL 20mL、LL 12mL；横切面。（bb）HT的RL细节，非对称纤维性甲状腺肿：不均匀，大部分为低回声微结节结构伴纤薄高回声纤维分隔，微小分叶状边缘；纵切面。（cc）HT的LL细节，非对称纤维性甲状腺肿：不均匀，大部分为低回声微结节结构伴纤薄高回声纤维分隔，微小分叶状边缘；纵切面

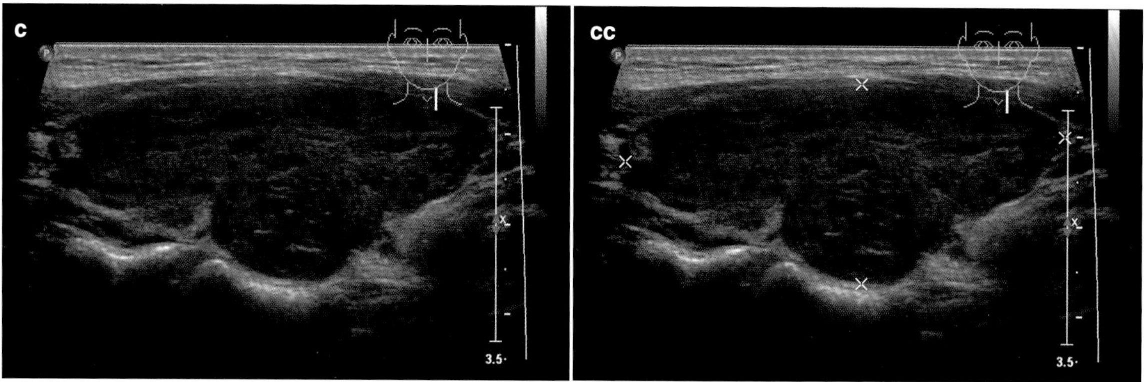

图3.6（续）

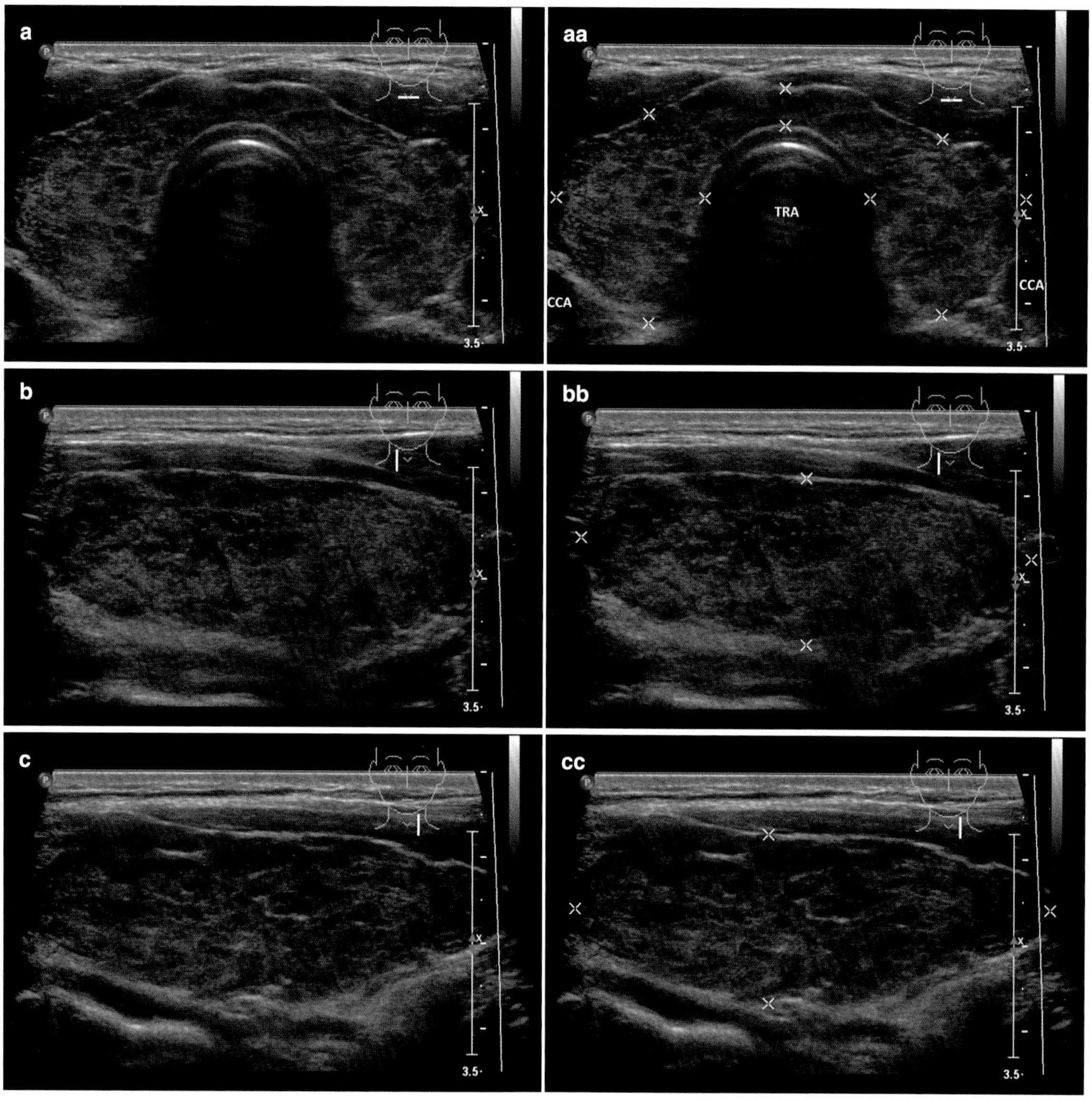

图3.7 （aa）一名40岁男性患者，桥本氏甲状腺炎（HT）伴显著的纤维性甲状腺肿，体积32mL。超声整体观：甲状腺增大；回声粗糙；大部分为高回声，散发性低回声微结节结构伴高回声厚纤维分隔和区域；微小分叶状边缘；Tvol 32mL，RL 16mL、LL 16mL；横切面。（bb）HT的RL细节，显著的纤维性甲状腺肿：回声粗糙；大部分为高回声，散发性低回声微结节结构伴高回声厚纤维分隔和区域；微小分叶状边缘；纵切面。（cc）HT的LL细节，显著的纤维性甲状腺肿：回声粗糙；大部分为高回声，散发性低回声微结节结构伴高回声厚纤维分隔和区域；微小分叶状边缘；纵切面

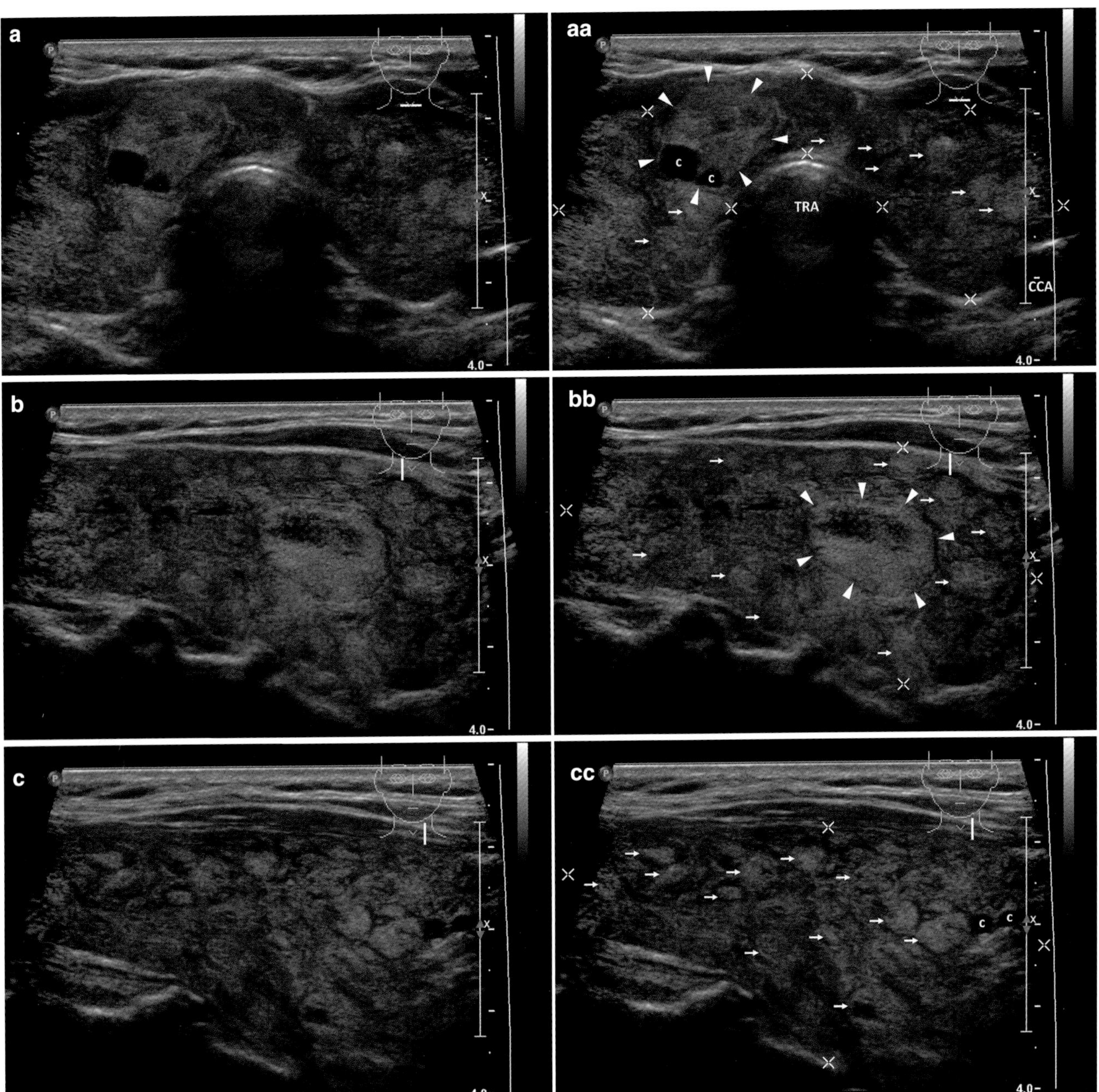

图3.8　（aa）一名40岁男性患者，桥本氏甲状腺炎（HT）伴多结节性甲状腺肿，体积50mL。超声整体观：甲状腺增大——回声粗糙；大部分为高回声，散发性低回声微结节结构；弥漫多发小实性结节（➞）；RL内一个中等大小复合结节伴小囊肿（►）——大小17mm×11mm；微小分叶状边缘；Tvol 50mL，峡部10mm，RL 26mL、LL 23mL；横切面。（bb）HT伴多结节性甲状腺肿的RL细节：回声粗糙；大部分为高回声，散发性低回声微结节结构；弥漫多发小实性结节（➞）；一个中等大小复合结节（►）；背侧边缘模糊不清晰；纵切面。（cc）HT伴多结节性甲状腺肿的LL细节：回声粗糙；大部分为高回声，散发性低回声微结节结构；弥漫多发小实性结节（➞）；微小囊肿（c）；微小分叶状边缘；背侧边缘模糊不清晰；纵切面

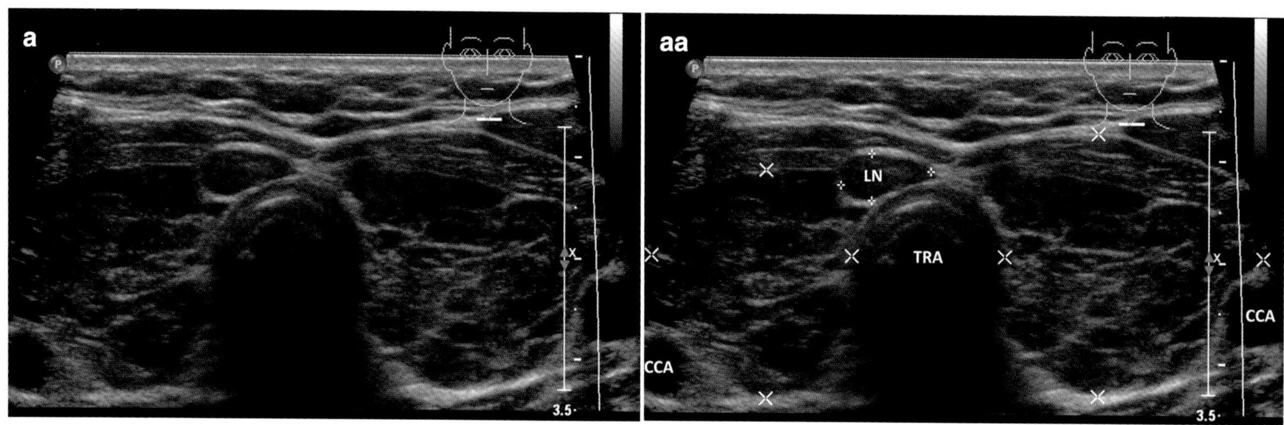

图3.9 （aa）一名32岁女性患者，桥本氏甲状腺炎（HT），甲状腺肿体积33mL伴邻近峡部的喉前淋巴结（LN）。典型超声表现：甲状腺增大；不均匀，大部分为低回声微结节结构伴薄或厚的高回声纤维分隔；微小分叶状边缘；非可疑的峡部右支喉前LN——椭圆形，大小11mm×5mm，纵横比>2（非病理性），低回声，Tvol 33mL，RL 15mL、LL 18mL；横切面

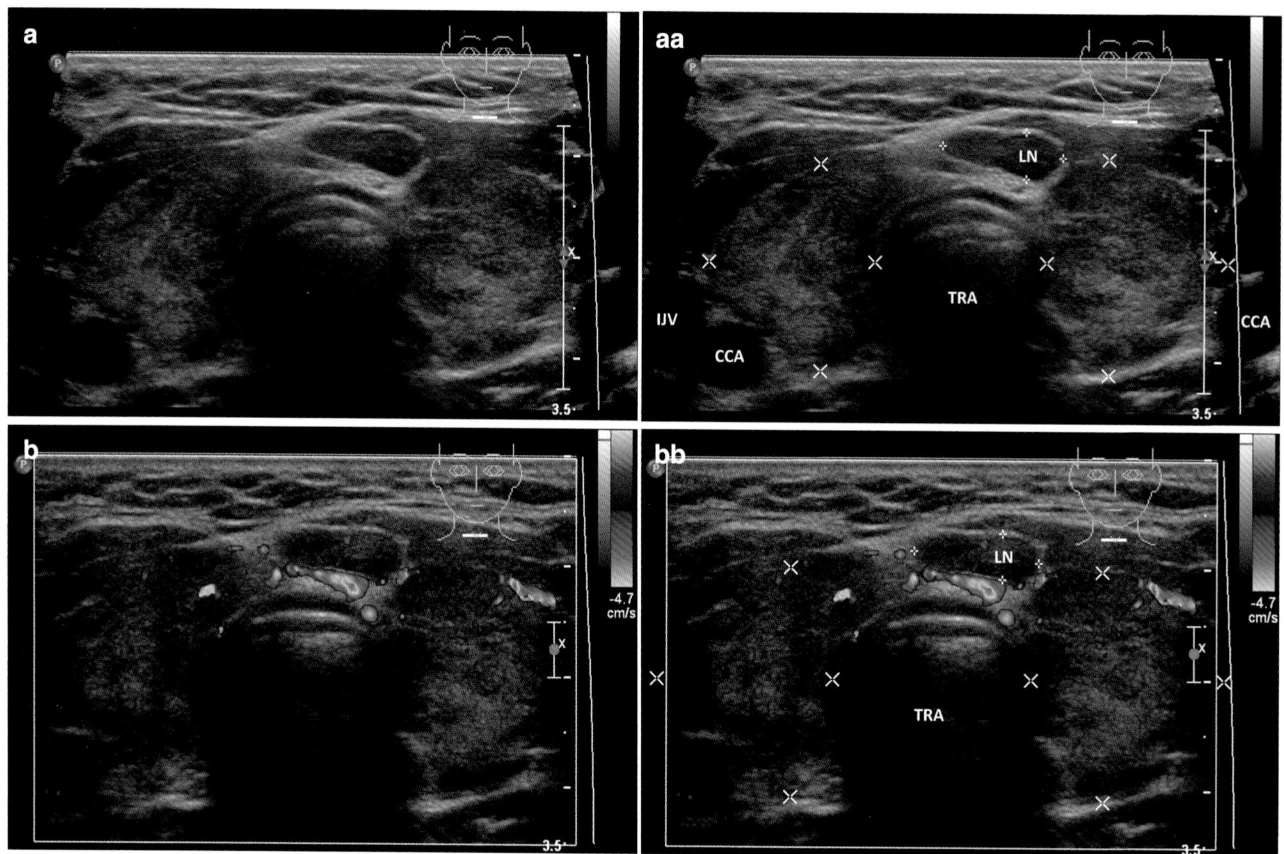

图3.10 （aa）一名26岁女性患者，桥本氏甲状腺炎（HT），甲状腺略大，体积21mL伴邻近峡部喉前淋巴结（LN）。典型超声表现：结构不均匀，大部分为等回声，散发性低回声微结节结构；微小分叶状边缘；非可疑的峡部左支喉前LN——椭圆形，大小12mm×4mm，纵横比>2（非病理性），低回声，Tvol 21mL，RL 10mL、LL 11mL；横切面。（bb）HT细节，甲状腺略大伴喉前LN，CFDS：甲状腺——散发实质内血流，模式Ⅰ；LN——稀少淋巴门部血流；横切面

3.3　桥本氏甲状腺炎：腺体萎缩

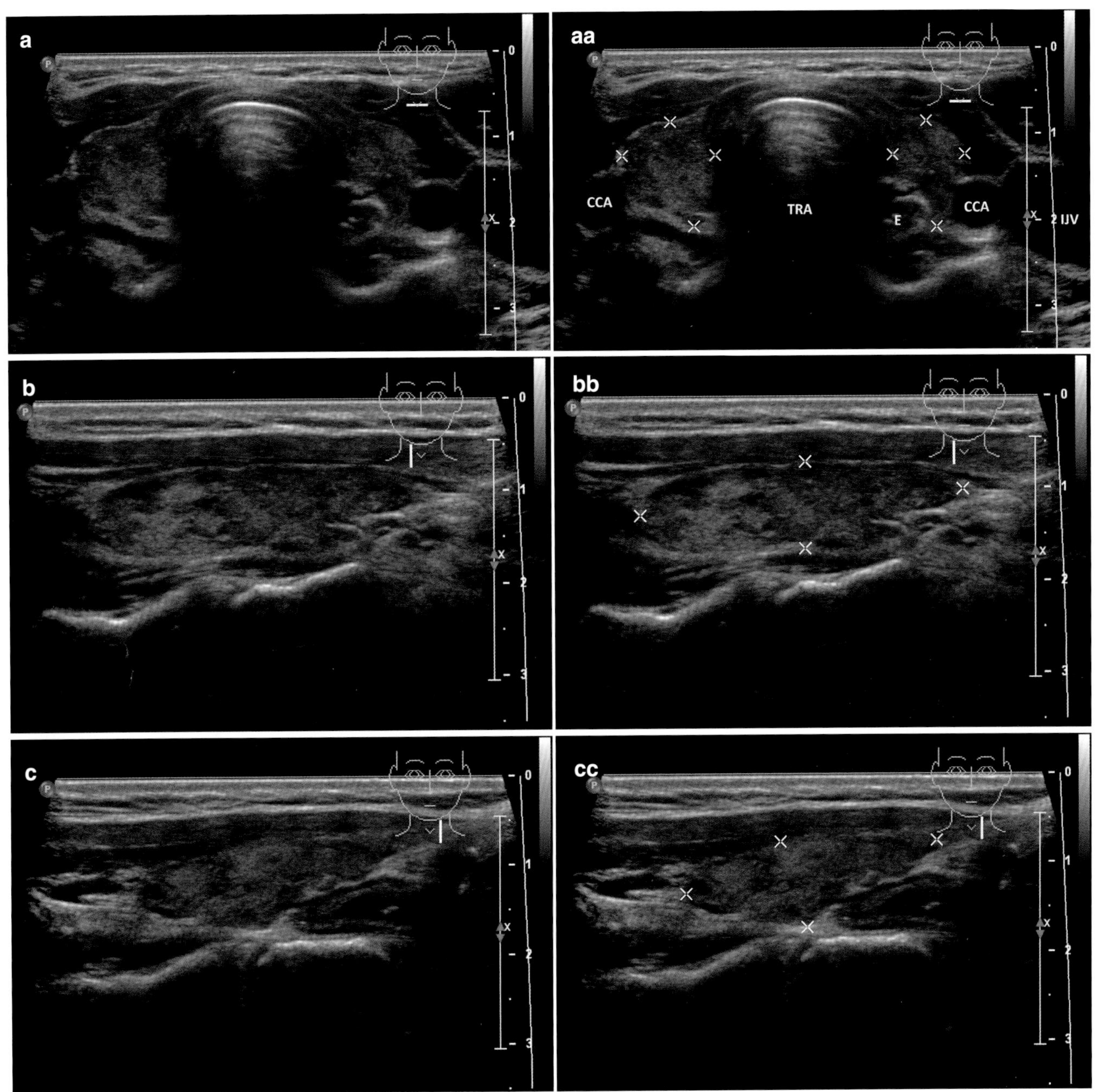

图3.11　（aa）一名36岁女性桥本氏甲状腺炎（HT）患者并发腺体萎缩，腺体体积5mL。超声整体观：回声粗糙，混合回声，大部分为高回声，散发性低回声微小结节，边缘光滑清晰；Tvol 5mL，RL 3mL、LL 2mL；横切面。（bb）HT萎缩型的RL细节：回声粗糙，混合回声，大部分为高回声，散发性低回声微小结节，边缘光滑清晰；纵切面。（cc）HT萎缩型的LL细节：回声粗糙，混合回声，大部分为高回声，散发性低回声微小结节，边缘光滑清晰；纵切面

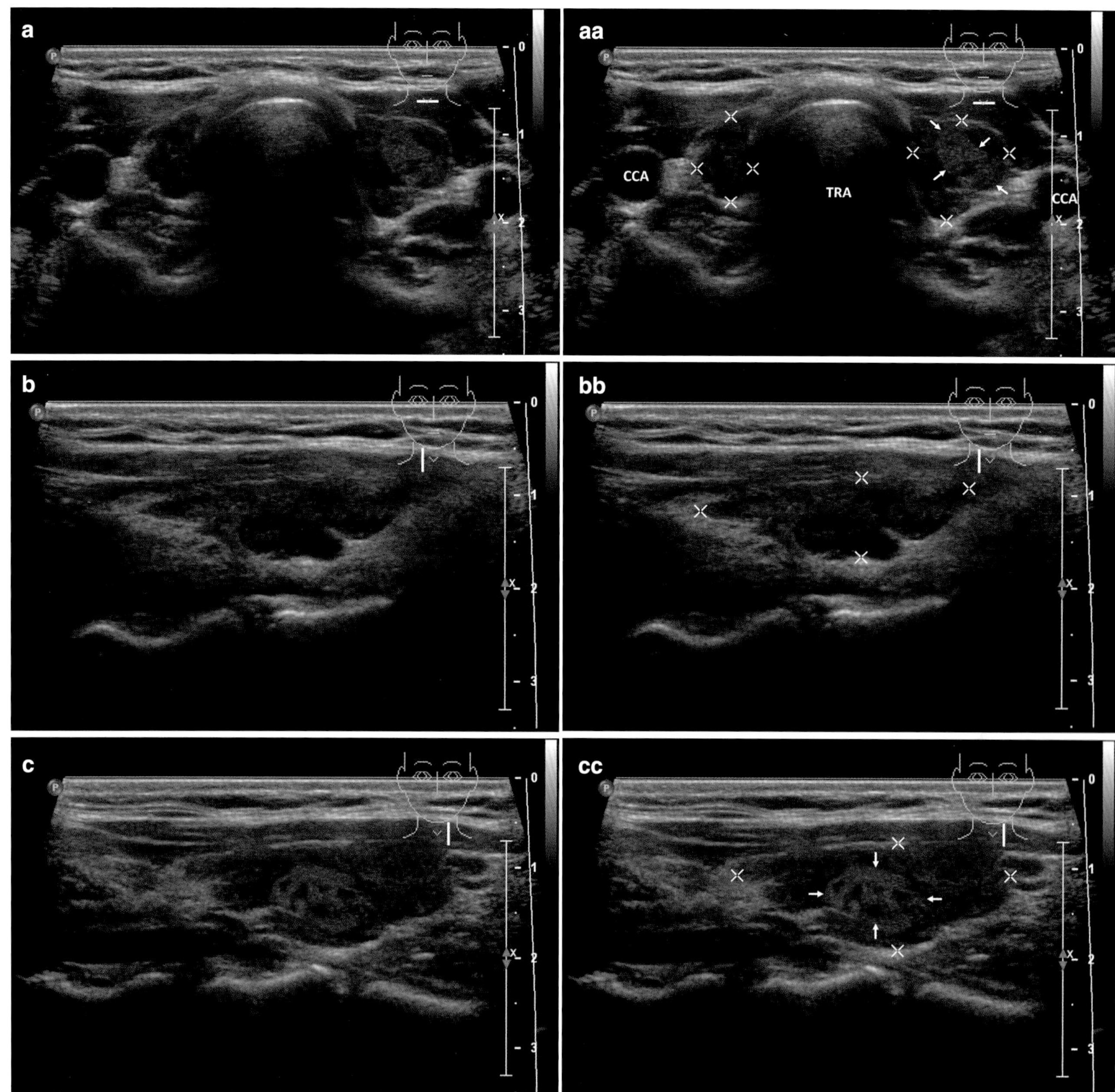

图3.12 （aa）一名40岁女性HT患者，甲状腺萎缩，体积5mL，并发左叶一孤立小结节（➞）。超声整体观：回声粗糙，混合回声，低回声微小结节伴高回声纤维分隔，微小分叶，局灶性边缘不清晰，伴HT模式的非可疑结节，位于左叶，大小9mm×7mm×6mm，体积0.2mL——实性、不均匀、高回声伴散发性低回声区域，Tvol 5mL，RL 2mL、LL 3mL；横切面。（bb）HT萎缩型的RL细节：回声粗糙，低回声微小结节和高回声纤维分隔，微小分叶，局灶性边缘不清晰；纵切面。（cc）HT萎缩型并发小实性结节的LL细节：具有HT模式的结节（➞）——实性、不均匀、高回声伴散发性低回声区域；纵切面。（dd）HT萎缩型并发小实性结节的LL细节，CFDS：甲状腺——外周和实质内血流，模式Ⅰ；结节（➞）——外周血流和一支中央血流分支，模式Ⅰ；纵切面

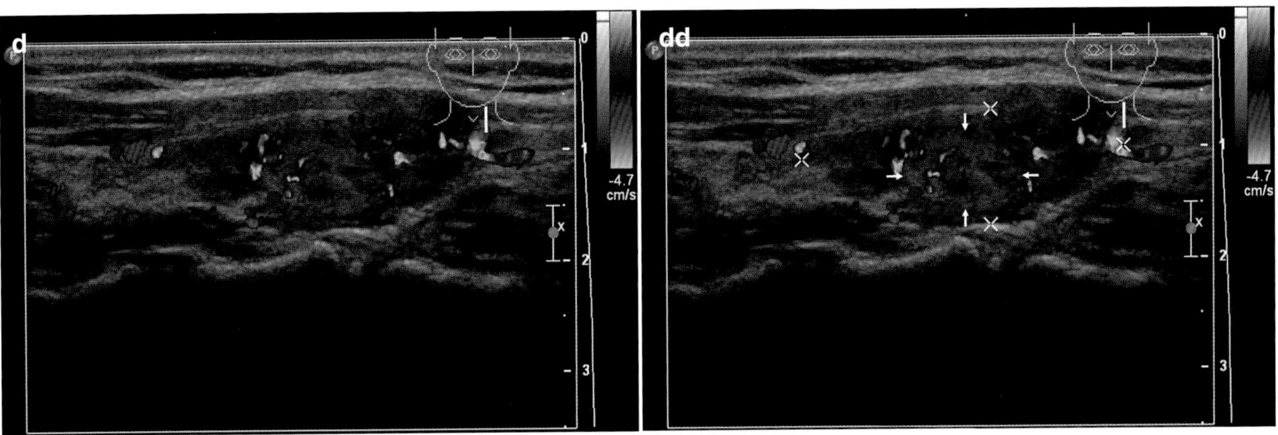

图3.12（续）

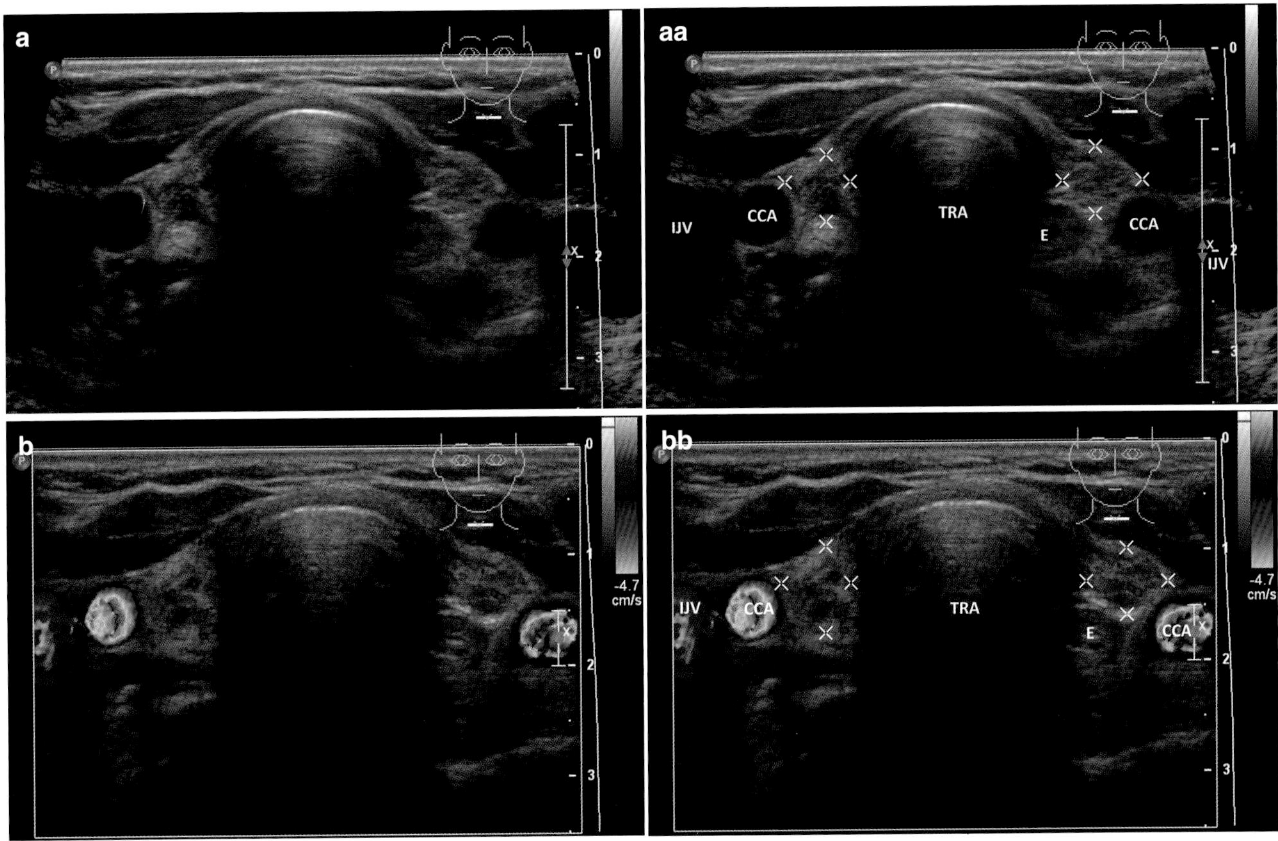

图3.13　（aa）一名46岁女性HT患者，甲状腺明显萎缩，体积1.5mL，与周围纤维化组织难以区分。超声整体观：回声粗糙，大部分为高回声，散发性低回声微小结节，边缘模糊不清晰，两侧腺叶横切面大小8mm×7mm，Tvol 1.5mL，RL 0.8mL、LL 0.7mL；横切面。（bb）HT明显萎缩型的整体观，CFDS：血流稀少，模式0；横切面。（cc）HT明显萎缩型的RL细节：回声粗糙，大部分为高回声，散发性低回声微小结节，边缘模糊不清晰，与周围纤维化组织相融合，纵切面大小28mm×7mm；纵切面。（dd）HT明显萎缩型的RL细节，CFDS：血流稀少，模式0；纵切面。（ee）HT明显萎缩型的LL细节：回声粗糙，大部分为高回声，散发性低回声微小结节，边缘模糊不清晰，与周围纤维化组织相融合，纵切面大小26mm×7mm；纵切面。（ff）HT明显萎缩型的LL细节，CFDS：血流稀少，模式0；纵切面

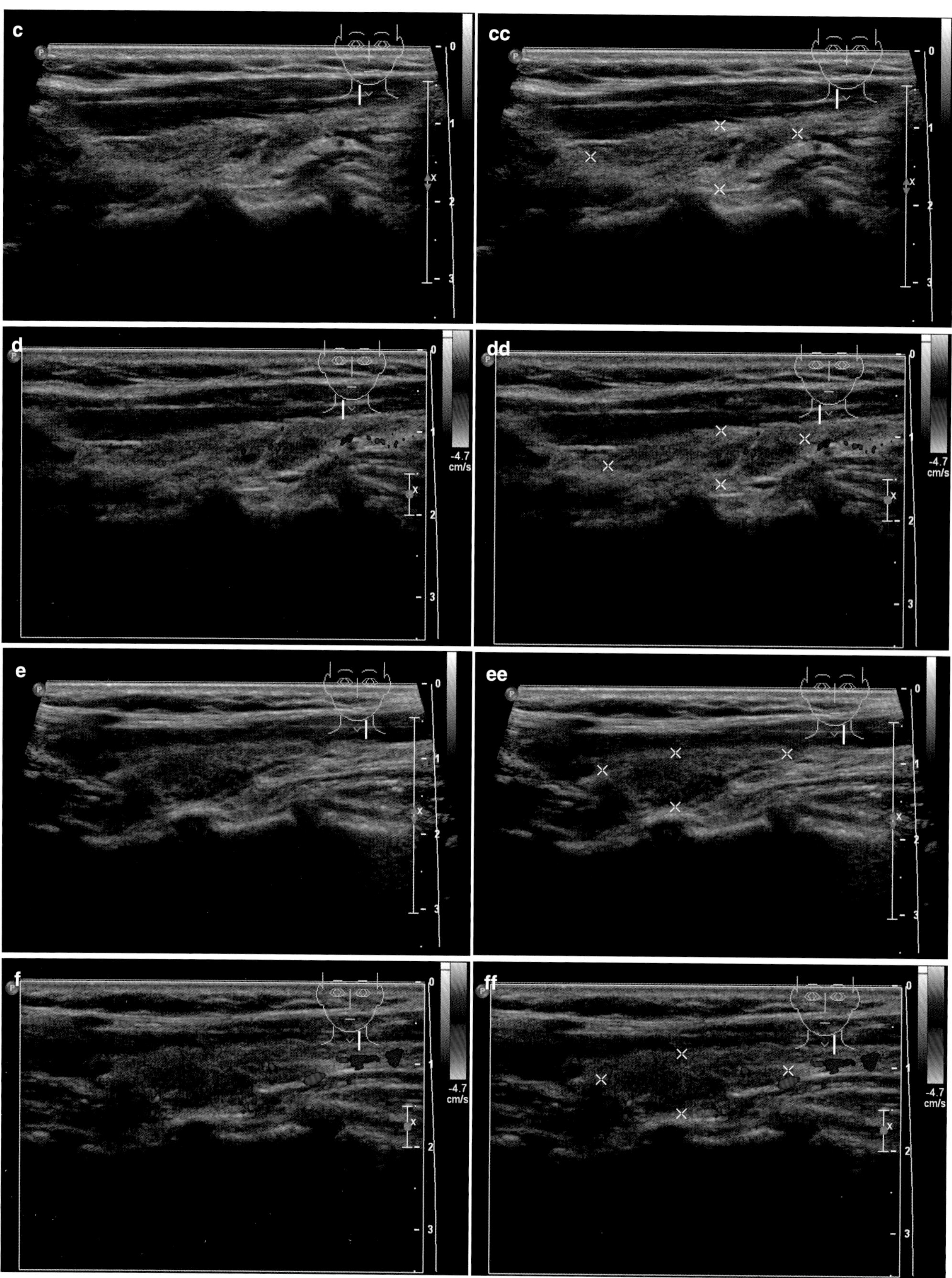

图3.13（续）

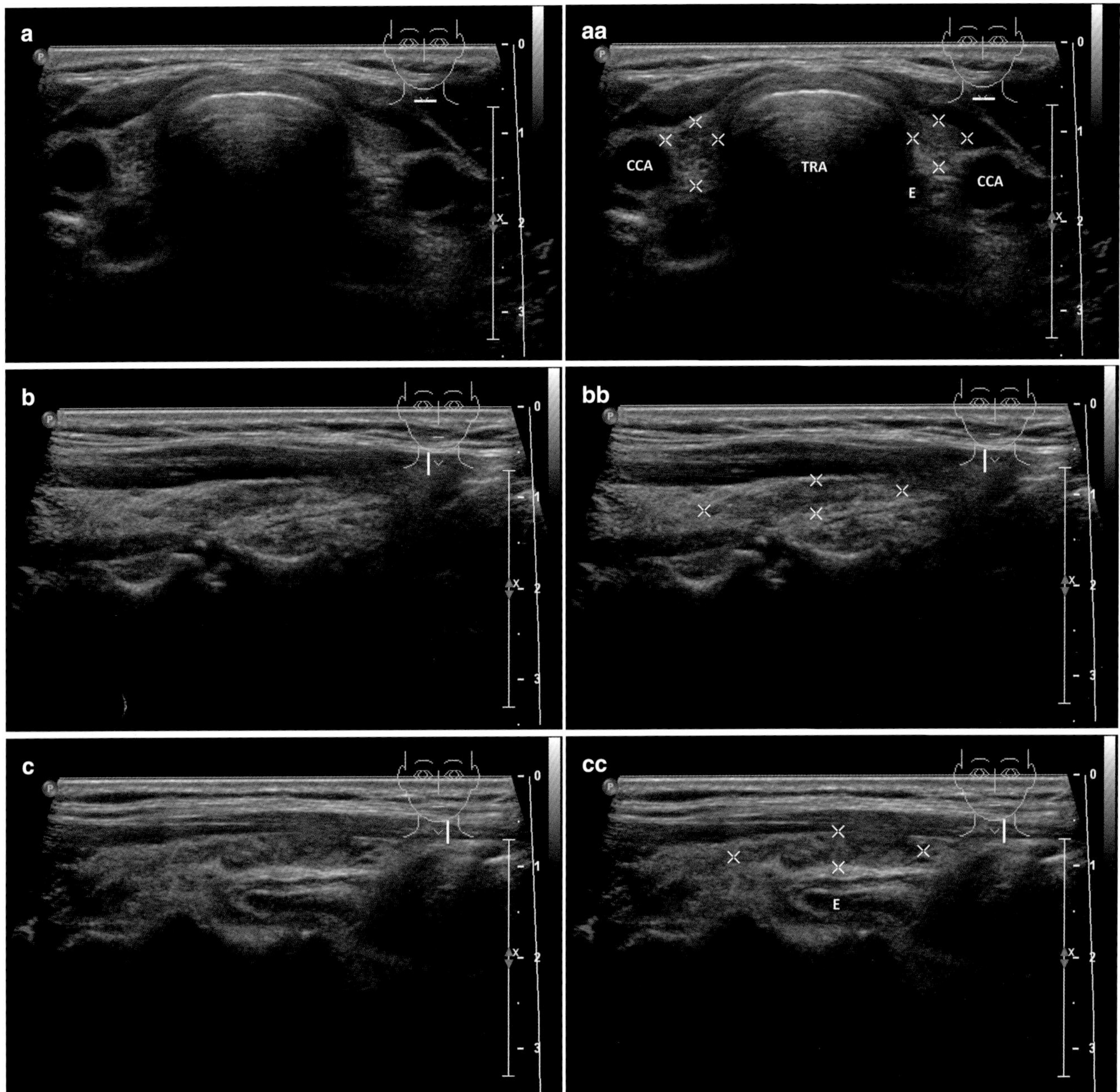

图3.14　（aa）一名67岁女性HT患者，甲状腺接近完全萎缩、体积1mL，几乎与周围的纤维化组织融合。超声整体观：回声粗糙，大部分为高回声，散发性低回声微小结节，边缘模糊不清晰，两侧腺叶横切面大小5mm × 4mm，Tvol 1.5mL，RL 0.6mL、LL 0.4mL；横切面。（bb）HT接近完全萎缩的RL细节：回声粗糙，大部分为高回声，散发性低回声微小结节，边缘模糊不清晰，纵切面大小24mm × 5mm；纵切面。（cc）HT接近完全萎缩的LL细节：回声粗糙，大部分为高回声，散发性低回声微小结节，边缘模糊不清晰，纵切面大小22mm × 4mm；纵切面

3.4 桥本氏甲状腺炎：桥本氏甲状腺毒症

3.4.1 基本要素

- 桥本氏甲状腺毒症是一种由桥本氏甲状腺炎（HT）引起的破坏性炎症导致的短暂甲状腺毒症，甲状腺滤泡破坏并过度释放甲状腺激素（图3.15）[26]。
- 大约4.5%的HT患者会发生桥本氏甲状腺毒症[26]。
- 它是一种自限性疾病，持续数周至几个月[26]。
- 在此期间，轻至中度甲状腺功能亢进的典型症状可能与弥漫性、质硬、无痛的甲状腺肿同时存在[26]。
- 甲状腺闪烁扫描可能显示正常或略微增加的放射性碘摄取[26]。
- 它的生化特征是TG-Ab和/或TPO-Ab的滴度升高、TSH被抑制以及T4和T3升高[26]。
- 在诊断时，鉴别甲状腺毒症的病因非常重要，是Graves病（GD）引起的甲状腺功能亢进还是HT引起的破坏性甲状腺毒症？因为每种疾病的管理完全不同。彩色多普勒超声（CFDS）是一项有用的检查[27]。

3.4.2 桥本氏甲状腺毒症的超声特征

- 彩色多普勒超声（CFDS）是一种实用的、经济的、非侵入性的和广泛可用的测量组织血管和血流的检查方法。CFDS可以评估甲状腺血管分布的定性参数（甲状腺血流分布的肉眼评估）和定量参数——甲状腺下动脉收缩期峰值流速（PSV）、舒张末期流速（EDV）和平均血流速度[27]。
- 自身免疫性甲状腺疾病GD和HT具有相似的超声特征，其特征是甲状腺肿大、弥漫性不均匀回声结构和显著的低回声。
- 甲状腺血流量弥漫增加，即所谓的“甲状腺火海征”（图4.1bb），是未经治疗的GD的病理特征，这种CFDS模式可识别大多数Graves病。然而，HT在最初的甲状腺功能亢进阶段，也可以呈现CFDS定性模式（图3.15bb），即类似于GD的显著和弥漫性血流增加[28]。
- CFDS定量参数有助于区分GD和HT患者的甲状腺毒症。GD患者甲状腺下动脉（ITA）的PSV、EDV和平均血流速度显著高于HT患者。在Donkol等对26名甲状腺功能亢进患者、Kurita对33名甲状腺功能亢进患者和Hari Kumar等对65名甲状腺功能亢进患者的研究中，CFDS参数鉴别三者的敏感度分别为89%、84%和96%，特异度分别为87%、90%和95%[26，29-30]。
- CFDS参数PSV临界值40～65cm/s（图3.15ii）可用于鉴别HT和GD[27-28]。

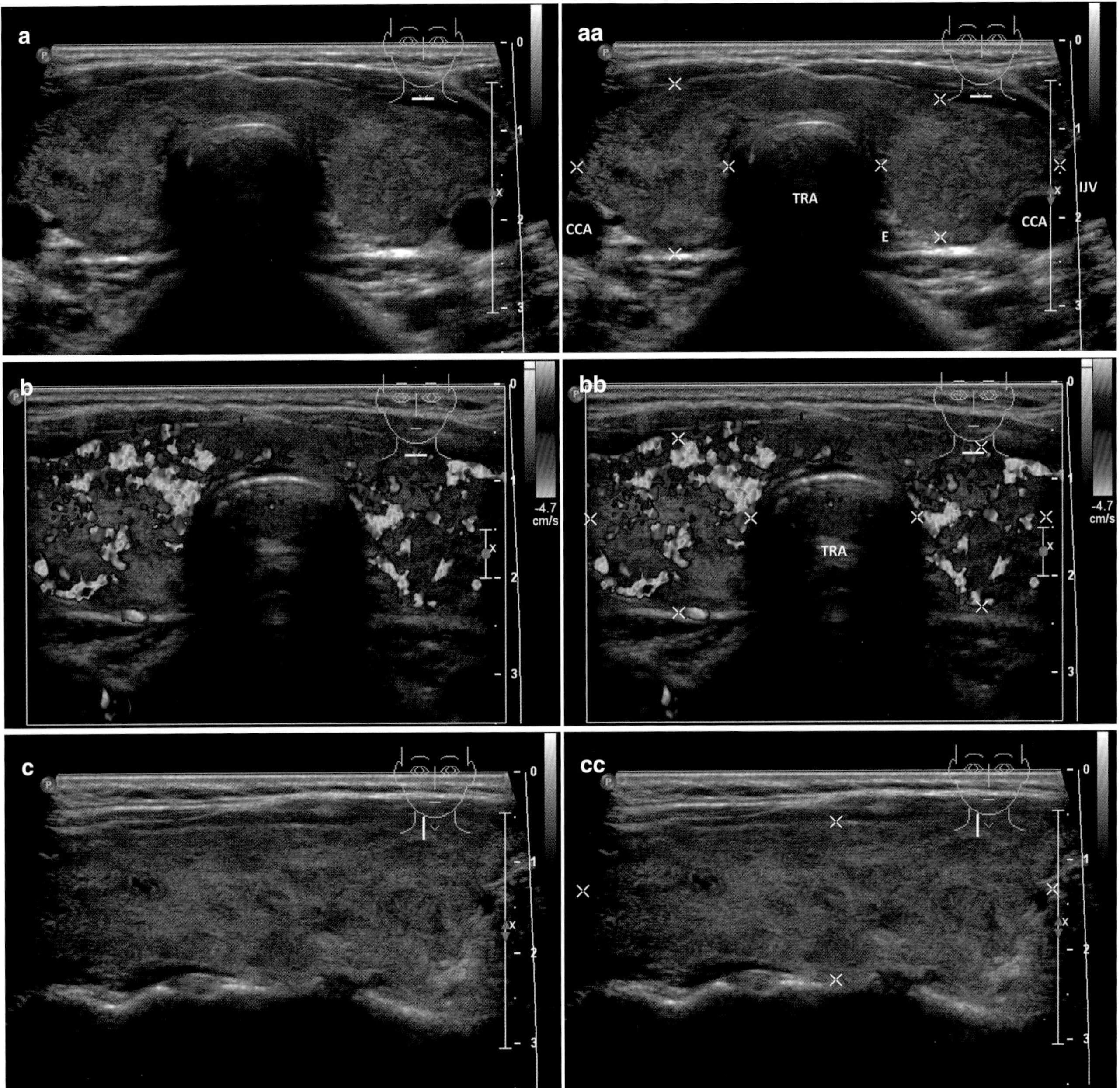

图3.15　（aa）一名33岁女性患者，桥本氏甲状腺炎（HT）并发桥本氏甲状腺毒症。超声整体观：甲状腺轻度增大；不均匀，大部分为等回声，散发性低回声微结节结构；Tvol 26mL，RL 14mL、LL 12mL；横切面。（bb）HT并发桥本氏甲状腺毒症整体观，CFDS：血流弥漫增加，模式Ⅱ；横切面。（cc）HT并发桥本氏甲状腺毒症的RL细节：非均匀，大部分等回声，散发性低回声微结节结构，边缘光滑清晰；纵切面。（dd）HT并发桥本氏甲状腺毒症的RL细节，CFDS：血流弥漫增加，模式Ⅱ；纵切面。（ee）HT并发桥本氏甲状腺毒症的LL细节：非均匀，大部分为等回声，散发性低回声微结节结构，边缘光滑清晰；纵切面。（ff）HT并发桥本氏甲状腺毒症的LL细节，CFDS：血流弥漫增加，模式Ⅱ；纵切面。（gg）HT并发桥本氏甲状腺毒症的细节，左侧甲状腺下动脉（ITA）：细小管腔位于左叶下极和左侧CCA之间；横切面。（hh）HT并发桥本氏甲状腺毒症的细节，左侧甲状腺下动脉（ITA）CFDS：细小管腔位于左叶下极和左侧CCA之间；横切面。（ii）HT并发桥本氏甲状腺毒症的细节，左侧甲状腺下动脉（ITA）血流参数测量：收缩期峰值流速（PSV）为63.8cm/s，确诊为桥本氏甲状腺毒症

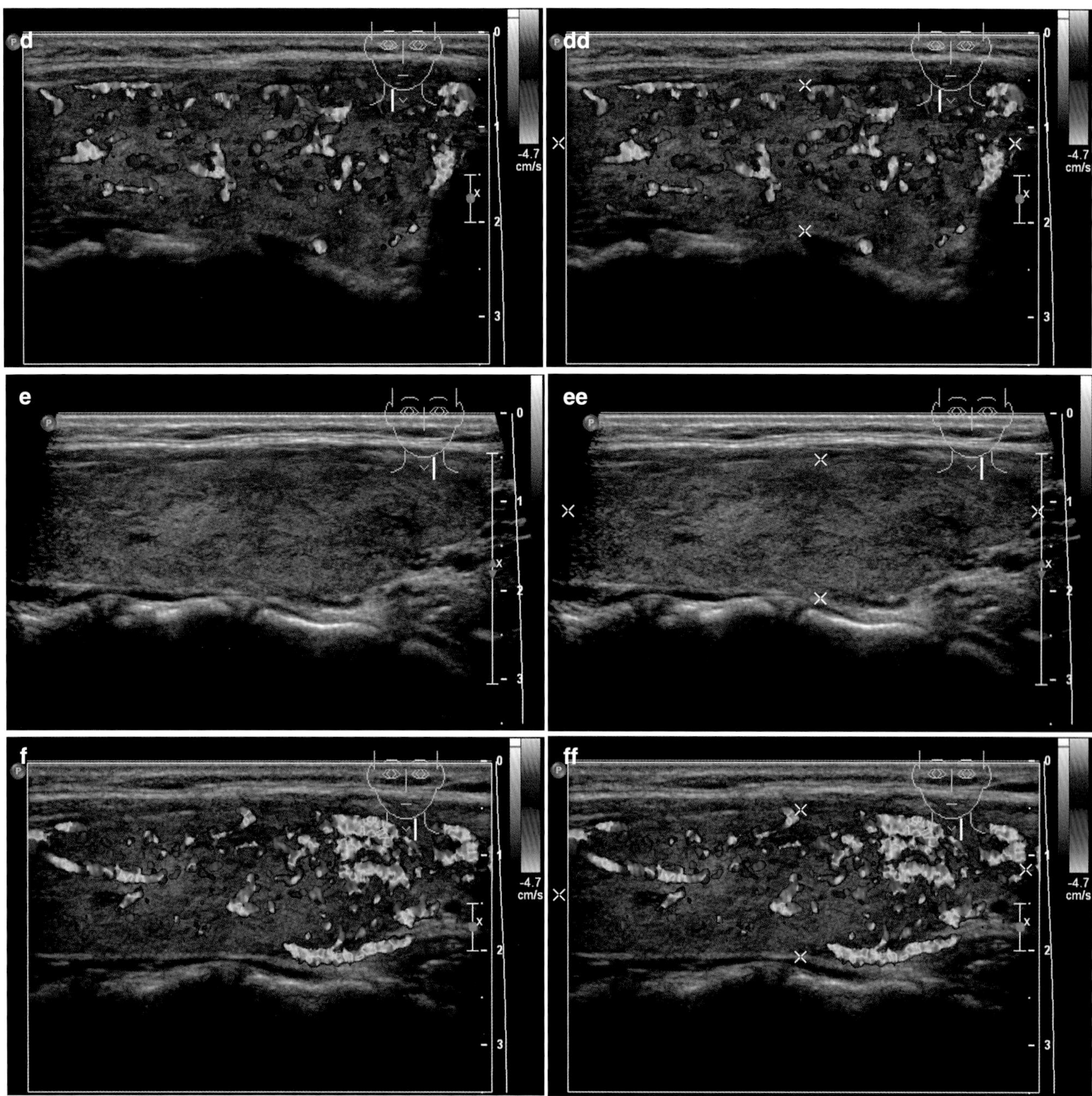

图3.15（续）

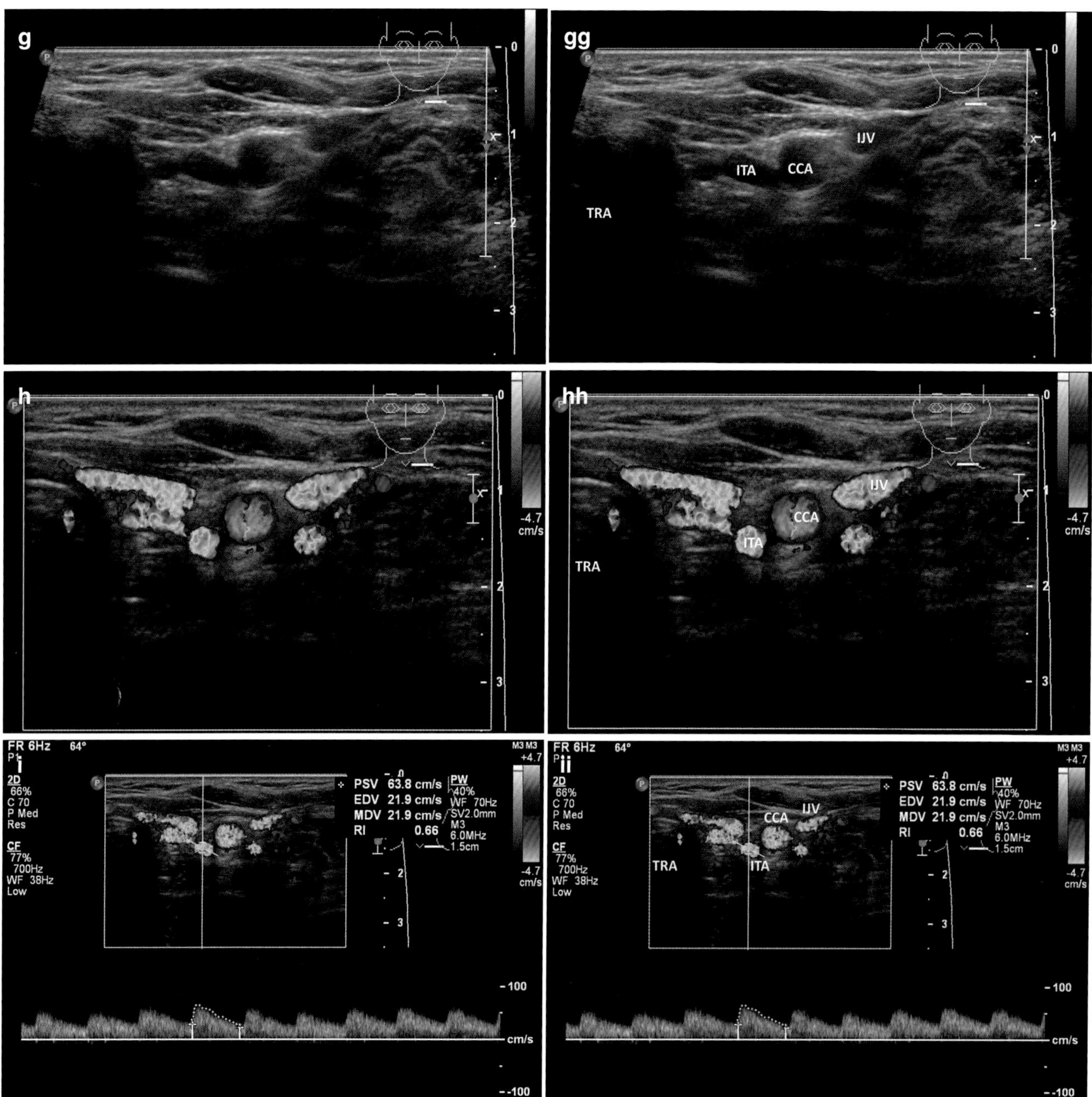
g
gg
IJV
ITA
CCA
TRA
h
hh
IJV
CCA
ITA
TRA
-4.7
cm/s
i
ii
FR 6Hz
64°
2D
66%
C 70
P Med
Res
CF
77%
700Hz
WF 38Hz
Low
PSV 63.8 cm/s
EDV 21.9 cm/s
MDV 21.9 cm/s
RI 0.66
PW
40%
WF 70Hz
SV2.0mm
M3
6.0MHz
1.5cm
CCA
IJV
TRA
ITA
-100
cm/s
--100

图3.15（续）

参考文献

[1] Pearce EN, Farwell AP, Braverman LE. Thyroiditis. N Engl J Med. 2003;348(26):2646–2655.

[2] Caturegli P, De Remigis A, Rose NR. Hashimoto thyroiditis: clinical and diagnostic criteria. Autoimmun Rev. 2014;13(4–5):391–397.

[3] Hiromatsu Y, Satoh H, Amino N. Hashimoto's thyroiditis: history and future outlook. Hormones (Athens). 2013;12(1):12–18.

[4] Hong HS, Lee EH, Jeong SH, Park J, Lee H. Ultrasonography of various thyroid diseases in children and adolescents: a pictorial essay. Korean J Radiol. 2015;16(2):419–429.

[5] LiVolsi VA. The pathology of autoimmune thyroid disease: a review. Thyroid. 1994;4(3):333–339.

[6] Singer PA. Thyroiditis. Acute, subacute, and chronic. Med Clin North Am. 1991;75(1):61–77.

[7] Hollowell JG, Staehling NW, Flanders WD, Hannon WH, Gunter EW, Spencer CA, et al. Serum TSH, T(4), and thyroid antibodies in the United States population (1988 to 1994): National Health and Nutrition Examination Survey (NHANES III). J Clin Endocrinol Metab. 2002;87(2):489–499.

[8] Langer JE, Khan A, Nisenbaum HL, Baloch ZW, Horii SC, Coleman BG, et al. Sonographic appearance of focal thyroiditis. AJR Am J Roentgenol. 2001;176(3):751–754.

[9] Caleo A, Vigliar E, Vitale M, Di Crescenzo V, Cinelli M, Carlomagno C, et al. Cytological diagnosis of thyroid nodules in Hashimoto thyroiditis in elderly patients. BMC Surg. 2013;13(Suppl 2):S41.

[10] Wiersinga WM. Clinical relevance of environmental factors in the pathogenesis of autoimmune thyroid disease. Endocrinol Metab(Seoul). 2016;31(2):213–222.

[11] Dong YH, Fu DG. Autoimmune thyroid disease: mechanism, genetics and current knowledge. Eur Rev Med Pharmacol Sci. 2014;18(23):3611–3618.

[12] Strieder TG, Tijssen JG, Wenzel BE, Endert E, Wiersinga WM. Prediction of progression to overt hypothyroidism or hyperthyroidism in female relatives of patients with autoimmune thyroid disease using the thyroid events Amsterdam (THEA) score. Arch Intern Med. 2008;168:1657–1663.

[13] Bogner U, Hegedüs L, Hansen JM, Finke R, Schleusener H. Thyroid cytotoxic antibodies in atrophic and goitrous autoimmune thyroiditis. Eur J Endocrinol. 1995;132(1):69–74.

[14] Carlé A, Pedersen IB, Knudsen N, Perrild H, Ovesen L, Jørgensen T, et al. Thyroid volume in hypothyroidism due to autoimmune disease follows a unimodal distribution: evidence against primary thyroid atrophy and autoimmune thyroiditis being distinct diseases. J Clin Endocrinol Metab. 2009;94(3):833–839.

[15] Espinasse P. Thyroid echography in chronic autoimmune lymphocytic thyroiditis. J Radiol. 1983;64(10):537–544.

[16] Bachrach LK, Daneman D, Daneman A, Martin DJ. Use of ultrasound in childhood thyroid disorders. J Pediatr. 1983;103(4):547–552.

[17] Gutekunst R, Hafermann W, Mansky T, Scriba PC. Ultrasonography related to clinical and laboratory findings in lymphocytic thyroiditis. Acta Endocrinol. 1989;121:129–135.

[18] Chaudhary V, Bano S. Thyroid ultrasound. Indian J Endocrinol Metab. 2013;17(2):219–227.

[19] Yeh HC, Futterweit W, Gilbert P. Micronodulation: ultrasonographic sign of Hashimoto thyroiditis. J Ultrasound Med. 1996;15(12):813–819.

[20] Gutekunst R, Becker W, Hehrmann R, Olbricht T, Pfannenstiel P. Ultrasonic diagnosis of the thyroid gland. Dtsch Med Wochenschr. 1988;113(27):1109–1112.

[21] Hwang S, Shin DY, Kim EK, Yang WI, Byun JW, Lee SJ, et al. Focal lymphocytic thyroiditis nodules share the features of papillary thyroid cancer on ultrasound. Yonsei Med J. 2015;56(5):1338–1344.

[22] Anderson L, Middleton WD, Teefey SA, Reading CC, Langer JE, Desser T, Szabunio MM, et al. Hashimoto thyroiditis: part 1, sonographic analysis of the nodular form of Hashimoto thyroiditis. AJR Am J Roentgenol. 2010;195(1):208–215.

[23] Kim DW, Eun CK, In HS, Kim MH, Jung SJ, Bae SK. Sonographic differentiation of asymptomatic diffuse thyroid disease from normal thyroid: a prospective study. AJNR Am J Neuroradiol. 2010;31(10):1956–1960.

[24] Willms A, Bieler D, Wieler H, Willms D, Kaiser KP, Schwab R. Correlation between sonography and antibody activity in patients with Hashimoto thyroiditis. J Ultrasound Med. 2013;32(11):1979–1986.

[25] Vlachopapadopoulou E, Thomas D, Karachaliou F, Chatzimarkou F, Memalai L, Vakaki M, et al. Evolution of sonographic appearance of the thyroid gland in children with Hashimoto's thyroiditis. J Pediatr Endocrinol Metab. 2009;22(4):339–344.

[26] Unnikrishnan AG. Hashitoxicosis: a clinical perspective. Thyroid Res Pract. 2013;10(Suppl S1):5–6.

[27] Donkol RH, Nada AM, Boughattas S. Role of color Doppler in differentiation of graves' disease and thyroiditis in thyrotoxicosis. World J Radiol. 2013;5(4):178–183.

[28] Caruso G, Attard M, Caronia A, Lagalla R. Color Doppler measurement of blood flow in the inferior thyroid artery in patients with autoimmune thyroid diseases. Eur J Radiol. 2000;36(1):5–10.

[29] Kurita S, Sakurai M, Kita Y, Ota T, Ando H, Kaneko S, et al. Measurement of thyroid blood flow area is useful for diagnosing the cause of thyrotoxicosis. Thyroid. 2005;15(11):1249–1252.

[30] Hari Kumar KV, Pasupuleti V, Jayaraman M, Abhyuday V, Rayudu BR, Modi KD. Role of thyroid Doppler in differential diagnosis of thyrotoxicosis. Endocr Pract. 2009;15(1):6–9.

（刘大铭、邵欣然　译）

第4章　毒性弥漫性甲状腺肿

4.1　基本要素

- 1835年，爱尔兰医生Robert James Graves在*London Medical and Surgical Journal*上发表了一篇题为*Newly observed affection of the thyroid gland in females*（《最新观察到的女性甲状腺病变》）的论文，在其中他描述了3名女性表现出“剧烈而持续的心悸，眼球明显增大，并且在离床一段距离的地方都能听到心脏跳动的声音”。随着这篇论文的发表，Graves在临床内分泌学界奠定了他的学术地位[1]。
- 1840年3月，德国梅尔塞堡的一位医生Carl Adolph von Basedow在当时著名的医学杂志*Heilkunde fuer die Gesamte Medizin*上发表了一篇题为*Exophthalmus durch Hypertrophie des Zellgewebes in der Augenhoehle*（《眼窝细胞组织肥大引起的眼球突出》）的德文文章。此后，主要症状——眼球突出、甲状腺肿大和心动过速——被称为“默瑟伯格三联征（Merseburger三联征）”。自1858年以来，巴塞多氏病一直是欧洲大陆上最常用的疾病识别术语，而Graves病（GD）在英语界使用得更广泛[2]。
- Graves病是毒性弥漫性甲状腺肿最常见的致病原因，其次是毒性多结节性甲状腺肿。罕见的原因包括自主功能甲状腺腺瘤和甲状腺炎[3]。
- 女性甲状腺功能亢进的患病率为0.5%～2%，在碘丰富的社区中，女性的患病率是男性的10倍[3]。
- 老年人的患病率数据为0.4%～2.0%[3]。
- 从大型人群研究中获得的男性和女性甲状腺功能亢进的发病率数据具有可比性，女性为0.4/1000，男性为0.1/1000，但特定年龄的发病率差异很大[3]。
- GD的发病率在20～49岁时最高，其次是60～69岁。相比之下，由毒性结节性甲状腺肿和自主功能性甲状腺腺瘤引起的甲状腺功能亢进的年龄特异性发病率峰值为80岁以上[3]。
- 甲状腺功能亢进在儿童和/或少年时期很少见，最常见的是由GD引起的。0.02%的儿童和/或少年患有甲状腺功能亢进，即1/5000。发病率高峰发生在11～15岁，以女性为主。阳性家族史是很常见的[4]。
- GD作为一种甲状腺自身免疫性疾病是由促甲状腺激素受体抗体（TSHR-Ab）的刺激性自身抗体引起的。这些抗体引起甲状腺不受控制的持续刺激，导致甲状腺激素——甲状腺素（T4）和三碘甲状腺原氨酸（T3）的过度合成及甲状腺肥大。
- 实验室结果：血清TSH和游离甲状腺素（fT4）水平的测量是评估甲状腺功能亢进的必要条件，TSHR-Ab对确定GD诊断显示出99%的高特异性和95%的敏感性[5]。
- 临床表现：甲状腺功能亢进的症状和可能提示GD的具体特征包括弥漫性甲状腺肿、眼病和胫前黏液水肿以及杵状指。GD患者通常有弥漫性、无压痛性、对称的甲状腺肿大。30%的GD患者临床上明显表现为眼前突伴眶周软组织肿胀和炎症，眼外肌炎性改变导致复视和肌肉失衡[6-7]。
- 甲状腺功能亢进在妊娠期发生率为0.2%～1.0%。妊娠期短暂性甲状腺毒症（GTT）最常见的病因是人绒毛膜促性腺激素（HCG）的甲状腺刺激作用。然

M. Halenka, Z. Fryšák, *Atlas of Thyroid Ultrasonography*, DOI 10.1007/978-3-319-53759-7_4

而，对于治疗来说，重要的是将妊娠期发现的GD与GTT（无甲状腺自身免疫既往史或家族史，无甲状腺肿，无眼病，TSHR-Ab阴性，TPO-Ab阴性，可能出现呕吐，脱水和电解质失衡，是自限性的，而且通常不需要应用抗甲状腺药物治疗）区分开[6]。

• 自20世纪40年代以来，放射性^{131}I治疗（RIT）一直用于治疗甲状腺功能亢进。一般来说，4～6周后甲状腺功能可恢复正常。

4.2 Graves病的超声特征

• GD经典型超声影像[4,12]：

　－腺体增大，腺叶呈圆形（图4.1aa），有时可见巨大甲状腺肿（图4.4aa）。

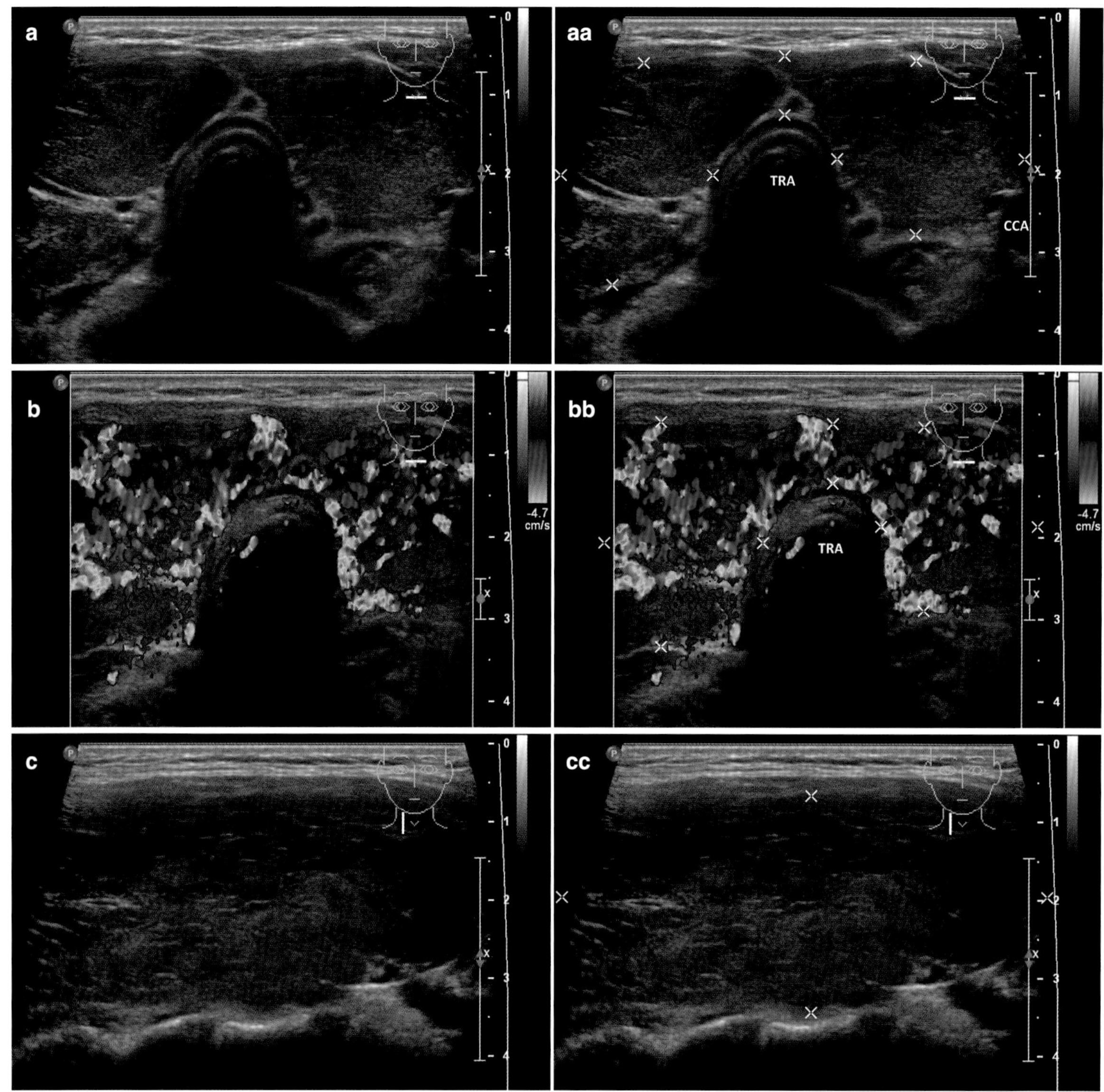

图4.1 （aa）一名33岁女性，患Graves病，甲状腺肿大，体积65mL。超声整体视图：甲状腺弥漫肿大，腺叶圆形；回声不均；混合回声；腹侧多为低回声微结节结构；RL背侧高回声横向分隔；Tvol 65mL，非对称性——RL 42mL、LL 23mL；横切面，穿透深度4.5cm。（bb）GD整体视图，CFDS：弥漫性高血供，模式Ⅲ——“甲状腺火海征”；横切面。（cc）GD的RL细节：回声粗糙；混合回声；腹侧多为低回声微结节结构，伴有短纤维分隔；纵切面。（dd）GD的RL细节，CFDS：弥漫性高血供，模式Ⅲ——“甲状腺火海征”；纵切面。（ee）GD的LL细节：回声不均；多数为等回声，腹侧低回声微结节结构；纵切面。（ff）GD的LL细节，CFDS：弥漫性高血供，模式Ⅲ——“甲状腺火海征”；纵切面。（gg）GD细节，左侧甲状腺下动脉（ITA）有两个分支：位于LL下极和左侧CCA之间的小管腔；横切面。（hh）GD细节，左侧ITA的CFDS：位于LL下极和左侧CCA之间的小管腔；横切面。（ii）GD细节，左侧ITA的血流参数测量：PSV为147cm/s，确诊GD

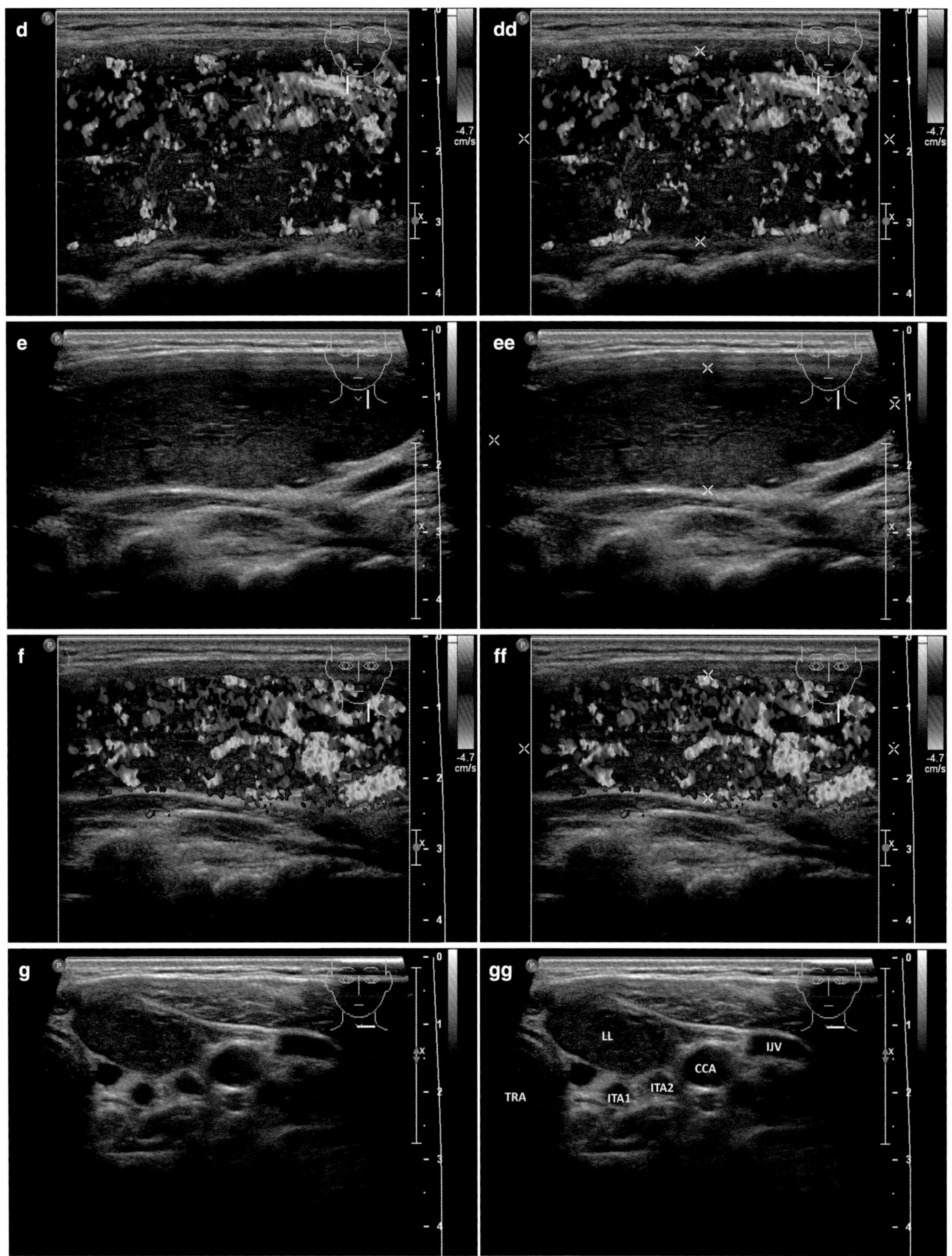

图4.1（续）

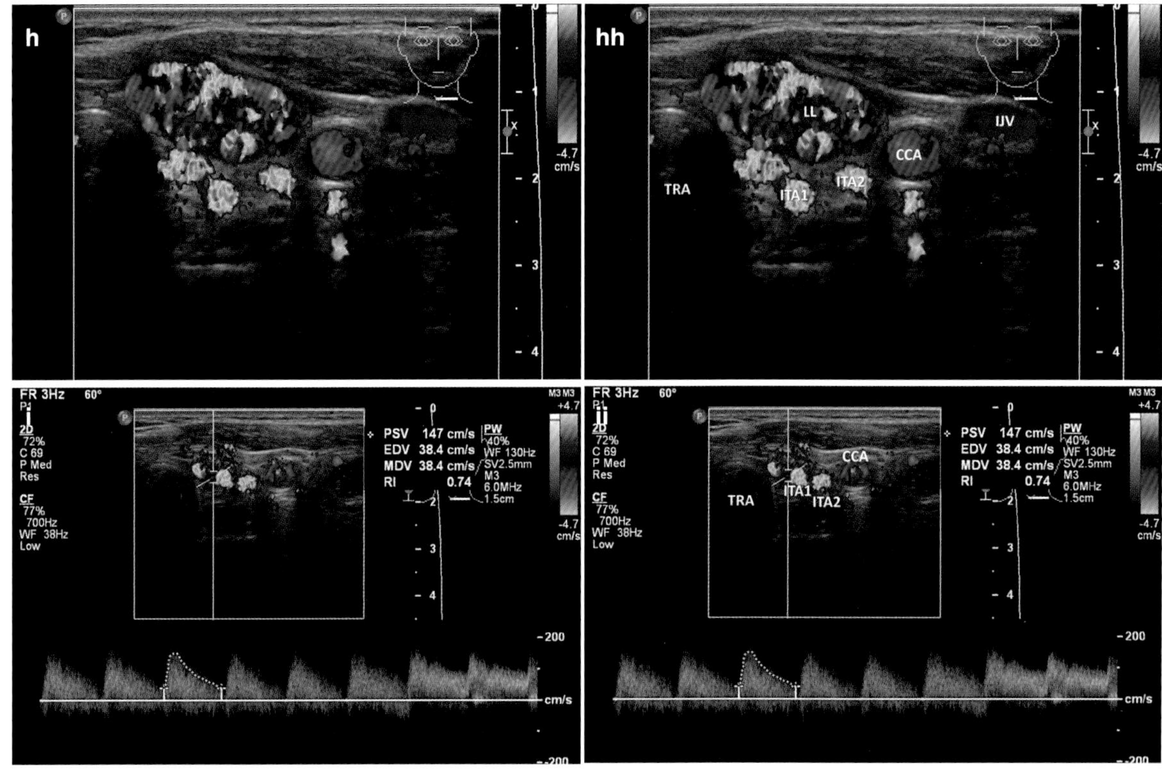

图4.1（续）

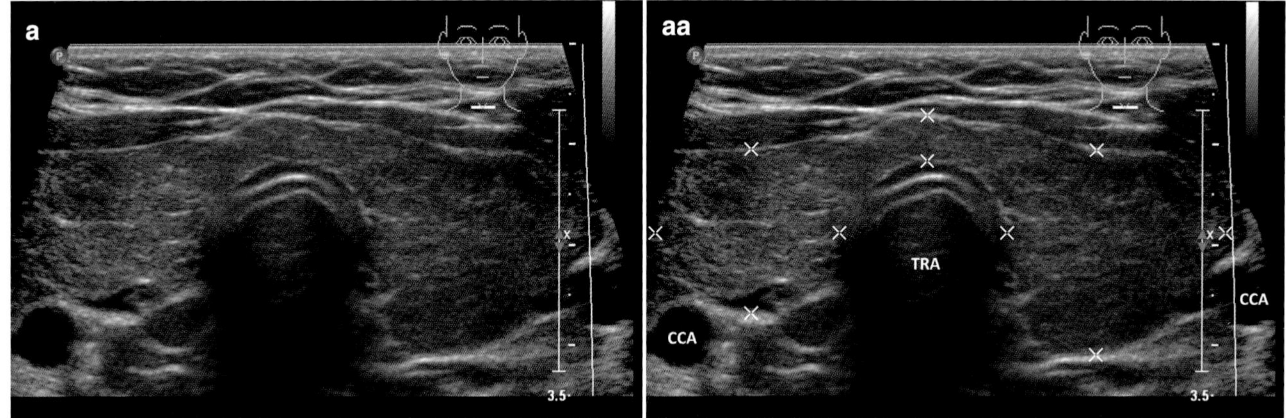

图4.2 （aa）一名23岁女性，患Graves病（GD），甲状腺轻度肿大，体积32mL。超声整体视图：甲状腺弥漫肿大；回声不均；大部分为等回声；腹侧散发性低回声微结节结构伴短纤维分隔；Tvol 32mL，RL 17mL、LL 15mL；横切面。（bb）GD整体视图，CFDS：弥漫性高血供，模式Ⅲ；横切面。（cc）GD的RL细节：回声不均；大部分为等回声；腹侧散发性低回声微结节结构伴短纤维分隔；纵切面。（dd）GD的RL细节，CFDS：弥漫性高血供，模式Ⅲ；纵切面。（ee）GD的LL细节：回声不均；大部分为等回声；腹侧散发性低回声微结节结构伴短纤维分隔；纵切面。（ff）GD的LL细节，CFDS：弥漫性高血供，模式Ⅲ；纵切面

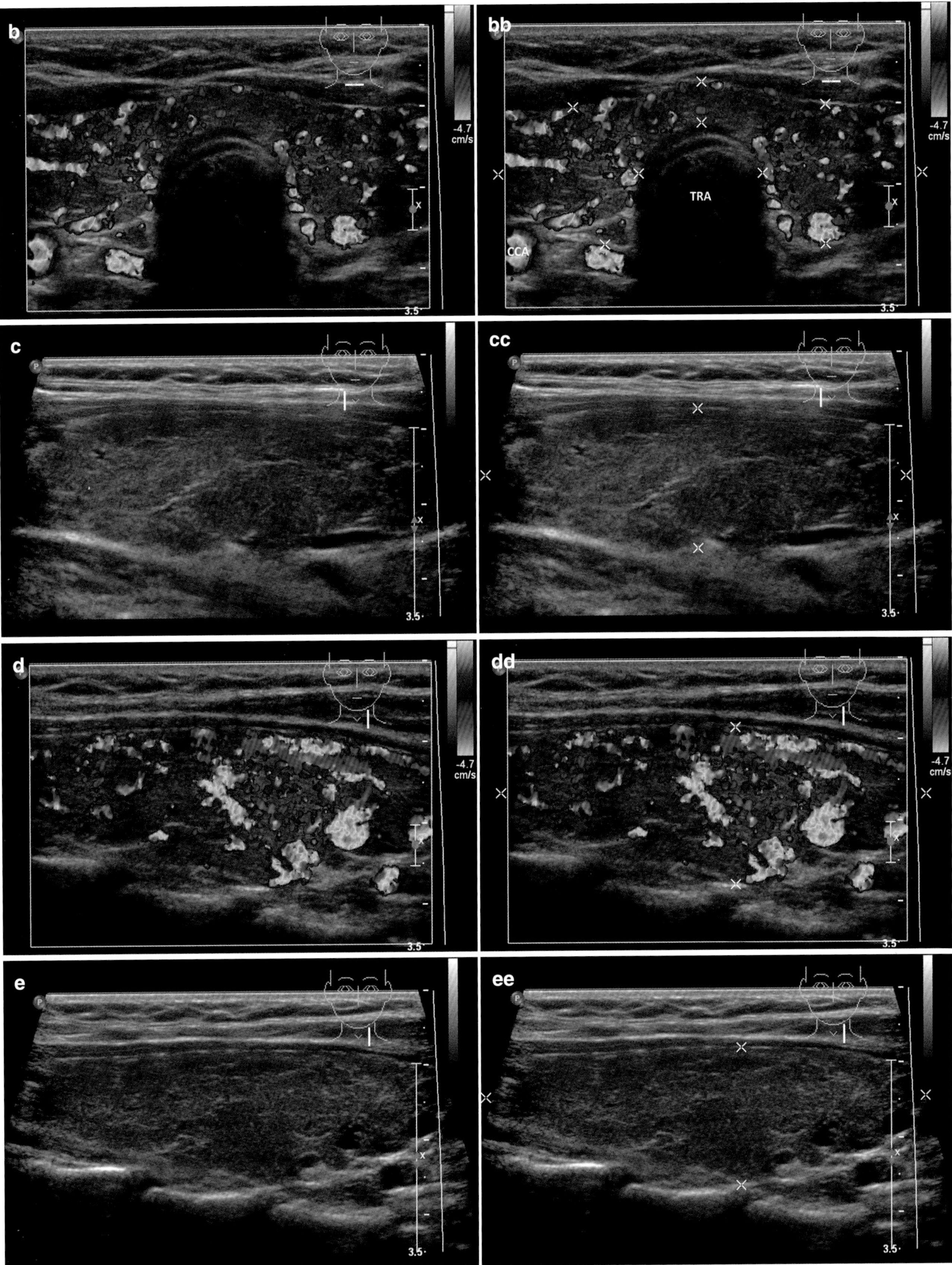

图4.2（续）

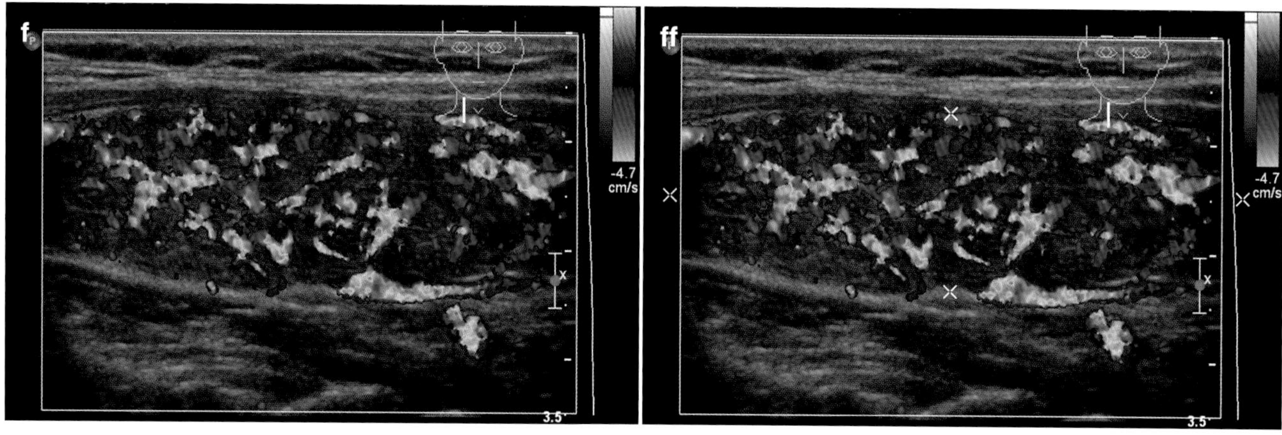

图4.2（续）

–弥漫性回声不均匀或回声粗糙（图4.1aa）。

–弥漫性低回声（图4.1aa）。

–典型的低回声微结节结构伴短纤维分隔（图4.2aa和图4.3aa）。

–CFDS显示血供明显增加，模式Ⅲ——“甲状腺火海征”（图4.1bb和图4.4bb）。

–甲状腺下动脉（ITA）CFDS参数PSV临界值为65cm/s，多数超过150cm/s（图4.1ii）。

• 1983年，法国放射科医生Espinasse描述了经超声所见的甲状腺实质的弥漫性微小回声特征，作为诊断CLT和GD的一个非特异性但有价值的指标[8]。

• 1988年，Ralls描述了在GD患者中使用CFDS显著增多的弥漫均匀分布的彩色多普勒信号，即所谓的“甲状腺火海征”（图4.1bb）[9]；这种CFDS模式目前被归类为模式Ⅲ（详见第1章）[10]。

• 甲状腺超声的低回声是自身免疫性甲状腺疾病的特征，GD或HT患者的超声模式有重叠。然而，弥漫性甲状腺血流增多是未经治疗的GD的典型症状。CFDS可用于区分GD和HT患者[11]。

• 与^{99m}Tc[11]甲状腺扫描相比，CFDS在甲状腺毒症鉴别诊断中的敏感性约为89%，特异性约为87%，阳性预测值约为94%，阴性预测值约为78%，诊断准确率约为88%[11]。

• Caruso使用ITA的CFDS参数PSV临界值65cm/s来区分GD和HT；在他的研究中，GD患者PSV总是>150cm/s［（186±38）cm/s］[12]。

• Vitti等报道，约70%的GD患者表现出甲状腺低回声，这与TSHR-Ab阳性率较高和甲状腺功能亢进的复发显著相关。在甲巯咪唑治疗后6~18个月的随访期间，83%的甲状腺功能亢进患者会复发。93%的甲状腺低回声患者和55%的甲状腺回声正常的患者甲状腺功能亢进复发[13]。

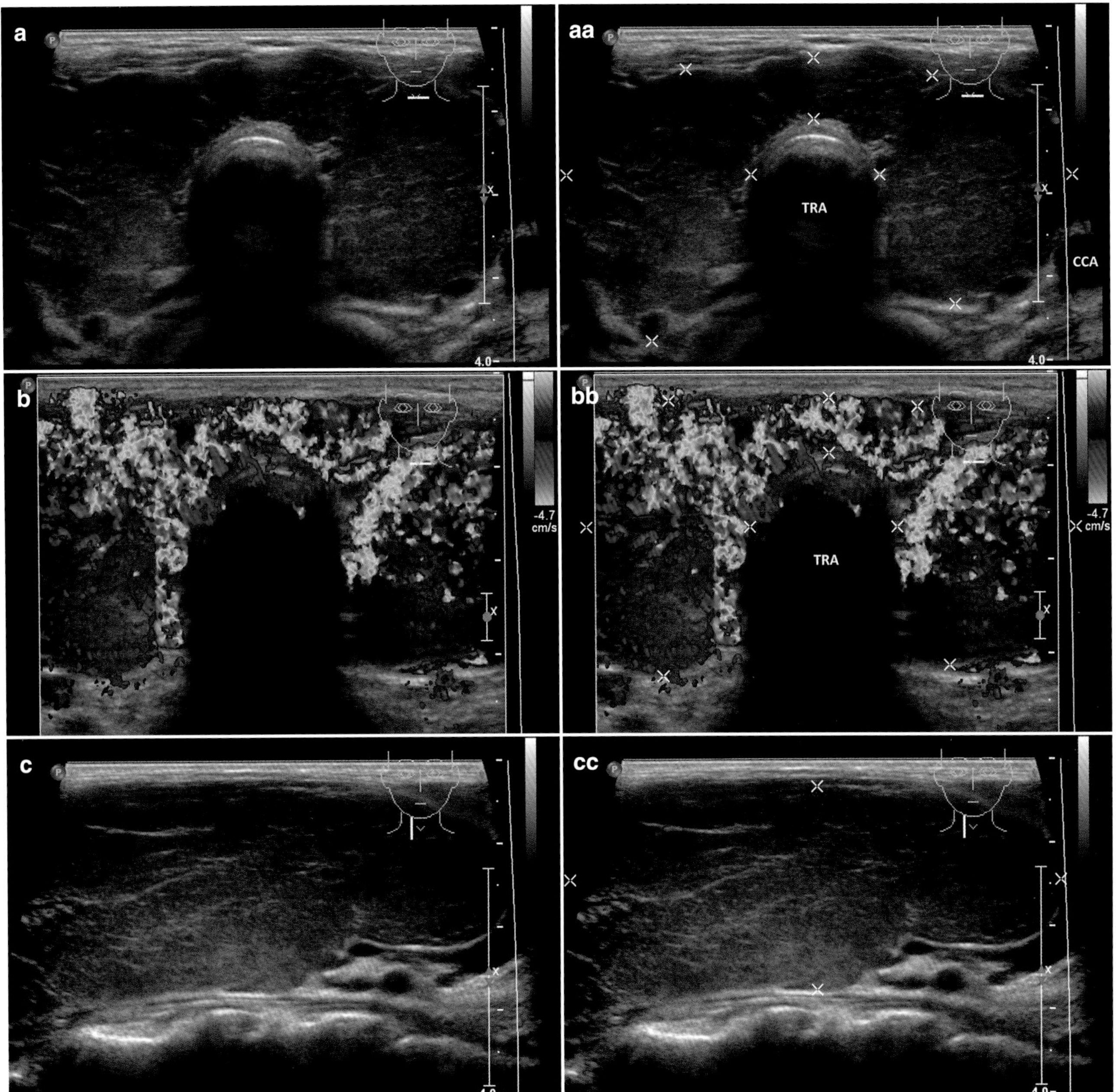

图4.3　（aa）一名23岁女性，患Graves病（GD），甲状腺中度肿大，体积47mL。超声整体视图：甲状腺弥漫肿大，腺叶圆形；回声不均；腹侧多为低回声微结节结构伴短纤维分隔；Tvol 47mL，RL 25mL、LL 22mL；横切面，穿透深度4cm。（bb）GD整体视图，CFDS：弥漫性高血供，模式Ⅲ——“甲状腺火海征”；横切面。（cc）GD的RL细节：回声不均；腹侧多为低回声微结节结构伴短纤维分隔；纵切面。（dd）GD的RL细节，CFDS：弥漫性高血供，模式Ⅲ——“甲状腺火海征”；纵切面。（ee）GD的LL细节：回声不均；腹侧多为低回声微结节结构伴短纤维分隔；纵切面。（ff）GD的LL细节，CFDS：弥漫性高血供，模式Ⅲ——“甲状腺火海征”；纵切面

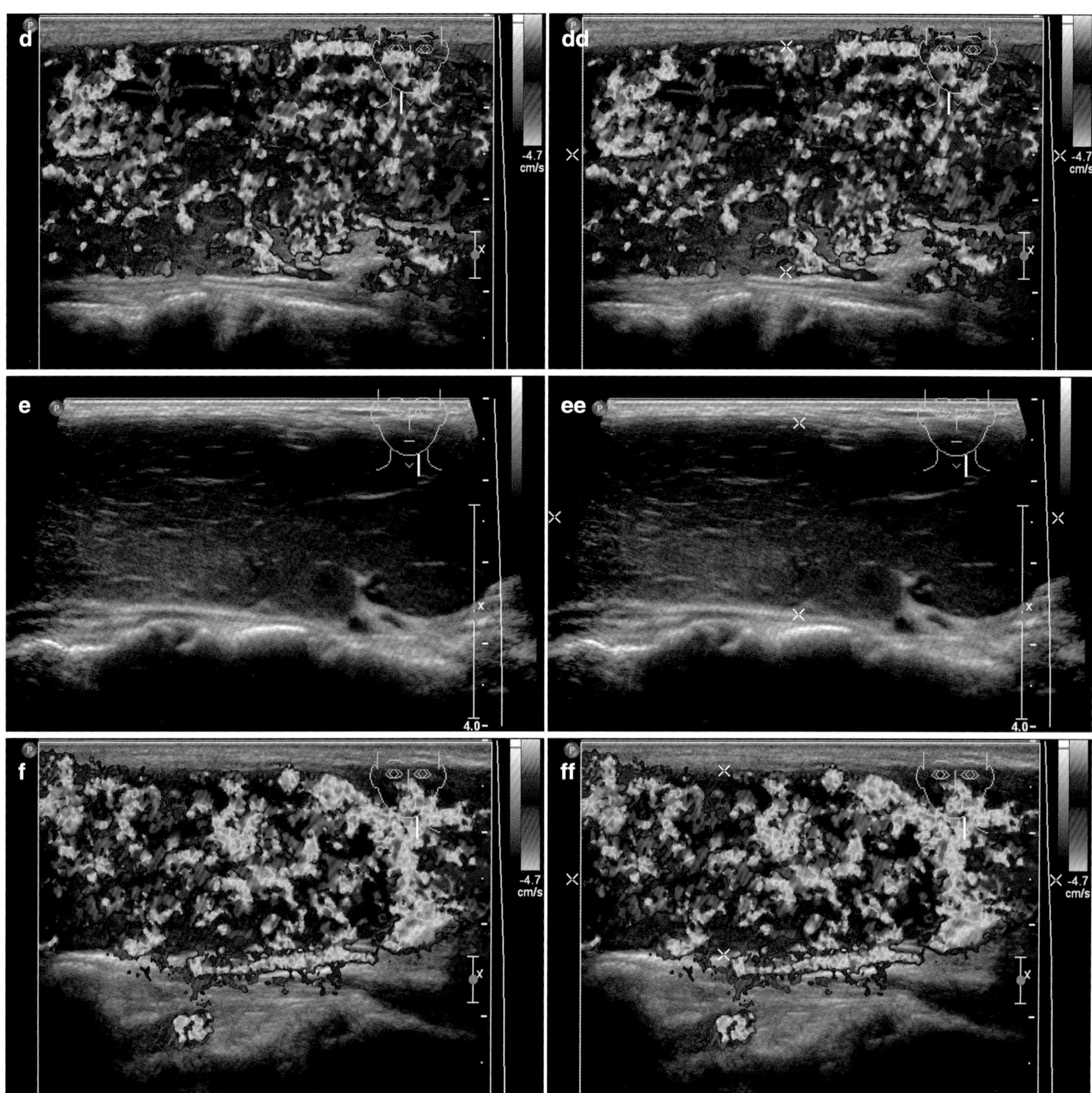

图4.3（续）

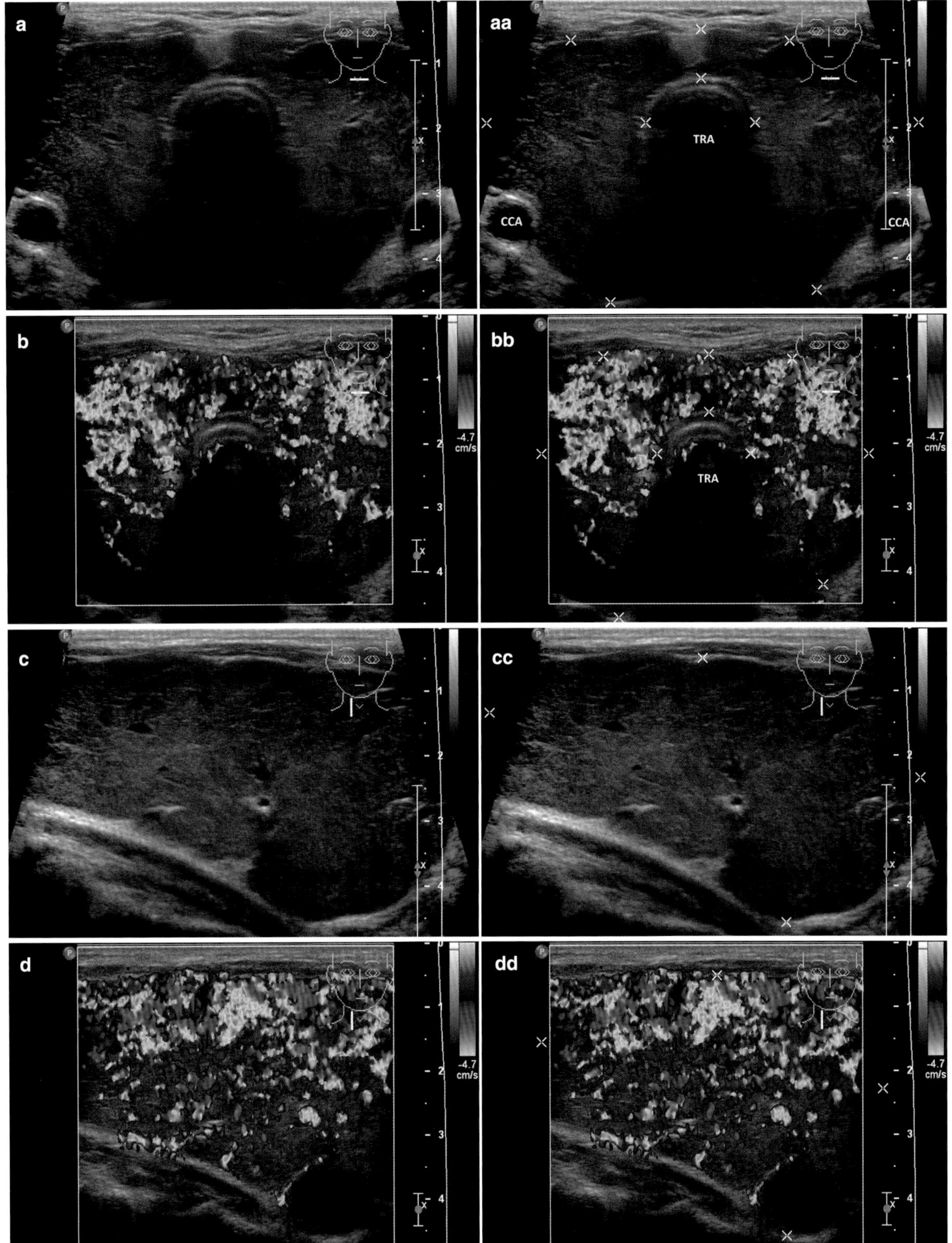

图4.4　（aa）一名31岁男性，患Graves病（GD），巨大甲状腺肿，体积96mL。超声整体视图：甲状腺弥漫肿大，腺叶圆形；回声不均；腹侧多为低回声微结节结构伴短纤维分隔；Tvol 92mL，峡部厚8mm，RL 48mL、LL 43mL；横切面，穿透深度5cm。（bb）GD整体视图，CFDS：弥漫性高血供，模式Ⅲ——“甲状腺火海征”；横切面。（cc）GD的RL细节：回声不均；腹侧多为低回声微结节结构伴短纤维分隔；纵切面。（dd）GD的RL细节，CFDS：弥漫性高血供，模式Ⅲ——“甲状腺火海征”；纵切面。（ee）GD的LL细节：回声不均；腹侧多为低回声微结节结构伴短纤维分隔；纵切面。（ff）GD的LL细节，CFDS：弥漫性高血供，模式Ⅲ——“甲状腺火海征”；纵切面

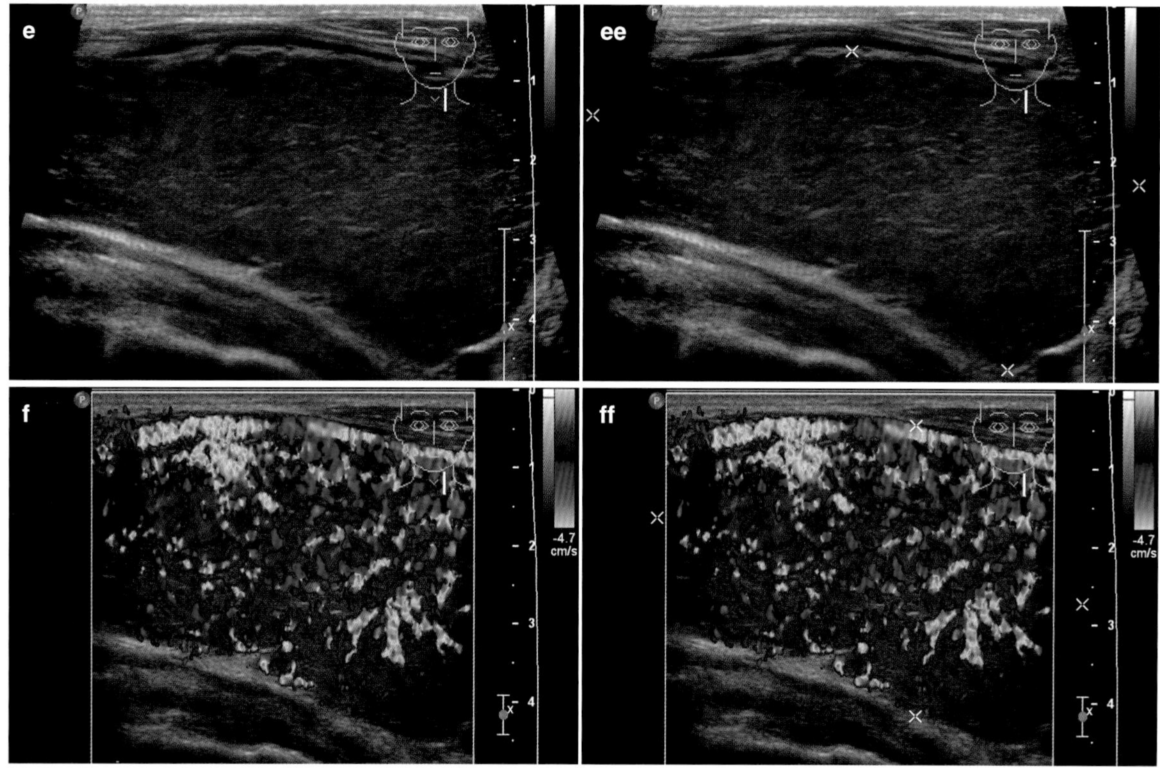

图4.4（续）

4.3 放射性^{131}I治疗（RIT）后的甲状腺超声特征[14]

• English等进行的一项超声研究描述了30例GD患者有效RIT治疗后甲状腺的典型超声特征[14]。右叶平均体积为2.4mL（0.6～14mL），左叶平均体积1.8mL（0.4～9.1mL），平均Tvol为4.2mL（1.3～19.1mL）。在RIT前接受超声检查的患者中（23%），体积减少的百分比为87%。绝大多数腺体（93%）为低血供，其余7%血供正常。

• RIT后甲状腺的超声特征（图4.5aa）：
  - 甲状腺体积（Tvol）显著减小。
  - 低血供。
  - 回声粗糙。
  - 高回声。

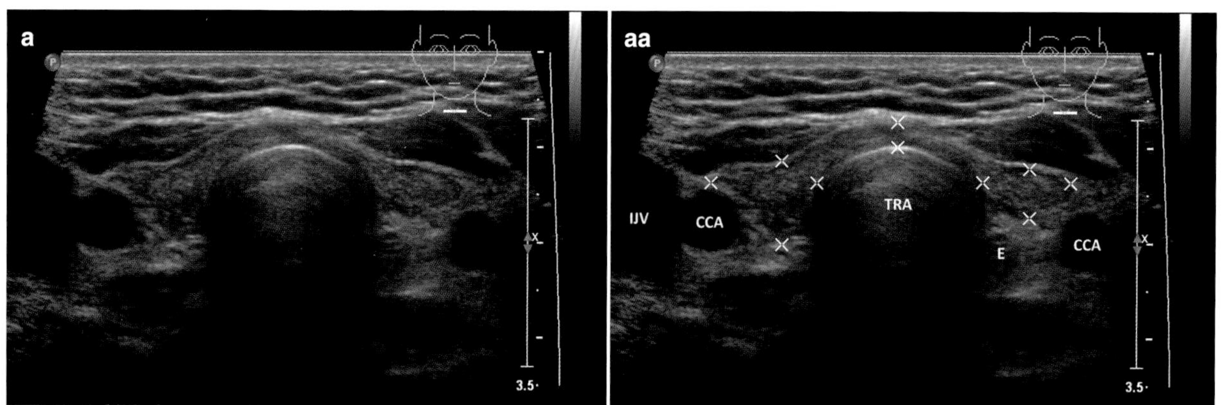

图4.5 （aa）一名51岁女性，患Graves病（GD），初始体积32mL；RIT 2年后甲状腺缩小：回声粗糙；高回声；边缘微分叶；Tvol 5mL，RL 3mL、LL 2mL；横切面。（bb）GD RIT后的RL细节：回声粗糙；高回声；边缘微分叶；纵切面。（cc）GD RIT后的LL细节：回声粗糙；高回声；边缘微分叶

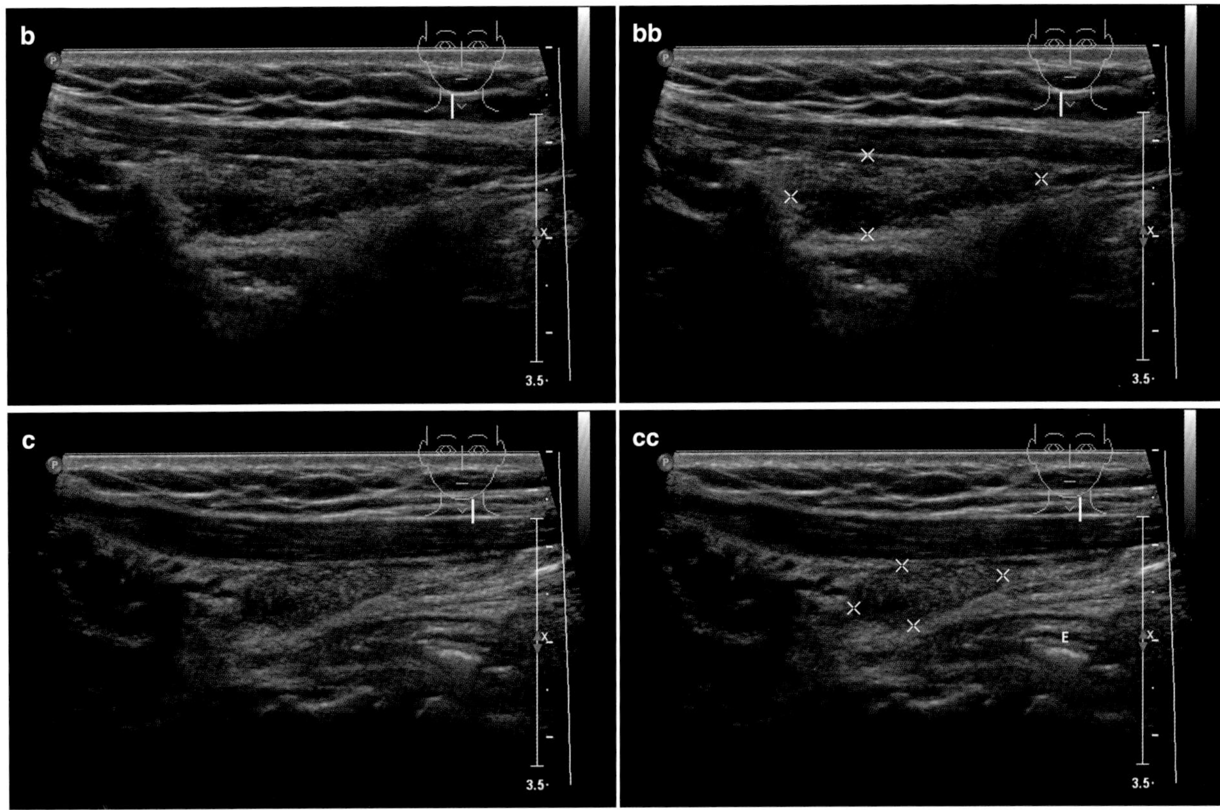

图4.5（续）

参考文献

[1] Colman E. Robert Graves and the origins of Irish medical journalism. Ir J Med Sci. 2000;169(1):10–11.

[2] Duntas LH. A tribute to Carl Adolph von Basedow: to commemorate 150 years since his death. Hormones (Athens). 2004;3(3):208–209.

[3] Vanderpump MP. The epidemiology of thyroid disease. Br Med Bull. 2011;99:39–51.

[4] Hong HS, Lee EH, Jeong SH, Park J, Lee H. Ultrasonography of various thyroid diseases in children and adolescents: a pictorial essay. Korean J Radiol. 2015;16(2):419–429.

[5] Moon JH, Yi KH. The diagnosis and management of hyperthyroidism in Korea: consensus report of the korean thyroid association. Endocrinol Metab (Seoul). 2013;28(4):275–279.

[6] Okosieme OE, Lazarus J. Hyperthyroidism in Pregnancy. In: De Groot LJ, Beck-Peccoz P, Chrousos G, Dungan K, Grossman A, Hershman JM, Koch C, et al, editors. Endotext [Internet]. South Dartmouth (MA): MDText.com, Inc.; 2015.

[7] Sharma M, Aronow WS, Patel L, Gandhi K, Desai H. Hyperthyroidism. Med Sci Monit. 2011;17(4):RA85–91.

[8] Espinasse P. Thyroid echography in chronic autoimmune lymphocytic thyroiditis. J Radiol. 1983;64(10):537–544.

[9] Ralls PW, Mayekawa DS, Lee KP, Colletti PM, Radin DR, Boswell WD, et al. Color-flow Doppler sonography in Graves disease: "thyroid inferno". AJR Am J Roentgenol. 1988;150(4):781–784.

[10] Bogazzi F, Bartalena L, Brogioni S, Burelli A, Manetti L, Tanda ML, et al. Thyroid vascularity and blood flow are not dependent on serum thyroid hormone levels: studies in vivo by color flow doppler sonography. Eur J Endocrinol. 1999;140(5):452–456.

[11] Donkol RH, Nada AM, Boughattas S. Role of color Doppler in differentiation of Graves' disease and thyroiditis in thyrotoxicosis. World J Radiol. 2013;5(4):178–183.

[12] Caruso G, Attard M, Caronia A, Lagalla R. Color Doppler measurement of blood flow in the inferior thyroid artery in patients with autoimmune thyroid diseases. Eur J Radiol. 2000;36(1):5–10.

[13] Vitti P. Grey scale thyroid ultrasonography in the evaluation of patients with Graves' disease. Eur J Endocrinol. 2000;142(1):22–24.

[14] English C, Casey R, Bell M, Bergin D, Murphy J. The sonographic features of the thyroid gland after treatment with radioiodine therapy in patients with Graves' disease. Ultrasound Med Biol. 2016;42(1):60–67.

（武文军、鲁丽、刘大铭　译）

第5章　亚急性肉芽肿性甲状腺炎：德奎尔万氏病

5.1　基本要素

- 瑞士外科医生Fritz de Quervain于1904年发表了一篇名为*Subacute Nonsuppurative Thyroiditis*（《亚急性非化脓性甲状腺炎》）的著作。这种疾病后来被称为“de Quervain（德奎尔万氏）病”[1]。
- 亚急性肉芽肿性甲状腺炎（SGT）的发生率：
  - 每年每10万人中有12.1人发病。
  - 女性（每年每10万人中有19.1人发病）高于男性（每年每10万人中有4.4人发病）。
  - 高发期是青年期（30～40岁），每年每10万人中有24人发病，以及中年期（40～50岁），每年每10万人中有35人发病。
  - 发病率随年龄的增长而下降[2]。
- SGT很可能是由病毒感染引起的，通常之前是上呼吸道感染。
- 临床表现：SGT表现为甲状腺疼痛性肿胀；有时，疼痛开始可能局限于一叶，但通常会迅速扩散到腺体的其他部分（“爬行性甲状腺炎”）。疼痛可能会辐射到下颌或耳朵，并常见不适、疲劳、肌痛和关节痛。预计会出现轻至中度发热，有时可能会出现40℃的高热。可能会发生短暂的声带麻痹。疾病进程可在3～4天达到高峰，并在1周内减退并消失，但更典型的情况是，发病时间超过2周并持续出现强度波动3～6周。50%的急性期患者存在甲状腺毒症[3-4]。
- 体格检查：甲状腺通常肿大，光滑，质硬，触诊有压痛[4]。
- 实验室检查发现：C-反应蛋白（CRP）显著升高，红细胞沉降率（ESR）升高（正常的ESR可基本上排除诊断）。白细胞计数正常或轻微升高，促甲状腺激素（TSH）水平低至无法检测。甲状腺球蛋白（TGB）升高（正常水平可排除诊断），并且放射性碘摄取试验（RAIU）显示摄取水平明显较低[3-4]。
- 治疗：抗炎药物和糖皮质激素；经过治疗通常可在24h内改善临床表现[4]。
- 治疗后的疗程：高达20%的患者在停用泼尼松后出现了SGT的复发。90%或以上的患者完全恢复，甲状腺功能恢复正常。然而，高达5%～10%的患者可能会出现甲状腺功能减退，需要用左旋甲状腺素永久替代[3-4]。

5.2　亚急性肉芽肿性甲状腺炎的超声特征[5]

- 单侧甲状腺受累（图5.3aa）比双侧甲状腺受累更常见（图5.1aa和图5.2aa）。
- 甲状腺通常增大，单侧（图5.3aa）或双侧增大（图5.1aa），但也可为正常大小（图5.2aa）。
- 在受累的叶中为局灶性边界不清的不均匀低回声区域，不规则或微小分叶状边缘（图5.2aa），没有圆形或卵形的肿块形成。
- CFDS上无血管增多（甲状腺毒症病例），通常血流

M. Halenka, Z. Fryšák, *Atlas of Thyroid Ultrasonography*, DOI 10.1007/978-3-319-53759-7_5

稀少——模式0（图5.1dd）；恢复期为正常血流（图5.1jj）或血液供应增加[6-7]。

- 局灶性病变可类似于甲状腺癌（图5.3aa），但疼痛或压痛的存在应可使SGT与其他典型的非压痛实体区分开来[7]。
- SGT的细胞病理学检查显示有一个严重的炎症区，并伴有非干酪样肉芽肿。
- 受SGT影响的甲状腺的异质性也可以类似于桥本氏甲状腺炎的变化。差异在于临床和生化不同[7]。
- 亚急性甲状腺炎在超声上的特征性表现结合颈部疼痛的存在可以提供一个更敏感和特异性的诊断[7]。
- 糖皮质类固醇治疗后病变体积减小（图5.1ii和图5.2gg）。
- 从首次超声（US）检查开始的3个月或更长时间的US（图5.3jj）显示病变的完全消退[7]。
- 在糖皮质类固醇治疗中，SGT的症状、甲状腺肿大以及炎症和甲状腺毒症的实验室阳性标志在2～6周内迅速消失，但在US随访期间，甲状腺结构的完全正常化较慢，需要2～6个月。SGT主要是双侧的。治疗结束后的复发（图5.3ff）非常罕见，但若复发，可能比第一次发作更严重（个人观察）。

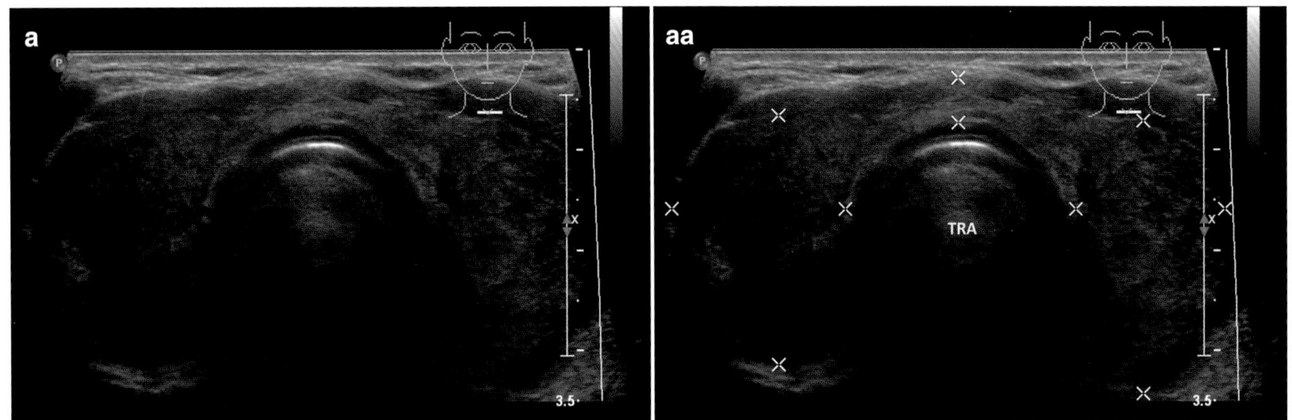

图5.1　（aa）41岁男性，进展性疼痛超过1个月，甲状腺明显增大、可触及，目前伴有几天的发热症状，高达39℃。患者因疑似咽炎而多次接受抗生素治疗，但未有缓解。实验室检查提示甲状腺毒症，ESR和CRP升高。泼尼松治疗前对亚急性肉芽肿性甲状腺炎（SGT）的首次US扫查显示：甲状腺肿大；回声粗糙；带有边界不清的低回声区的混合回声；无颈部淋巴结病变；Tvol 42mL，峡部6mm，RL 18mL、LL 23mL；横切面。（bb）RL细节：回声粗糙；混合回声，外侧带有边界不清的低回声区；横切面。（cc）LL细节：回声粗糙；弥散性小的边界不清的低回声区域；一个小的高回声结节（➞）；横切面。（dd）甲状腺整体视图，CFDS：血流稀少，模式0；横切面。（ee）RL的细节：回声粗糙；混合回声；在上部和中部有小的边界不清的低回声区域；在下部，背侧有大的模糊的低回声区类似结节（►）；纵切面。（ff）RL细节，CFDS：血流稀少，模式0；纵切面。（gg）LL细节：在上部为非均匀的等回声结构；在中下部结构粗糙，小的边界不明确的低回声区域；两个小的高回声结节（➞）；纵切面。（hh）LL的细节，CFDS：血流稀少，模式0；纵切面。（ii）经过21天的泼尼松降剂量方案治疗后，甲状腺不能被触及。患者感觉无颈部疼痛，无发热。实验室检查显示ESR和CRP恢复正常，但存在轻度甲状腺功能减退。US结果发生了重大改变：甲状腺的体积明显减小；轻微的结构回声不均匀；主要是等回声；在RL外侧和背侧、LL外侧散在斑片状、边界不清的低回声区域；Tvol 11mL，RL 6mL、LL 5mL；横切面。（jj）甲状腺整体视图，CDFS：血流稀少，模式Ⅰ；横切面。（kk）RL细节：上部为均匀等回声；中下部不均匀回声，带有小的边界不清的低回声区的混合回声；纵切面。（ll）RL细节，CFDS：血流稀少，模式Ⅰ；纵切面。（mm）LL细节：多数回声均匀，等回声；中下部腹侧为不均匀回声，带有小的边界不清的低回声区的混合回声；纵切面。（nn）LL细节，CFDS：血流稀少，模式Ⅰ；纵切面

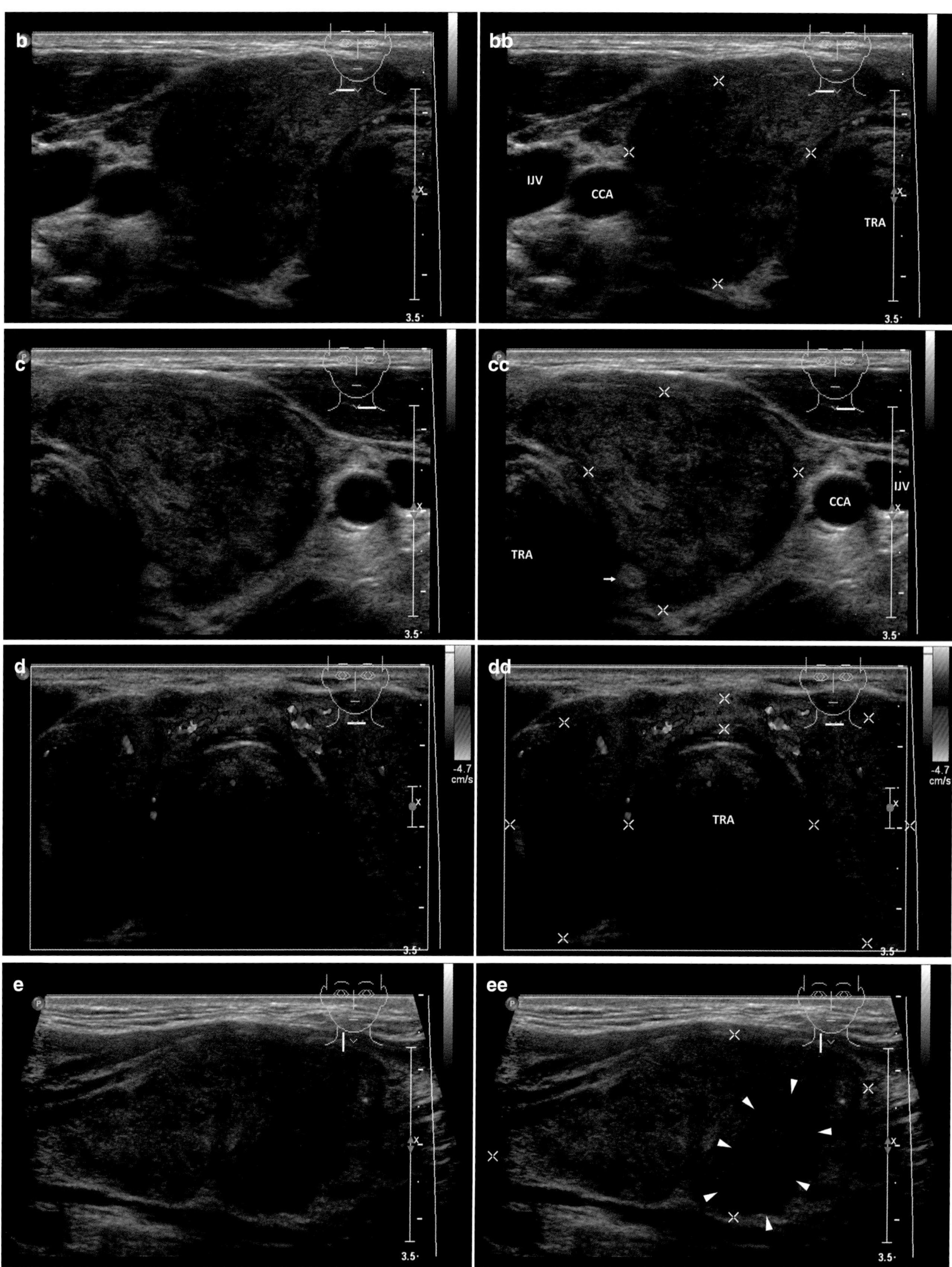

图5.1（续）

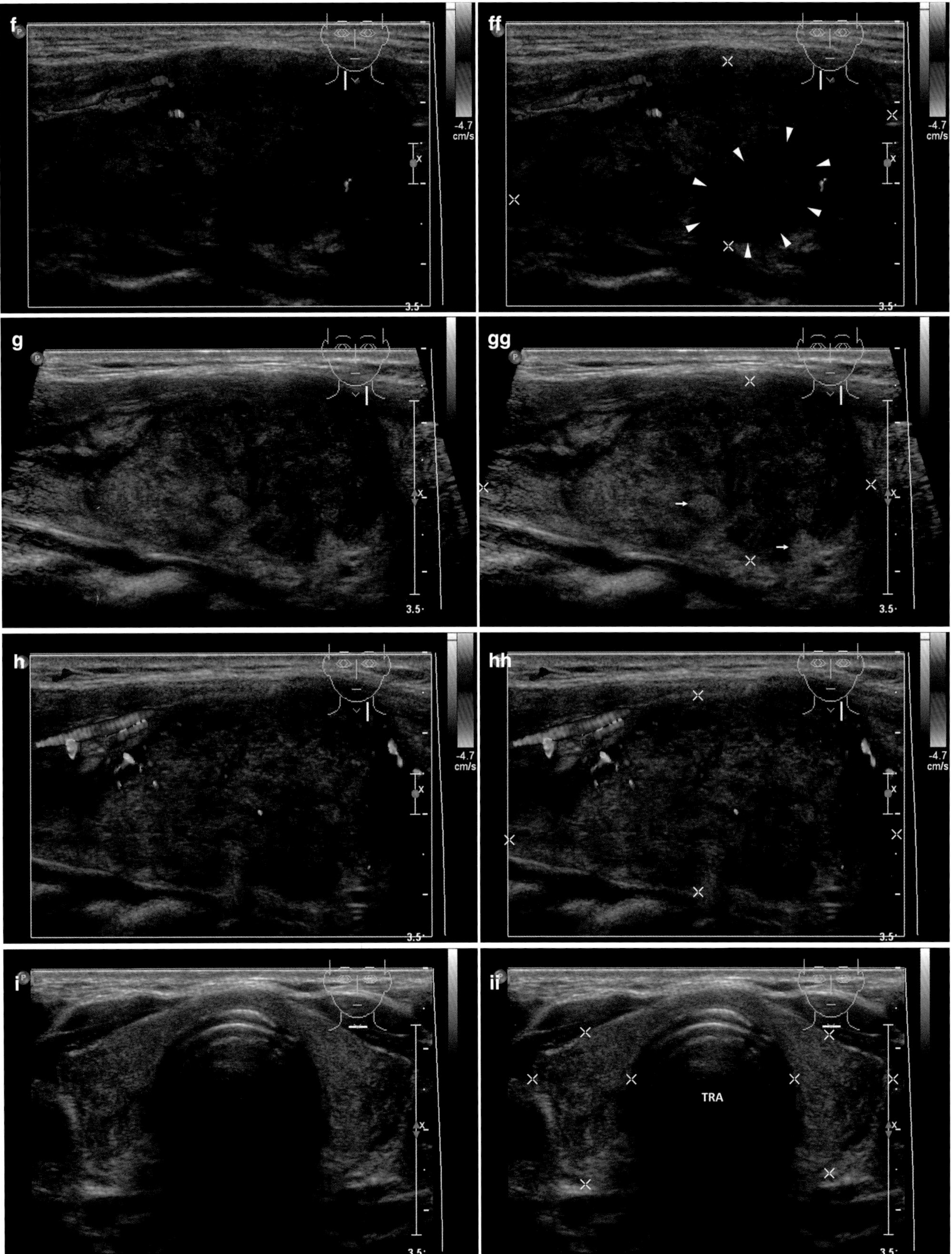

图5.1（续）

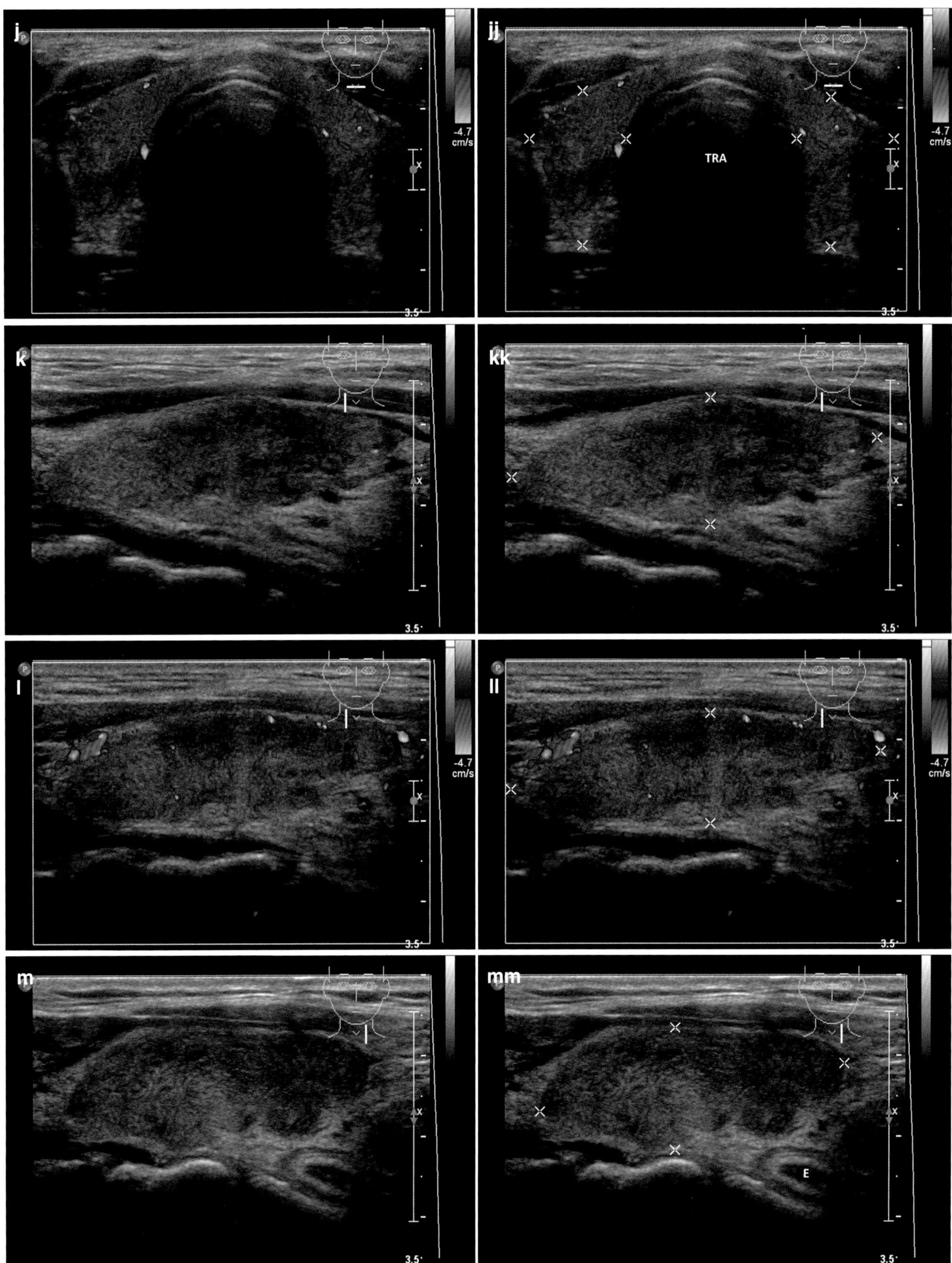

图5.1（续）

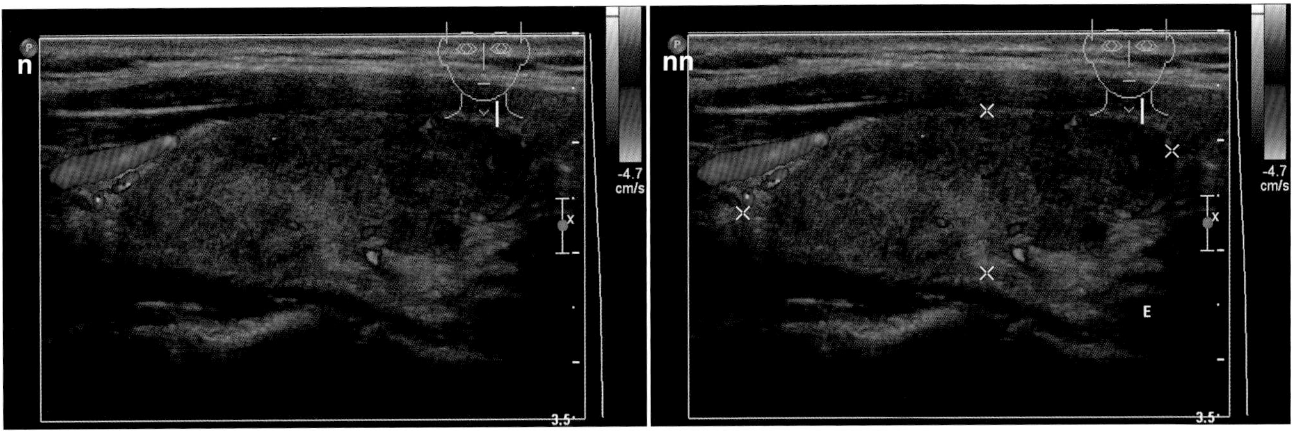

图5.1（续）

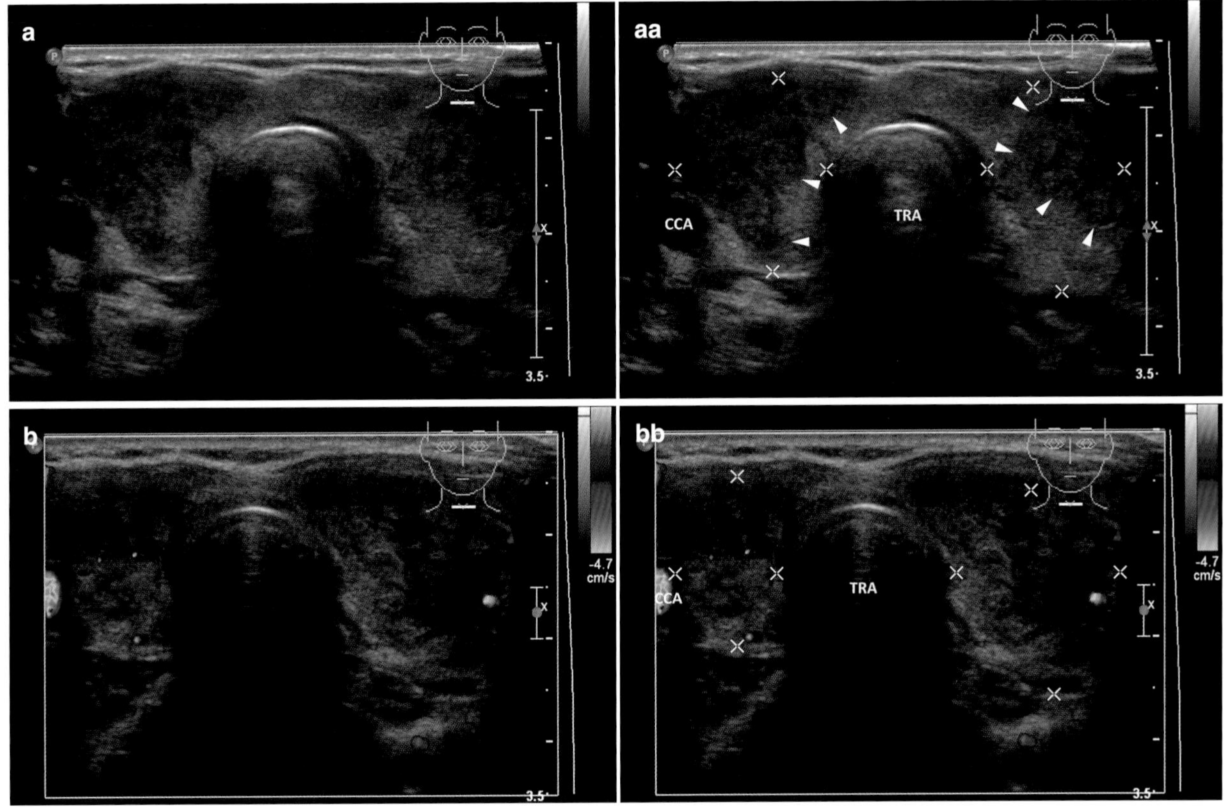

图5.2　（aa）一名35岁女性，甲状腺可触及、疼痛、轻微肿大1个月，低热，因既往上呼吸道感染用抗生素治疗未见缓解。在泼尼松治疗前对亚急性肉芽肿性甲状腺炎（SGT）的首次US扫查显示：甲状腺体积轻微增大；在两叶气管旁的部分和峡部保留正常结构；两叶的大部分回声粗糙；带有边界不清的低回声区的混合回声；正常和炎症组织之间边界不清（►）；无颈部淋巴结病变；Tvol 20mL，RL 9mL、LL 11mL；横切面。（bb）甲状腺的整体视图，CFDS：血流稀少，模式0；横切面。（cc）RL细节：上半部分回声不均匀；混合回声；小而模糊的低回声区域；下半部分回声粗糙；类似大结节的模糊低回声病变（►）；小的高回声结节大小3mm（➞）；纵切面。（dd）RL细节，CFDS：血流稀少，模式Ⅰ；纵切面。（ee）LL细节：上部和中部基本回声均匀，等回声，只有腹侧回声不均匀，边界不清的小低回声区的混合回声；下部回声粗糙，类似结节的低回声区域（►）；纵切面。（ff）LL细节，CFDS：血流稀少，模式0；纵切面。（gg）经过49天的泼尼松降剂量方案治疗后，甲状腺不能被触及。患者感觉无颈部疼痛，无发热。实验室检查显示ESR、CRP正常，甲状腺功能正常。US结果发生了重大改变：甲状腺的体积减小，大部分回声均匀，等回声；在RL有边界不清的圆形低回声区（►）和小的实性高回声结节（➞）；在LL有微小的低回声区；小的复杂结节（➞）；Tvol 8mL，RL 4mL、LL 4mL；横切面。（hh）RL细节：大部分为均匀等回声；中部腹侧有边界不清的圆形不均匀低回声区和背侧小的实性高回声结节（➞）；纵切面。（ii）LL细节：大部分为均匀等回声；中部腹侧为长条样边界不清的圆形不均匀低回声区；纵切面

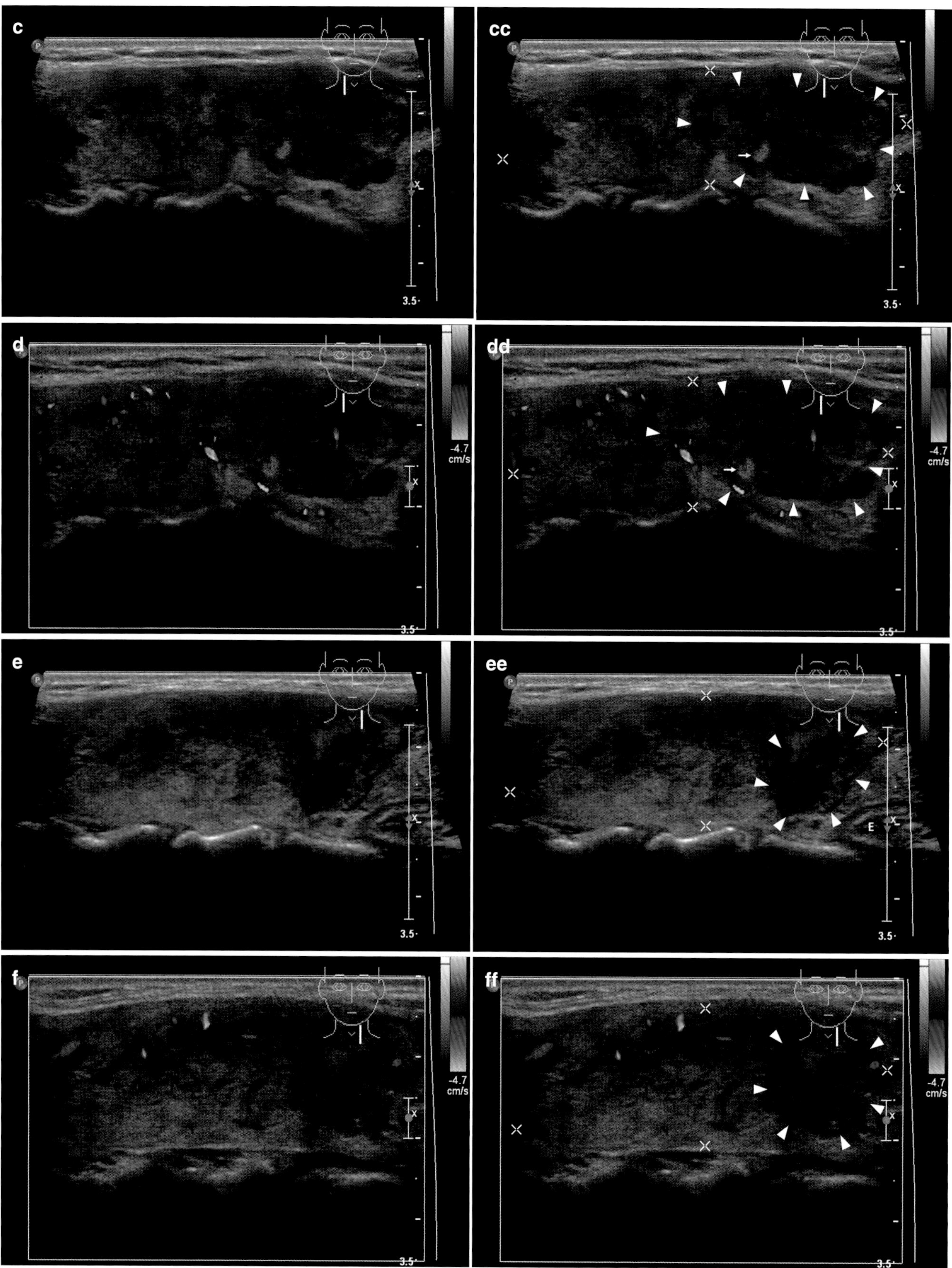

图5.2（续）

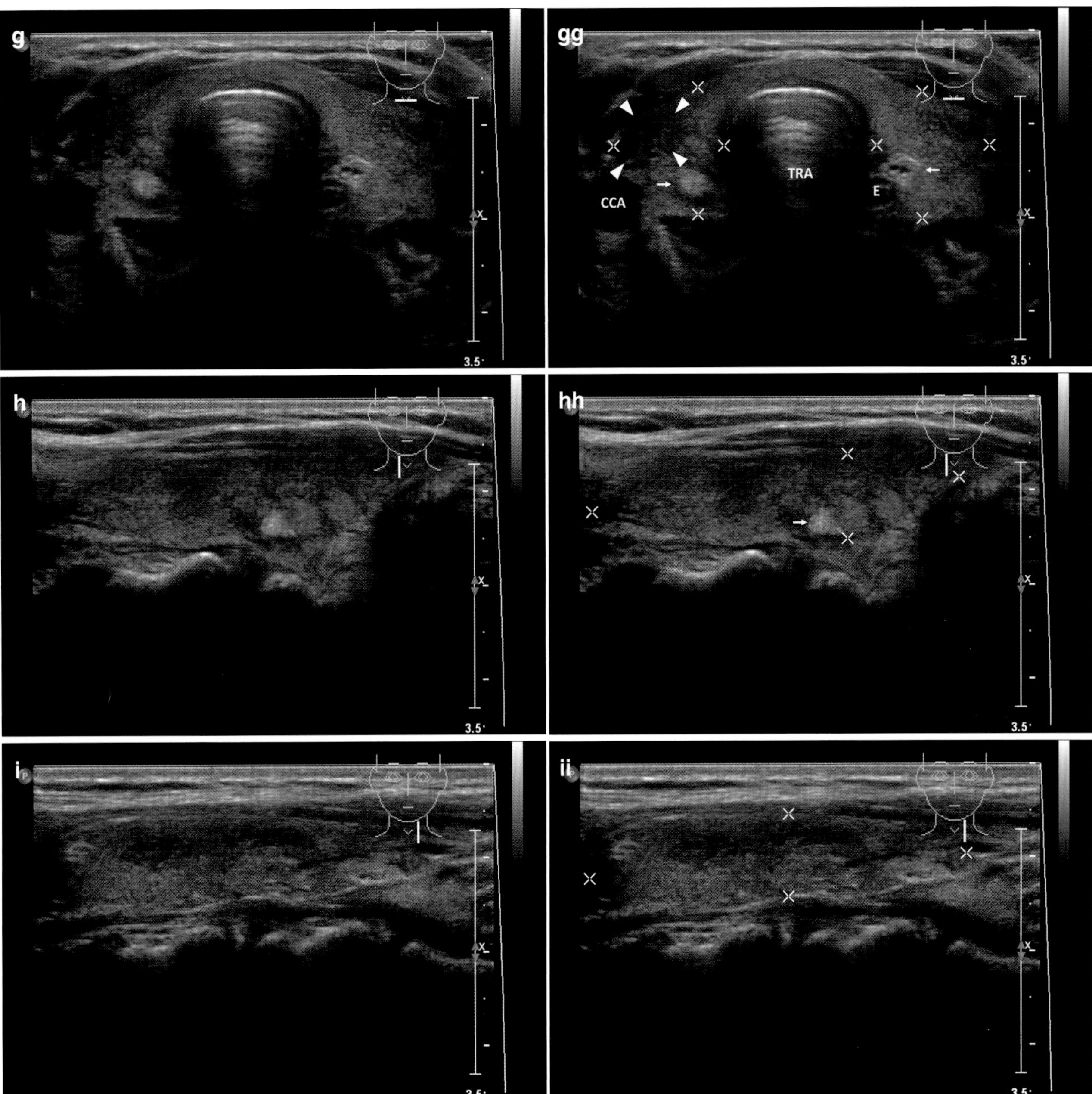

图5.2（续）

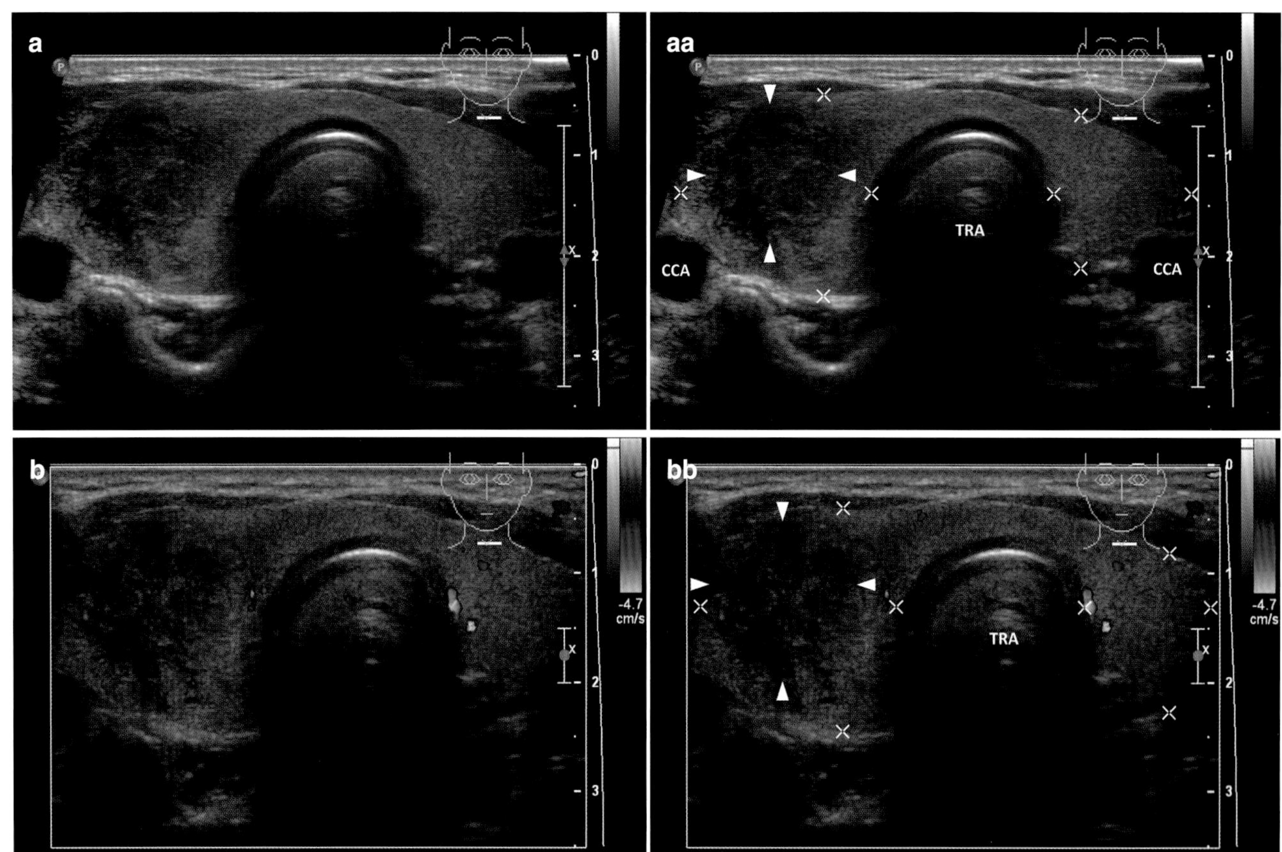

图5.3 （aa），一名34岁女性，可触及疼痛、增大的甲状腺RL 14天并且有低热。患者因急性上呼吸道感染接受抗生素治疗未见缓解。实验室检查提示患有甲状腺毒症，ESR和CRP升高。在泼尼松治疗前对局灶性亚急性肉芽肿性甲状腺炎（SGT）的首次US扫查显示：轻微增大的RL：大部分保留正常结构和回声；下半部分腹侧可见大的、粗糙、边界不清的低回声区，大小27mm×19mm×16mm，体积4mL（►）；LL——正常等回声；无颈部淋巴结病变；Tvol 21mL，RL 14mL、LL 7mL；横切面。（bb）甲状腺的整体视图，CFDS：无血管的局灶性低回声病变并且在未受影响的等回声甲状腺中血流稀少，模式Ⅰ（►）；横切面。（cc）RL细节：下半部腹侧可见大的边界不清的低回声区，体积4mL（►）；纵切面。（dd）降剂量方案泼尼松治疗49天后，RL不能被触及。患者感觉无颈部疼痛，无发热。实验室检查显示ESR、CRP正常，甲状腺功能正常。US结果发生了重大改变：甲状腺RL的体积减小，大部分结构均匀，等回声；在下部腹侧可见小的均匀稍低回声病变，大小12mm×9mm×5mm，体积为0.3mL（►）；Tvol 14mL，RL 7mL、LL 7mL；横切面。（ee）RL细节：在下部腹侧可见小的均匀的稍低回声病变，体积0.3mL（►）；纵切面。（ff）泼尼松治疗结束3个月后，局灶性SGT复发并扩散。患者主诉症状恶化，而且疼痛进一步扩展到整个甲状腺区域。US扫查显示RL有一个新的病变，但位置与主要病灶不同，而整个LL有一个新的病变：RL轻度增大——在上部边界不清、回声不均匀的病变，大小22mm×14mm×13mm，体积2.5mL（►）；RL的其余部分具有正常的结构和回声；LL增大——主要外侧部分可见粗糙的边界不清的不均匀低回声（►）；无颈部淋巴结病变；Tvol 23mL，RL 9mL、LL 14mL；横切面。（gg）RL细节：上部可见边界不清、回声不均匀的低回声病变，体积2.5mL（►）；纵切面。（hh）增大的LL细节：低回声，回声粗糙；上部背侧有一小部分正常组织，正常组织和炎症组织之间的边界（►）；纵切面。（ii）LL细节，CFDS：血流稀少，模式Ⅰ；纵切面。（jj）发病后9个月，复发后4个月，在降剂量方案泼尼松治疗结束后1个月，患者没有任何主观的疾病，所有实验室检查结果均正常。治愈的甲状腺的US随访扫查显示：甲状腺体积缩小，正常结构和回声，无局灶性改变；Tvol 13mL，RL 7mL、LL 6mL；横切面。（kk）RL细节：正常结构和回声；纵切面。（ll）LL细节：正常结构和回声；纵切面

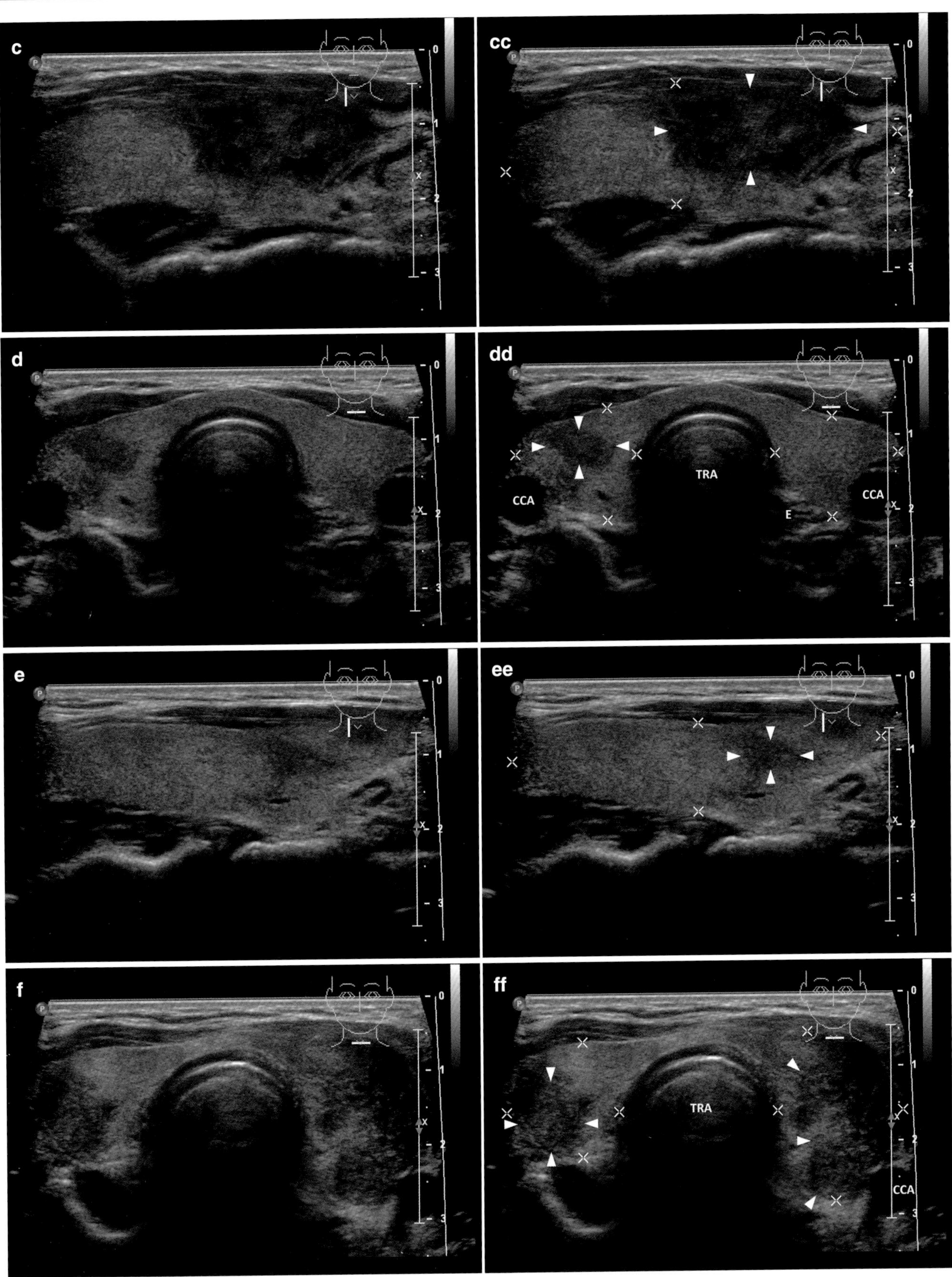

图5.3（续）

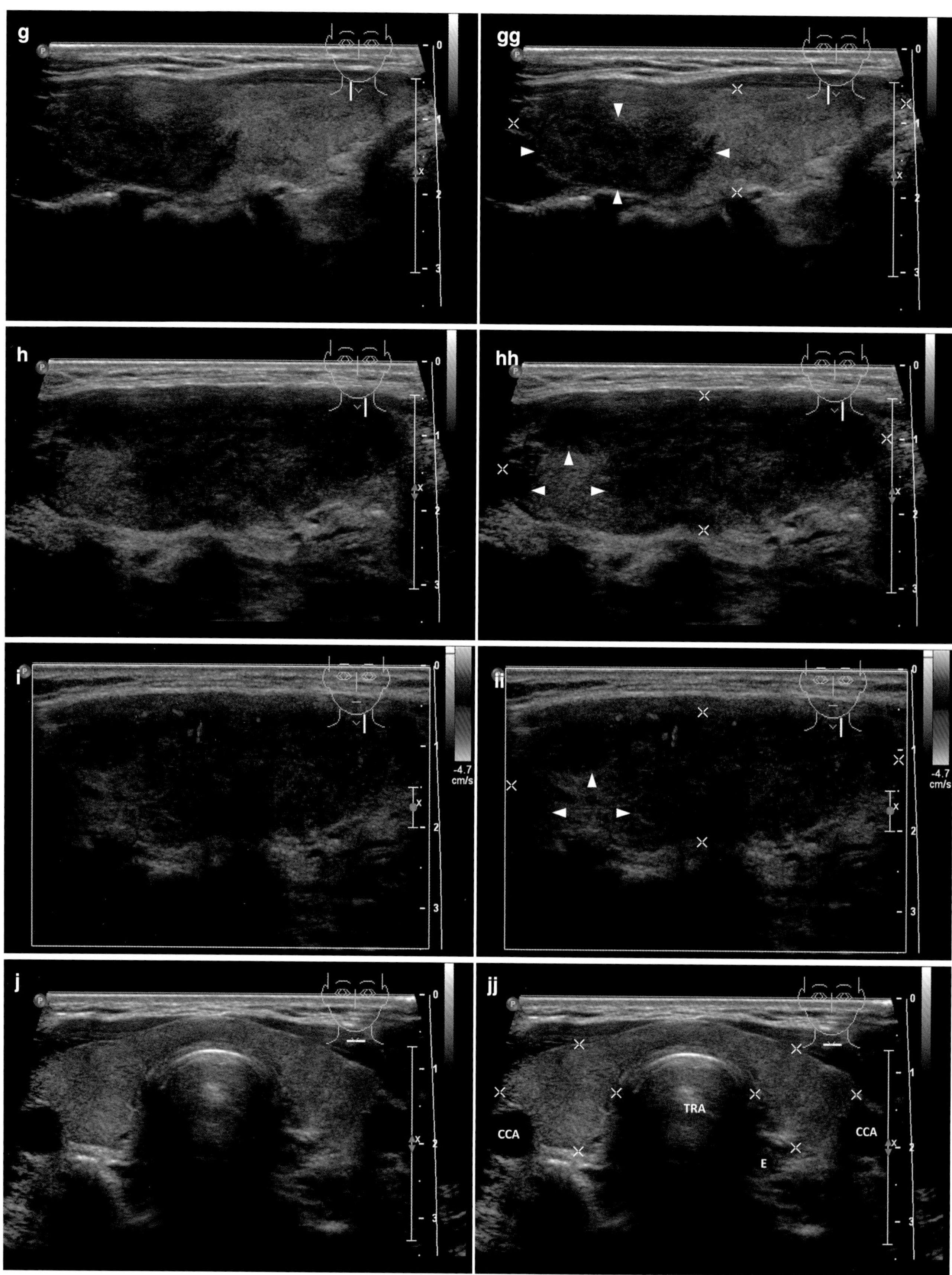

图5.3（续）

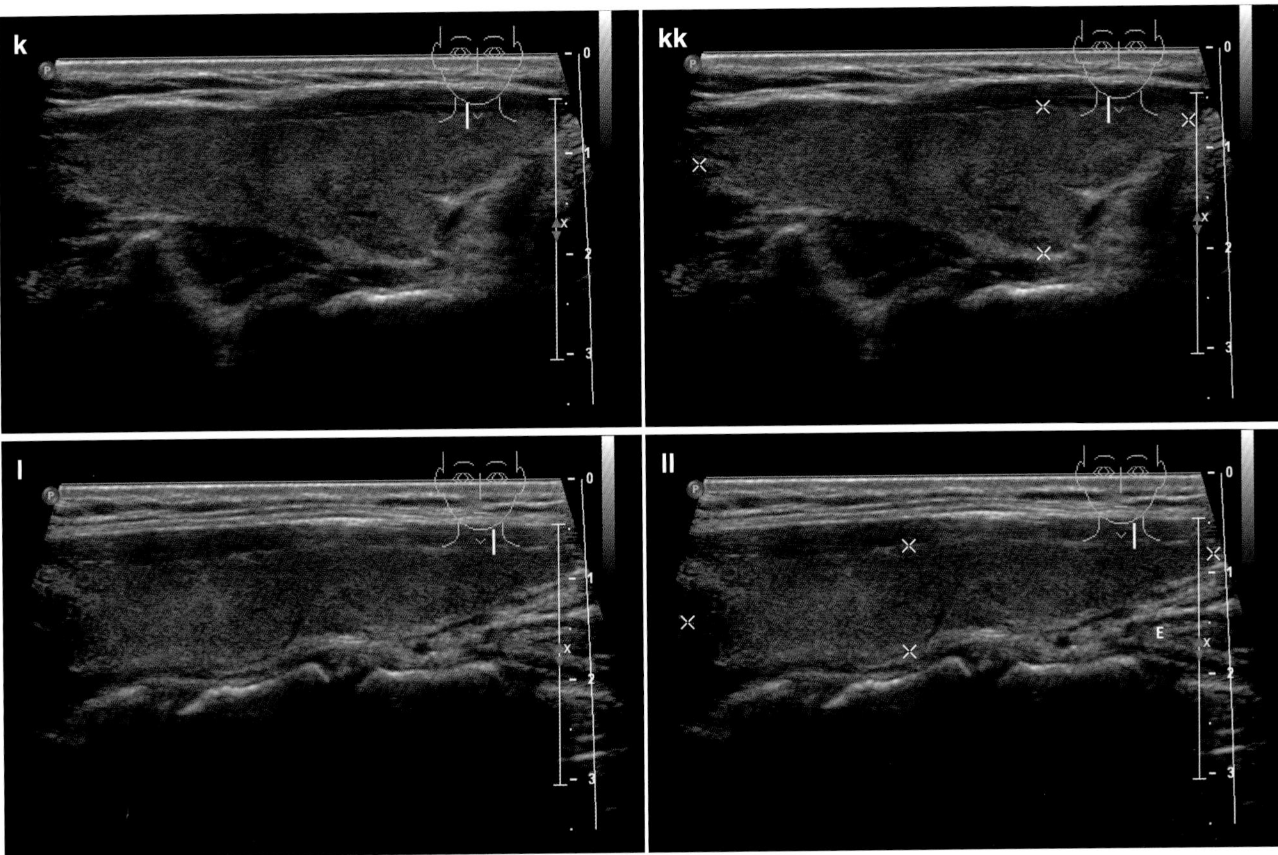

图5.3（续）

参考文献

[1] Fritz_de_quervain_md_18681940_stenosing_tendovaginitis at the radial styloid process. Copyright Churchill Livingstone Inc., Medical publisher 2004. Available at: healthyorbit.com.

[2] Golden SH, Robinson KA, Saldanha I, Anton B, Ladenson PW. Clinical review: prevalence and incidence of endocrine and metabolic disorders in the United States: a comprehensive review. J Clin Endocrinol Metab. 2009;94(6):1853–1878.

[3] Slatosky J, Shipton B, Wahba H. Thyroiditis: differential diagnosis and management. Am Fam Physician. 2000;61(4):1047–1052, 1054.

[4] Hennessey JV. Subacute thyroiditis. In: De Groot LJ, Beck-Peccoz P, Chrousos G, Dungan K, Grossman A, Hershman JM, Koch C, et al, editors. Source Endotext [Internet]. South Dartmouth, MA: MDText.com, Inc.; 2015.

[5] Park SY, Kim EK, Kim MJ, Kim BM, Oh KK, Hong SW, et al. Ultrasonographic characteristics of subacute granulomatous thyroiditis. Korean J Radiol. 2006;7(4):229–234.

[6] Zacharia TT, Perumpallichira JJ, Sindhwani V, Chavhan G. Gray-scale and color Doppler sonographic findings in a case of subacute granulomatous thyroiditis mimicking thyroid carcinoma. J Clin Ultrasound. 2002;30(7):442–444.

[7] Frates MC, Marqusee E, Benson CB, Alexander EK. Subacute granulomatous (de Quervain) thyroiditis: grayscale and color Doppler sonographic characteristics. J Ultrasound Med. 2013;32(3):505–511.

（徐升、李考　译）

第6章　胺碘酮诱发的甲状腺毒症

6.1　基本要素

- 在北美国家的人群中，3%接受胺碘酮治疗的患者会出现胺碘酮诱发的甲状腺毒症（AIT）。对于那些生活在缺碘地区的人，发病率更高（10%），而且风险也随着剂量的增加而增加。
- 胺碘酮是一种广泛使用的Ⅲ类抗心律失常药物，用于治疗复发性严重室性心律失常、阵发性房性心动过速、房颤和房颤转复后窦性心律的维持。
- 甲状腺毒症是由胺碘酮的碘含量介导的。每200mg药片含有75mg碘，每天大约10%的碘以游离碘的形式释放。胺碘酮在脂肪组织、心脏和骨骼肌以及甲状腺中积累。通过长期治疗，血浆和尿中的碘化物水平增加了40倍，并且消除半衰期为50～100天[1]。
- 胺碘酮诱发的甲状腺毒症（AIT）可分为1型和2型[1-2]：
  - AIT 1型发生在有潜在甲状腺病理如自主结节性甲状腺肿或Graves病（GD）或桥本氏甲状腺炎（HT）的患者中，其中碘促进了甲状腺激素的合成和释放。
  - AIT 2型是胺碘酮引起亚急性破坏性甲状腺炎的结果，并释放预先形成的甲状腺激素进入血液循环。
- AIT的发生通常是不可预测的，是突然的、暴发性的，发生在胺碘酮治疗开始后的早期或很长时间后，大部分是在治疗3年之后。AIT 1型发病的中位数时间为3.5个月，AIT 2型发病的中位数时间为30个月。它也可能在停药后数月发生[2]。
- 这两种AIT主要类型的流行在过去30年里发生了变化，目前以AIT 2型[2]为主。
- AIT的诊断依据临床表现（甲状腺毒症的体征和症状）和实验室检查结果、甲状腺放射性碘摄取试验（RAIU）和超声扫查[2-4]：
  - AIT 1型诊断标准（图6.1aa）：伴有GD、HT、孤立性（≥1cm）或多结节性甲状腺肿的患者，并伴有相应的实验室和超声检查结果，包括CFDS时血液供应增强。AIT 1型对硫酰胺和高氯酸钾联合治疗有反应。
  - AIT 2型诊断标准（图6.2aa）：超声标准——甲状腺体积正常或略有增大，无结节（≥1cm），CFDS时无血液供应增强。实验室标准——缺乏循环甲状腺定向自身抗体（Tg-Ab、TPO-Ab、TSHR-Ab），并且RAIU——甲状腺放射性碘摄取试验中碘摄取量低/检测不到（24h<5%）。AIT 2型对糖皮质激素有反应。
  - 混合形式：一小部分AIT 1型患者可能伴随着一个破坏过程，导致发病时间更长。对于这种类型，需要两种治疗方案的结合治疗。
- fT4浓度和正常甲状腺体积是AIT 1型的主要和独立决定因素。血清fT4基线浓度>50pg/mL以及正常或甲状腺体积>12mL/m^{2}与较短的甲状腺毒症发病时间、临床症状的严重程度和对糖皮质激素的反应延长有关[5]。

M. Halenka, Z. Fryšák, *Atlas of Thyroid Ultrasonography*, DOI 10.1007/978-3-319-53759-7_6

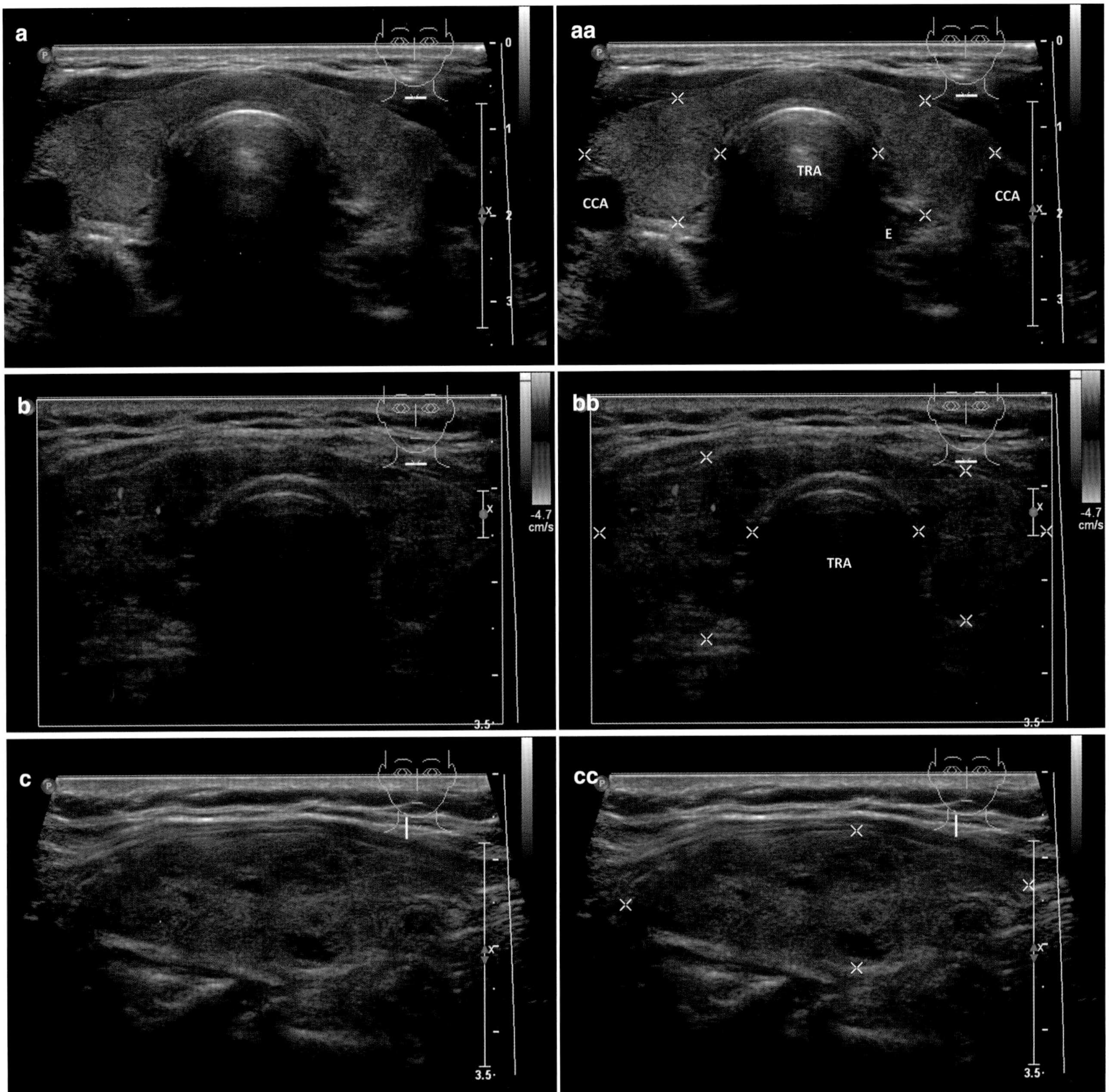

图6.1 （aa）一名68岁女性，胺碘酮诱发的甲状腺毒症（AIT）1型，并伴有桥本氏甲状腺炎（HT）。实验室检查：TSH 0.004mIU/L（正常：0.35～4.94mIU/L），fT4 47.9pmol/L（正常：9.1～19.1pmol/L），TPO-Ab 331kIU/L（正常：<4.1kIU/L），Tg-Ab 54kIU/L（正常：<4.1kIU/L）。US整体视图：轻微甲状腺肿；结构不均匀；混合回声；弥漫性低回声微结节；Tvol 20mL，RL 11mL、LL 9mL；横切面。（bb）AIT 1型的总体视图，CFDS：外周稀少和中心密集的血管分布，模式Ⅰ（血管分布增加更常见，可能是AIT混合形式）；横切面。（cc）AIT 1型的RL细节：结构不均匀；混合回声；弥漫性低回声微结节；纵切面。（dd）AIT 1型的RL细节，CFDS：外周稀少和中心密集的血管分布，模式Ⅰ；纵切面。（ee）AIT 1型的LL细节：结构不均匀；混合回声；弥漫性低回声微结节；纵切面。（ff）AIT 1型的LL细节，CFDS：外周稀少和中心密集的血管分布，模式Ⅰ；纵切面

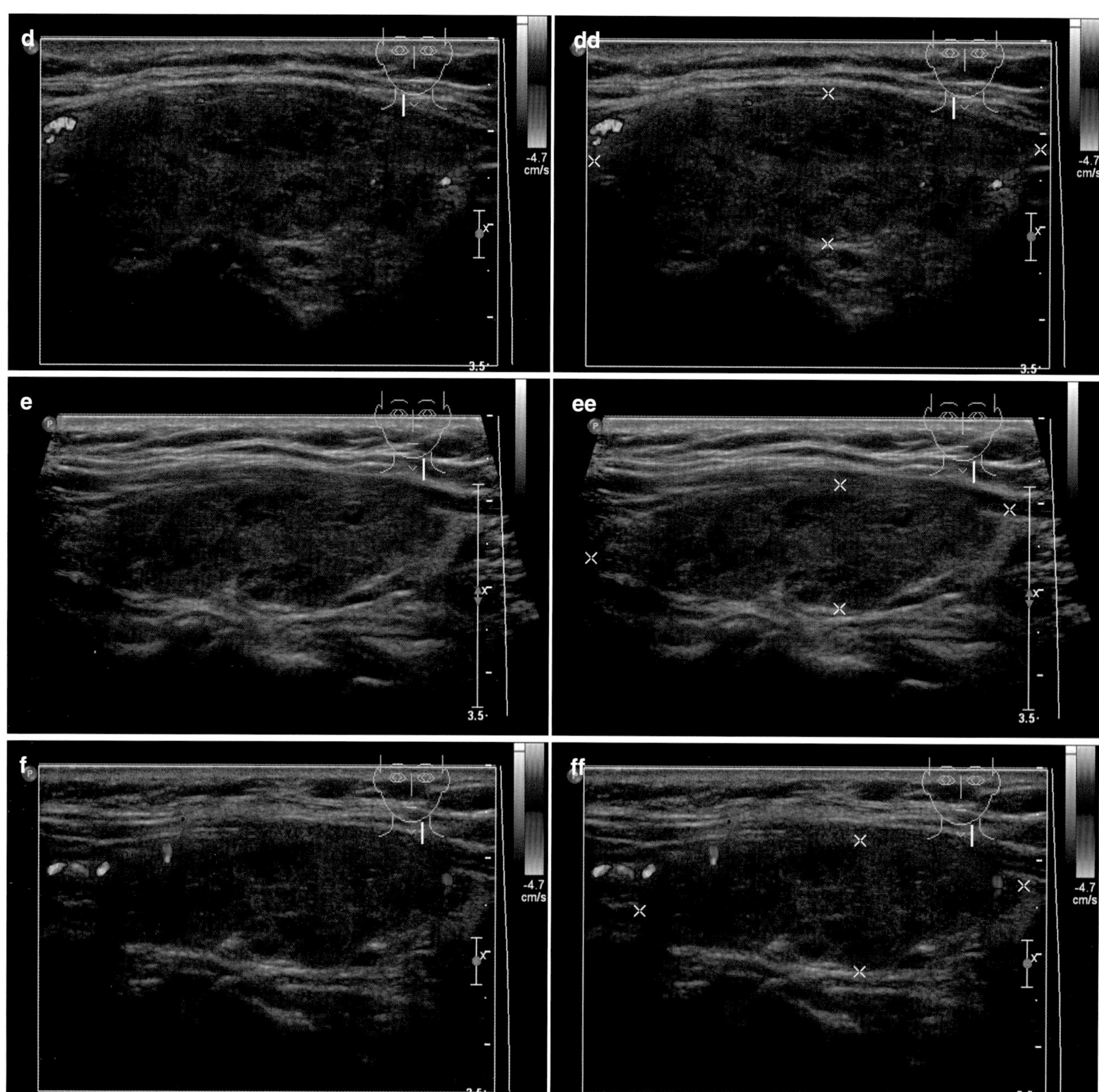

图6.1（续）

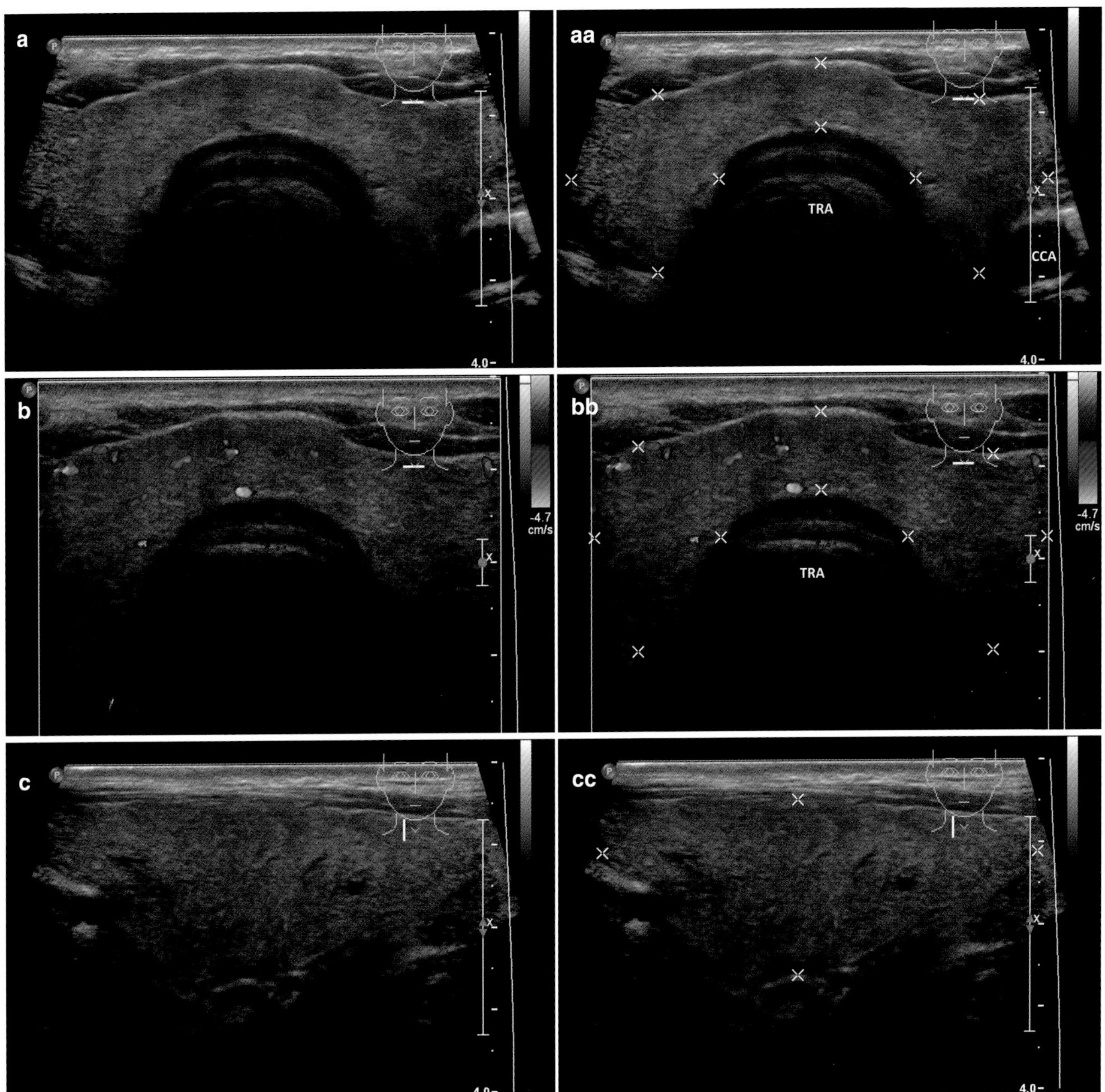

图6.2　（aa）一名62岁男性，胺碘酮诱发的甲状腺毒症（AIT）2型。实验室检查：TSH 0.004mIU/L（正常：0.35～4.94mIU/L），fT4 36.7pmol/L（正常：9.1～19.1pmol/L），TPO-Ab、Tg-Ab正常。US整体视图：无结节的弥漫性甲状腺肿（甲状腺的正常体积更常见）；结构均匀；等回声；Tvol 39mL，峡部9mm，RL 19mL、LL 19mL；横切面。（bb）AIT 2型的总体视图，CFDS：外周稀少和中心密集的血管分布，模式Ⅰ（无血管模式0更为常见）；横切面。（cc）AIT 2型的RL细节：结构均匀；等回声；下部有小囊肿；纵切面。（dd）AIT 2型的RL细节：CFDS：外周稀少和中心密集的血管分布，模式Ⅰ；纵切面。（ee）AIT 2型的LL细节：均匀结构，等回声；纵切面。（ff）AIT 2型的LL细节：CFDS：外周稀少和中心密集的血管分布，模式Ⅰ；纵切面

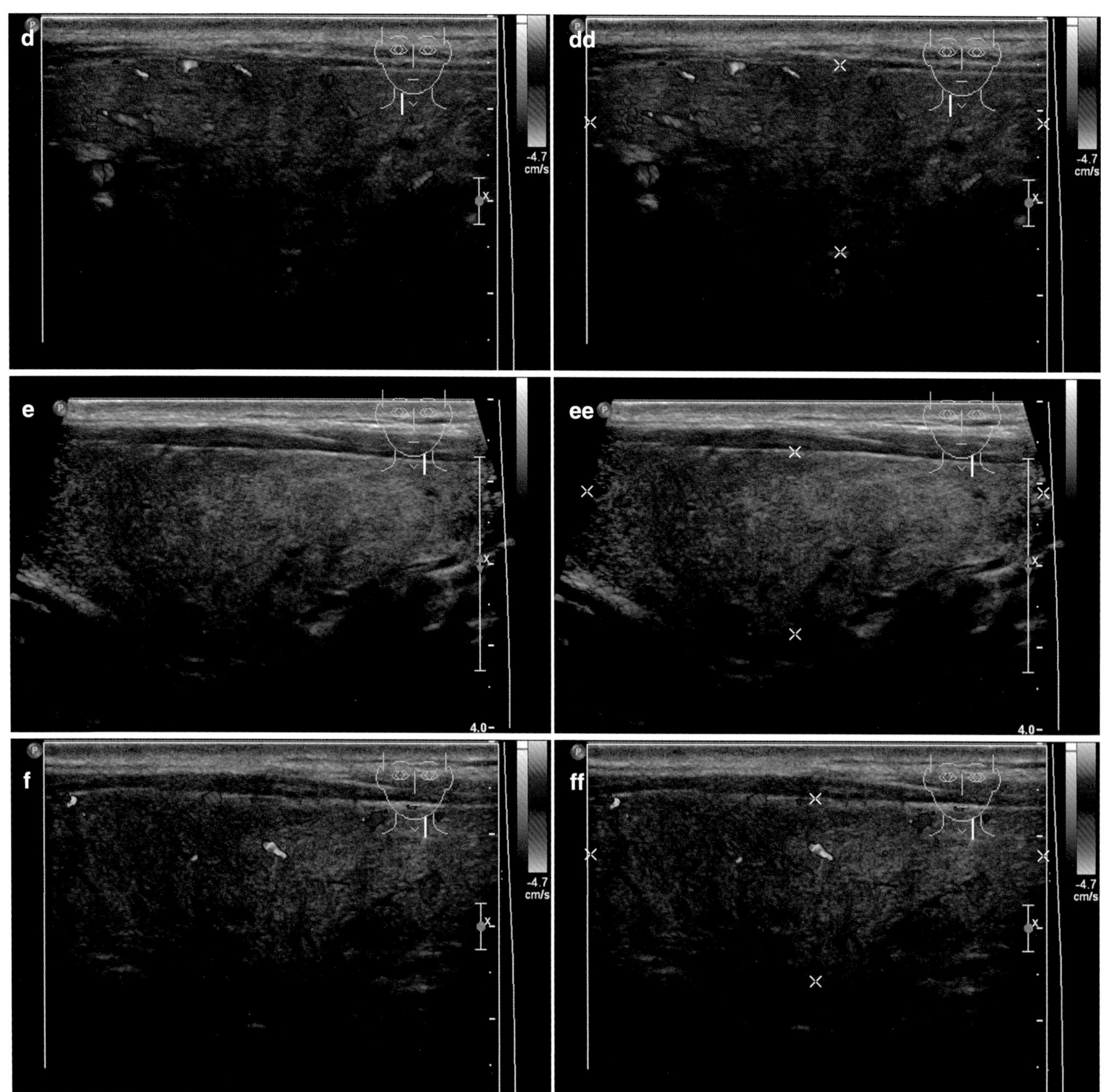

图6.2（续）

6.2 甲状腺毒症的超声特征[1,3]

- AIT 1型（图6.1aa）显示甲状腺肿大，超声发现有潜在的甲状腺疾病。
- CFDS是超声区分和分类AIT的主要工具。高达80%的AIT可被归类为AIT 1型和AIT 2型[6]：
  - AIT 2型（图6.2bb）为典型模式0，血管缺失（由于腺体破坏）；查看更多信息见第6.1节。
  - AIT 1型（图6.1bb）可能表现为模式Ⅰ——不均匀的斑片状实质血流，模式Ⅱ——增加的血流扩散均匀分布，或模式Ⅲ——显著增加的血流扩散均匀分布；查看更多信息见第6.1节。

参考文献

[1] Tsang W, Houlden RL. Amiodarone-induced thyrotoxicosis: a review. Can J Cardiol. 2009;25(7):421–424. Review.

[2] Tomisti L, Rossi G, Bartalena L, Martino E, Bogazzi F. The onset time of amiodarone-induced thyrotoxicosis (AIT) depends on AIT type. Eur J Endocrinol. 2014;171(3):363–368.

[3] Bogazzi F, Martino E, Dell'Unto E, Brogioni S, Cosci C, Aghini-Lombardi F, et al. Thyroid color flow doppler sonography and radioiodine uptake in 55 consecutive patients with amiodaroneinduced thyrotoxicosis. J Endocrinol Investig. 2003;26(7):635–640.

[4] Uchida T, Kasai T, Takagi A, Sekita G, Komiya K, Takeno K, et al. Prevalence of amiodarone-induced thyrotoxicosis and associated risk factors in Japanese patients. Int J Endocrinol. 2014;2014:534904.

[5] Bogazzi F, Bartalena L, Tomisti L, Rossi G, Tanda ML, Dell'Unto E, Aghini-Lombardi F, et al. Glucocorticoid response in amiodarone-induced thyrotoxicosis resulting from destructive thyroiditis is predicted by thyroid volume and serum free thyroid hormone concentrations. J Clin Endocrinol Metab. 2007;92(2):556–562.

[6] Eaton SE, Euinton HA, Newman CM, Weetman AP, Bennet WM. Clinical experience of amiodarone-induced thyrotoxicosis over a 3-year period: role of colour-flow Doppler sonography. Clin Endocrinol. 2002;56(1):33–38.

（徐升、李考　译）

第三部分
结节性甲状腺肿：良性病变

1.1 甲状腺结节

1.1.1 基本要素

- 甲状腺结节在老年女性、碘缺乏病患者和有颈部照射史的患者中尤其常见[1]。
- 根据1968年发布的Framingham心脏研究数据显示，在60岁以上的人群中，6.4%的女性和1.5%的男性出现了可触及的甲状腺结节[2]。
- 根据最新的2015年ATA指南，目前在世界上碘缺乏病地区的人群中，可触及的甲状腺结节的女性患病率约为5%，男性患病率约为1%[3]。
- 高分辨率超声（US）可以在19%～68%的随机选择的个体中检测到甲状腺结节，在女性和老年人中检出率更高[3]。

1.1.2 来自韩国甲状腺放射学学会的结节超声特征[1]

1.1.2.1 结节大小

- 应该从3个维度测量甲状腺结节的大小，或者只测量结节的最大径。建议将标尺定位在结节声晕的外边缘[4]。
- 在5年的随访期间，约90%的良性结节的体积增加了15%。囊性结节比实性结节生长慢。
- 根据ATA指南，结节生长的合理定义是指结节直径增加20%，在2个或2个以上的维度尺寸上最少2mm，这大约是体积增加的50%[3]。
- 韩国甲状腺放射学学会建议将结节生长的概念定义为结节直径增加20%或结节体积增加50%。
- 甲状腺结节的大小对于区分结节的良恶性无意义。

1.1.2.2 结节形状

- 卵形到圆形（当结节的前后直径等于或小于其在横向或纵向平面上的直径时）。
- “高于宽”（当结节的前后直径大于其横向或纵向平面的直径时），这是恶性肿瘤的典型特征。
- 形状不规则（结节既不呈卵圆形其高也不大于宽）。

1.1.2.3 内容物

- 实性结节（囊性部分≤10%）。
- 主要为实性结节（10%<囊性部分≤50%）。
- 主要为囊性结节（50%<囊性部分≤90%）。
- 囊性结节（囊性部分>90%）。
- 海绵状结节（多发微囊性成分聚集占比超过结节体积的50%）[5]。

1.1.2.4 回声

- 明显的低回声（当结节相对于邻近的带状肌回声低时），为恶性肿瘤的典型特征。
- 低回声性（当一个结节相对于甲状腺实质呈低回声时）是恶性肿瘤的典型超声特征。然而，高达55%的良性结节为低回声，≤1cm

的小结节比大结节更有可能出现低回声[3]。

- 等回声（结节具有与甲状腺实质相同的回声）。
- 高回声（结节具有高于甲状腺实质的回声）。

1.1.2.5　结节边界

- 光滑。
- 毛刺或微分叶状，为恶性肿瘤的典型超声特征。
- 边界不清。

1.1.2.6　月晕征或晕轮征

- 光晕是一个结节周围的低回声边缘（由纤维结缔组织、压缩的甲状腺组织和慢性炎症变化引起）。
- 结节伴有低回声的薄晕或厚晕。
- 完整的光晕提示为良性结节（特异性为95%），但有超过一半的良性结节缺乏光晕。

1.1.2.7　钙化

- 微钙化（如有1mm或以下的微小点状回声病灶，有或无后部阴影），为恶性肿瘤的典型超声特征。
- 大钙化（点状回声病灶>1mm时）。
- 边缘钙化（结节周围具有弧形或“蛋壳”样钙化）。

1.1.2.8　血流分布

- 结节周围血流主要是良性结节的特征性表现（但有22%的恶性结节中可见）。

参考文献

[1] Moon WJ, Baek JH, Jung SL, Kim DW, Kim EK, Kim JY, et al., Korean Society of Thyroid Radiology (KSThR), Korean Society of Radiology. Ultrasonography and the ultrasound-based management of thyroid nodules: consensus statement and recommendations. Korean J Radiol. 2011;12(1):1–14.

[2] Vander JB, Gaston EA, Dawber TR. The significance of nontoxic thyroid nodules. Final report of a 15-year study of the incidence of thyroid malignancy. Ann Intern Med. 1968;69(3):537–540.

[3] Haugen BR, Alexander EK, Bible KC, Doherty GM, Mandel SJ, Nikiforov YE, et al. 2015 American Thyroid Association Management Guidelines for Adult Patients with Thyroid Nodules and Differentiated Thyroid Cancer: The American Thyroid Association Guidelines Task Force on Thyroid Nodules and Differentiated Thyroid Cancer. Thyroid. 2016;26(1):1–133.

[4] Frates MC, Benson CB, Charboneau JW, Cibas ES, Clark OH, Coleman BG, et al., Society of Radiologists in Ultrasound. Management of thyroid nodules detected at US: Society of Radiologists in Ultrasound consensus conference statement. Radiology. 2005;237(3):794–800.

[5] Moon WJ, Jung SL, Lee JH, Na DG, Baek JH, Lee YH, et al., Thyroid Study Group, Korean Society of Neuroand Head and Neck Radiology. Benign and malignant thyroid nodules: US differentiation – multicenter retrospective study. Radiology. 2008;247(3):762–770.

第7章　甲状腺囊肿

7.1　基本要素

- 超声检查显示，15%～25%的孤立性甲状腺结节为囊性或主要为囊性[1–2]。
- 根据结节中囊性部分的比例，结节分为混合性囊性结节（结节体积50%<囊性部分≤结节体积90%）和囊性结节（囊性部分>结节体积90%）[3]。
- 甲状腺囊肿被认为是液体成分超过结节体积60%，这一严格的定义特别适用于经皮乙醇注射治疗（PEIT）的研究。更多内容参见第23章[4–5]。
- 甲状腺囊肿分为无内隔的纯囊肿（图7.1aa），或具有一个或多个内隔的复杂囊肿（图7.6aa和图7.8aa）[6]。
- 在纯囊肿中，液体成分仅为胶体，偶尔伴有凝聚的胶体蛋白。在复杂囊肿中，液体成分也可能是变性或出血的结果[6]。
- 纯囊肿通常被认为是良性的，而在复杂囊肿中，实性成分可能存在3%的恶性肿瘤风险[7]。
- 原发性甲状腺囊肿罕见（占甲状腺病变的比例<2%），绝大多数是良性病变[8]。

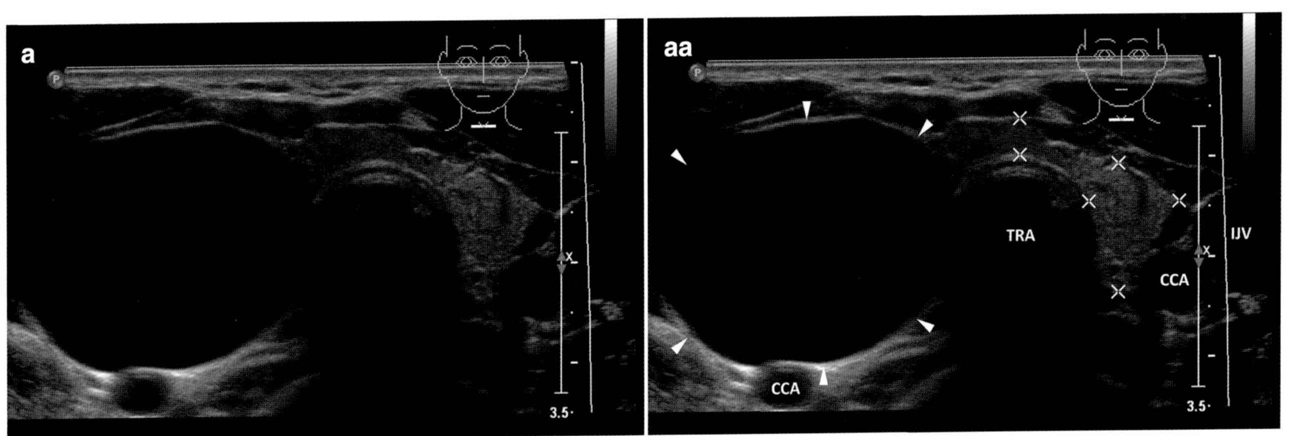

图7.1　（aa）一名43岁女性，甲状腺右叶有一个孤立的大的纯囊肿（►），大小42mm×31mm×26mm，体积17mL。超声整体视图：圆形；均匀无回声内容物；囊壁光滑；甲状腺Tvol 28mL，两叶不对称——RL 24mL、LL 4mL；横切面。（bb）大的纯囊肿细节（►）：卵形；无回声内容物；厚壁光滑；后方回声增强；横切面。（cc）大的纯囊肿细节（►）：卵形；无回声内容物；厚壁光滑；后方回声增强；纵切面

M. Halenka, Z. Fryšák, *Atlas of Thyroid Ultrasonography*, DOI 10.1007/978-3-319-53759-7_7

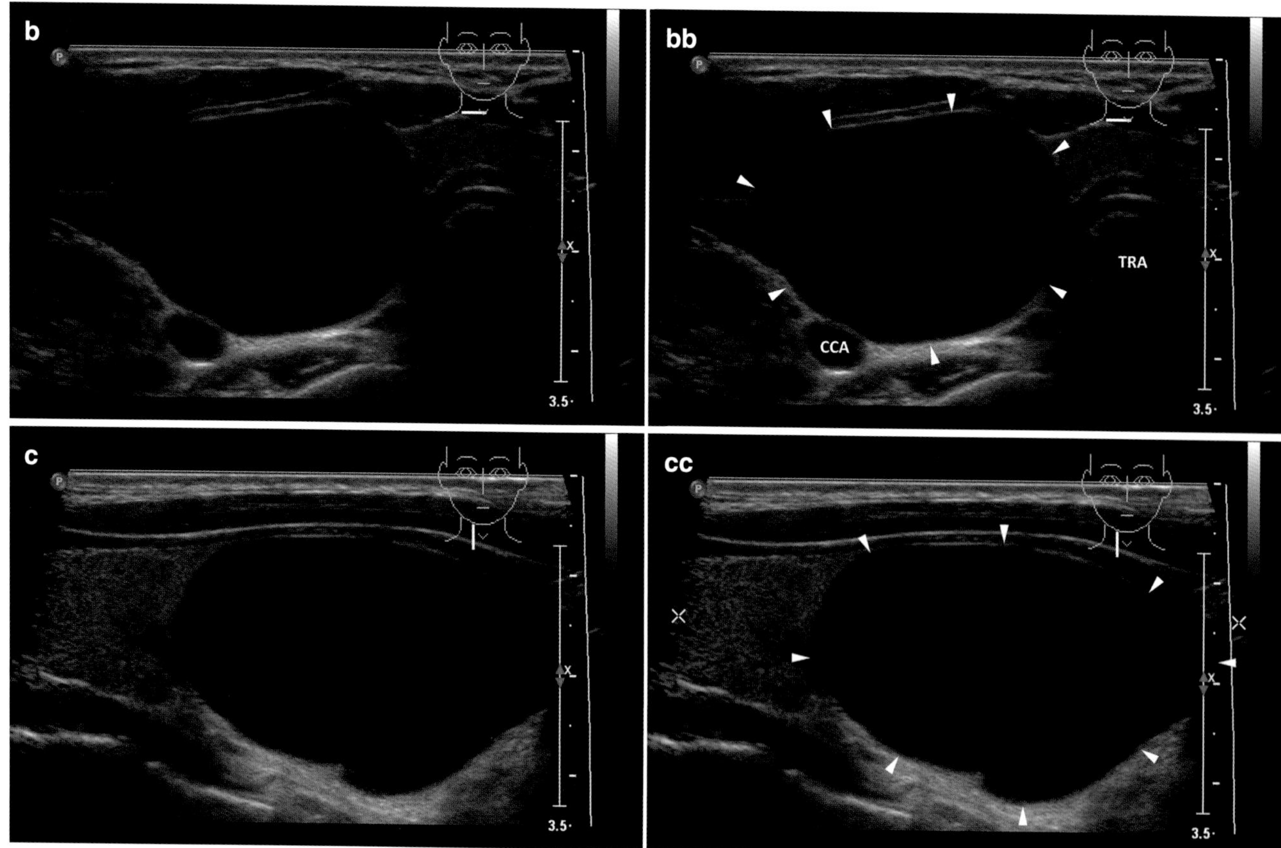

图7.1（续）

7.2 甲状腺囊肿的超声特征[6]

- 纯囊肿（图7.1aa和图7.2aa）：
  - 壁光滑，可能有小的实性高回声成分（图7.2aa）。
  - 囊液通常呈均匀的无回声。
  - 后方回声增强（图7.1cc）。
  - 在液性成分（浓缩胶体蛋白）中可以发现明亮的高回声伪影，即所谓的“彗星尾”。
  - 小囊肿内的单一“彗星尾”伪影通常被称为“猫眼伪影”（图7.3bb、cc）。
- 复杂囊肿（图7.4aa和图7.8aa）：
  - 囊壁光滑或局部粗糙（图7.7aa）。
  - 囊肿形状大多不规则，间隔壁薄（图7.4aa）或壁厚（图7.5aa和图7.6aa）。
  - 囊液可能是均匀的无回声或包含多个“彗星尾”（图7.9aa、dd）。
  - 后方回声增强（图7.4aa和图7.10cc）。
  - 如果囊液是出血的结果，随着血肿的消失，它可能会随着时间的推移而发生回声改变，出现等回声，或低回声和无回声。通过CFDS检测得到的无血流信号，有助于区分等回声囊液和囊肿壁的实体高回声部分。
  - 在囊性成分中经常发现高回声的散在成分（图7.10bb）。如果无法区别高回声是由散在内容物还是由囊壁增厚导致的，通过CFDS检测得到无血流信号，可帮助证明高回声是由散在内容物导致的。
  - 如果超声发现可疑恶性特征的实性部分，FNAB是必须要施行的。

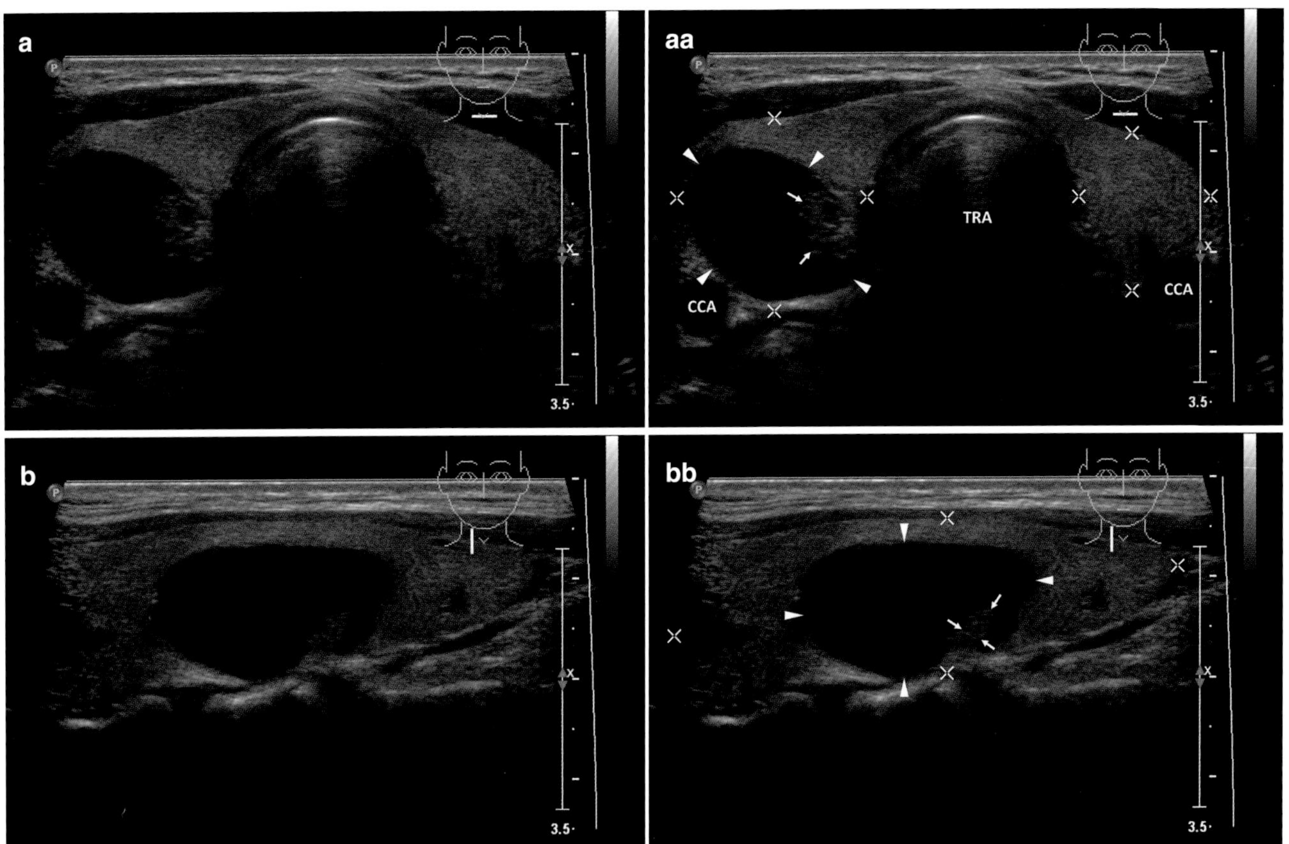

图7.2　（aa）38岁女性，有一个孤立的小的纯囊肿（►），大小25mm×20mm×14mm，体积3.5mL。右叶：卵圆形；均匀无回声；壁光滑，局灶性实性高回声成分（➞）；Tvol 19mL，RL 12mL、LL 7mL；横切面。（bb）小的纯囊肿细节（►）：卵形；无回声内容物；壁光滑，局灶性实体高回声成分（➞）为从囊壁延伸的息肉样物；纵切面

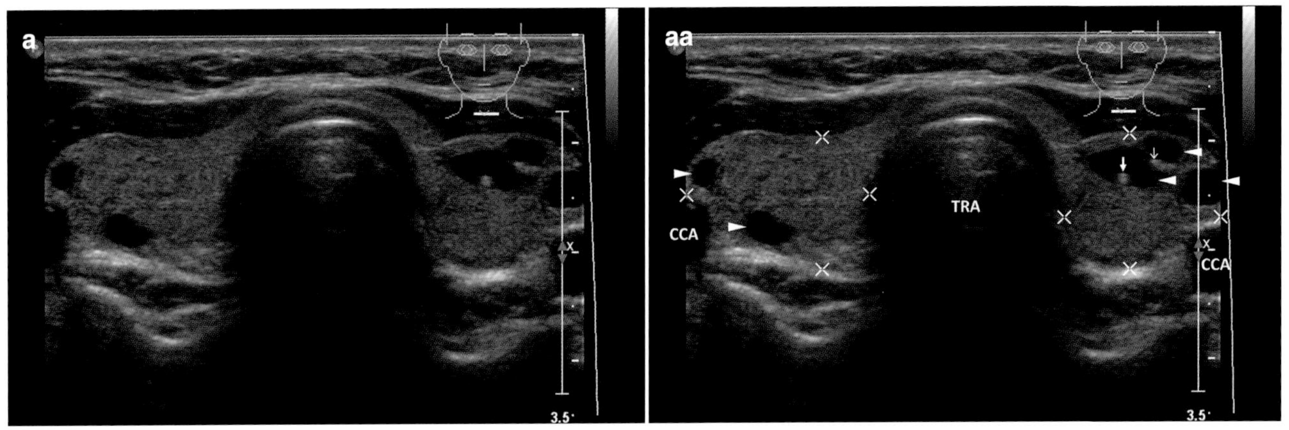

图7.3　（aa）44岁女性，双侧有多个小囊肿（►），大小4～7mm：圆形或椭圆形；单个彗星尾（胶体凝块）——“猫眼伪影”（➞）；Tvol 12mL，RL 6mL、LL 6mL；横切面。（bb）右叶有多个小囊肿细节（►）：“猫眼伪影”（➞）；没有“彗星尾”的零星小胶体凝块（→）；纵切面。（cc）左叶有多个小囊肿细节（►）：“猫眼伪影”（➞）；没有“彗星尾”的零星小胶体凝块（→）；纵切面

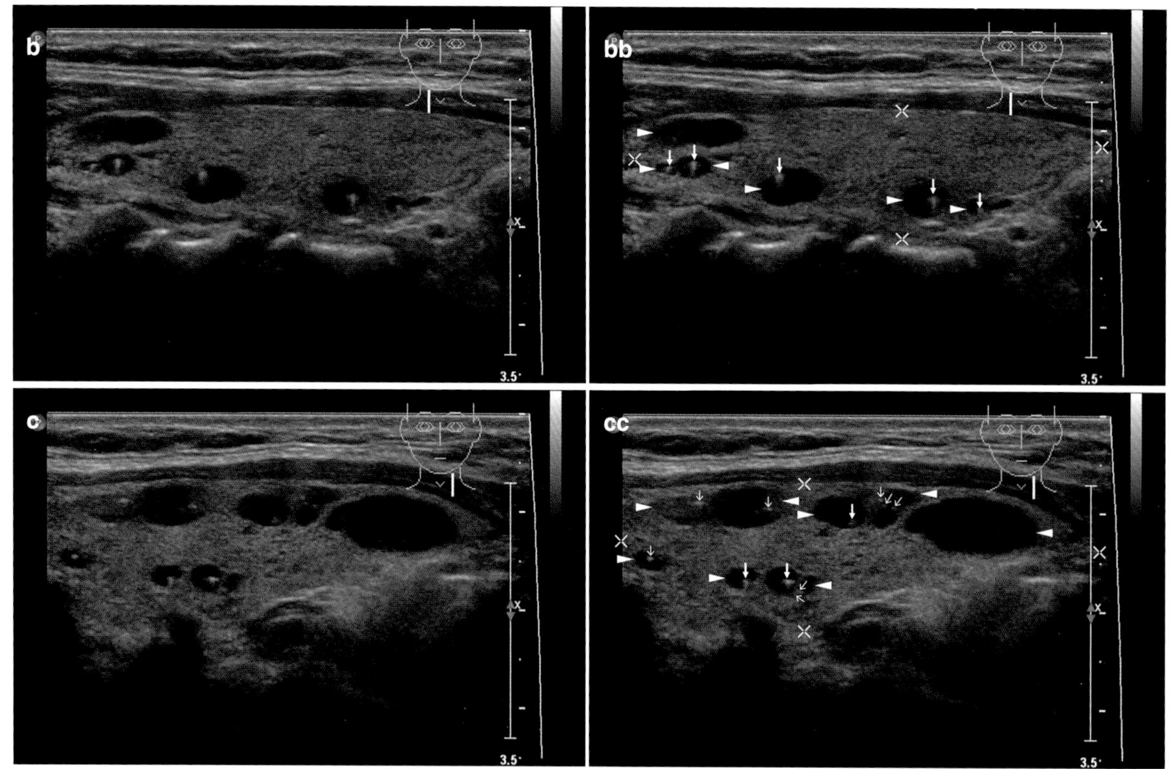

图7.3（续）

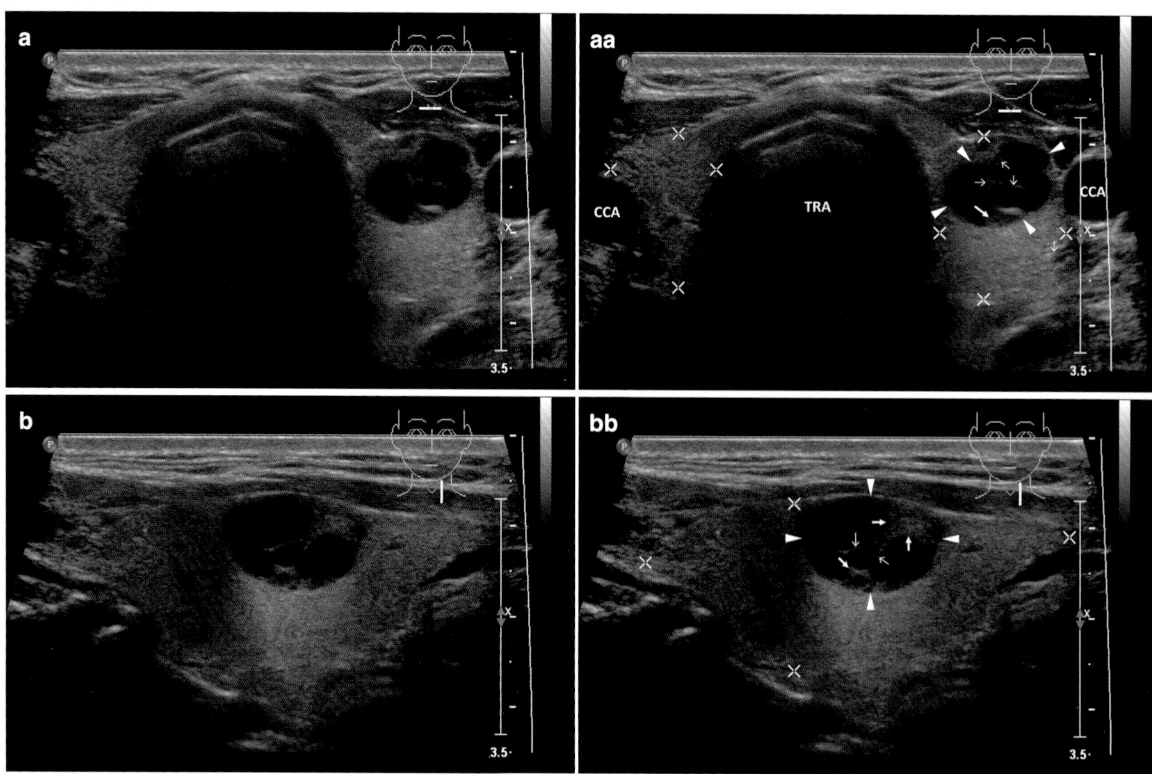

图7.4 （aa）58岁男性，在左叶有一个小的复杂分隔囊肿（►），大小16mm×13mm×10mm，体积1mL：卵形；无回声内容物；壁光滑，有两个局灶性高回声成分（➞）和两个薄间隔（→）；后方回声增强；Tvol 19mL，RL 9mL、LL 10mL；横切面。（bb）小的复杂分隔囊肿细节（►）：无回声内容物；壁光滑，有两个局灶性高回声成分（➞）和两个薄间隔（→）；后方回声增强；纵切面

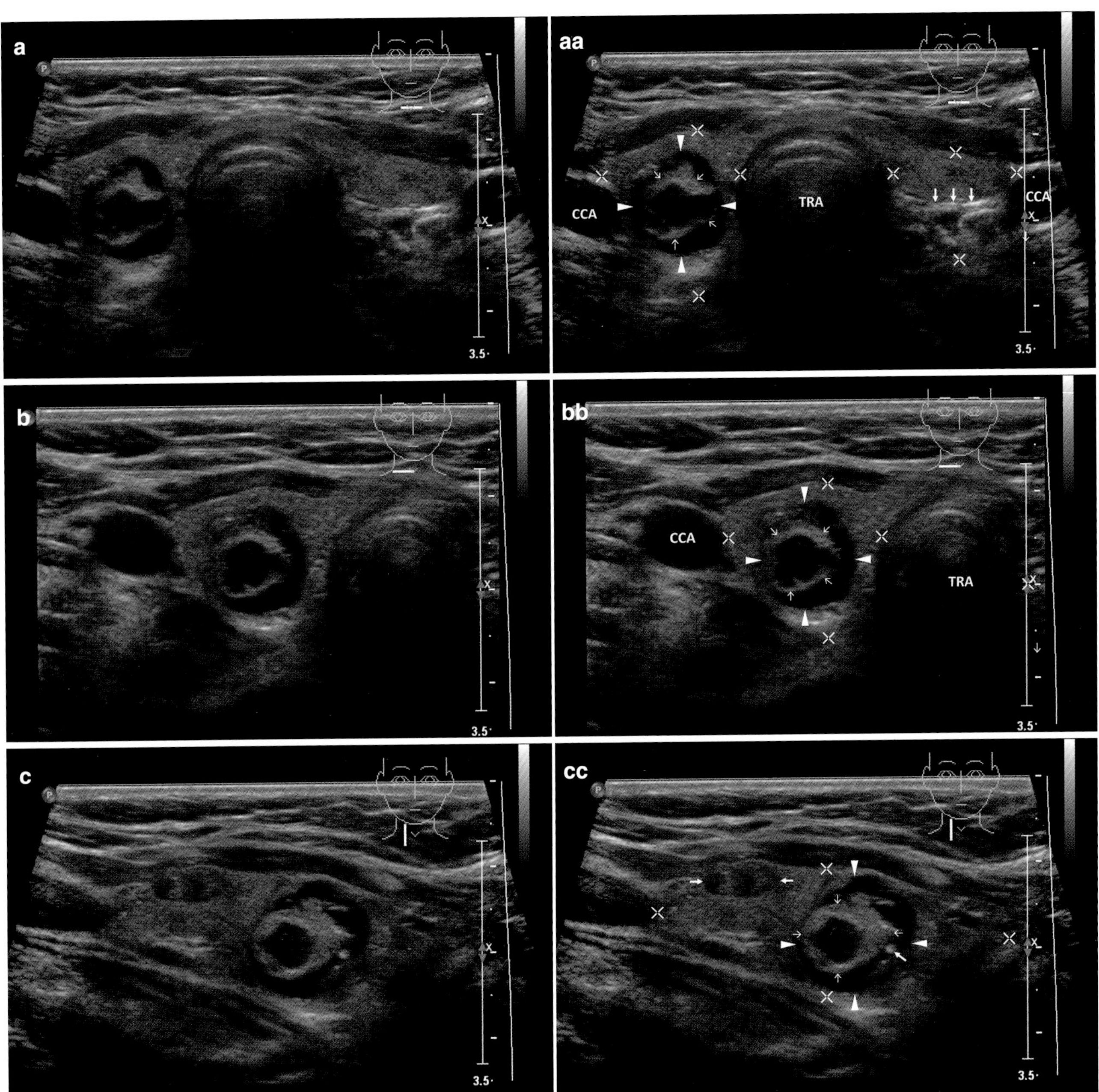

图7.5　（aa）一名59岁女性，右叶有个小的复杂分隔囊肿，铃铛形（►），大小15mm×14mm×12mm，体积1mL；圆形；无回声内容物；壁光滑，有圆形厚的高回声间隔（→）；左叶后部有厚的横隔（➞）；Tvol 11mL，RL 6mL、LL 5mL；横切面。（bb）小的复杂分隔囊肿细节：铃铛形（►）；圆形；无回声内容物；圆形厚的高回声间隔（→）；后方回声增强；横切面。（cc）小的复杂分隔囊肿的细节：铃铛形（►）；圆形；无回声内容物；圆形厚的高回声间隔（→）；胶体凝块（➞）；在上部另见一个小的实性结节（➞）；纵切面

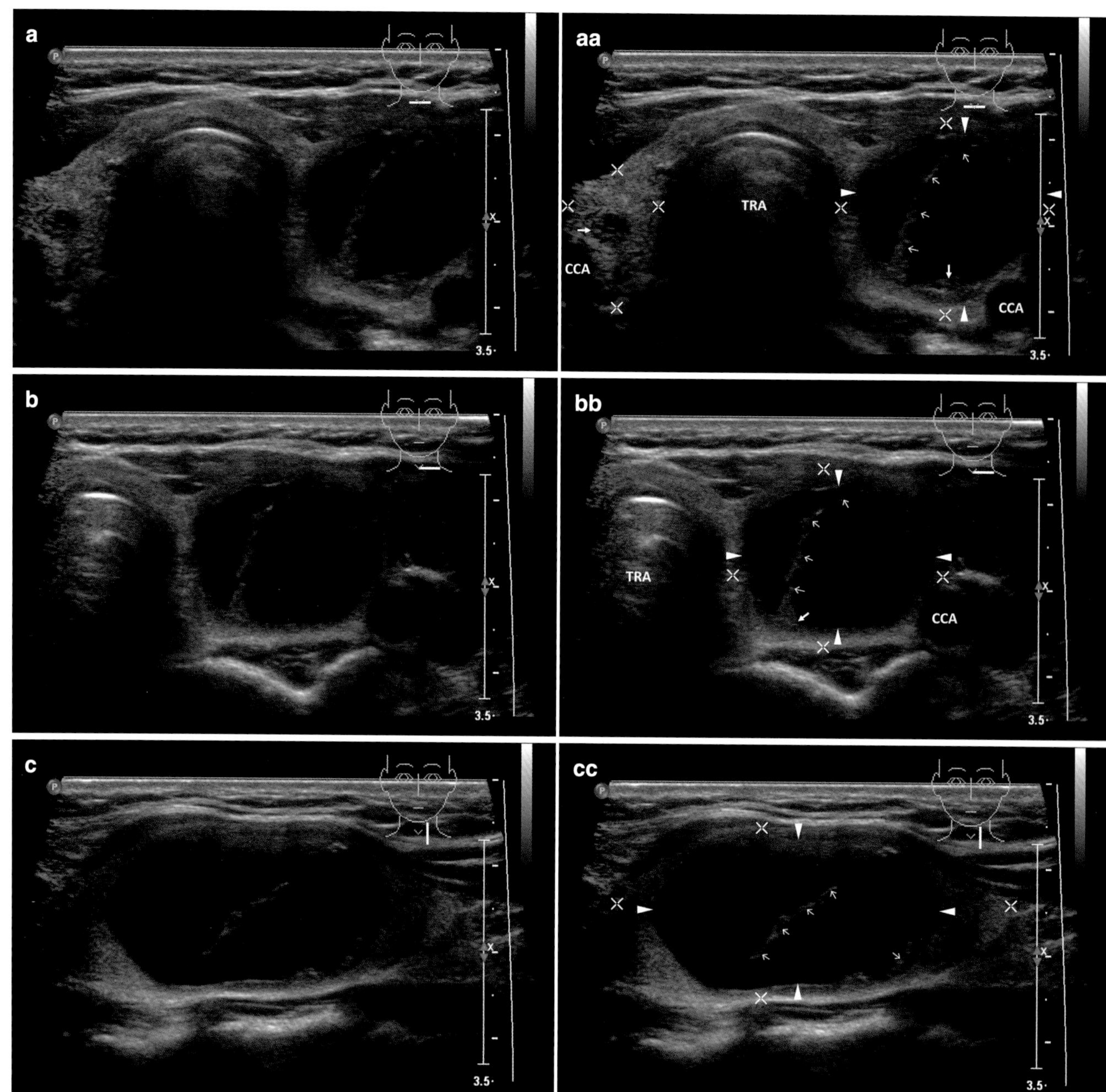

图7.6 （aa）一名40岁女性，多结节性甲状腺肿，左叶有一个明显的中等大小复杂分隔囊肿（►），大小，38mm×25mm×20mm，体积10mL：圆形；无回声内容物；壁光滑；厚横隔（→）；右叶有微小复杂结节；Tvol 21mL，两叶不对称——RL 6mL、LL 15mL；横切面。（bb）明显的中等大小复杂分隔囊肿（►）细节：卵圆形，无回声内容物，厚横隔（→）；后方回声增强；横切面。（cc）明显的中等大小复杂分隔囊肿（►）细节：卵圆形；无回声内容物，厚横隔（→），在其下段另见一个短厚间隔（→）；后方回声增强；纵切面

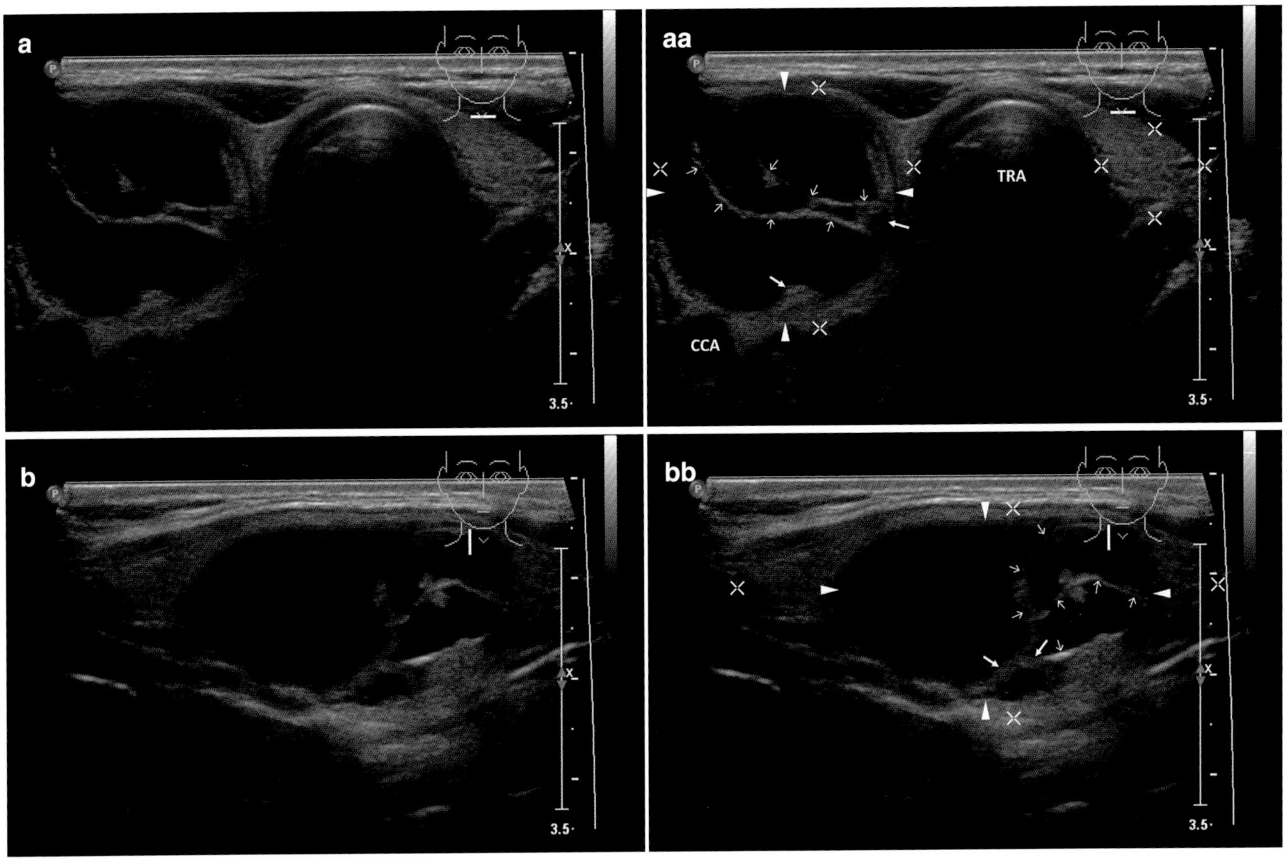

图7.7　（aa）一名20岁女性，右叶有一中等大小的复杂分隔囊肿（►），大小36mm×32mm×20mm，体积12mL：圆形；无回声内容物；局部高回声厚壁（➞）；横向厚的双间隔（→）；Tvol 21mL，两叶不对称——RL 19mL、发育不全的LL 2mL；横切面。（bb）中等大小复杂分隔囊肿细节（►）：卵形，无回声内容物，局部高回声厚壁（➞），厚的横支间隔（→），后方回声增强；纵切面

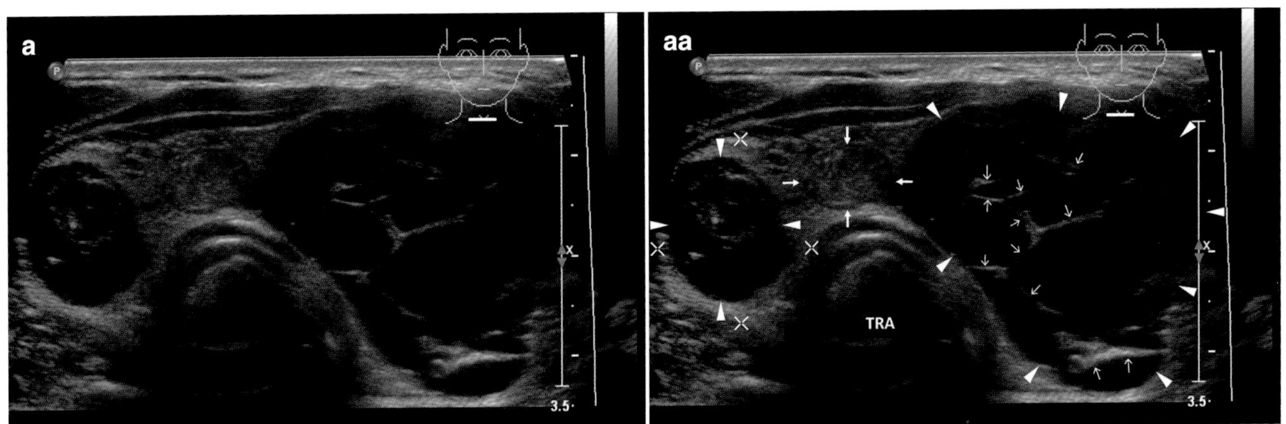

图7.8　（aa）一名43岁男性，多结节性甲状腺肿（MNG），具有明显的复杂分隔囊肿（►）和几个小复杂囊肿。大复杂分隔囊肿，大小40mm×32mm×27mm，体积17mL，占据整个左叶：无回声内容物；薄的高回声壁；多个厚分支间隔（→）；峡部小实性结节（➞）；右叶有小的复杂分隔囊肿（➞）；Tvol 30mL，两叶不对称——RL 8mL、LL 22mL；横切面。（bb）明显的复杂分隔囊肿细节（►）：卵形；无回声内容物；薄的高回声壁；多个厚分支间隔（→）；后方回声增强；纵切面。（cc）海绵状右叶的细节，有两个小的复杂的分隔囊肿（►）：一个卵形，大小18mm×10mm；另一个圆形，大小14mm×14mm。无回声内容物，有多个高回声分支间隔；此外，还有多个小囊肿；纵切面

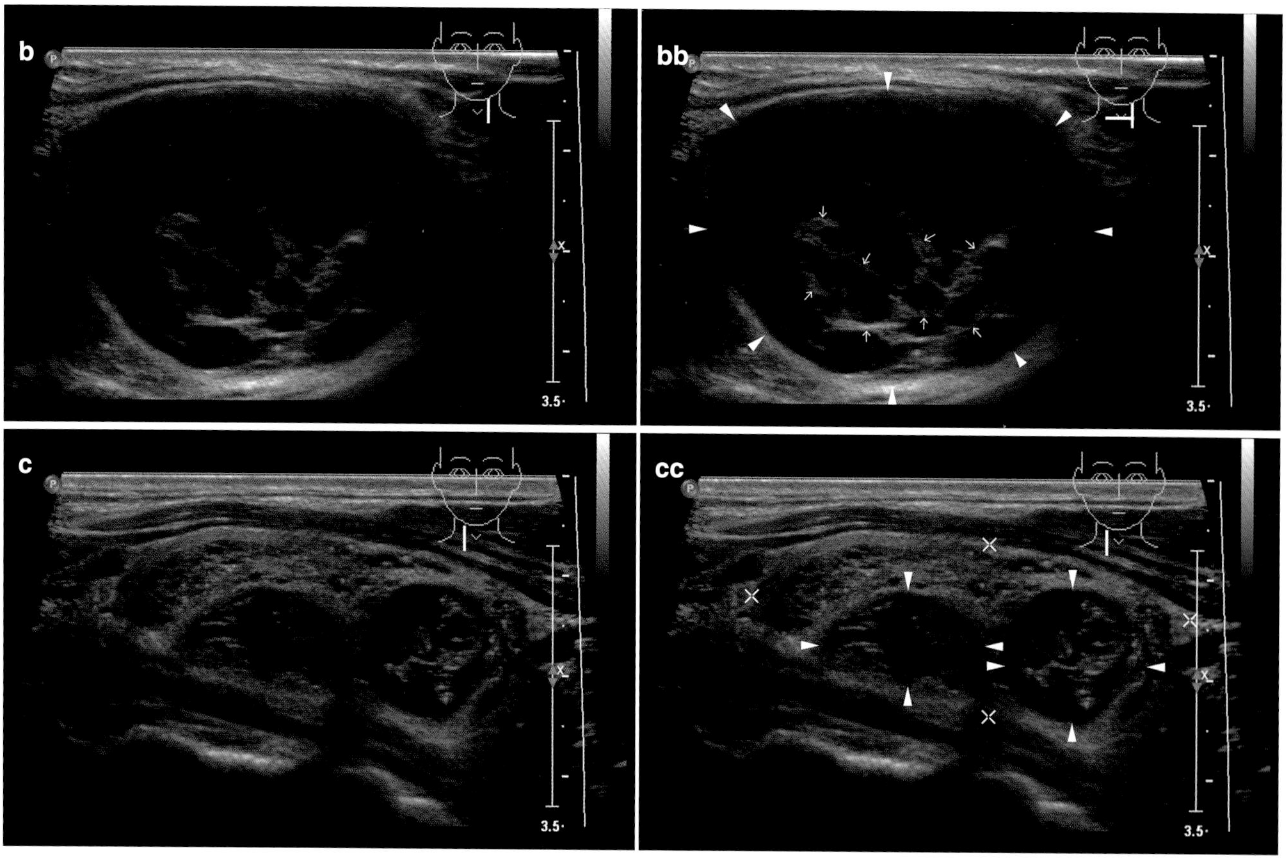

图7.8（续）

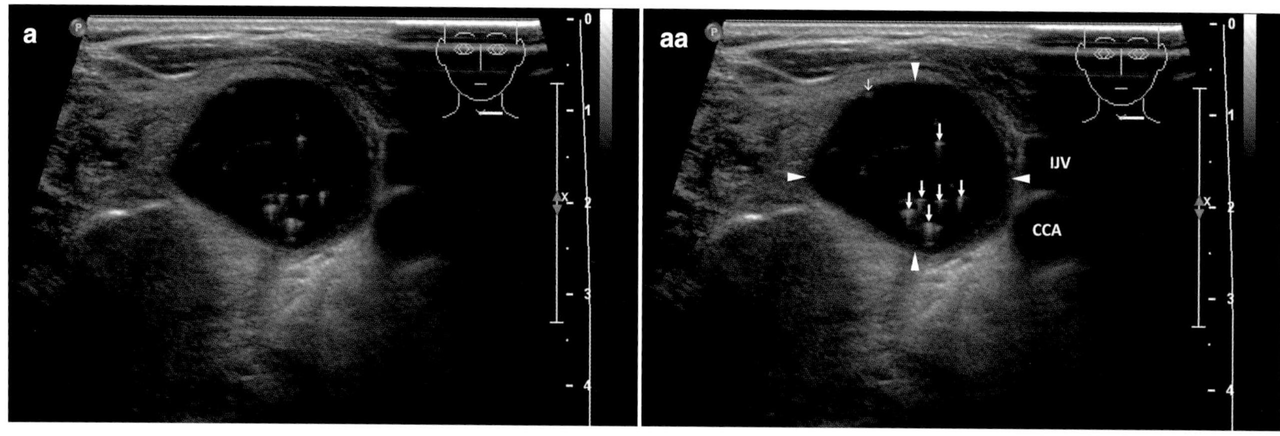

图7.9　（aa）一名81岁女性，左叶有多结节性甲状腺肿和一个明显的中等大小复杂囊肿（►），伴“彗星尾”，大小25mm×22mm×18mm，体积5mL：圆形；无回声内容物内有多个“彗星尾”（➡）；体积LL 16mL。横切面。（bb）中等大小的复杂囊肿细节（►），有多个“彗星簇”和分隔：“彗星尾”（➡）；零星的微小胶体凝块（→）；壁光滑，有局部实性高回声成分和薄间隔；另一个横切面。（cc）中等大小的复杂囊肿细节（►），有多个“彗星簇”和分隔：两个“彗星尾”（➡）；无尾部的零星的微小胶体凝块；厚的横间隔（→）；另一个横切面。（dd）中等大小的复杂囊肿细节（►），有多个“彗星簇”和分隔：“彗星尾”（➡）；无尾部的零星的微小胶体凝块（→）；壁光滑，有明显的局部高回声成分和薄间隔；纵切面。（ee）中等大小的复杂囊肿细节（►），有多个“彗星簇”和分隔：“彗星尾”（➡）；无尾部的零星的微小胶体凝块；壁光滑，有明显的局部高回声成分和厚间隔（→）；另一个纵切面。（ff）中等大小的复杂囊肿细节（►），有多个“彗星簇”和分隔：两个“彗星尾”（➡）；无尾部的零星的微小胶体凝块；壁光滑，有明显的局部高回声成分和厚间隔（→）；另一个纵切面

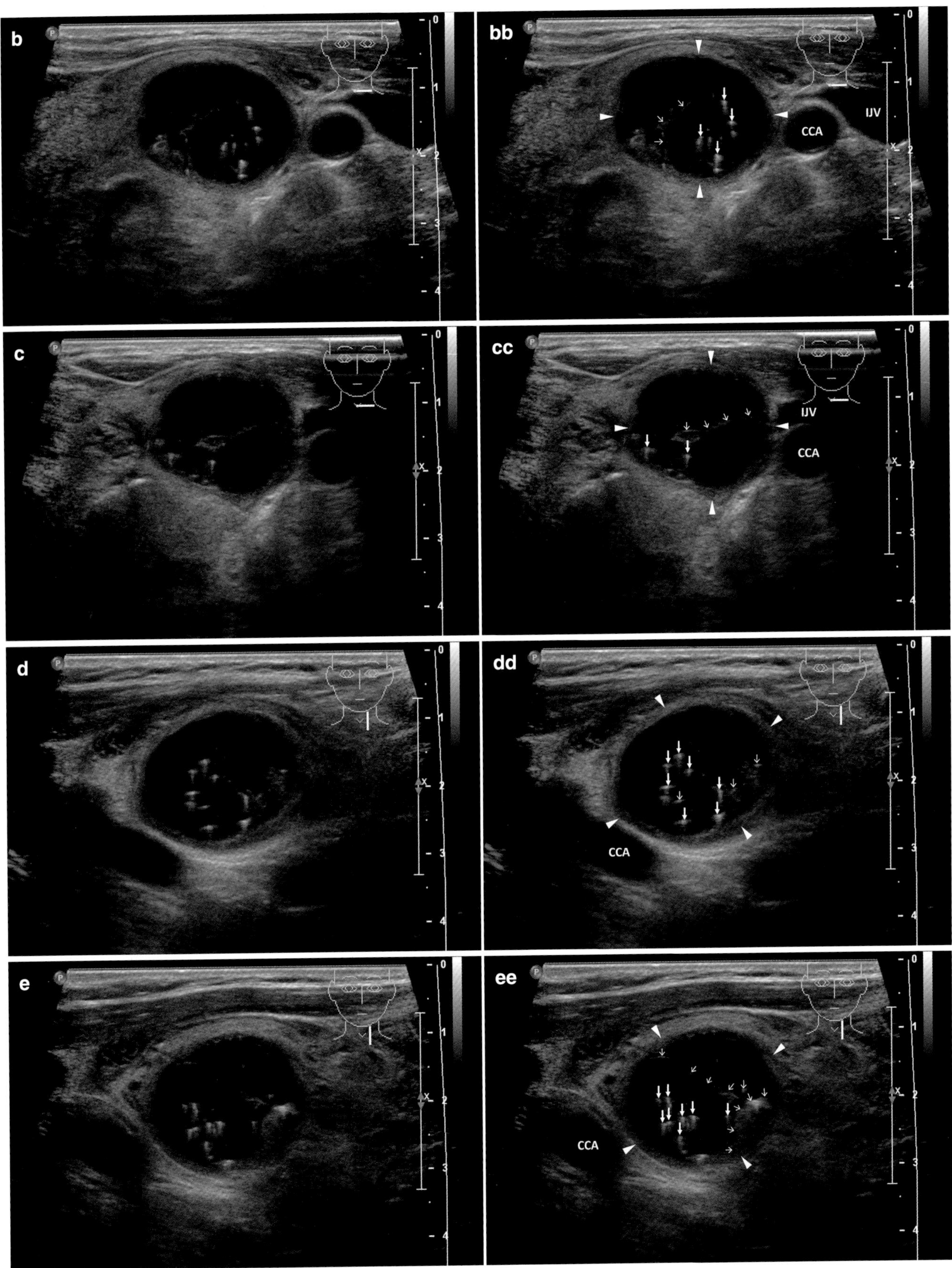

图7.9（续）

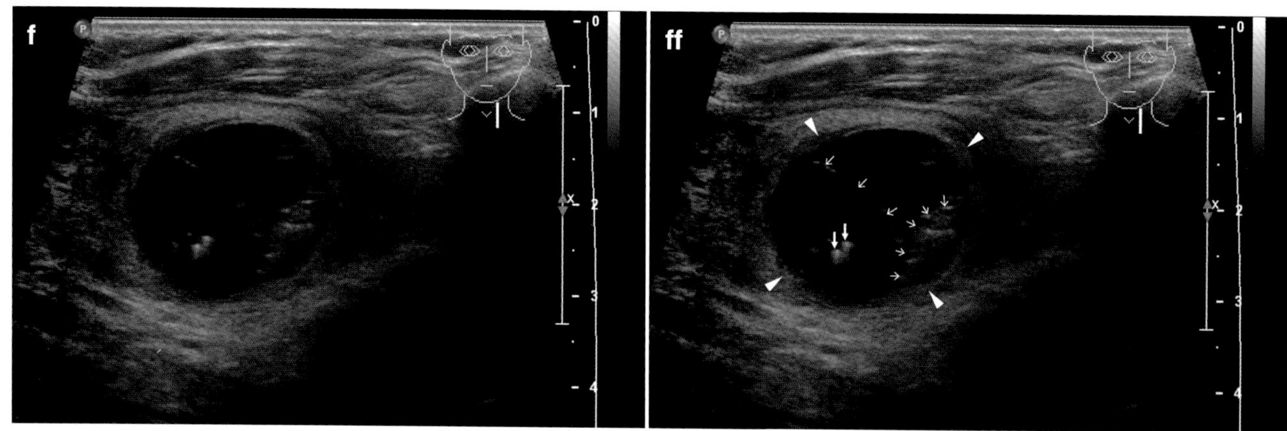

图7.9（续）

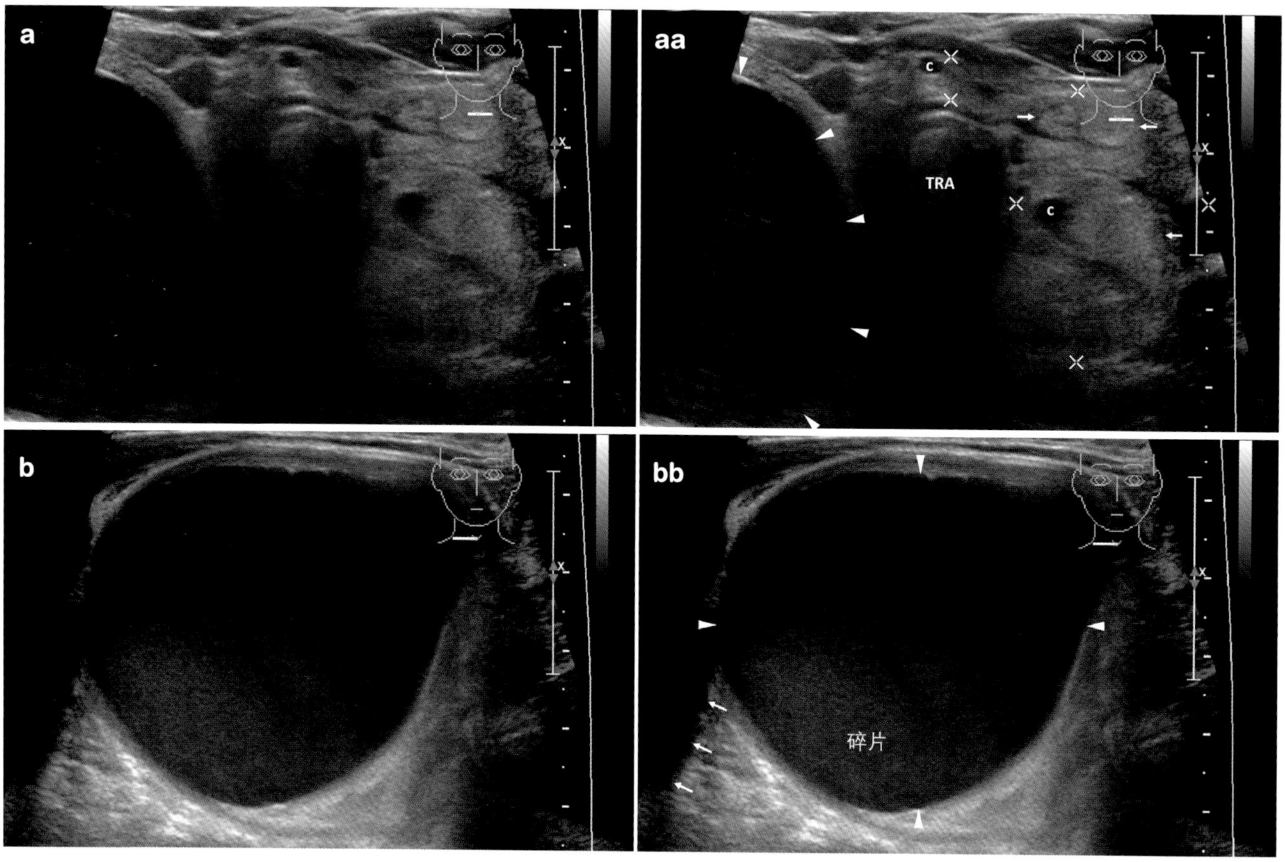

图7.10 （aa）一名79岁男性，多结节性甲状腺肿（MNG），具有明显的巨大复杂囊肿（►），大小58mm×56mm×44mm，体积74mL，占据整个右叶。超声整体视图：明显囊肿的内部为无回声内容物伴高回声碎片；高回声光滑壁；后方回声增强；左叶及峡部（➞）多发实性高回声结节和小囊肿（c）；Tvol 113mL，峡部厚18mm，两叶不对称——RL 74mL、LL 37mL；横切面；穿透深度6cm。（bb）明显巨大的复杂囊肿细节（►）：无回声内容物和高回声碎片；高回声光滑壁；后方回声增强；外围的声影——“狗耳征”（➞）；横切面。（cc）明显巨大的复杂囊肿细节（►）：无回声内容物和高回声碎片；高回声光滑壁；后方回声增强；外围的声影——“狗耳征”（➞）；纵切面。狗耳征：超声旁瓣伪像称“狗耳征”或“披纱征”（译者注）

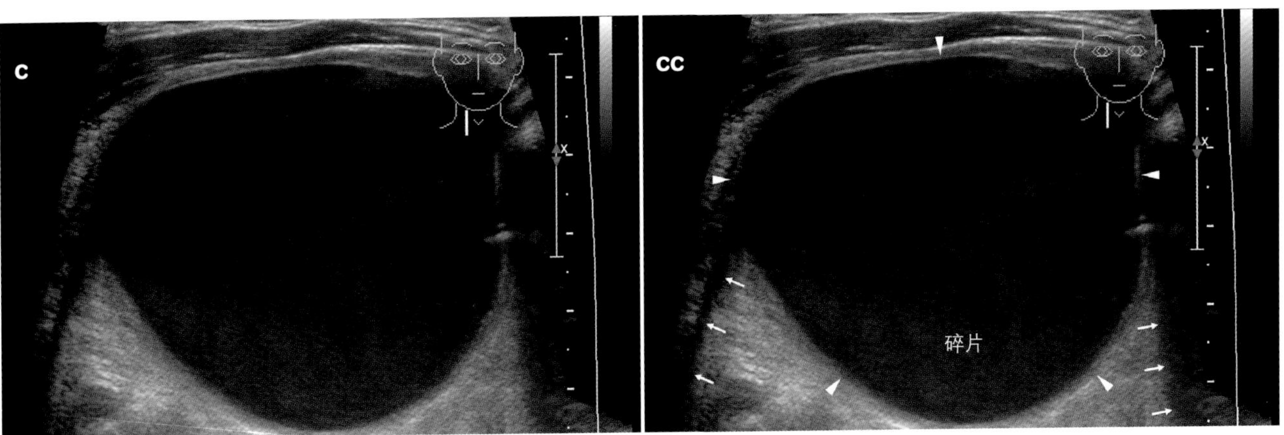

图7.10（续）

参考文献

[1] Del Prete S, Caraglia M, Russo D, Vitale G, Giuberti G, Marra M, et al. Percutaneous ethanol injection efficacy in the treatment of large symptomatic thyroid cystic nodules: ten-year follow-up of a large series. Thyroid. 2002;12(9):815–821.

[2] Bennedbaek FN, Hegedüs L. Treatment of recurrent thyroid cysts with ethanol: a randomized double-blind controlled trial. J Clin Endocrinol Metab. 2003;88(12):5773–5777.

[3] Moon WJ, Baek JH, Jung SL, Kim DW, Kim EK, Kim JY, et al. Korean Society of Thyroid Radiology (KSThR); Korean Society of Radiology. Ultrasonography and the ultrasound-based management of thyroid nodules: consensus statement and recommendations. Korean J Radiol. 2011;12(1):1–14.

[4] Cho YS, Lee HK, Ahn IM, Lim SM, Kim DH, Choi CG, et al. Sonographically guided ethanol sclerotherapy for benign thyroid cysts: results in 22 patients. AJR Am J Roentgenol. 2000;174(1):213–216.

[5] Kim JH, Lee HK, Lee JH, Ahn IM, Choi CG. Efficacy of sonographically guided percutaneous ethanol injection for treatment of thyroid cysts versus solid thyroid nodules. AJR Am J Roentgenol. 2003;180(6):1723–1726.

[6] Andrioli M, Carzaniga C, Persani L. standardized ultrasound report for thyroid nodules: the endocrinologist's viewpoint. Eur Thyroid J. 2013;2(1):37–48.

[7] Nam-Goong IS, Kim HY, Gong G, Lee HK, Hong SJ, Kim WB, et al. Ultrasonography-guided fine-needle aspiration of thyroid incidentaloma: correlation with pathological findings. Clin Endocrinol. 2004;60(1):21–28.

[8] Brito JP, Gionfriddo MR, Al Nofal A, Boehmer KR, Leppin AL, Reading C, et al. The accuracy of thyroid nodule ultrasound to predict thyroid cancer: systematic review and meta-analysis. J Clin Endocrinol Metab. 2014;99(4):1253–1263.

（费翔、石利、王玉秋 译）

第8章　实性结节

8.1　基本要素

- 根据2015年美国甲状腺协会（ATA）的指南显示：等回声或高回声实性结节，或实性区域均匀的囊实混合性结节不伴有微钙化、边缘不规则、甲状腺外侵或纵横比失调，则提示低度可疑恶性率为5%～10%[1]。
- 注意！15%～20%的甲状腺癌的超声表现是等回声或高回声，这些通常是甲状腺乳头状癌（PTC）或甲状腺滤泡癌（FTC）的滤泡变异导致的[1]。

8.2　良性实性结节的超声特征

- 良性结节的超声表现（图8.1aa）[2]：
  - 卵形、椭圆形（宽大于高）（图8.1aa和图8.2aa）或圆形（图8.3aa）。
  - 质地均匀（图8.1aa）或结构回声粗糙（图8.3aa）。
  - 等回声性（图8.1aa）或高回声性（图8.3aa）。
  - 边界清楚，边缘规则。
  - 规则的薄晕轮征（图8.1aa和图8.5aa）或厚晕轮征（图8.6aa）。
  - 结节周围有血管分布（图8.1cc）。
  - 可能存在少量的小囊肿（小于体积的10%）（图8.4aa）。
- 根据Moon等开展的一项超声基础大型研究显示，超声显示良性结节是等回声性（敏感性56.6%，特异性88.1%）和海绵状外观（敏感性10.4%，特异性99.7%）；详见第14章[3]。
- 推荐的应用FNAB的结节大小≥1.5cm；详见第24章表24.1[1]。

M. Halenka, Z. Fryšák, *Atlas of Thyroid Ultrasonography*, DOI 10.1007/978-3-319-53759-7_8

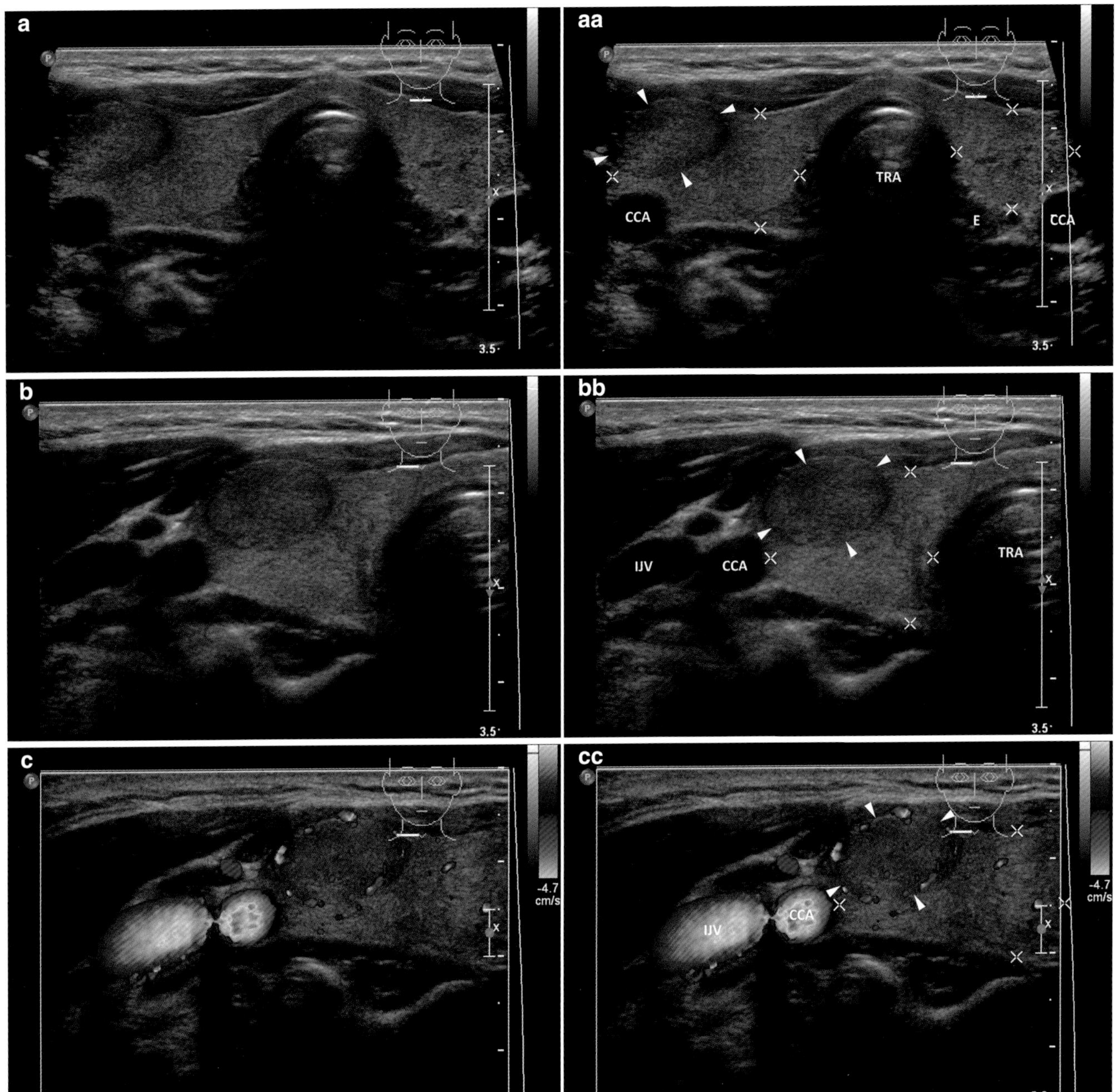

图8.1 （aa）一名24岁女性，在右叶有一孤立性实性结节（►），大小16mm×14mm×9mm，体积1mL。根据超声诊断的标准，为典型的无可疑性良性结节：卵形，“宽大于高”；质地均匀；等回声；有清晰的薄晕；Tvol 16mL，RL 9mL、LL 7mL；横切面。（bb）单发实性结节细节（►）：卵形；质地均匀；等回声；有清晰的薄晕。横切面。（cc）单发实性结节细节（►），CFDS：周围血管增加，散发性实质血管分布，模式Ⅰ，横切面。（dd）单发实性结节细节（►）：卵形；质地均匀；等回声；有清晰的薄晕。纵切面。（ee）单发实性结节细节（►），CFDS：外周血管分布和一个结内血管分支。纵切面。译者注：甲状腺结节血流分型：模式0：无血流信号；模式Ⅰ：仅周边血流信号；模式Ⅱa：混合血流信号——外周多于内部；模式Ⅱb：混合血流信号——内部多于外周；模式Ⅲ：仅有内部血流信号

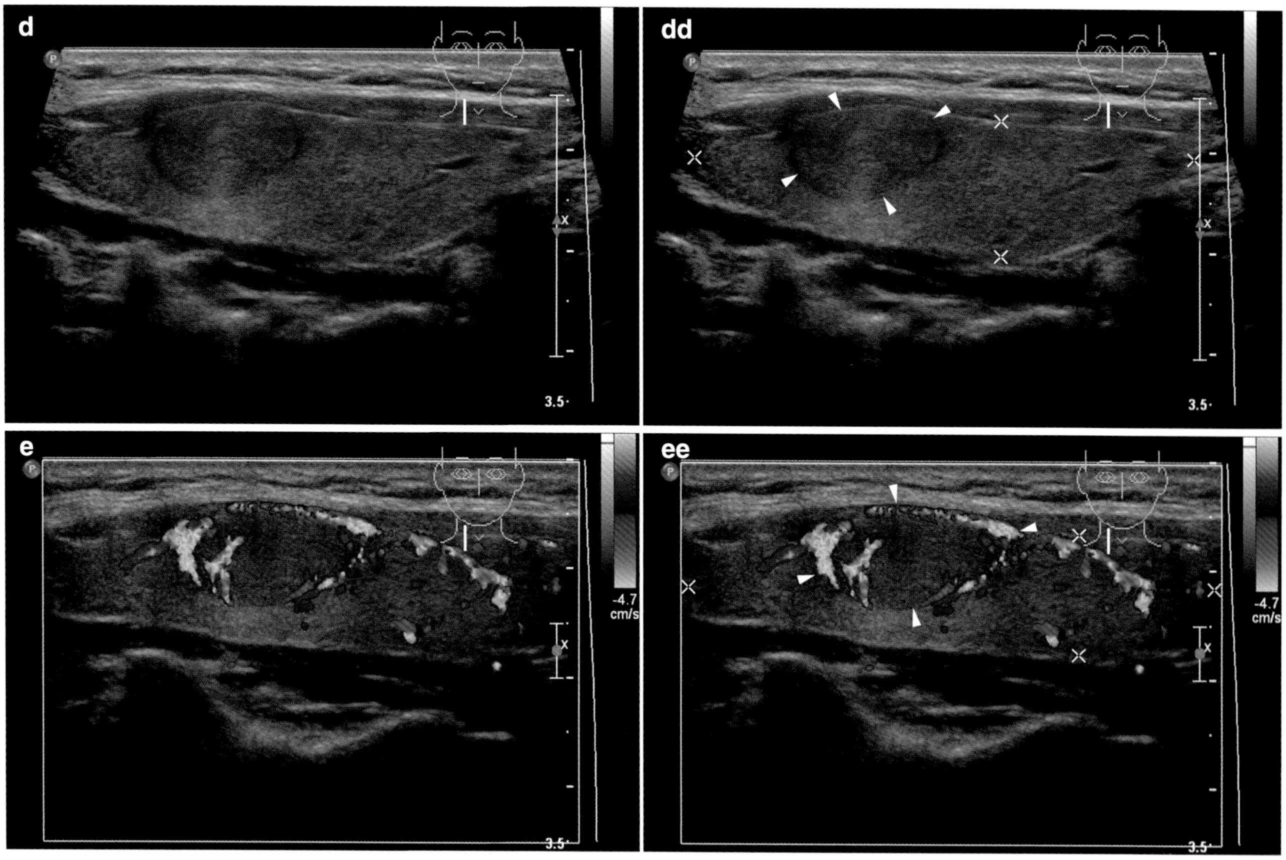

图8.1（续）

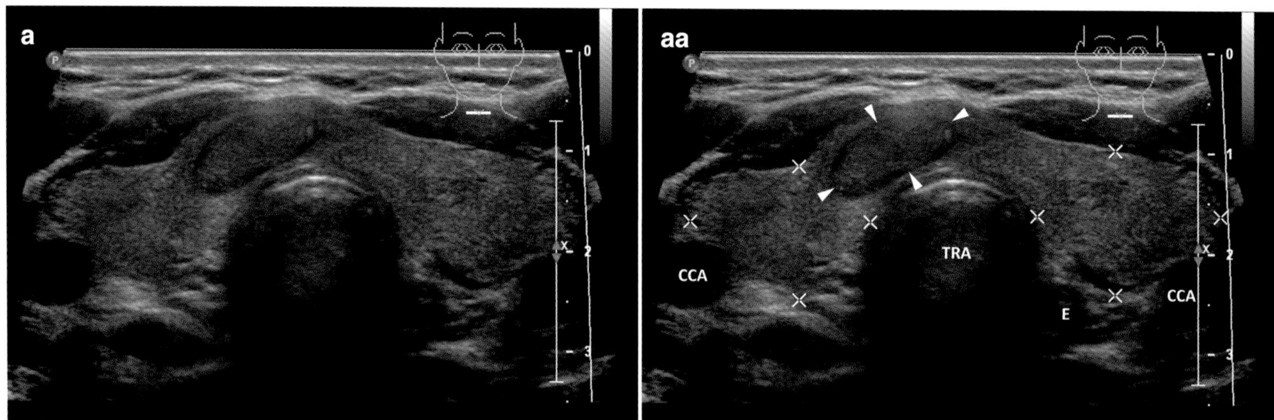

图8.2 （aa）一名57岁女性，峡部右支单发实性结节（►），大小14mm×13mm×6mm，体积0.6mL。根据超声诊断的标准，为典型的无可疑性的良性结节：椭圆形，“宽大于高”；质地均匀；等回声；有清晰的薄晕；Tvol 19mL，RL 9mL、LL 10mL；横切面。（bb）峡部孤立实性结节细节（►），CFDS：外周血管分布和最小的实质血管分布，模式Ⅰ。横切面。（cc）峡部孤立实性结节细节（►）：椭圆形；质地均匀；等回声；有清晰的薄晕。气管内可见结节稍增大的“镜面伪影”（→）。纵切面。（dd）峡部孤立实性结节细节（►），CFDS：周围血管增多，模式Ⅰ。气管内可见结节稍增大的无血流“镜面伪影”（→），纵切面

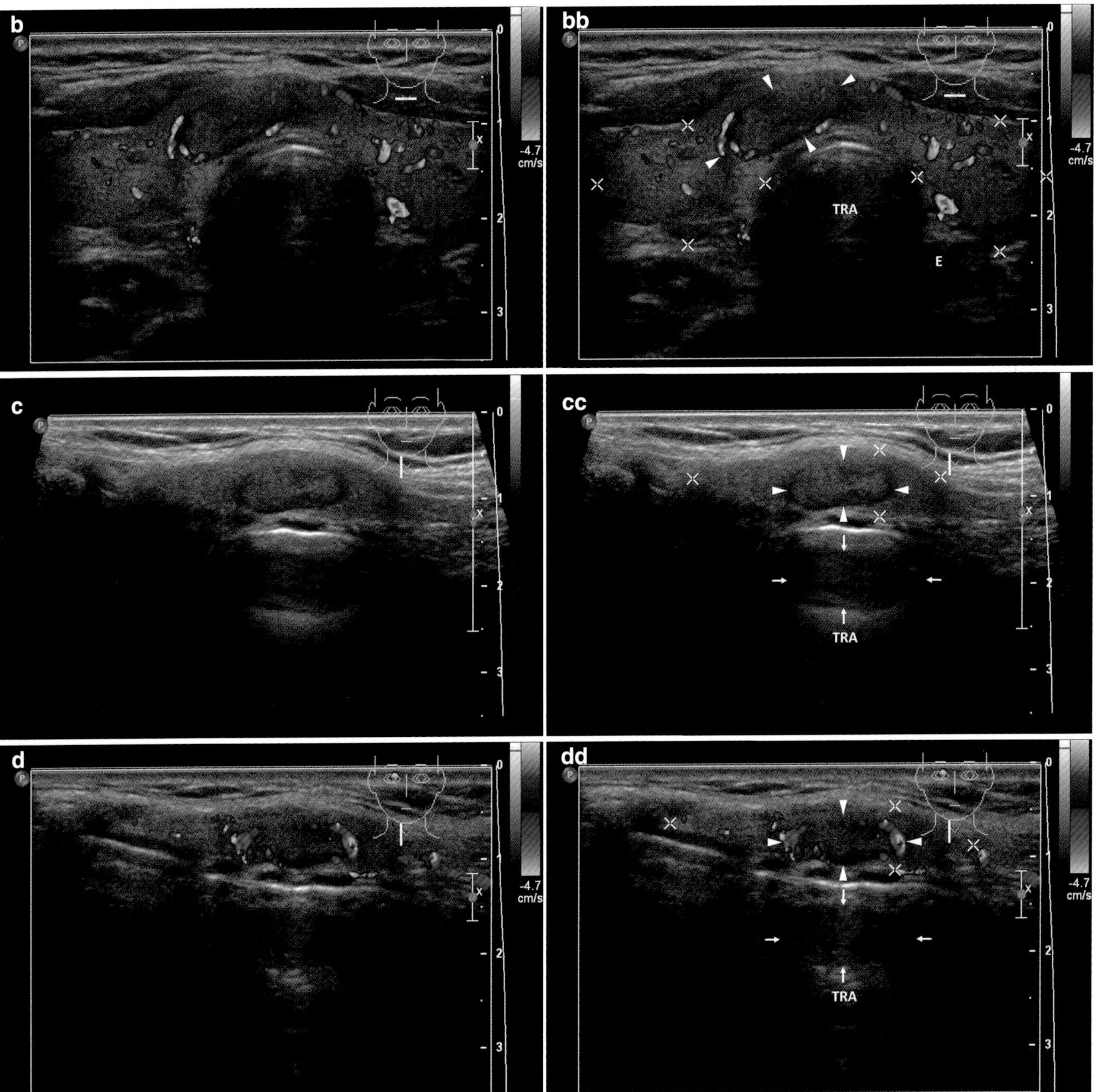

图8.2（续）

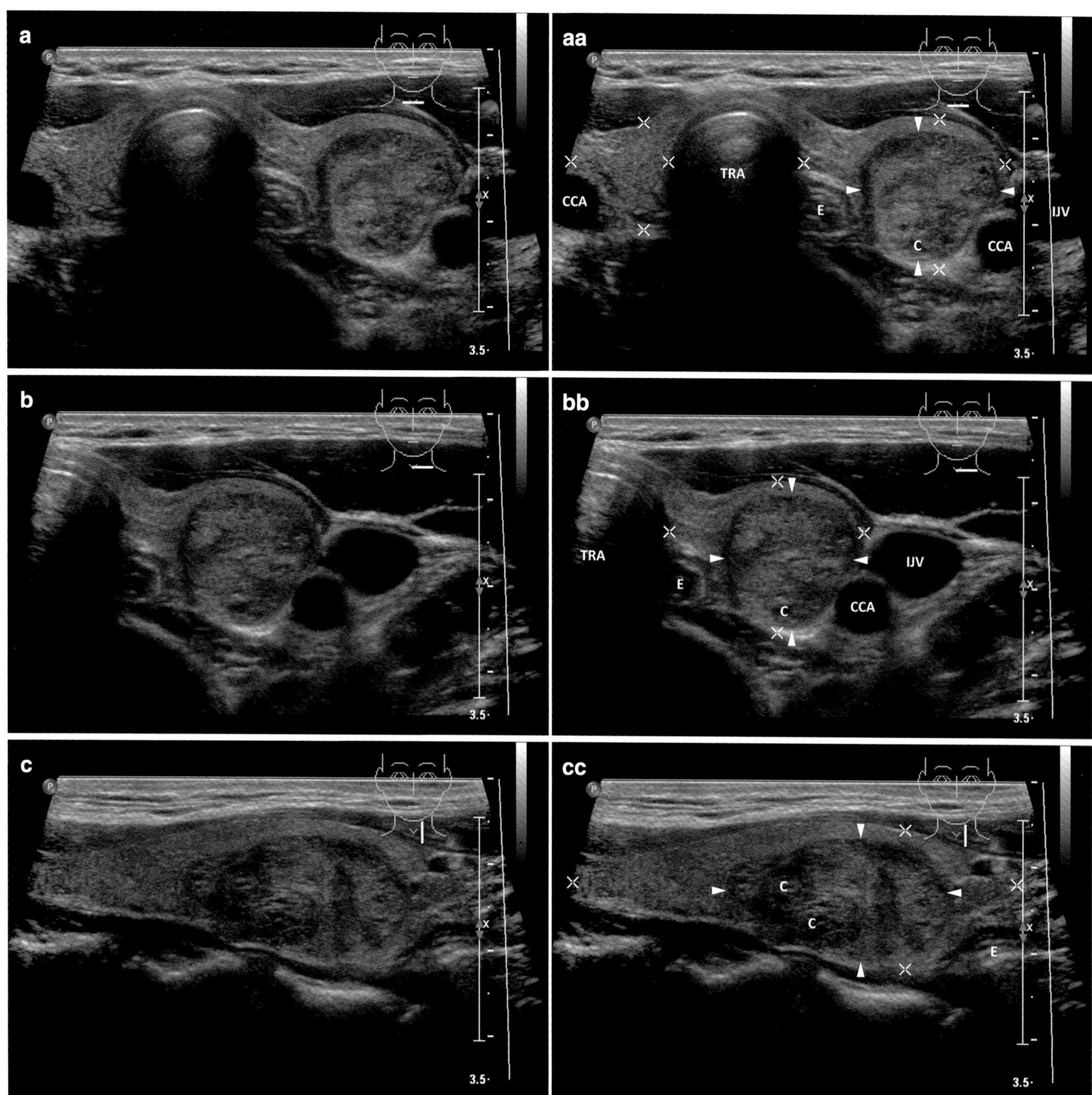

图8.3 （aa）一名24岁女性，左叶有一中等大小的孤立性实性结节（►），内有散发性小囊肿（≤总体积的10%），大小24mm×16mm×16mm，体积3mL。超声整体视图：圆形；结构回声粗糙；高回声；有散发的小囊肿（c）。边缘有清晰的薄晕；Tvol 19mL，两叶不对称——RL 7mL、LL 12mL，横切面。（bb）中型孤立实性结节细节（►）：卵圆形；结构回声粗糙；高回声；有散发的小囊肿（c）；边缘有清晰的薄晕；横切面。（cc）中型孤立实性结节细节（►）：卵圆形；结构回声粗糙；高回声；有散发的小囊肿（c）；边缘有清晰的薄晕；纵切面

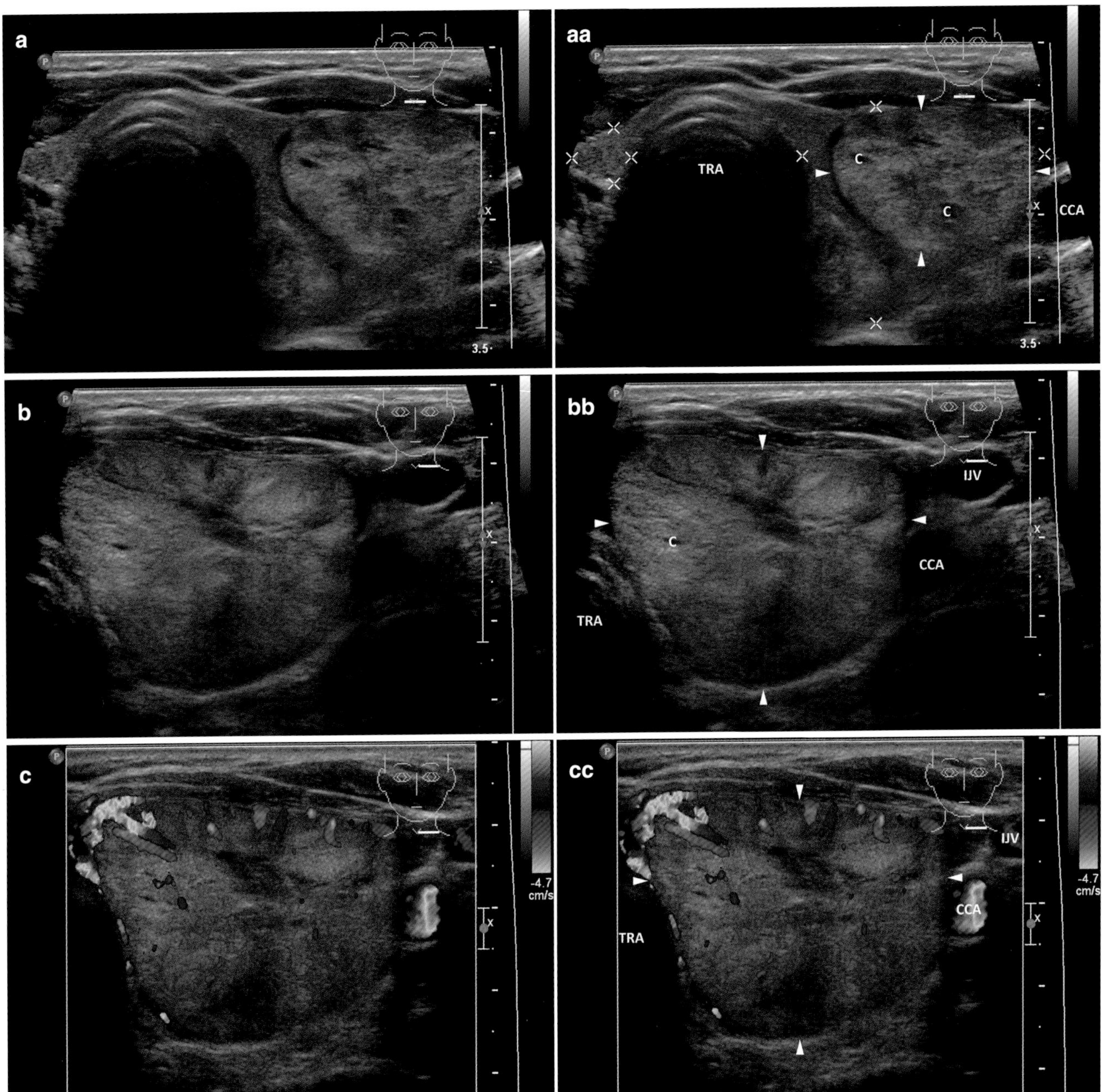

图8.4　（aa）一名50岁女性，左叶有一大的孤立性实性结节（►），散发性小囊肿（≤总体积的10%），大小54mm × 39mm × 30mm，体积33mL。超声扫描：结节上部视图——卵圆形；大小为26mm × 17mm；结构回声粗糙；高回声；有散发的小囊肿（c）；边缘有清晰的薄晕；较小的右叶无结节；气管右偏；Tvol 40mL，两叶不对称——RL 5mL、LL 35mL；横切面。（bb）大的孤立实性结节细节（►）：结节的中央部分的视图——圆形；大小39mm × 30mm；结构回声粗糙；高回声；有散发的小囊肿（c）；边缘有清晰的薄晕；横切面；穿透深度为4.5cm。（cc）大的孤立实性结节细节（►），CFDS：周围血管分布增加和一个结内血管分支，模式Ⅱ；横切面。（dd）大的孤立实性结节细节（►）：结节的中央部分的视图——圆形；大小39mm × 30mm；结构回声粗糙；高回声；有散发的小囊肿（c）；边缘有清晰的薄晕；纵切面。（ee）大的孤立实性结节细节（►），CFDS：外周和结内散发性血管分布增加，模式Ⅱ；纵切面

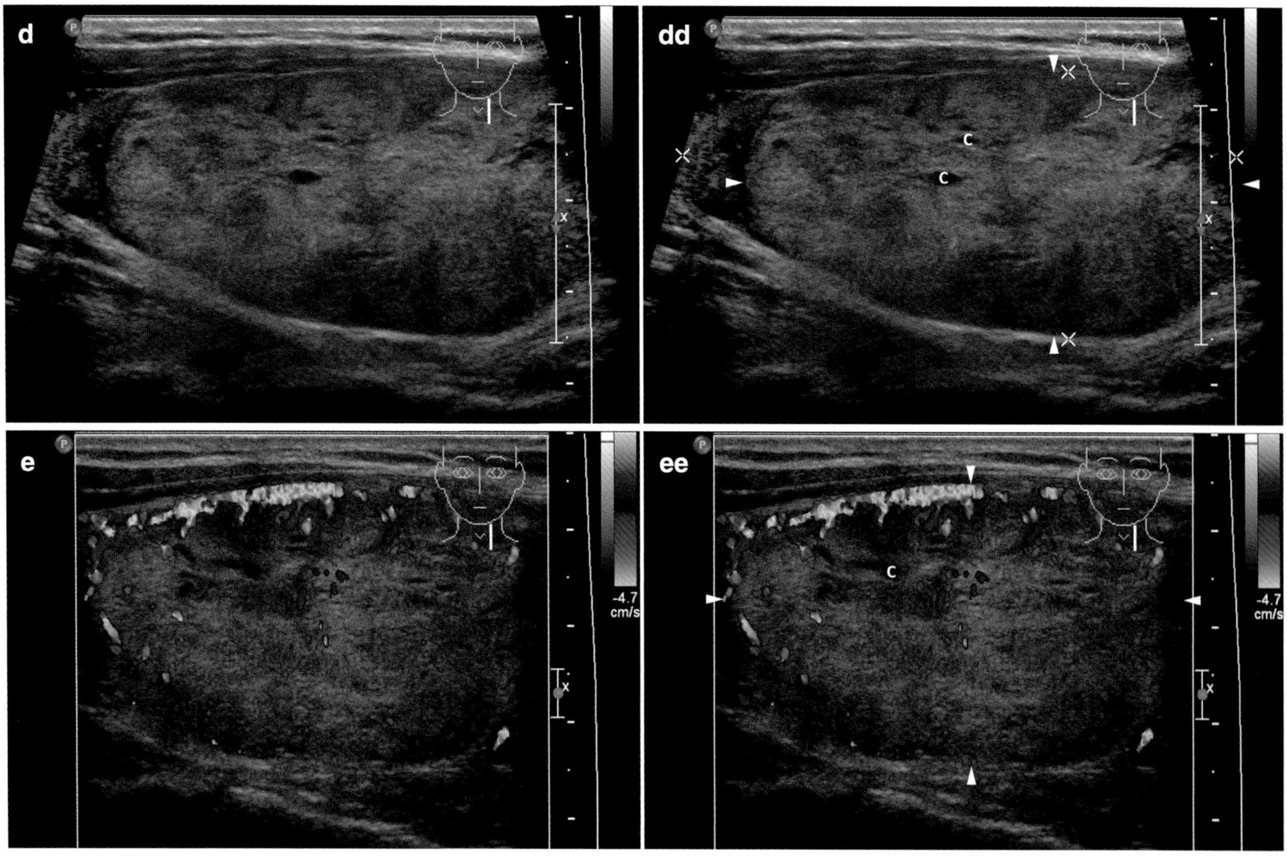

图8.4（续）

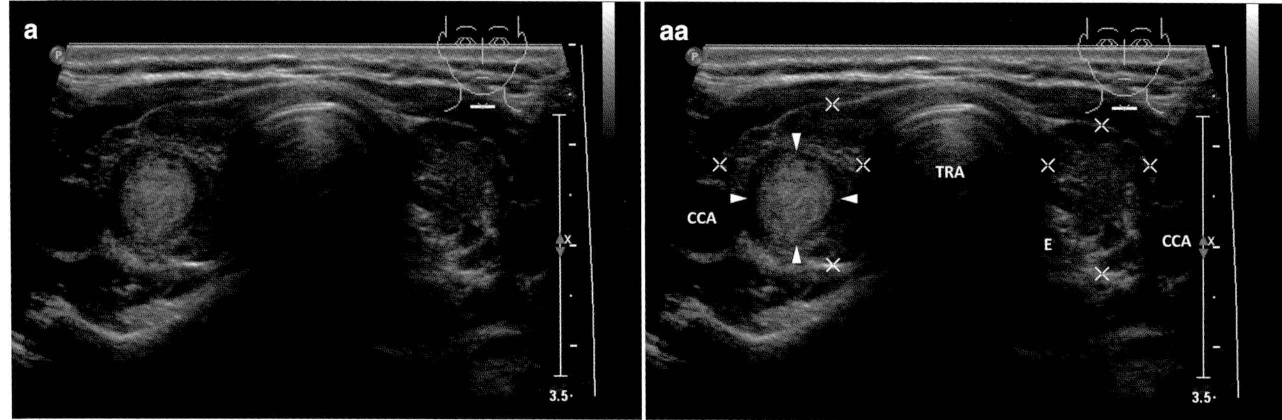

图8.5 （aa）一名55岁女性，患有桥本氏甲状腺炎（HT），右叶有一个小的孤立性实性结节（►），大小13mm × 9mm × 8mm，体积0.5mL。根据超声诊断的标准，为典型的无可疑性的良性结节：圆形；质地均匀；高回声；有清晰的薄晕；甲状腺质地不均匀、内有低回声的微结节结构，带有薄的高回声间隔；Tvol 9mL，RL 5mL、LL 4mL；横切面。（bb）小孤立实性结节（►）和HT细节：圆形；质地均匀；高回声；有清晰的薄晕；横切面。（cc）小孤立实性结节（►）和HT细节：卵圆形；质地均匀；高回声；有清晰的薄晕；纵切面

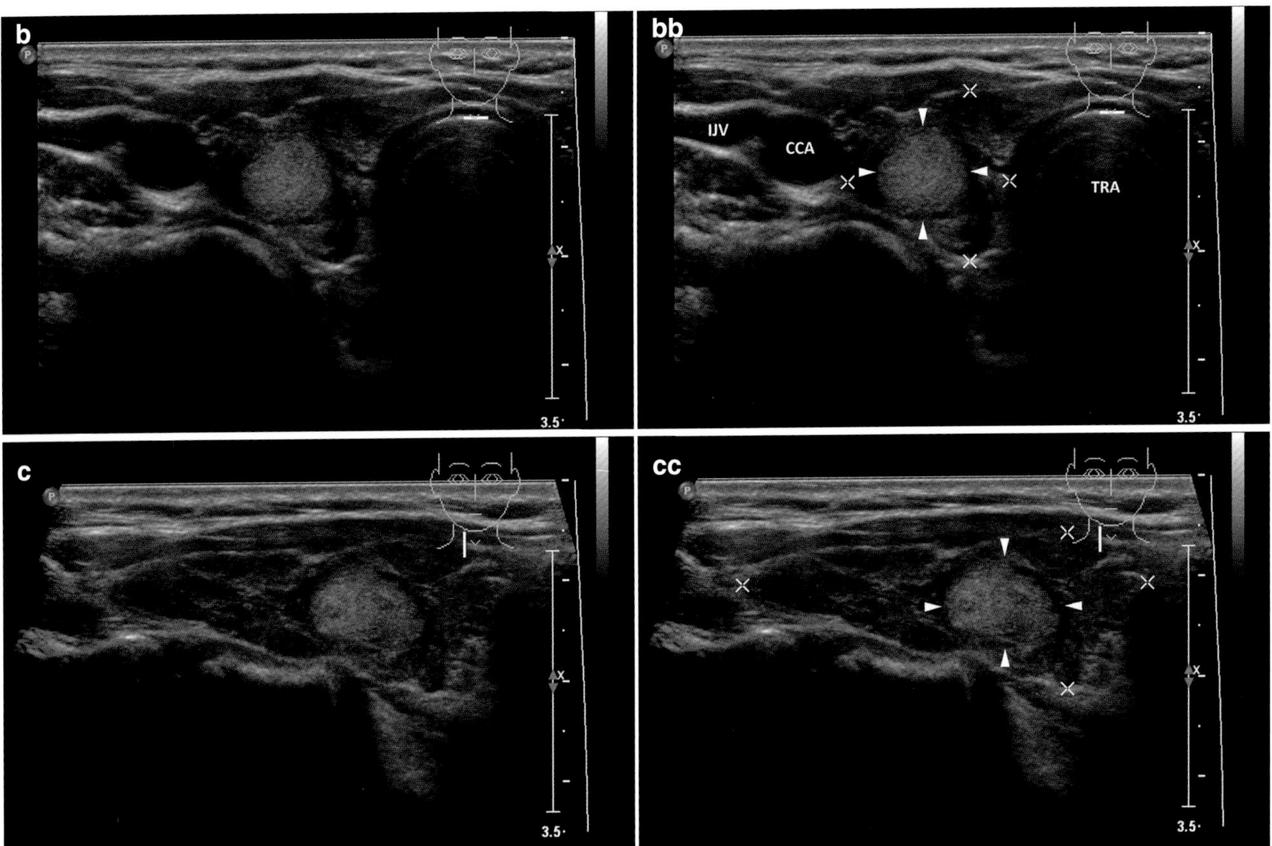

图8.5（续）

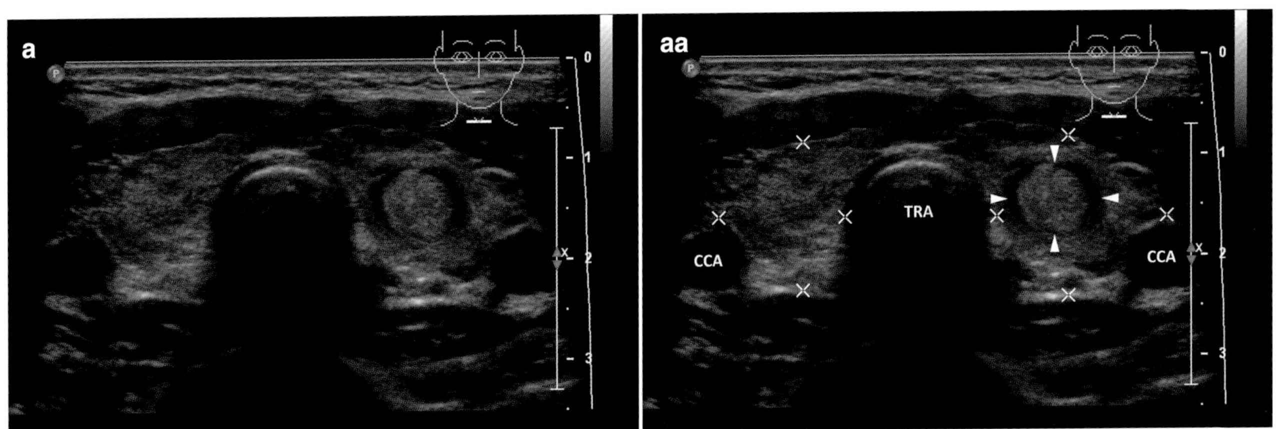

图8.6 （aa）一名13岁女孩，患有桥本氏甲状腺炎（HT），左叶有一微小的孤立性实性结节（►），大小10mm×9mm×8mm，体积0.4mL。根据超声诊断的标准，为典型的无可疑性的良性结节：圆形；质地均匀；高回声；有清晰的厚晕；甲状腺质地不均匀、内有低回声的微结节结构，带有薄的高回声间隔；边缘微分叶状；Tvol 13mL，RL 6mL、LL 7mL；横切面。（bb）微小的孤立实性结节（►）和HT细节，CFDS：散发的周围血管分布和一个结内血管分支，模式Ⅰ；横切面。（cc）微小的孤立实性结节（►）和HT细节：圆形；质地均匀；高回声；有清晰的厚晕；纵切面。（dd）微小的孤立实性结节（►）和HT细节，CFDS：散发的周围血管分布和一个结内血管分支，模式Ⅰ；纵切面

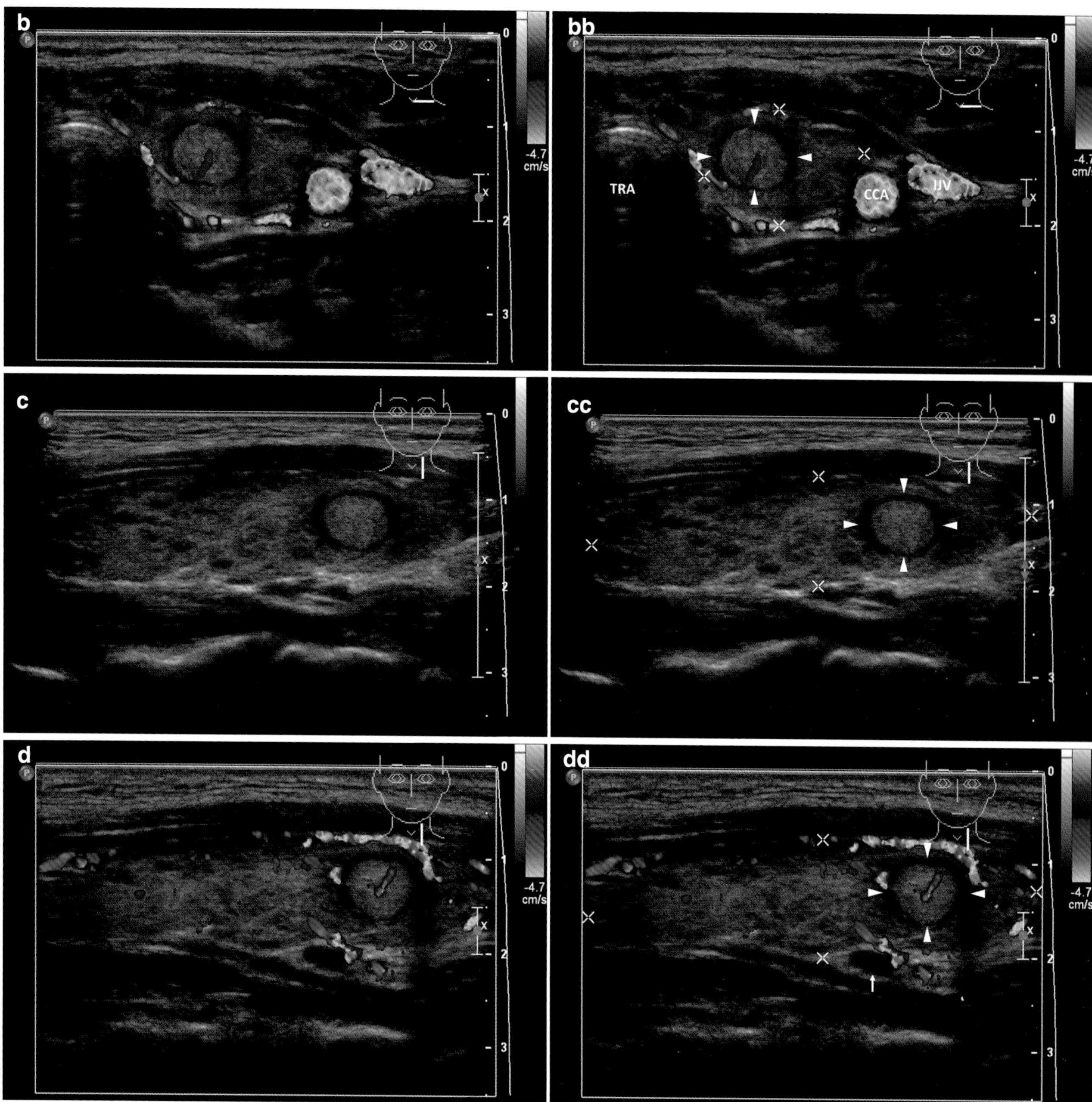

图8.6（续）

参考文献

[1] Haugen BR, Alexander EK, Bible KC, Doherty GM, Mandel SJ, Nikiforov YE, et al. 2015 American Thyroid Association Management Guidelines for adult patients with thyroid nodules and differentiated thyroid cancer: The American Thyroid Association Guidelines Task Force on Thyroid Nodules and Differentiated Thyroid Cancer. Thyroid. 2016;26(1):1–133.

[2] Andrioli M, Carzaniga C, Persani L. Standardized ultrasound report for thyroid nodules: the endocrinologist's viewpoint. Eur Thyroid J. 2013;2(1):37–48.

[3] Moon WJ, Jung SL, Lee JH, Na DG, Baek JH, Lee YH, Thyroid Study Group. Korean Society of Neuro- and Head and Neck Radiology et al. Radiology. 2008;247(3):762–770.

（费翔、石利、王玉秋　译）

第9章 复杂结节

9.1 伴有囊性变性的复杂结节

9.1.1 基本要素

- 大多数甲状腺囊性病变是由出血和原有的实性结节变性引起的[1]。
- 结节中囊性病变的发生率为15%～37%（图9.1）[2]。
- McHenry在对389例患者的研究中发现，有70例（18%）患者存在囊性结节。其中28例（40%）因出现异常或连续无效的FNAB结果，或气管压迫症状而进行了甲状腺切除术，6例（8.6%）患者为甲状腺癌[3]。
- 当一个复杂结节的大小≥4cm时，假阴性结果的风险很高。因此，即使第一次FNAB的结果为阴性，我们仍建议在6个月后重复应用FNAB[2]。
- 根据2015年美国甲状腺协会（ATA）的指南显示：等回声或高回声实性结节，或实性区域均匀的囊实混合性结节不伴有微钙化、边缘不规则、甲状腺外侵或纵横比失调，则提示低度可疑恶性率为5%～10%[4]。
- 无任何超声可疑特征的海绵状或部分囊性的结节，其发生恶性肿瘤的风险较低，<3%[4]。

9.1.2 伴有囊性变性的复杂结节的超声特征

- 主要分为明显的实性结节（图9.2）、明显的囊性结节（图9.1）、海绵状结节（图9.3）和复杂结节囊性部分的超声特征；详见第三部分的第1.1.2.3节和第7章的第7.2节。
- 海绵状和其他混合的囊性实性结节在超声成像上可能显示出明亮的反射图像，这是由胶体晶体或微囊性区域后壁的后声增强引起的。不太熟练的超声医生可能将其与微钙化相混淆。因此，由于潜在的错误分类，FNAB可能仍然是鉴别具有较大体积海绵状结节的重要手段[5]。
- 2015年美国甲状腺协会（ATA）指南推荐，针对无任何超声可疑特征的海绵状或部分囊性的结节（图9.1），FNAB应用指征为结节大小≥2cm。没有FNAB的随诊观察也可以被接受；详见第24章的表24.1[4]。

M. Halenka, Z. Fryšák, *Atlas of Thyroid Ultrasonography*, DOI 10.1007/978-3-319-53759-7_9

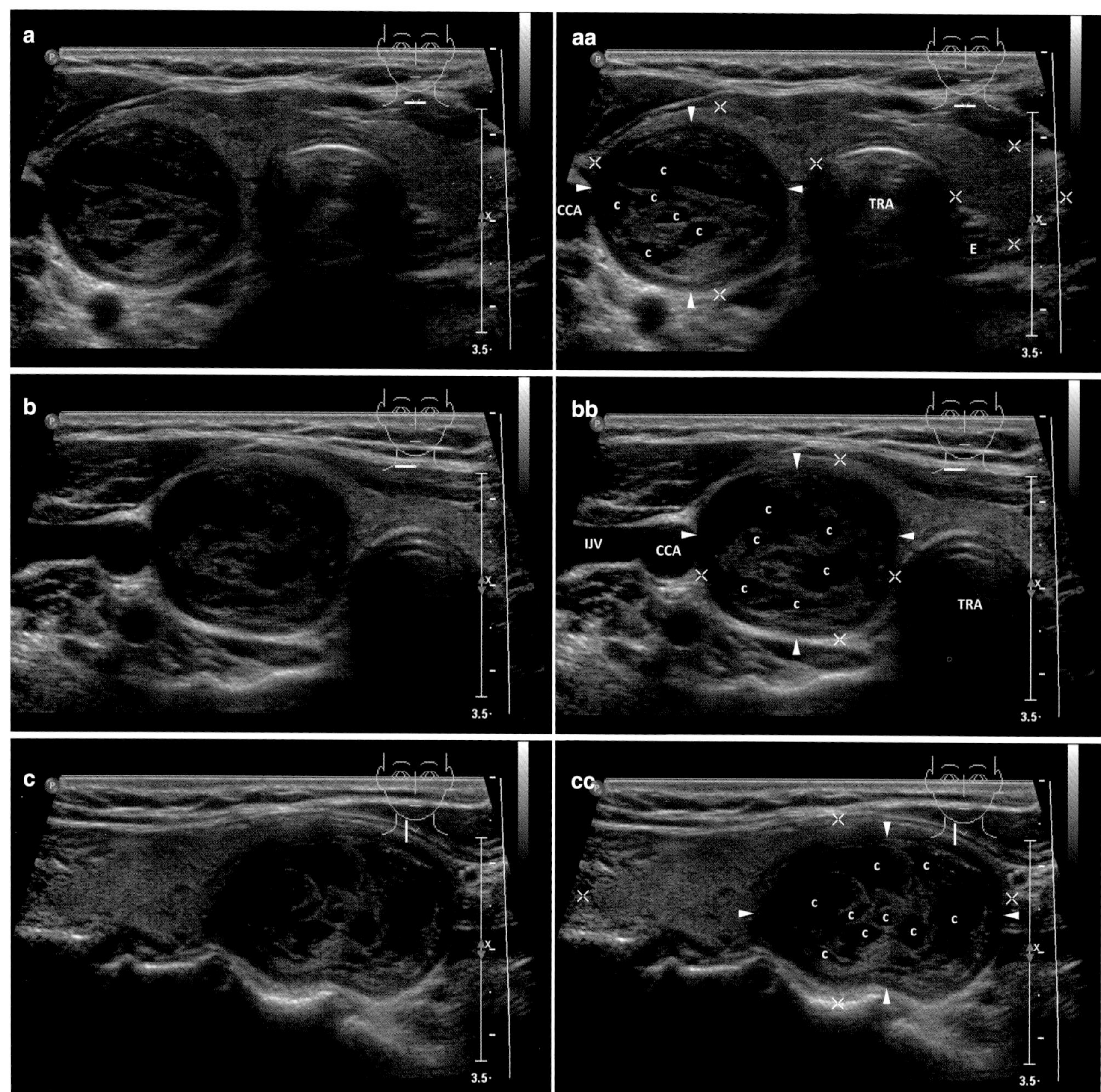

图9.1 （aa）一名63岁女性，右叶有一复杂结节，主要为囊性成分（►），大小28mm×22mm×20mm，体积7mL。实性部分结构回声粗糙；高回声；弥漫性多发小囊肿（c）和厚间隔；月晕征；Tvol 23mL，两叶不对称——RL 16mL、LL 7mL；横切面。（bb）囊性为主要成分的复杂结节细节（►）：弥漫性多发小囊肿（c）和厚间隔；月晕征；横切面。（cc）囊性为主要成分的复杂结节细节（►）：弥漫性多发小囊肿（c）和厚间隔；月晕征；纵切面

9.2　伴有钙化的复杂结节

9.2.1　基本要素

- 腺体内伴钙化是甲状腺超声检查的常见现象，其发病率为14%～55%[6]。
- 组织学上，甲状腺钙化分为沙粒性钙化（上皮细胞中的钙沉积）和营养不良性钙化（纤维组织中的无定形沉积）[6]。

　　译者注：继发于局部变性、坏死组织或其他异物（如血栓、死亡的寄生虫卵）内的钙化，称为营养不良性钙化。营养不良性钙化者体内钙磷代谢正常。

- 良性和恶性结节均可见钙化，恶性率为29%～59%[6]。
- 良性结节伴有营养不良的粗钙化，特别是病程较长的结节[7]。
- 周围型营养不良钙化（超声显示的粗钙化）经常与良性结节相关。然而，它们也可以发生在恶性结节中，发生率高达18%[6]。
- 甲状腺乳头状癌（PTC）内常伴有沙粒性钙化（超声显示细点状微钙化）[6,8]（图15.8bb和图15.9bb）。
- 在年龄≥45岁的老年患者中，营养不良性钙化的发生率更高。沙粒样钙化往往预示着PTC，特别是在年轻患者中（<45岁）。营养不良性钙化和沙粒性钙化检测恶性肿瘤的敏感性分别为63.5%和24.3%，特异性分别为69.8%和96.8%[8]。
- 伴有钙化的甲状腺结节恶变风险：点状钙化23.3%，边缘钙化16.7%，中央粗钙化16.7%，无钙化8.5%[9]。

9.2.2　钙化的超声特征[1]

- 周围型钙化表现为在甲状腺结节表面的明亮回声。
- 钙化物根据形状进行分类：
  - 柱状、细状或粗状的非线性颗粒（图9.7aa）。
  - 曲线、平滑边缘（图9.5bb）。
  - 曲线、不规则边缘（图9.4aa）。
- 钙化物根据程度进行分类：
  - 弧形或线性钙化局限于部分病变边界（图9.7aa、bb和图9.8aa）。
  - 边缘钙化包括整个病变边界——形成“蛋壳”样钙化（图9.9aa和图9.10aa）。
- 结节内钙化是甲状腺结节内的高回声结构，可为粗糙性（图9.4aa）、线性（图9.5aa）或“蛋壳”样（图9.6aa）。
- 钙化引起的声影（图9.9bb）可能会干扰对结节的观察。

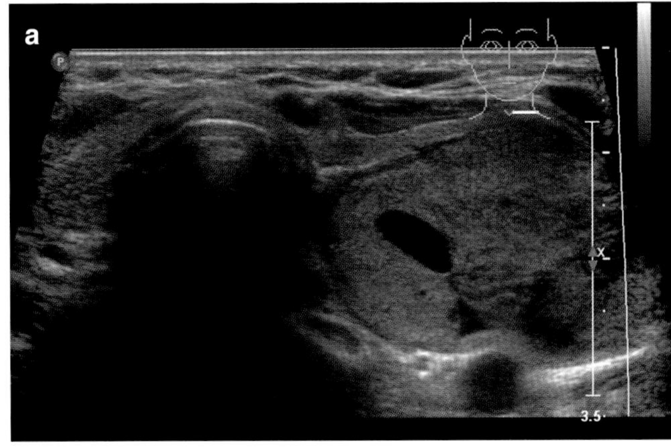

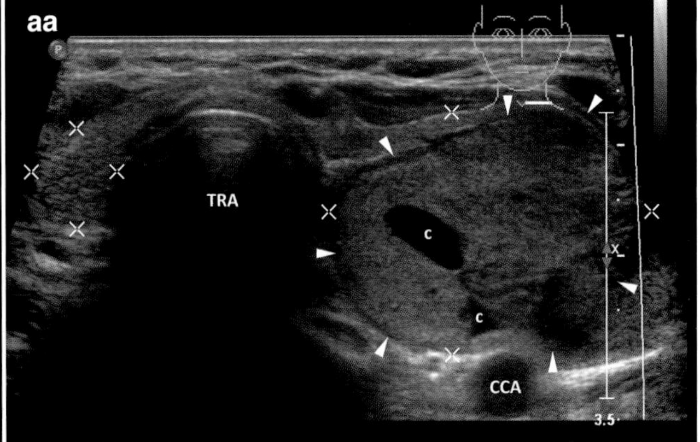

图9.2　（aa）一名69岁女性，左叶有一主体为实性的复杂大结节（►），大小45mm×35mm×20mm，体积17mL：质地不均匀；高回声；有散发的小囊肿（c）；有清晰的薄晕；Tvol 29mL，两叶不对称——RL 5mL、LL 24mL；横切面。（bb）主要成分为实性的复杂结节细节（►）：有散发的小囊肿（c）；有清晰的薄晕；横切面。（cc）主要成分为实性的复杂结节细节（►）：弥漫性多发小囊肿（c）和厚间隔；月晕征；纵切面。（dd）主要成分为实性的复杂结节细节（►），CFDS：无血管囊肿（c）；周围血管分布增加和两个结内血管分支，模式Ⅱ；纵切面

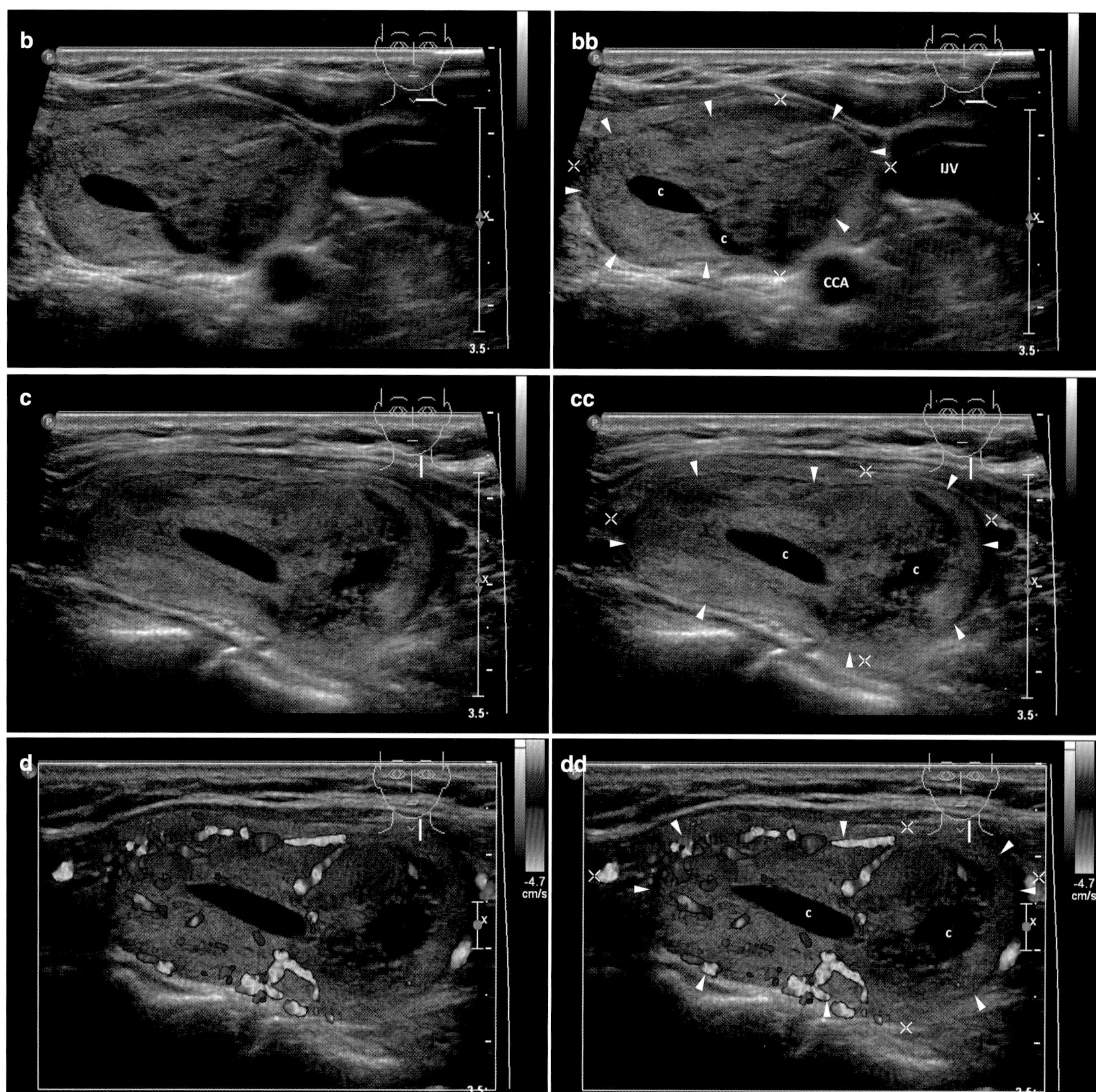

图9.2（续）

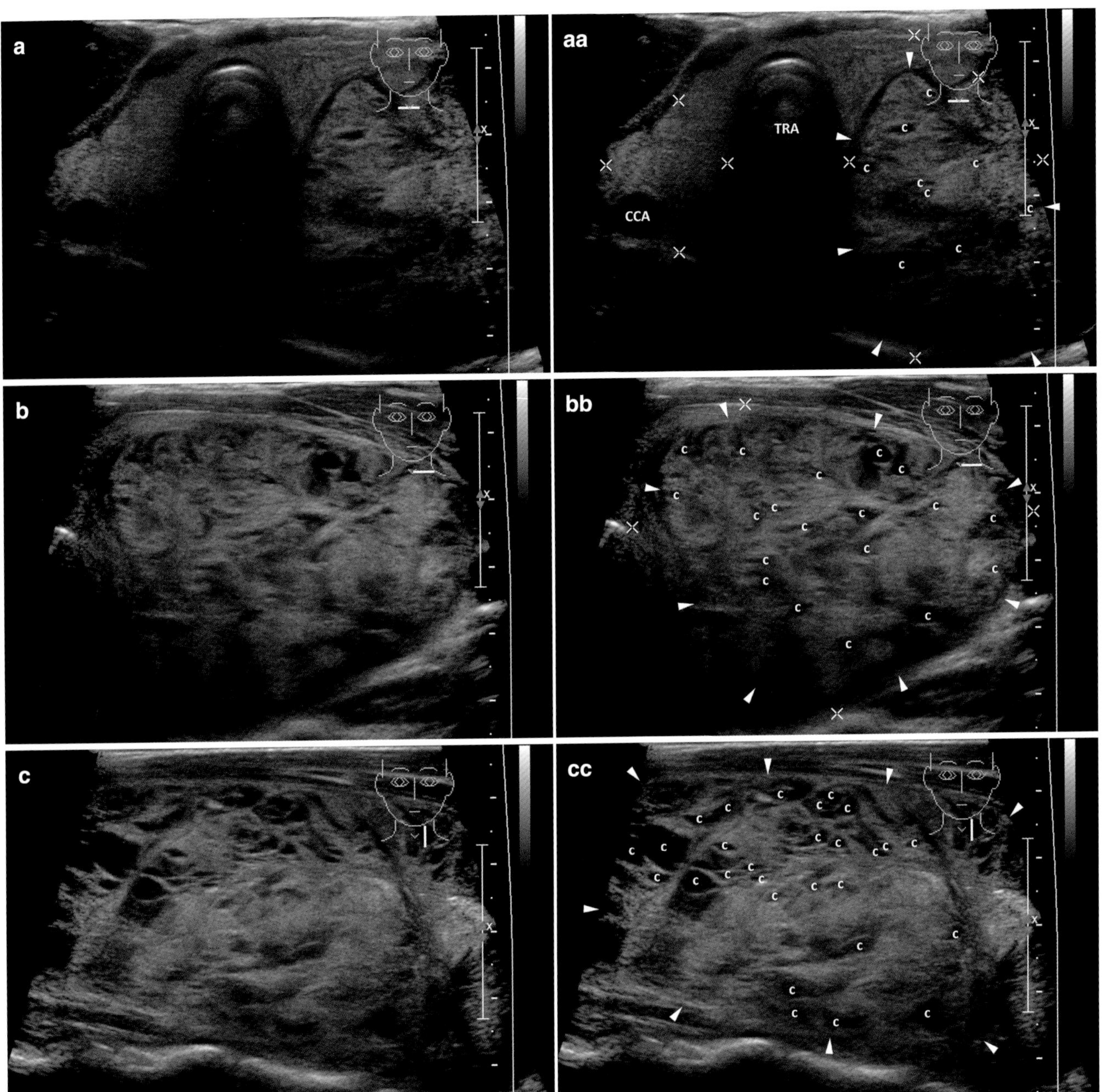

图9.3　（aa）一名37岁男性，左叶患有一巨大的海绵状结节（►），大小74mm×57mm×45mm，体积99mL：实体部分粗化结构；高回声；弥漫性多发小囊肿（c），部分有高回声间隔；不规则月晕征，气管右偏，Tvol 119mL，两叶不对称——RL 14mL、LL 105mL；横切面；穿透深度6cm。（bb）巨大海绵状结节细节（►）：弥漫性多发小囊肿（c），部分有高回声间隔；不规则月晕征；横切面。（cc）巨大海绵状结节细节（►）：弥漫性多发小囊肿（c），部分有高回声间隔；不规则月晕征；纵切面

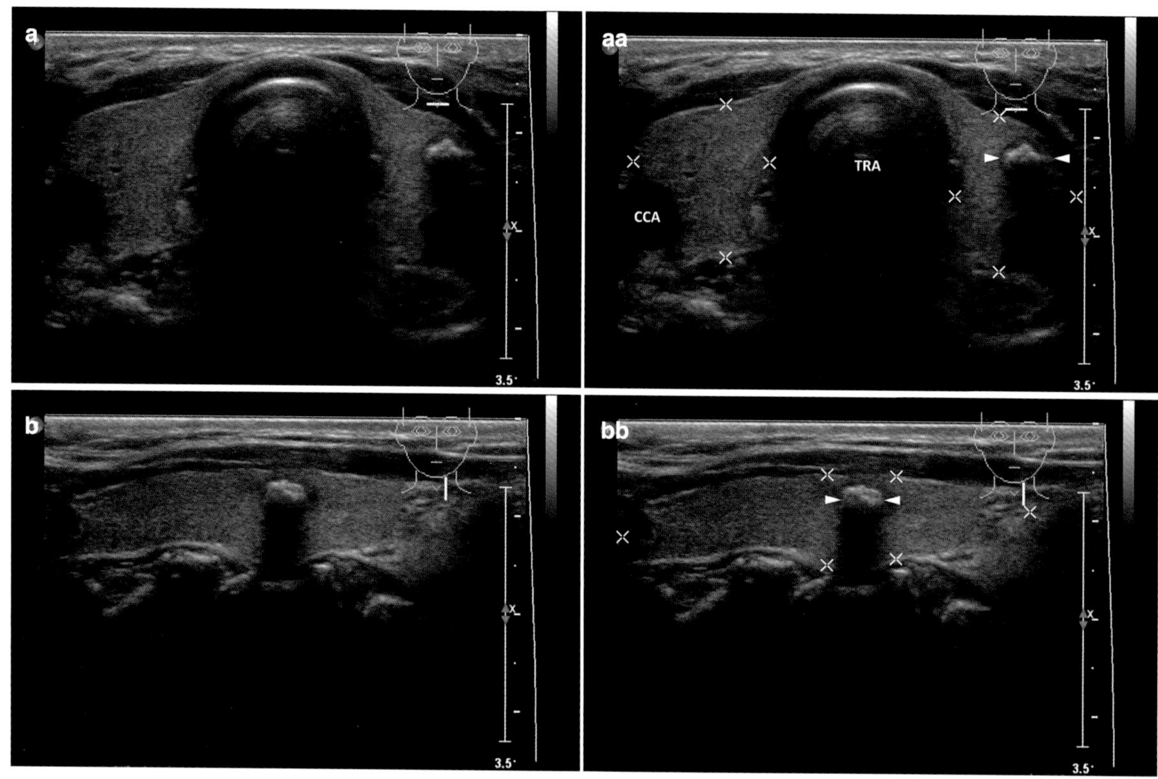

图9.4 （aa）一名58岁女性，左叶有一个复杂的小结节，大小5mm×5mm×4mm，体积0.1mL，结节内粗钙化（►）：结节内粗的高回声结构，有明显的声影；Tvol 9mL，RL 5mL、LL 4mL；横切面。（bb）伴钙化的复杂结节细节（►）：结节内粗的高回声结构，有明显的声影；纵切面

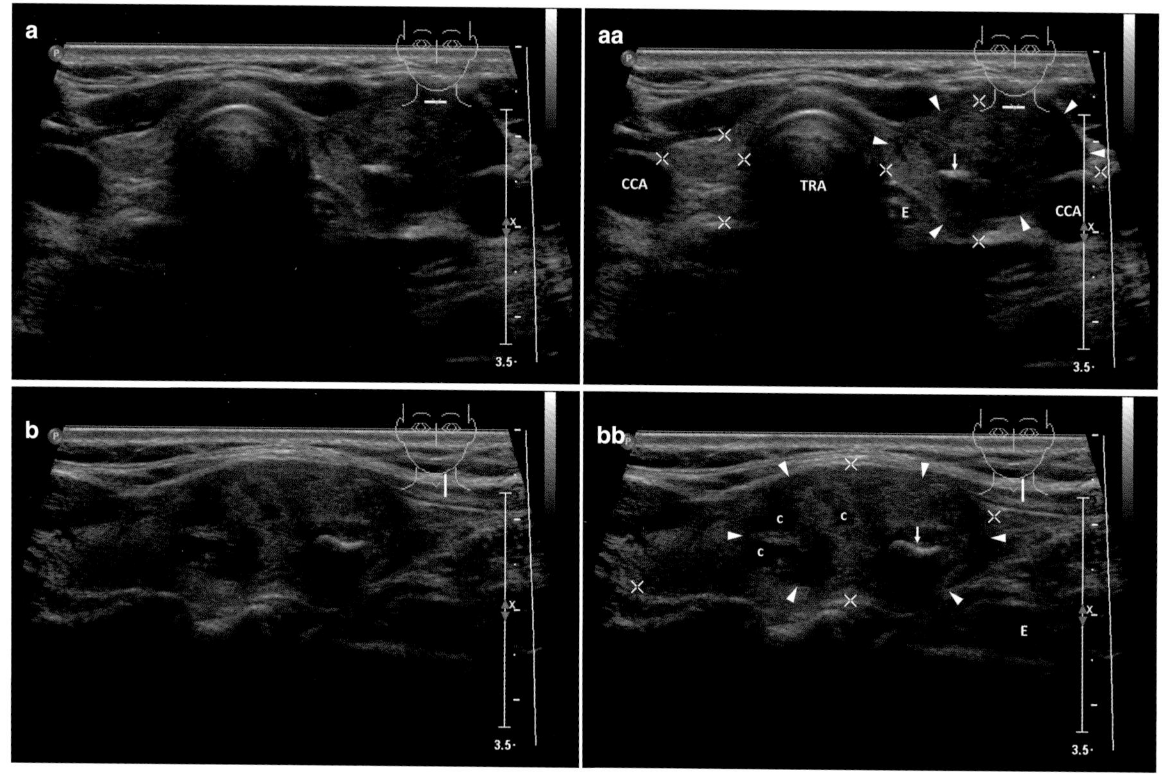

图9.5 （aa）一名51岁女性，左叶有一个中等大小的复杂结节（►），大小28mm×18mm×14mm，体积3.5mL，结节内曲线钙化：圆形、不均匀的高回声结节；线性高回声钙化（→）；Tvol 10mL，两叶不对称——RL 3mL、LL 7mL；横切面。（bb）中等大小复杂结节（►）伴小囊肿（c）和结节内曲线钙化细节：在上部有两个小的囊肿；下部曲线型高回声钙化（→）；纵切面

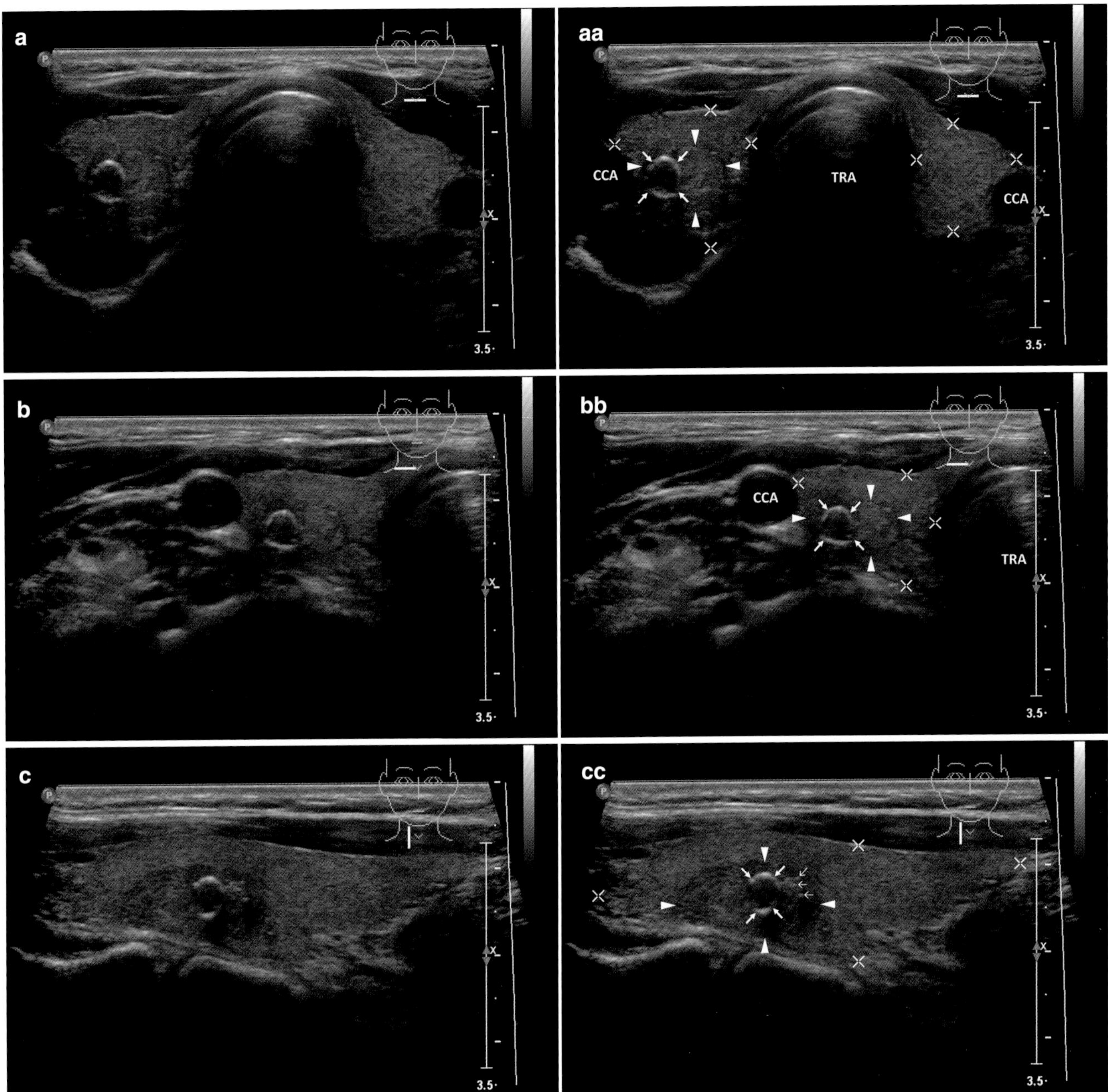

图9.6　（aa）一名40岁女性，右叶有一个小的复杂结节（►），大小18mm×12mm×8mm，体积1mL，结节内有“蛋壳”样钙化：卵球形，均匀，等回声结节；在周围的钙化小环（➞）处带有声影；Tvol 12mL，RL 7mL、LL 5mL；横切面。（bb）复杂小结节（►）细节，小结节内“蛋壳”样钙化：小的钙化环（➞）；横切面。（cc）复杂小结节（►）细节，小结节内“蛋壳”样钙化：小的钙化环（➞）；靠近没有声影的微钙化簇（→）；纵切面

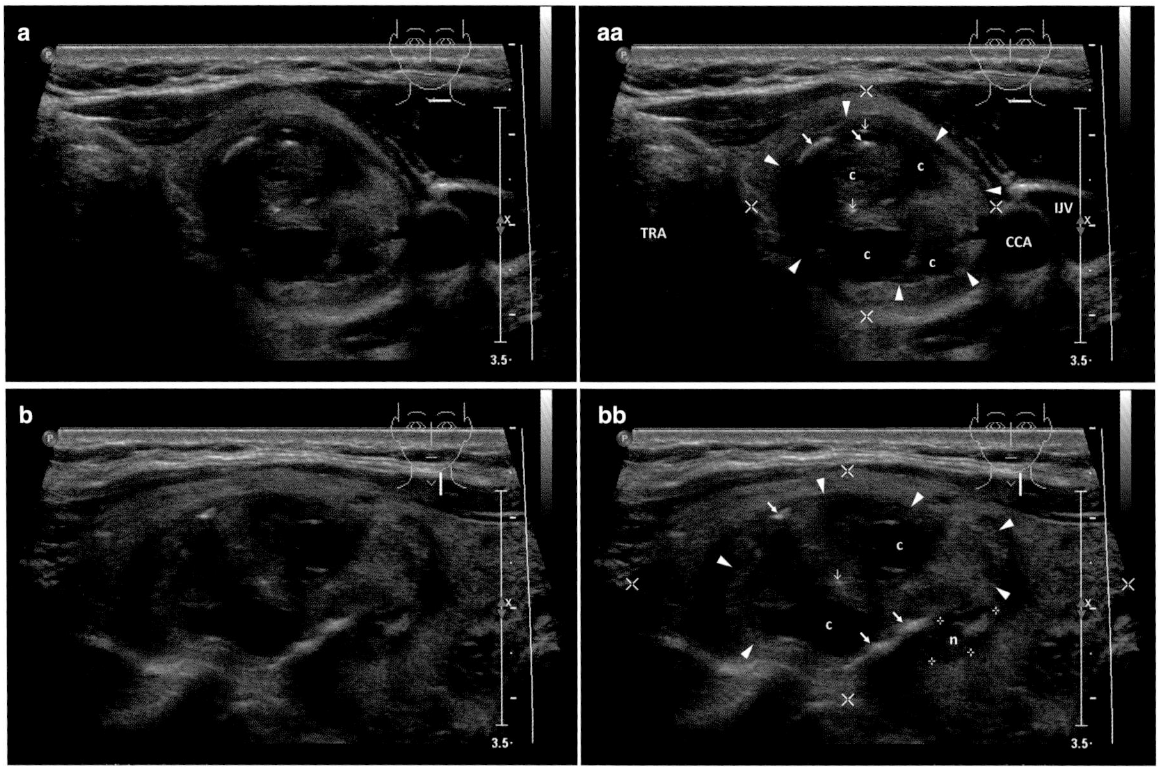

图9.7 （aa）一名49岁女性，左叶有一主体为实性的复杂大结节（►），大小38mm×23mm×22mm，体积9mL，周围伴有曲线钙化：卵形、不均匀、高回声的结节；周围和中央部位有曲线和点状高回声钙化（➞），带有声影和散发性微钙化（→）；几个无回声的囊肿（c）；Tvol 33mL，两叶不对称——RL 10mL、LL 23mL；横切面。（bb）周围曲线钙化的复杂大结节细节：周围呈点状和线性钙化（➞）；中央部分呈微钙化（→）和两个带分隔的结节内囊肿（c）；纵切面

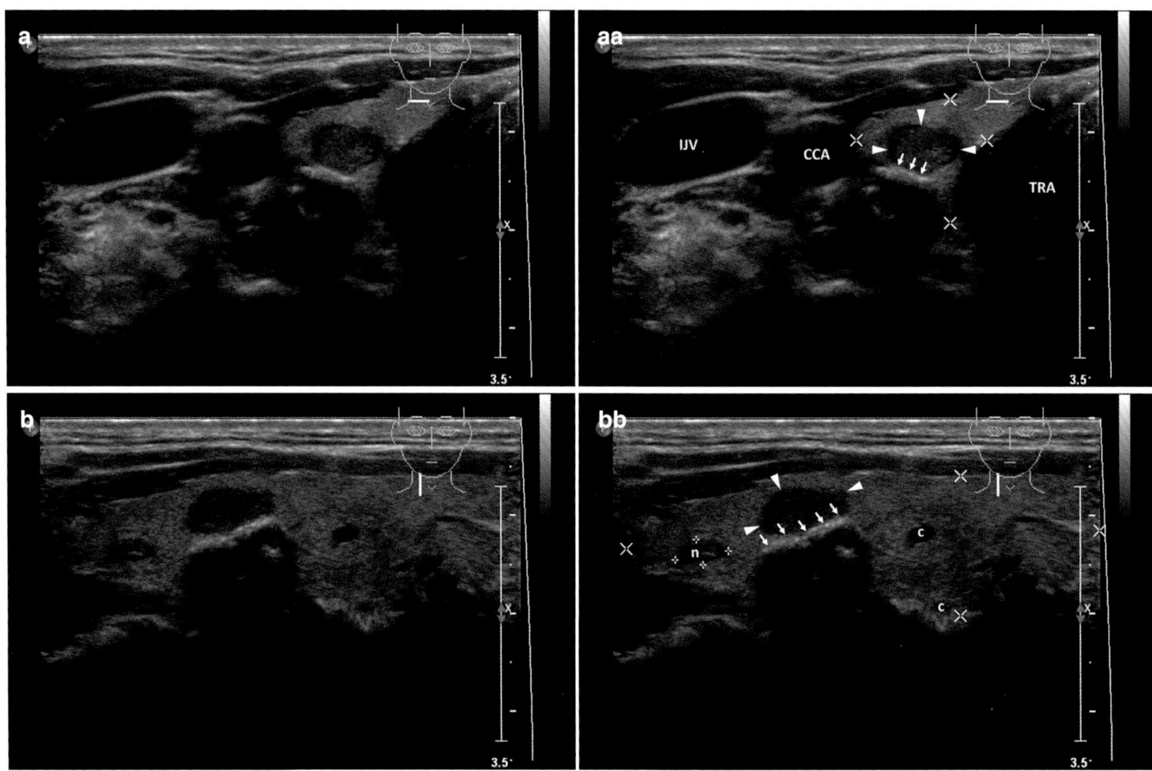

图9.8 （aa）一名47岁女性，右叶有一个小的实性结节（►），大小8mm×7mm×6mm，体积0.2mL，伴周围钙化：卵形、均匀、等回声结节，有不规则薄晕；后部周围粗线性钙化（➞），有明显的声影；RL 8mL；横切面。（bb）周围有钙化的复杂小结节细节：后部周围粗线性钙化（➞），有明显的声影；另有一个小结节（n）和两个小囊肿（c）；纵切面

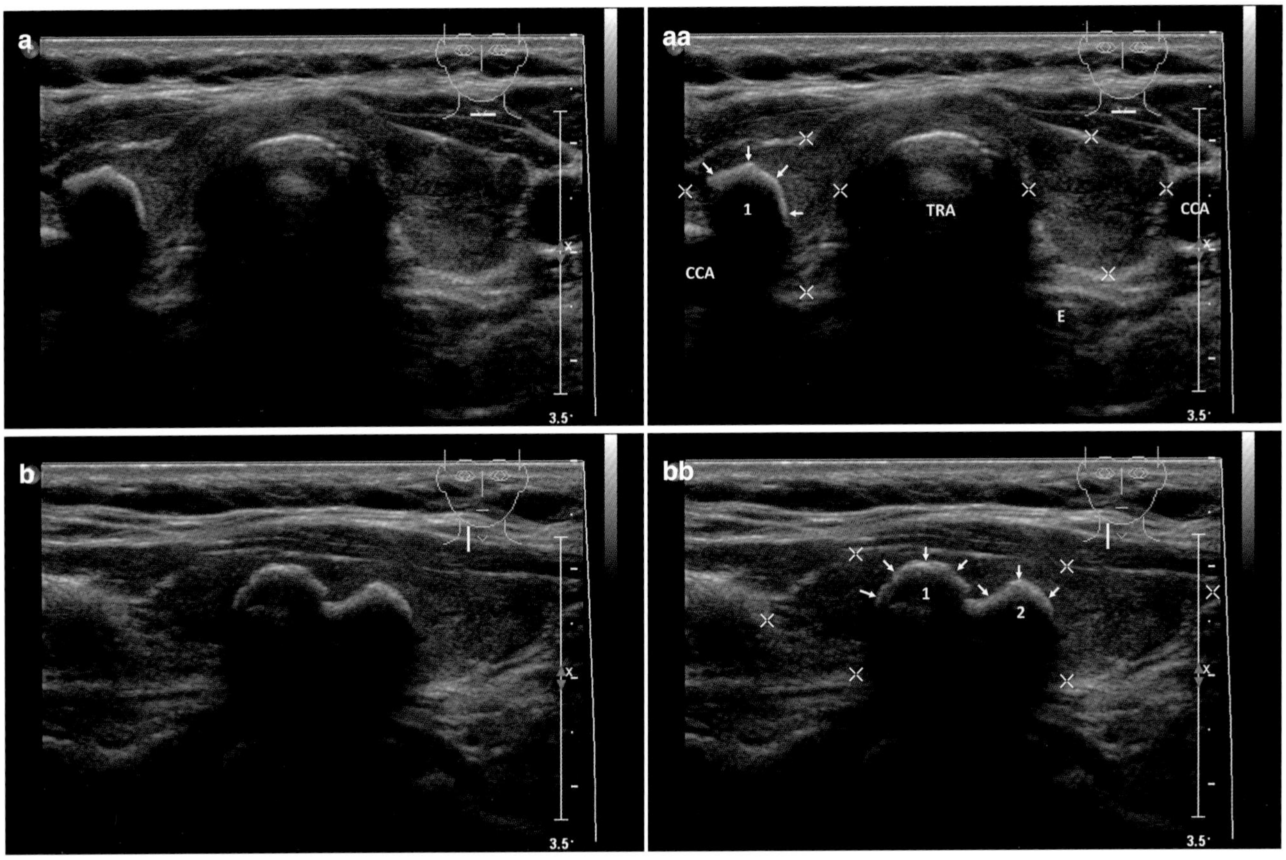

图9.9　（aa）一名61岁女性，右叶有一小实性结节，大小8mm×8mm×8mm，体积0.3mL，周围伴“蛋壳”样钙化：结节周围有弧形钙化（➞）和明显的声影，导致结节内结构未见；甲状腺表现为桥本氏甲状腺炎伴散发性低回声微结节；Tvol 8mL，RL 4mL、LL 4mL；横切面。（bb）两个外周“蛋壳”样钙化细节：2个周围弧形钙化（➞）大小分别为8mm和7mm，有明显的声影，导致结节内结构未见；纵切面

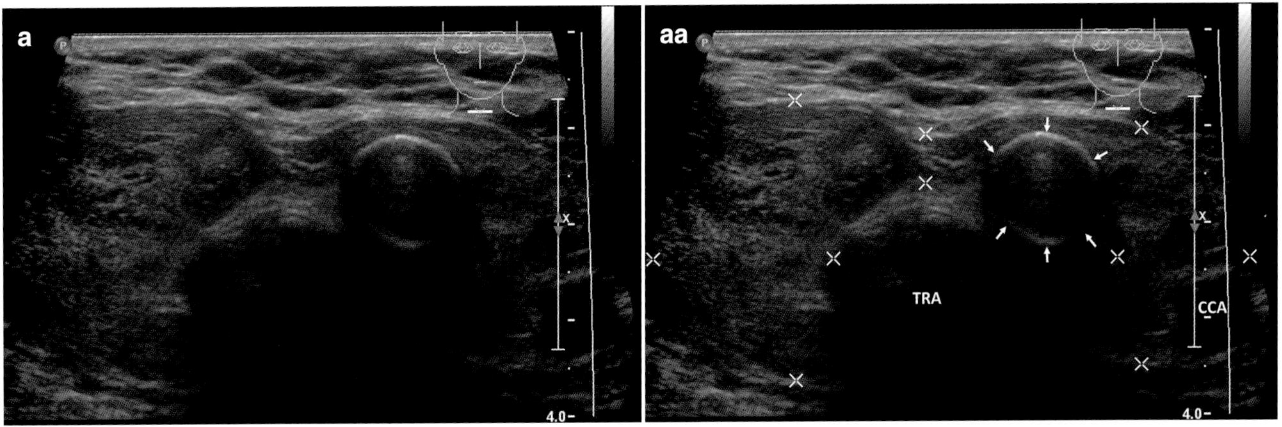

图9.10　（aa）一名71岁女性，多结节性甲状腺肿，左叶内有复杂结节，大小16mm×16mm×15mm，体积2mL，周围伴“蛋壳”样钙化：边缘周围的钙化（➞）有明显的声影，导致结节结构呈现低回声；Tvol 51mL，RL 26mL、LL 25mL；横切面。（bb）周边“蛋壳”样钙化细节：边缘周围钙化（➞），带有明显的声影；旁边另见一个伴薄晕的实性等回声结节（1）；横切面。（cc）周边“蛋壳”样钙化细节：边缘周围钙化（➞），带有明显的声影；旁边另见3个伴薄晕的实性高回声结节（1、2、3）；纵切面

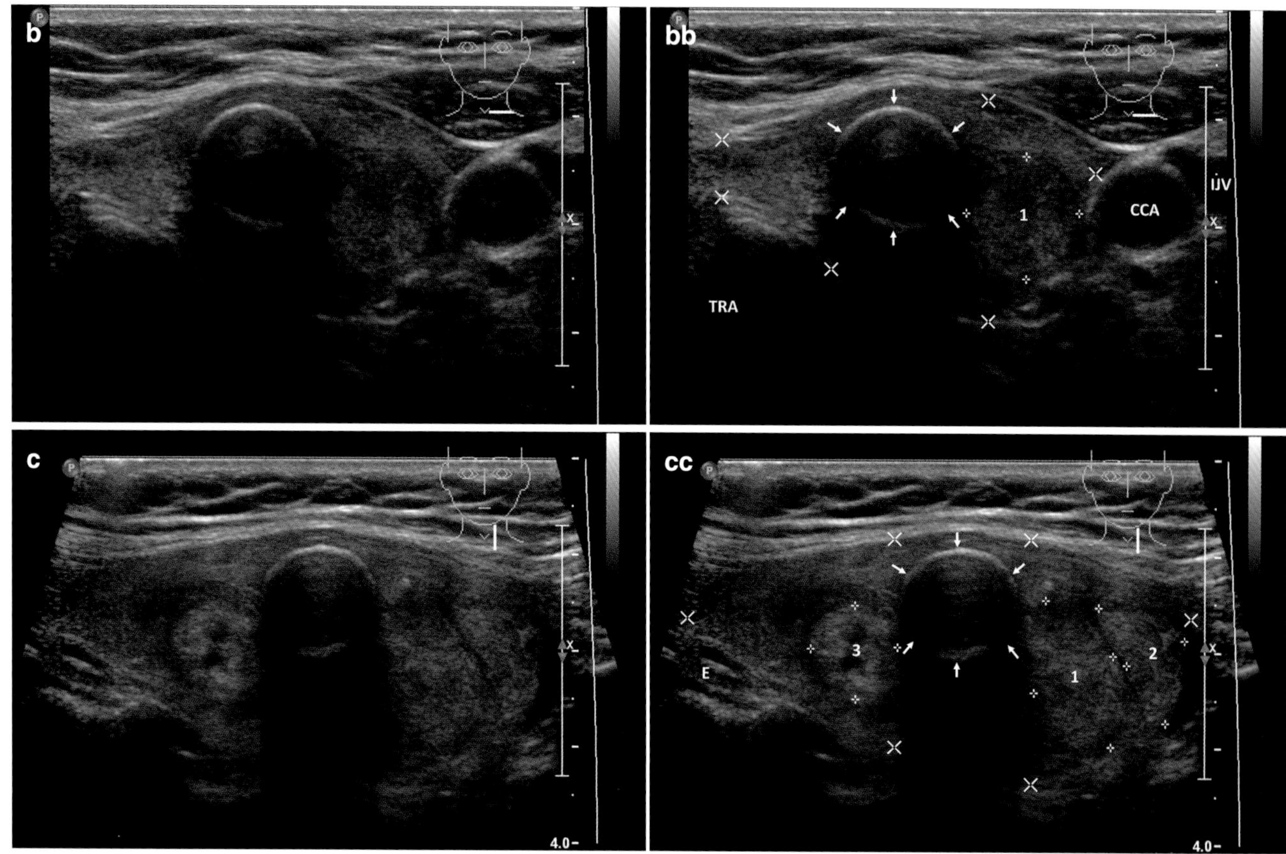

图9.10（续）

参考文献

[1] Yasuda K, Ozaki O, Sugino K, Yamashita T, Toshima K, Ito K, et al. Treatment of cystic lesions of the thyroid by ethanol instillation. World J Surg. 1992;16(5):958–961.

[2] Choi KU, Kim JY, Park DY, Lee CH, Sol MY, Han KT, et al. Recommendations for the management of cystic thyroid nodules. ANZ J Surg. 2005;75(7):537–541.

[3] McHenry CR, Slusarczyk SJ, Khiyami A. Recommendations for management of cystic thyroid disease. Surgery. 1999;126(6):1167–1171. discussion 1171–1172.

[4] Haugen BR, Alexander EK, Bible KC, Doherty GM, Mandel SJ, Nikiforov YE, et al. 2015 American Thyroid Association Management Guidelines for Adult Patients with Thyroid Nodules and Differentiated Thyroid Cancer: The American Thyroid Association Guidelines Task Force on Thyroid Nodules and Differentiated Thyroid Cancer. Thyroid. 2016;26(1):1–133.

[5] Brito JP, Gionfriddo MR, Al Nofal A, Boehmer KR, Leppin AL, Reading C, et al. The accuracy of thyroid nodule ultrasound to predict thyroid cancer: systematic review and meta-analysis. J Clin Endocrinol Metab. 2014;99(4):1253–1263.

[6] Yoon DY, Lee JW, Chang SK, Choi CS, Yun EJ, Seo YL, et al. Peripheral calcification in thyroid nodules: ultrasonographic features and prediction of malignancy. J Ultrasound Med. 2007;26(10):1349–55. quiz 1356–1357.

[7] Moon WJ, Jung SL, Lee JH, Na DG, Baek JH, Lee YH, et al. Thyroid Study Group, Korean Society of Neuro- and Head and Neck Radiology Benign and malignant thyroid nodules: US differentiation—multicenter retrospective study. Radiology 2008;247(3):762–770.

[8] Wang N, Xu Y, Ge C, Guo R, Guo K. Association of sonographically detected calcification with thyroid carcinoma. Head Neck. 2006;28(12):1077–1083.

[9] Frates MC, Benson CB, Doubilet PM, Kunreuther E, Contreras M, Cibas ES, et al. Prevalence and distribution of carcinoma in patients with solitary and multiple thyroid nodules on sonography. J Clin Endocrinol Metab. 2006;91(9):3411–3417.

（费翔、石利、王玉秋　译）

第10章　多结节性甲状腺肿实性结节

10.1　基本要素

- 多结节性甲状腺肿（MNG）通常指甲状腺肿大，包含多个甲状腺结节。在成年人中，正常的甲状腺重量为18～25g[1]。
- 在20世纪50年代，即超声检查出现之前，尸检时甲状腺结节的患病率为：多个甲状腺结节37.3%，孤立结节12.2%[2]。
- 在20世纪末，即超声检查时代，尸检时甲状腺结节的患病率为30%～60%，触诊患病率为13%～50%，超声成像报告的患病率为19%～67%[3]。
- 多结节性甲状腺肿内的甲状腺结节的恶性风险与孤立结节相同[4]。
- >4cm的结节有19.3%的恶性风险[5]。
- 在肿物较大的多结节性甲状腺肿的患者中，手术是首选治疗方法。然而，在患者不适合手术或不接受手术的情况下，放射性^{131}I治疗（RIT）可能是一种选择。RIT对弥漫性甲状腺肿的影响较大，而对多结节性甲状腺肿的影响较小。
- Bonnema等进行的研究追踪了34例大型非毒性弥漫性甲状腺肿患者，超声检查未发现结节。由于存在颈部压迫和/或外观不适，他们接受了RIT。3个月后，甲状腺体积从（67.9±28.5）mL减小到（43.4±18.7）mL。到6个月时，甲状腺体积减半，平均3年后，只有28.1%±2.0%的患者的甲状腺体积与最初相同。然而，在3年后，有36%的患者变成了甲状腺功能减退[6]。
- RIT对气管压迫和吸气容积有良好的效果，但对多结节性甲状腺肿的患者甲状腺体积减小率仅为30%～40%[7]。

10.2　多结节性甲状腺肿的超声特征

- 多结节性甲状腺肿（MNG）包含实性结节（图10.1bb、图10.3aa）、复杂性结节（图10.2bb、10.3bb）或囊性结节（图10.5cc）；详见第7～9章。
- 超声测量的总体积（Tvol）对于较大甲状腺肿的准确性较低；非常大的甲状腺肿（150～200mL）的Tvol可能被低估约20%。
- 对于非常大的（图10.4bb）或后纵隔甲状腺肿（重量>100g，或>150～200mL），磁共振成像（MRI）应该是测量Tvol的首选方法（具有2%～4%的观察者和观察者之间的差异性）[7]。
- 在占优势（图10.6bb）或大结节的情况下，应进行超声引导的细针穿刺活检（US-FNAB）；详见第24章表24.1[8]。

M. Halenka, Z. Fryšák, *Atlas of Thyroid Ultrasonography*, DOI 10.1007/978-3-319-53759-7_10

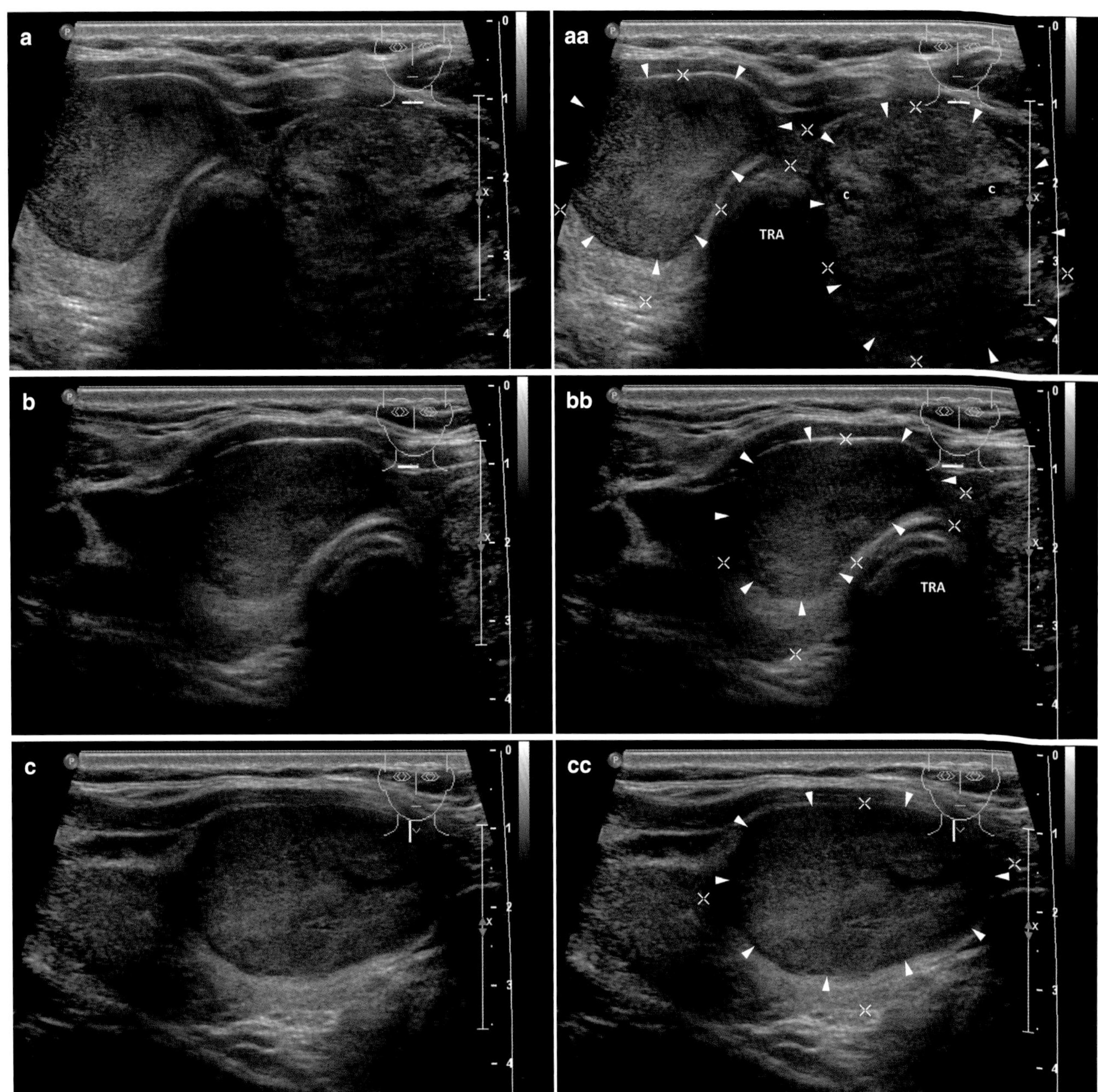

图10.1 （aa）一名54岁男性，患有较大多结节性甲状腺肿。右侧为中等大小的实性结节，大小33mm × 28mm × 17mm，体积8mL；左侧为较大、复杂、以实性为主的结节，大小43mm × 33mm × 31mm，体积23mL。超声总体观察：实质性结节（►）呈卵形，结构均匀，等回声，边缘清晰；复杂结节（►）呈圆形，结构粗糙，强回声，零星小的囊肿（c），边缘清晰，带有细边缘征；总体积57mL，不对称性——RL 20mL、LL 37mL；横切面，穿透深度5cm。（bb）中等大小实性结节的RL细节（►）：卵形；结构均匀；等回声；边缘清晰；横切面。（cc）右侧中等大小实性结节的细节（►）：卵形；结构均匀；等回声；边缘清晰；纵切面。（dd）大型复杂结节的LL细节（►）：圆形；结构粗糙；强回声；零星小的囊肿（c）；边缘清晰，带有细边缘征；横切面。（ee）左侧大型复杂结节的细节（►）：圆形；结构粗糙；强回声；零星小的囊肿（c）；边缘清晰，带有细边缘征；纵切面

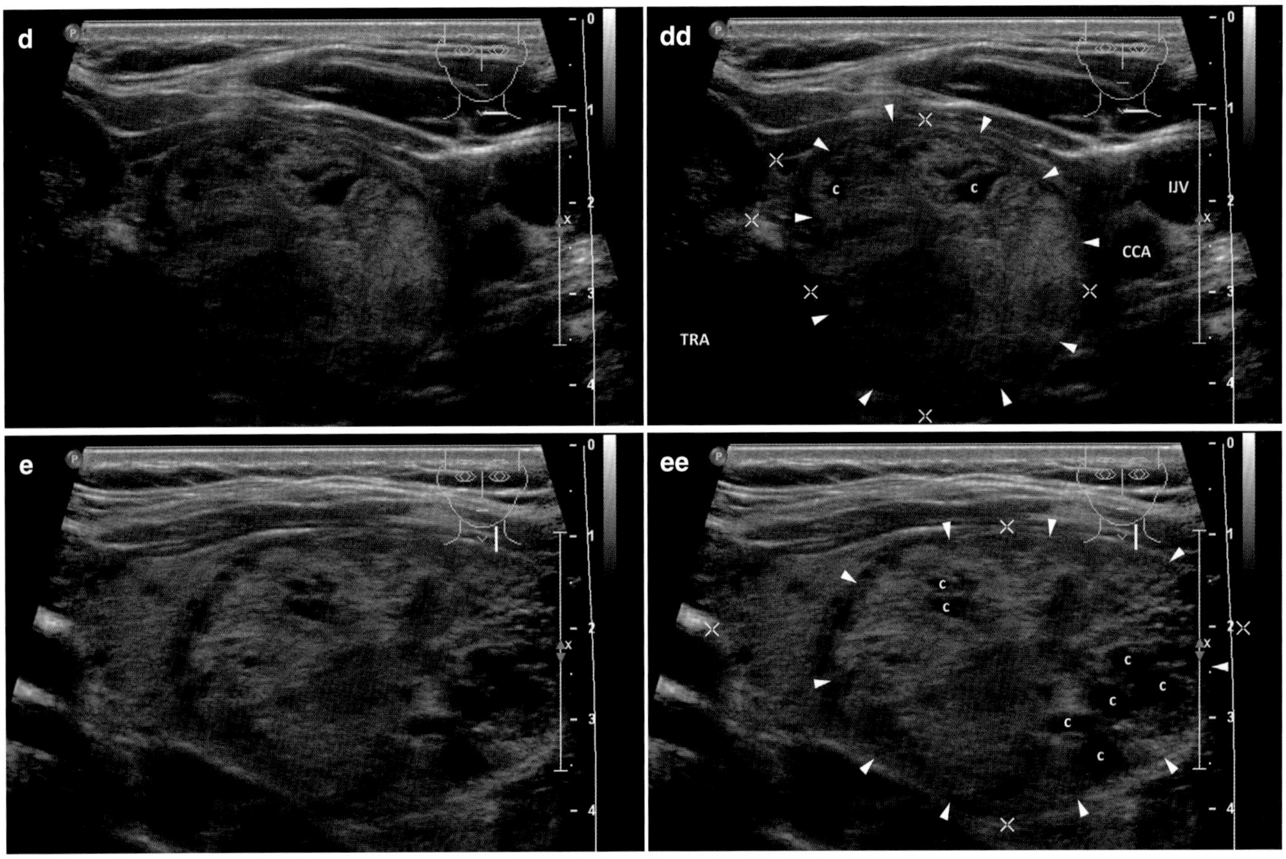

图10.1（续）

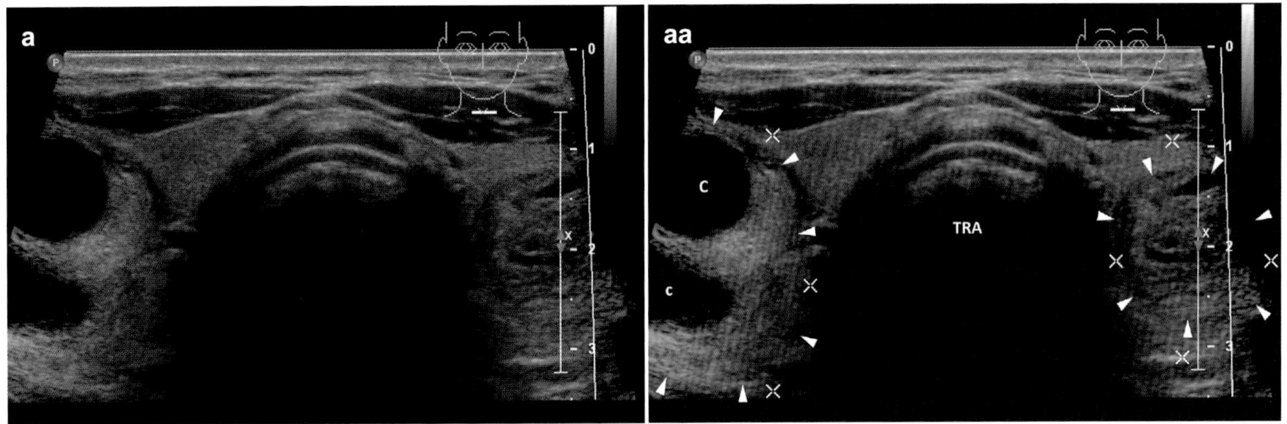

图10.2　（aa）一名51岁男性，患有较大多结节性甲状腺肿。右侧为中等大小的、复杂的、以囊性为主的结节，大小38mm × 26mm × 19mm，体积10mL；左侧为小型、复杂的、以实性为主的结节，大小20mm × 19mm × 15mm，体积3mL。超声总体观察：复杂的、以囊性为主的结节（►）呈卵形，结构不均匀，强回声，零星大的囊肿（C），边缘清晰；复杂的、以实性为主的结节（►）呈圆形，结构粗糙，强回声，零星小的囊肿（c）；Tvol 34mL，不对称性——RL 21mL、LL 13mL；横切面，穿透深度4cm。（bb）右侧中等大小复杂结节的细节（►）：卵形；结构不均匀；强回声；两个大的囊肿（C）；腔壁有小点状和线状钙化（→）；边缘清晰，带有光环征；横切面。（cc）右侧中等大小复杂结节的细节（►）：卵形；结构不均匀；强回声；3个囊肿（C、c）；腔壁有小点状和线状钙化（→）；边缘清晰，带有光环征；纵切面。（dd）左侧小型复杂结节的细节（►）：圆形；结构粗糙；强回声；零星小的囊肿（c）；边缘清晰，带有细光环征；横切面。（ee）左侧小型复杂结节的细节（►）：圆形；结构粗糙；强回声；零星小的囊肿（c）；边缘清晰，带有细光环征；纵切面

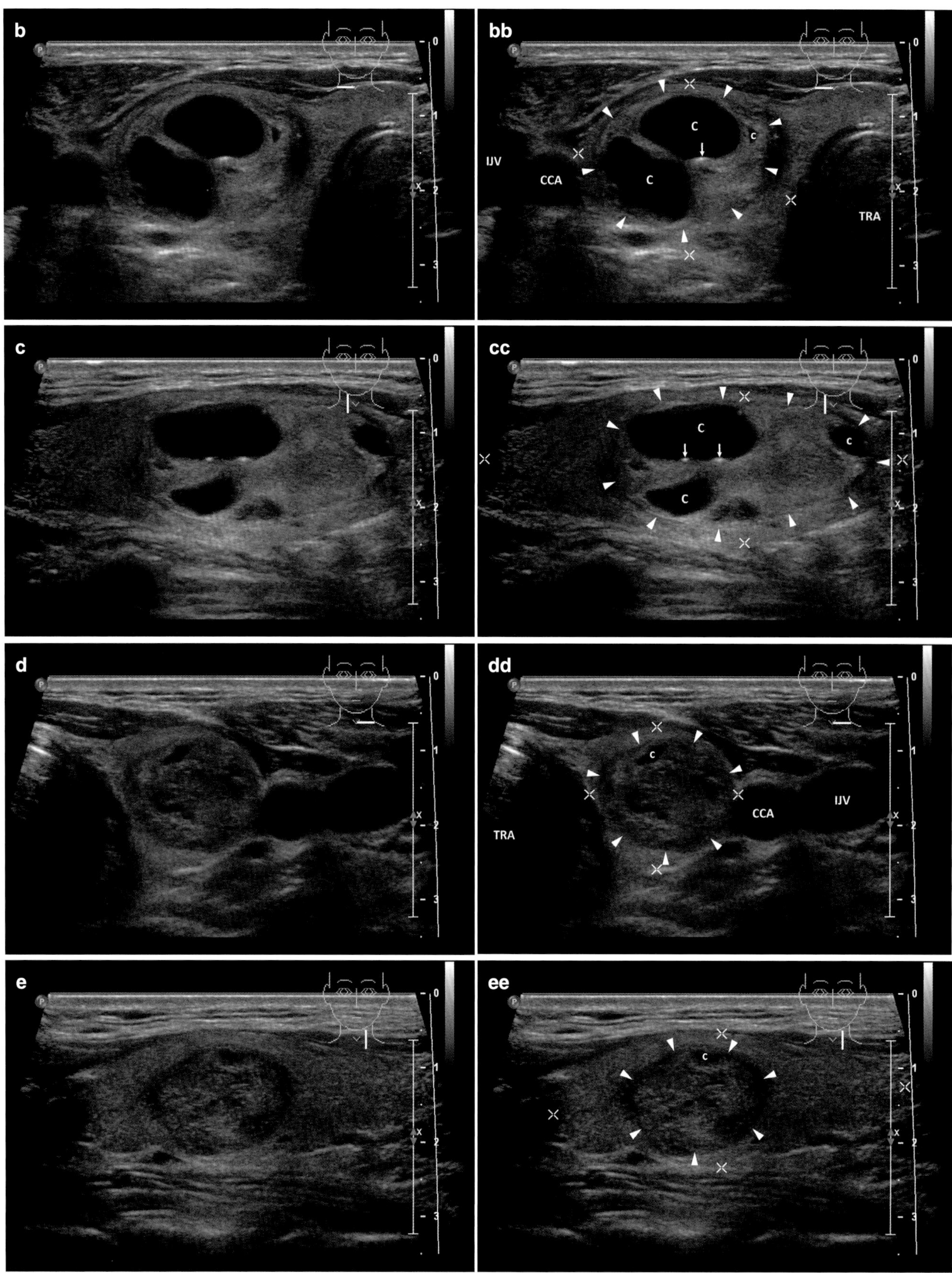

图10.2（续）

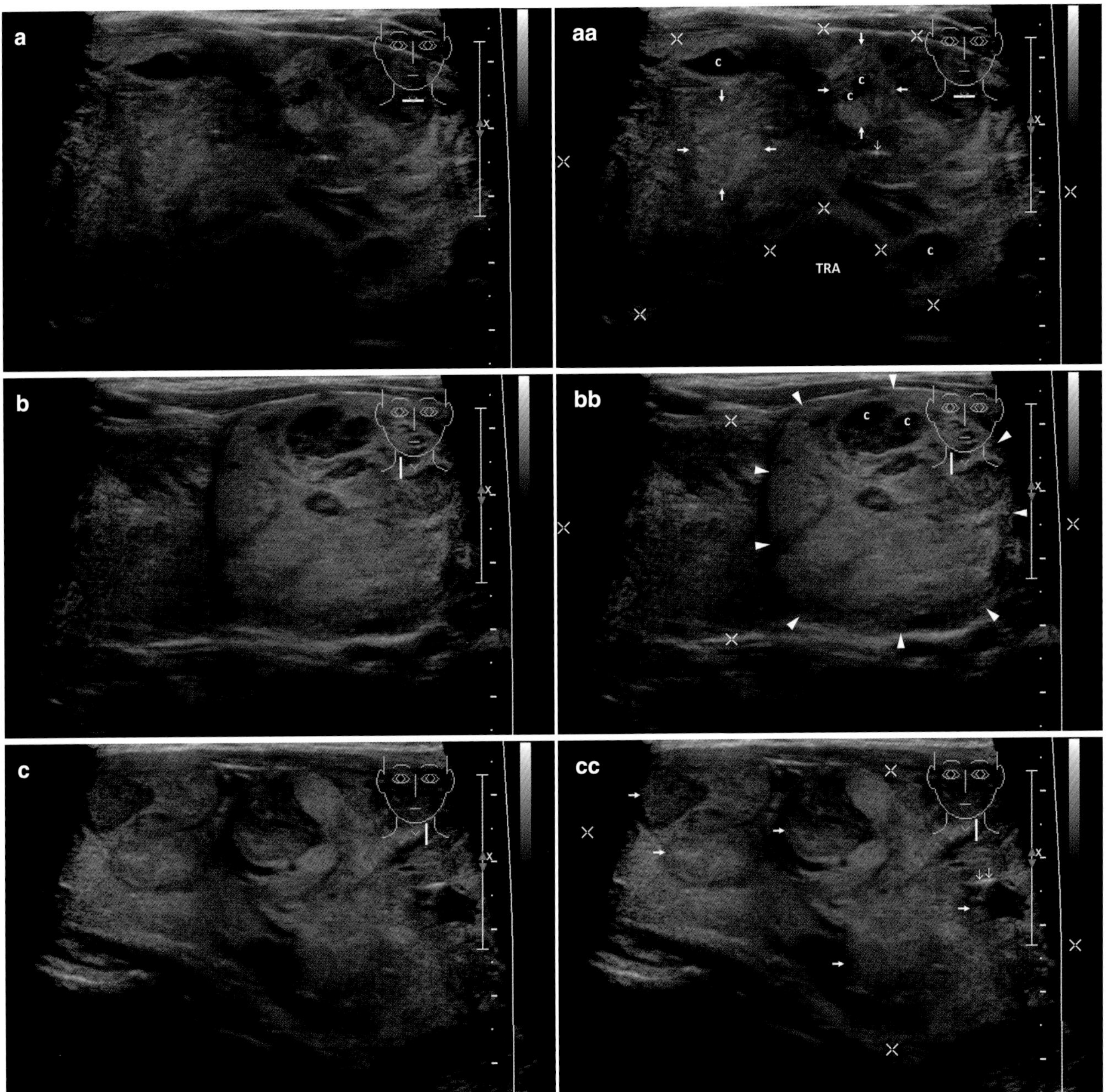

图10.3　（aa）一名32岁男性，患有巨大的多结节性甲状腺肿，弥漫实质性和复杂性结节，甲状腺峡部相对肥厚，气管向后推移。超声总体观察：弥漫性粗糙结构；强回声；实质性和复杂性结节（➞）带有囊肿（c）和微钙化（→），大小为10～30mm；Tvol 145mL，不对称性——RL 95mL、LL50mL，甲状腺峡部30mm；横切面；穿透深度6cm。（bb）右侧大型复杂结节的细节（►），大小32mm×30mm×28mm，体积13mL：圆形；结构粗糙；强回声；小的囊肿（c）；边缘清晰，带有细光环征；纵切面。（cc）左侧的细节，显示多个实性和复杂性结节（➞）：圆形或卵形；结构不均匀；强回声；小的囊肿（c）；线状钙化（→）；纵切面

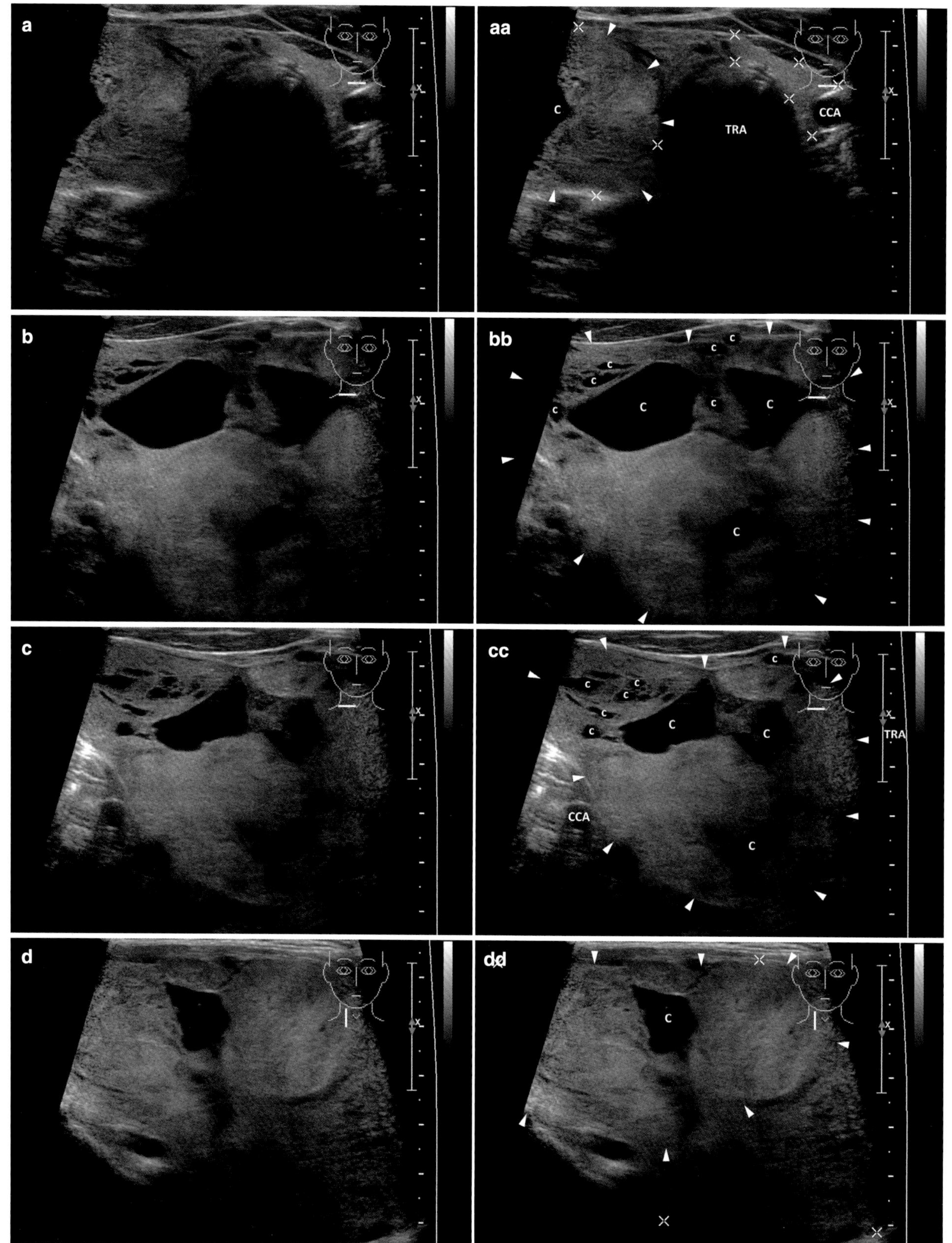

图10.4 （aa）一名60岁男性，患有多结节性甲状腺肿，右侧巨大，大小为100mm × 70mm × 50mm，左侧发育不良。气管向左推移。超声总体观察：右侧——粗糙结构；强回声；大的囊肿（C）；左侧——均匀结构，等回声；Tvol 200mL，不对称性——RL 195mL、LL 5mL，横切面；穿透深度7cm。（bb）右侧巨大结节的细节：粗糙结构；强回声；大的和小的囊肿（C、c）；横切面。（cc）右侧巨大结节的细节：弥漫性粗糙结构；强回声；大的和小的囊肿（C、c）；另一个横切面。（dd）右侧巨大结节的细节，显示大型复杂结节（►）：粗糙结构；强回声；大的囊肿（C）；纵切面

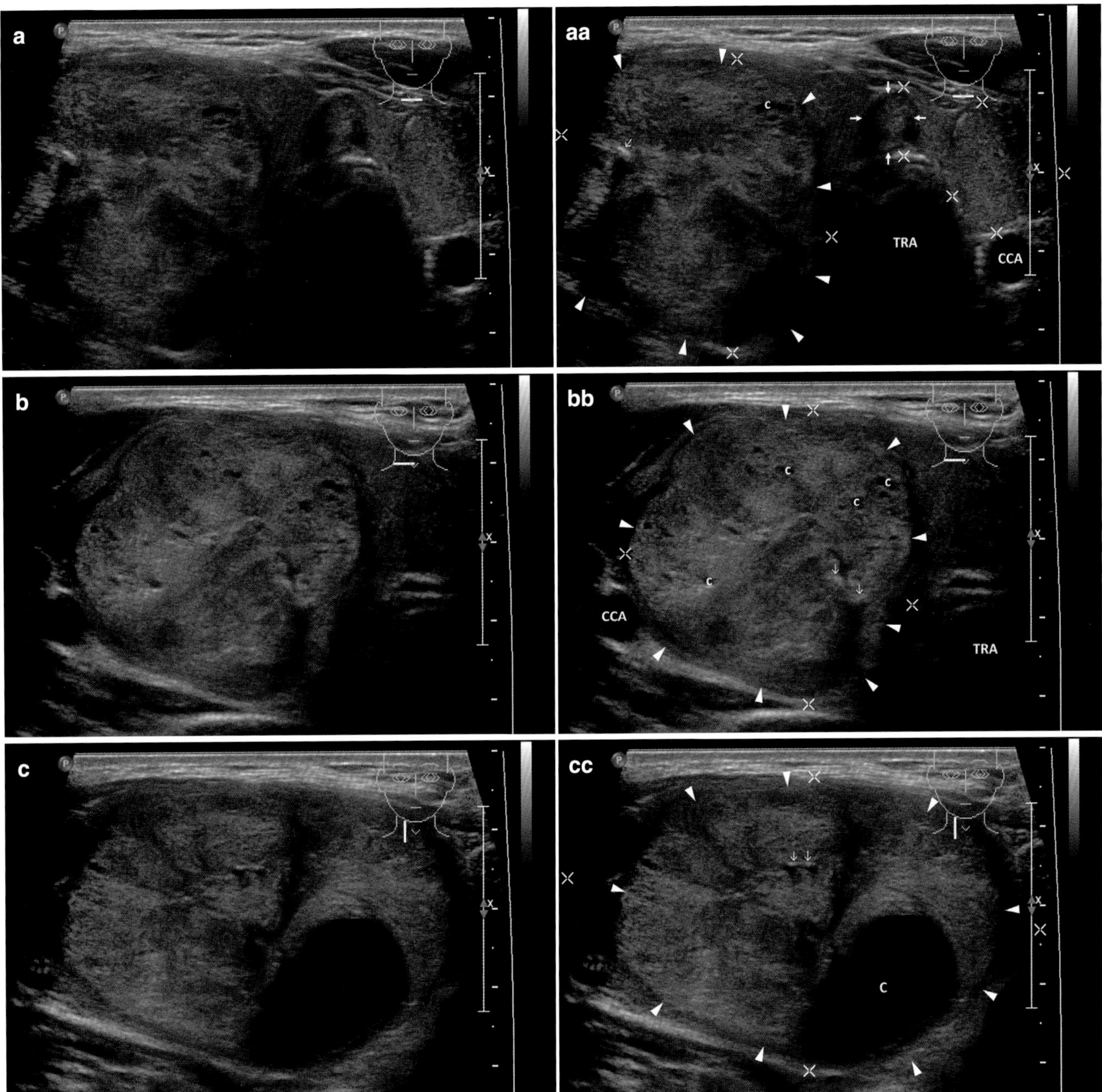

图10.5　（aa）一名49岁男性，患有较大多结节性甲状腺肿。右侧为大、复杂、以实性为主的结节，大小38mm×36mm×31mm，体积22mL。气管向左推移。超声总体观察：大的结节（►）呈圆形；结构粗糙；强回声；小的囊肿（c）；点状钙化（→）；边缘清晰，带有细光环征；甲状腺峡部有小的实性强回声结节（➞），带有细光环征；Tvol 63mL，不对称性——RL 55mL、LL 7mL，甲状腺峡部10mm；横切面，穿透深度5cm。（bb）右侧大的复杂结节的细节：圆形；结构粗糙；强回声；小的囊肿（c）；点状钙化（→）；边缘清晰，带有细光环征；横切面。（cc）右侧大型复杂结节的细节：卵形；结构粗糙；强回声；大的囊肿（C）；点状钙化（→）；边缘清晰，带有细光环征；纵切面

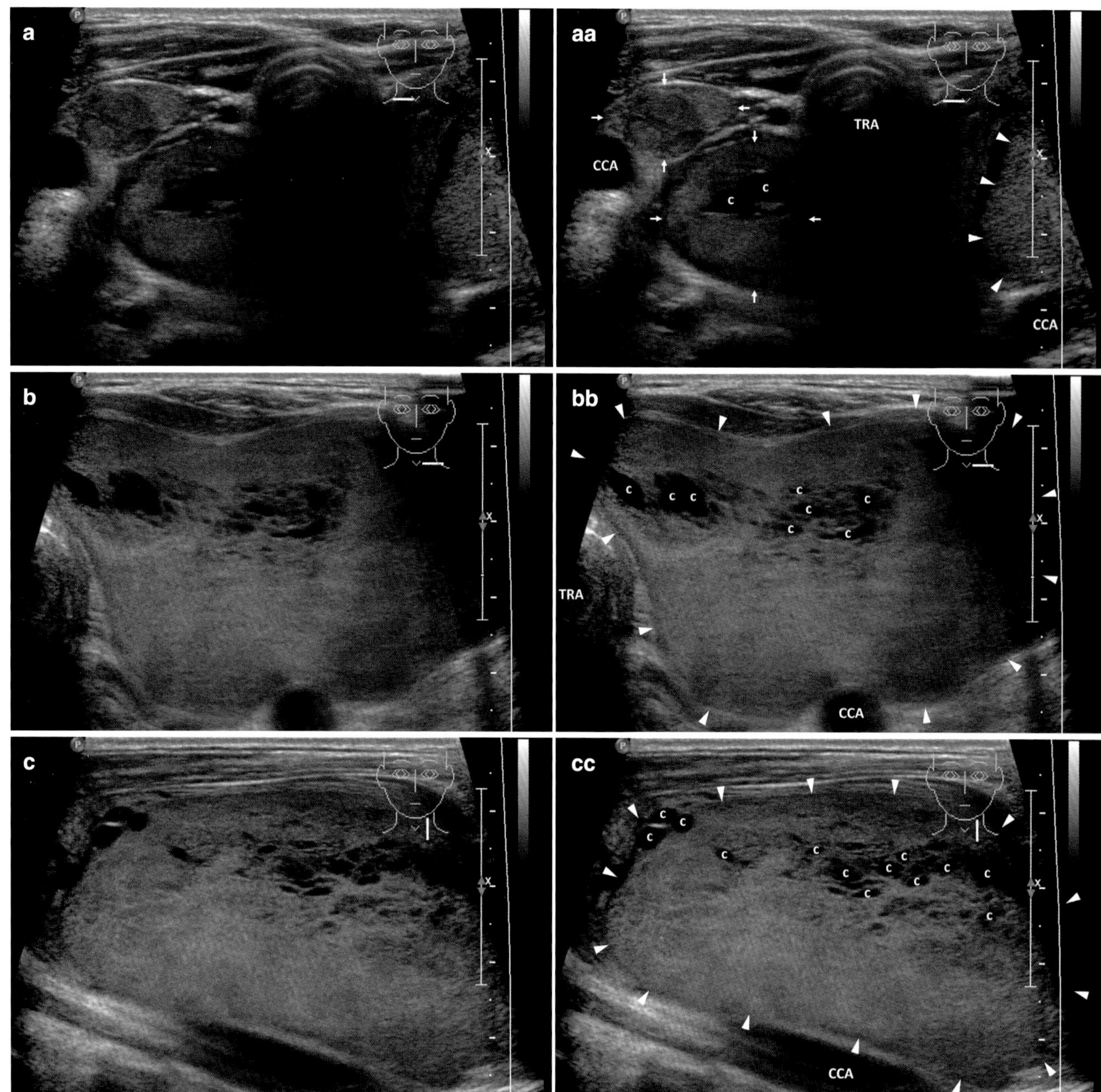

图10.6 （aa）一名48岁男性，患有多结节性甲状腺肿和左侧巨大复杂结节，体积69mL。气管向右推移。右侧超声细节：实性结节（➞），体积5mL——椭圆形；结构不均匀；强回声；零星小的囊肿（c）；复杂性以实性为主的结节（➞），体积11mL——圆形；结构不均匀；强回声；小的囊肿（c）；左侧为巨大复杂结节的一部分（►）；Tvol 105mL，不对称性——RL 31mL、LL 73mL，甲状腺峡部10mm；横切面，穿透深度5cm。（bb）左侧巨大复杂结节的细节，大小61mm × 59mm × 37mm，体积69mL：圆形；结构不均匀；显著强回声；海绵状带状多个小的和微小的囊肿（c）；横切面。（cc）左侧巨大复杂结节的细节：圆形；结构不均匀；显著强回声；海绵状带状多个小的和微小的囊肿（c）；纵切面

参考文献

[1] Finke R, Schleusener H, Hierholzer K. The thyroid gland. In: Greger R, Windhorst U, editors. Comprehensive human physiology: from cellular mechanisms to integration. New York: Springer; 2013. p. 453.

[2] Mortensen JD, Woolner LB, Bennett WA. Gross and microscopic findings in clinically normal thyroid glands. J Clin Endocrinol Metab. 1955;15(10):1270–1280.

[3] Tan GH, Gharib H. Thyroid incidentalomas: management approaches to nonpalpable nodules discovered incidentally on thyroid imaging. Ann Intern Med. 1997;126(3):226–231.

[4] Tollin SR, Mery GM, Jelveh N, Fallon EF, Mikhail M, Blumenfeld W, Perlmutter S. The use of fine-needle aspiration biopsy under ultrasound guidance to assess the risk of malignancy in patients with a multinodular goiter. Thyroid. 2000;10(3):235–241.

[5] McCoy KL, Jabbour N, Ogilvie JB, Ohori NP, Carty SE, Yim JH. The incidence of cancer and rate of false-negative cytology in thyroid nodules greater than or equal to 4 cm in size. Surgery. 2007;142(6):837–844. discussion, 844 e1–e3.

[6] Bonnema SJ, Nielsen VE, Hegedüs L. Long-term effects of radioiodine on thyroid function, size and patient satisfaction in non-toxic diffuse goitre. Eur J Endocrinol. 2004;150(4):439–445.

[7] Bonnema SJ, Bartalena L, Toft AD, Hegedüs L. Controversies in radioiodine therapy: relation to ophthalmopathy, the possible radioprotective effect of antithyroid drugs, and use in large goitres. Eur J Endocrinol. 2002;147(1):1–11.

[8] Haugen BR, Alexander EK, Bible KC, Doherty GM, Mandel SJ, Nikiforov YE, et al. 2015 American Thyroid Association Management Guidelines for adult patients with thyroid nodules and differentiated thyroid cancer: The American Thyroid Association Guidelines Task Force on Thyroid Nodules and Differentiated Thyroid Cancer. Thyroid. 2016;26(1):1–133.

（刘尧邦、孙平东 译）

第11章 纵隔甲状腺肿

11.1 基本要素

- 根据最常用的定义，胸骨后甲状腺肿（SSG）是指其50%以上的肿块位于胸腔入口[1]以下。
- 在所有甲状腺肿性[2]患者中，SSG的患病率（根据定义的不同）为2%～19%。
- 胸内甲状腺肿占所有纵隔肿块[3]的3.1%～5.8%。
- 原发性SSG（图11.1aa）（异位甲状腺组织脱离颈部甲状腺肿块，接受纵隔血管供血）非常罕见（1%）。继发性SSG（图11.2aa）更常见于多结节性甲状腺肿，其部分延伸至胸骨后[4]。
- 患者一般在50岁发病，以女性为主。许多患者出现吞咽困难（52%）、呼吸短促（52%）、声音问题（11%）和胸部压迫感（12%）[5]。
- 在对80例SSG患者的大型分析中，术后组织学显示结节性甲状腺肿占51%，滤泡性腺瘤占35%，桥本氏甲状腺炎占5%，隐匿性乳头状癌占1.6%[6]。
- 一些前瞻性研究记录了SSG的癌症发展发生率为每1000名患者中有1.3～3.7个新病例[7]。
- SSG的甲状腺癌发病率不高于颈部甲状腺肿大的癌症发病率[8]。

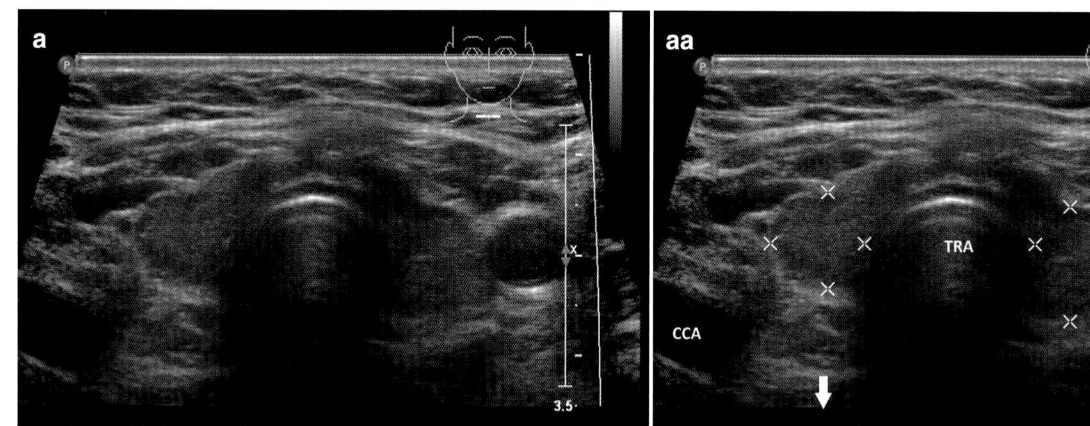

图11.1 （aa）50岁女性，原发性SSG，大小55mm×53mm×35mm，体积53mL（完全可见，由超声测量）位于右侧。甲状腺床萎缩甲状腺的超声整体图：均匀结构；等回声；Tvol 5mL，RL 3mL、LL 2mL；横切面。注：➡指示SSG位于当前探头位置的尾部。（bb）萎缩RL及SSG上极细节：萎缩RL均匀结构；等回声；SSG上极——粗糙结构；高回声；RL下极与SSG上极之间有清晰的15mm间隙；纵切面，穿透深度5cm。（cc）萎缩RL与SSG上极之间的空间距离细节：RL下极与SSG上极之间有清晰的15mm距离；纵切面。（dd）分离的SSG细节：实性；不均匀结构；高回声；探头向胸骨后倾斜；横切面。（ee）分离的SSG细节：实性；不均匀结构；高回声；探头向胸骨后倾斜；纵切面

M. Halenka, Z. Fryšák, *Atlas of Thyroid Ultrasonography*, DOI 10.1007/978-3-319-53759-7_11

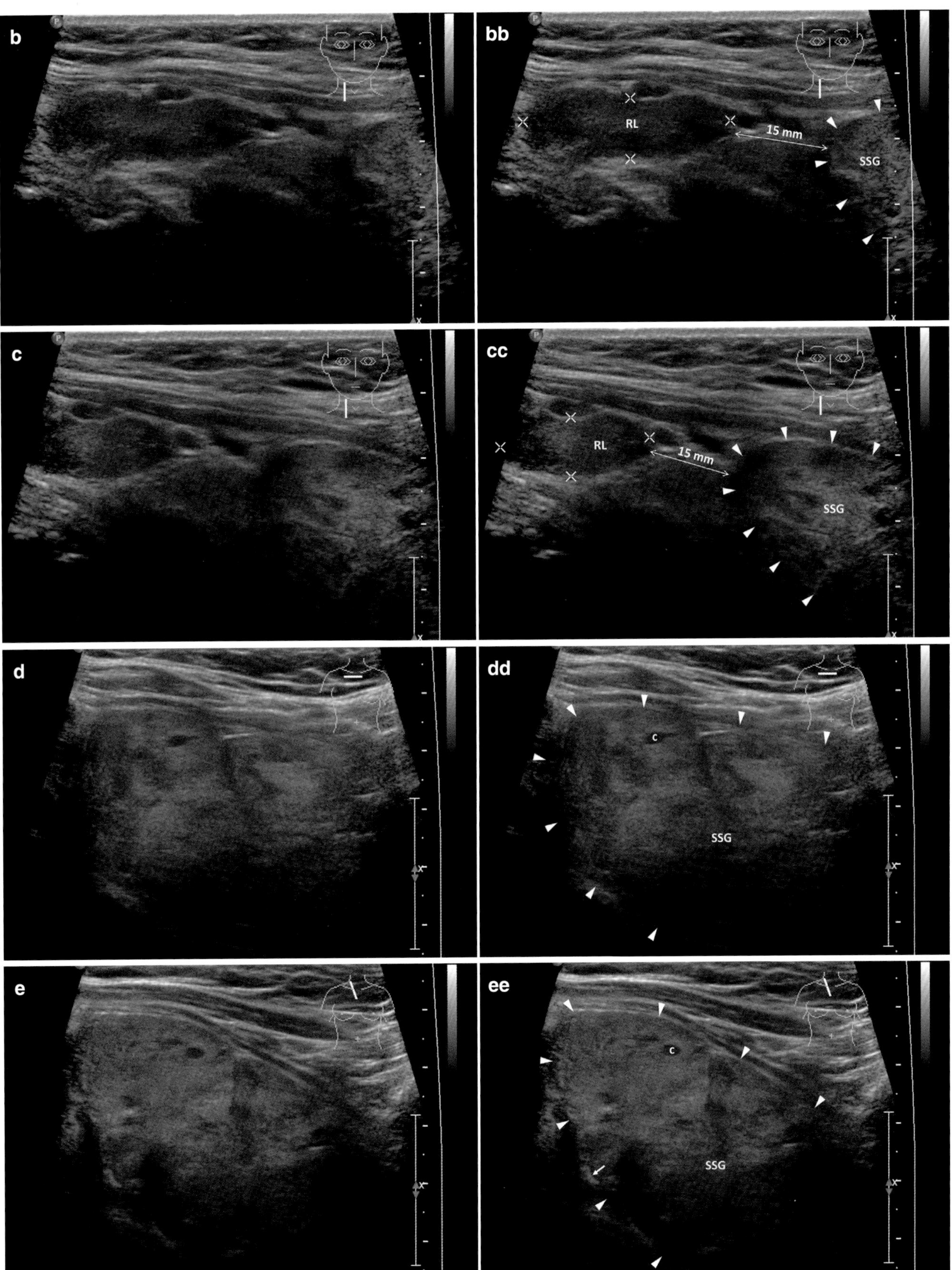

图11.1（续）

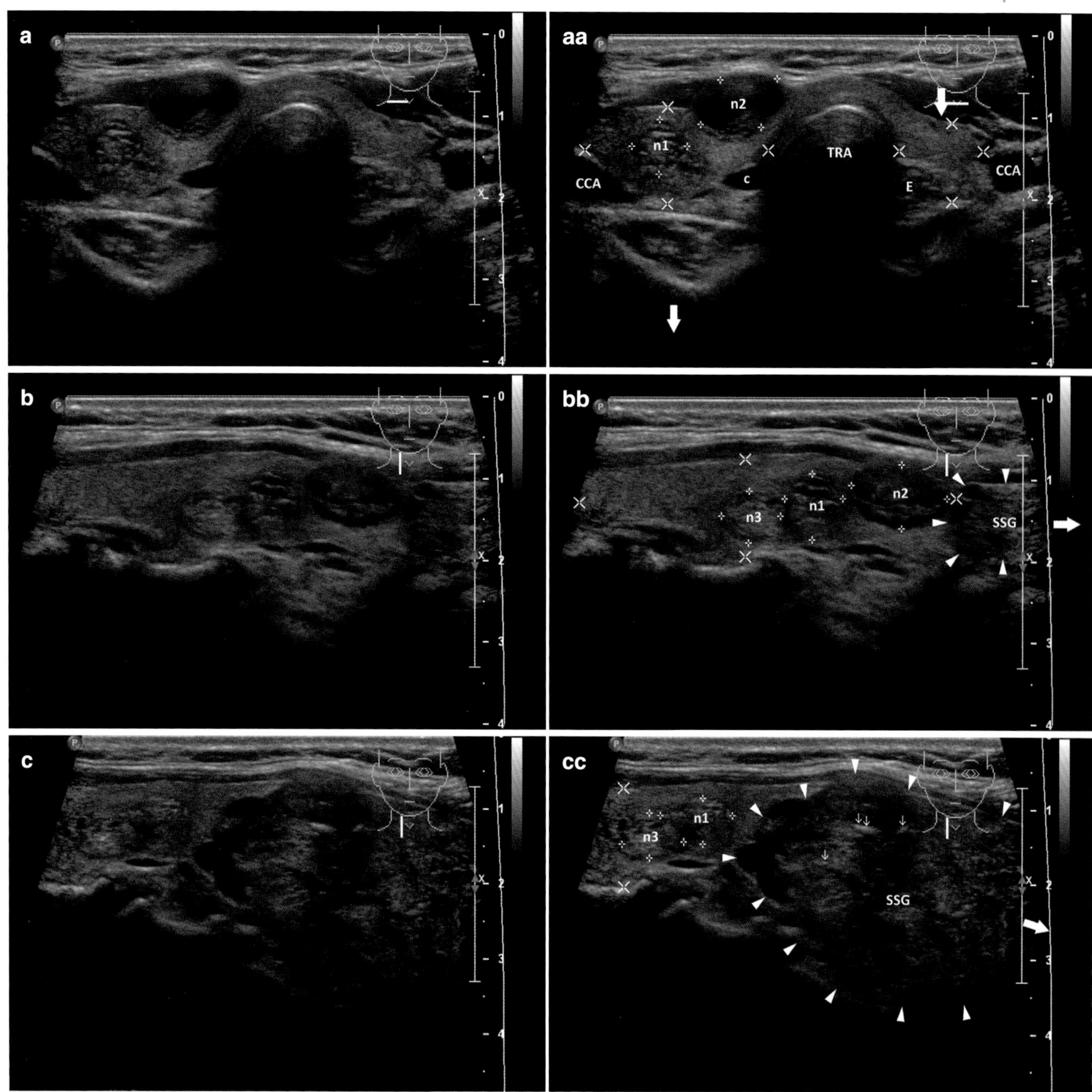

图11.2 （aa）50岁女性，继发性SSG，大小55mm × 54mm × 33mm，体积52mL（超声测量可见部分）。多结节性甲状腺（MNG）的超声扫描：结构不均匀；等回声；RL中的小复杂结节（n1、n2）和小囊肿（c）；右叶部分SSG超声不可见（➡）；Tvol 13mL，RL 8mL、LL 5mL；横切面。注：➡指示SSG位于当前探头位置的尾部。（bb）带小结节MNG的RL细节：一个实性（n3）和两个复杂结节（n1、n2），大小为6～11mm；下极延续到SSG（►）；纵切面；穿透深度4cm；SSG部分超声不可见（➡）。（cc）RL下极与SSG上部直接连接的细节：波状边缘（►）；胸骨后部分粗大的多结节结构；线状钙化和零星的微钙化（→）；部分SSG在US上看不到（➡）；纵切面。（dd）RL下端与SCG上端直接连接的细节：波状边缘处血管密度增加（►）；纵切面。（ee）SSG几乎完整的胸骨后段细节：实性；粗糙的多结节结构；高回声；线状钙化和零星的微钙化（→）；波状边界的小静脉腔（v）；部分SSG超声下不可见（➡）；探头向胸骨后倾斜；纵切面。（ff）SSG几乎完整的胸骨后部分的细节：实性；粗糙的多结节结构；高回声；零星的微钙化（→）；部分SSG在超声下不可见（➡）；探头向胸骨后倾斜；横切面

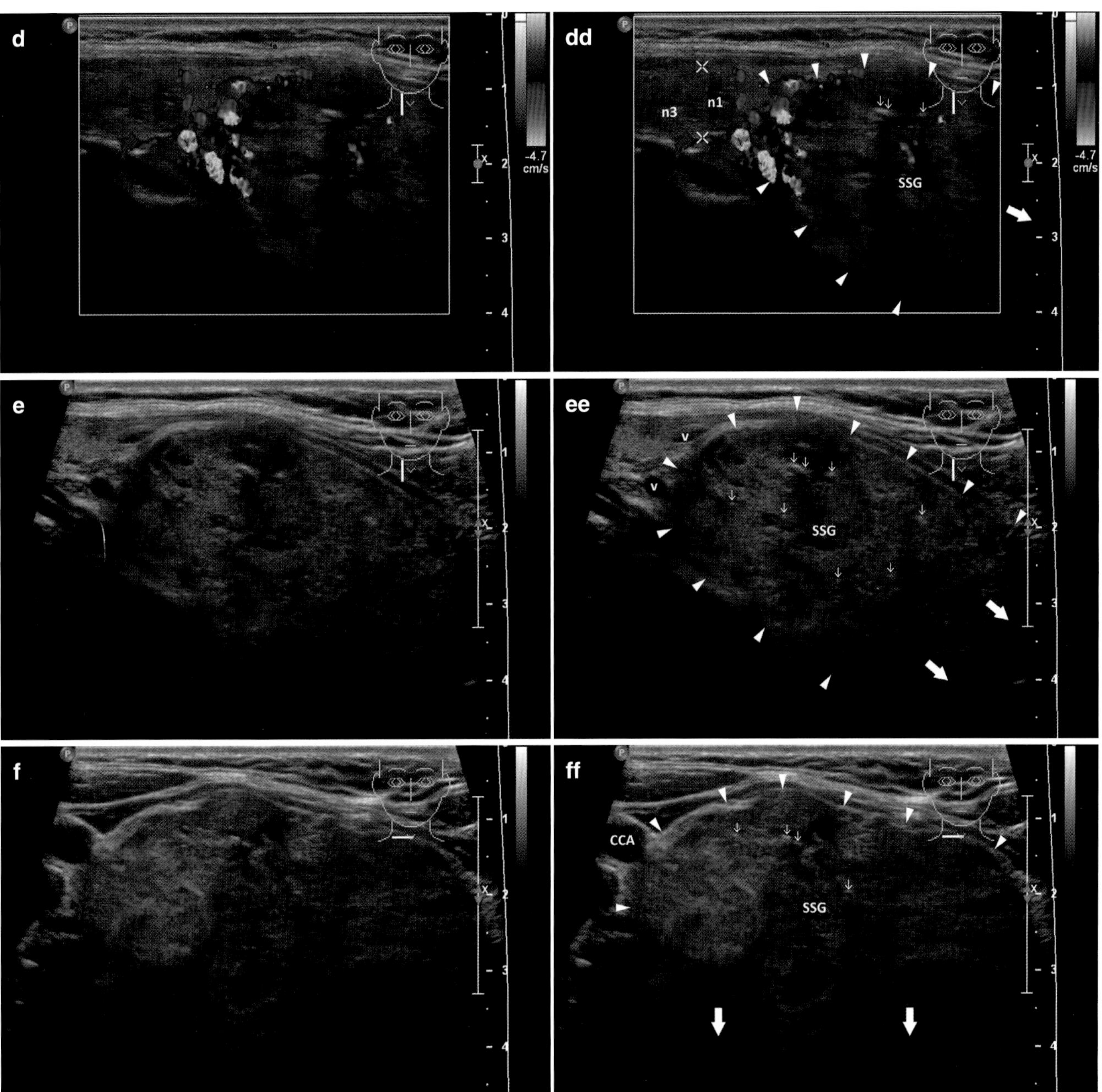

图11.2（续）

11.2 超声特征

- 在超声扫描上，只能看到SSG的颈部和上部（图11.1ee）。可以评估结节是否存在及其结构，并最终决定是否采用FNAB。
- 由于骨性结构产生的伪影，SSG的胸骨后部分不易被超声成像。此外，胸腔内结节是FNAB无法触及的，因此很难排除恶性肿瘤。
- 在原发性SSG的情况下，我们可以看到正常位置的甲状腺和胸骨后局限性SSG之间的间隙（图11.1bb、cc）。
- 计算机断层扫描（CT）有助于评估体积、延伸、结节病变、恶性征象，如不规则边界或微钙化，并评估气管的肿块效应。

参考文献

[1] Katlic MR, Wang CA, Grillo HC. Substernal goiter. Ann Thorac Surg. 1985;39(4):391–399.

[2] Mercante G, Gabrielli E, Pedroni C, Formisano D, Bertolini L, Nicoli F, et al. CT cross-sectional imaging classification system for substernal goiter based on risk factors for an extracervical surgical approach. Head Neck. 2011;33(6):792–799.

[3] Kanzaki R, Higashiyama M, Oda K, Okami J, Maeda J, Takenaka A, et al. Surgical management of primary intrathoracic goiters. Gen Thorac Cardiovasc Surg. 2012;60(3):171–174.

[4] Hegedüs L, Bonnema SJ. Approach to management of the patient with primary or secondary intrathoracic goiter. J Clin Endocrinol Metab. 2010;95(12):5155–5162.

[5] Nankee L, Chen H, Schneider DF, Sippel RS, Elfenbein DM. Substernal goiter: when is a sternotomy required? J Surg Res. 2015;199(1):121–125.

[6] Katlic MR, Grillo HC, Wang CA. Substernal goiter. Analysis of 80 patients from Massachusetts General Hospital. Am J Surg. 1985;149(2):283–287.

[7] Hardy RG, Bliss RD, Lennard TW, Balasubramanian SP, Harrison BJ. Management of retrosternal goitres. Ann R Coll Surg Engl. 2009;91(1):8–11.

[8] White ML, Doherty GM, Gauger PG. Evidence-based surgical management of substernal goiter. World J Surg. 2008;32(7):1285–1300.

（阮婷、张琦　译）

第12章　毒性多结节性甲状腺肿和单发毒性腺瘤

12.1　重要事实

- 毒性腺瘤是自主分泌过量甲状腺激素的良性单发甲状腺肿瘤。甲状腺毒症可能发生在有单发的自主功能性甲状腺结节的患者身上，称为单发毒性腺瘤（STA）（图12.1），也可能发生在有多发的自主功能性甲状腺结节的患者身上，如毒性多结节性甲状腺肿（TMNG）（图12.2），也被称为普卢默病（1913年由Henry Plummer首次描述）。结节自主功能性通常是逐渐进展的，首先导致亚临床甲状腺功能亢进，然后是临床甲状腺功能亢进，很少有缓解[1]。
- 毒性多结节性甲状腺肿（TMNG）病例在缺碘地区更为常见，在瑞典占甲状腺毒症病例的37%。另一方面，在碘摄入过量的国家，发病率相对较低，在冰岛和日本仅占甲状腺毒症病例的6.2%和0.3%[2]。
- Carlé等在丹麦进行的一项基于人群的研究发现，TMNG占所有甲状腺功能亢进症类型的44%，STA为5.7%[3]。
- TMNG是通过^{99m}Tc或^{123}I扫描诊断的，其显示弥漫性不均匀同位素摄取，反映甲状腺内的高功能和低功能区域[2]。
- 临床表现：无Graves病眼病及其他症状[1]。大多数老年人甲状腺毒症是由TMNG引起的。在老年甲亢患者中，典型的高肾上腺素能症状相对较少，相反，他们可能出现不明原因的体重减轻、神经认知功能改变或心血管方面的影响。特别值得关注的是房颤风险的增加[4]。
- 体格检查：单个可触及的甲状腺结节，通常大小至少为2.5cm，或多结节性甲状腺肿大[1]。
- 实验室结果：抗甲状腺抗体阴性[1]。从生化角度来看，结节性甲状腺肿自主功能的发展是“亚临床”甲状腺功能亢进（血清TSH抑制，血清甲状腺激素浓度正常）的首个根据，随后是临床甲状腺功能亢进，血清游离T3和游离T4升高[4]。
- 放射性^{131}I治疗TMNG或STA是公认的。甲状腺全切除术仅适用于甲状腺功能亢进症的手术治疗[1]。

M. Halenka, Z. Fryšák, *Atlas of Thyroid Ultrasonography*, DOI 10.1007/978-3-319-53759-7_12

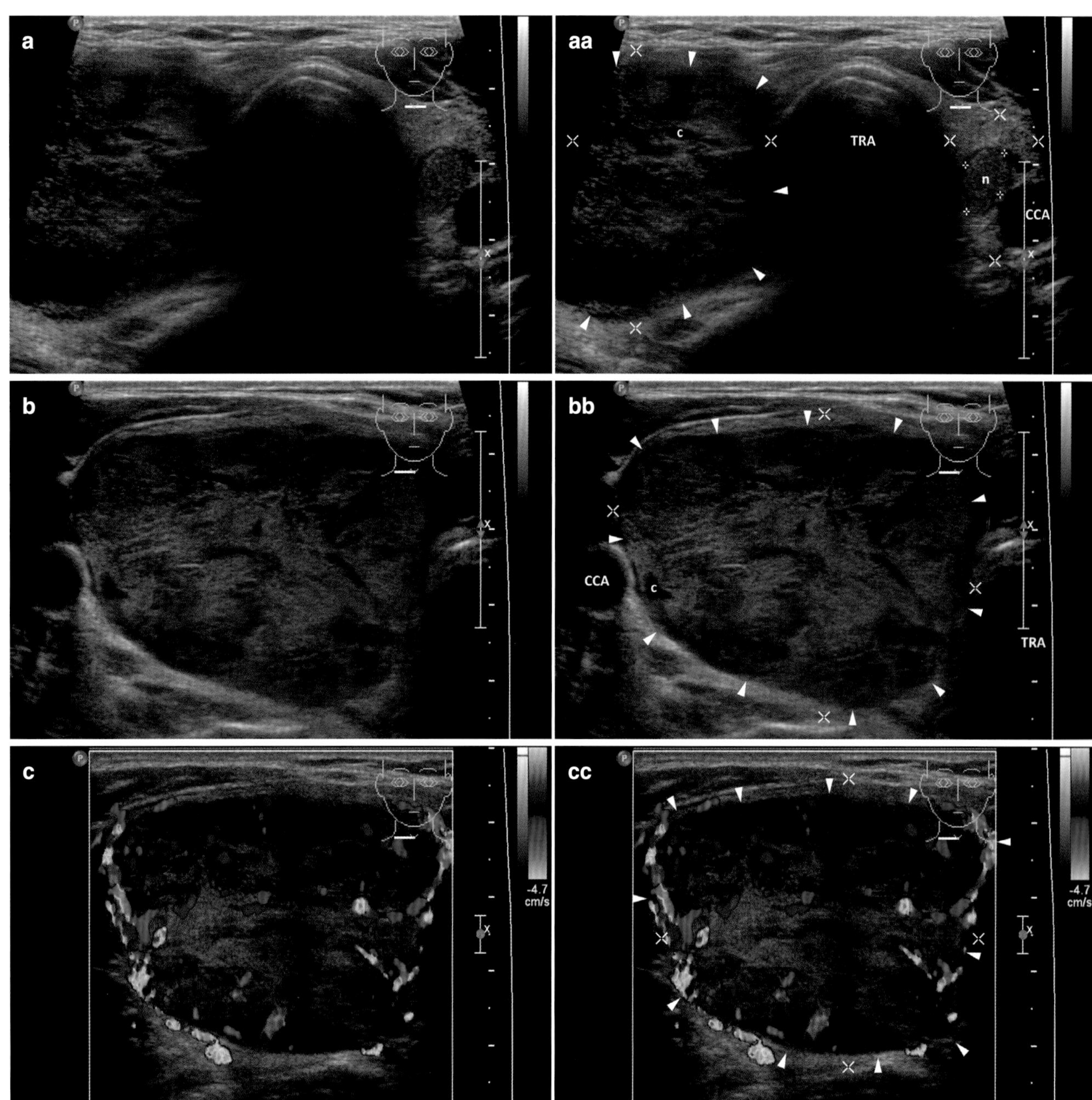

图12.1 （aa）一位81岁的男性，患有多结节性甲状腺肿RL中的巨大单发毒性腺瘤——STA（►），大小65mm×48mm×37mm，体积59mL。超声总体视图：STA——圆形；回声粗糙；混合回声，多数为高回声；散发性微小囊肿（c）；边缘清晰，有薄晕征；LL中有带晕征的小而实的等回声结节（n）；Tvol 80mL，不对称性——RL 72mL、LL 8mL；横切面；穿透深度5cm。（bb）STA的细节（►）：圆形；回声粗糙；混合回声，多数为高回声；散发性微小囊肿（c）；边缘清晰，有薄晕征；横切面。（cc）STA的细节（►），CFDS：弥漫性血管增加，模式Ⅲ；横切面。（dd）STA细节（►）：圆形；回声粗糙；混合回声，多数为高回声；散发性微小囊肿（c）；边缘清晰，有薄晕征；纵切面。（ee）STA的细节（►），CFDS：弥漫性血管增加，模式Ⅲ；纵切面

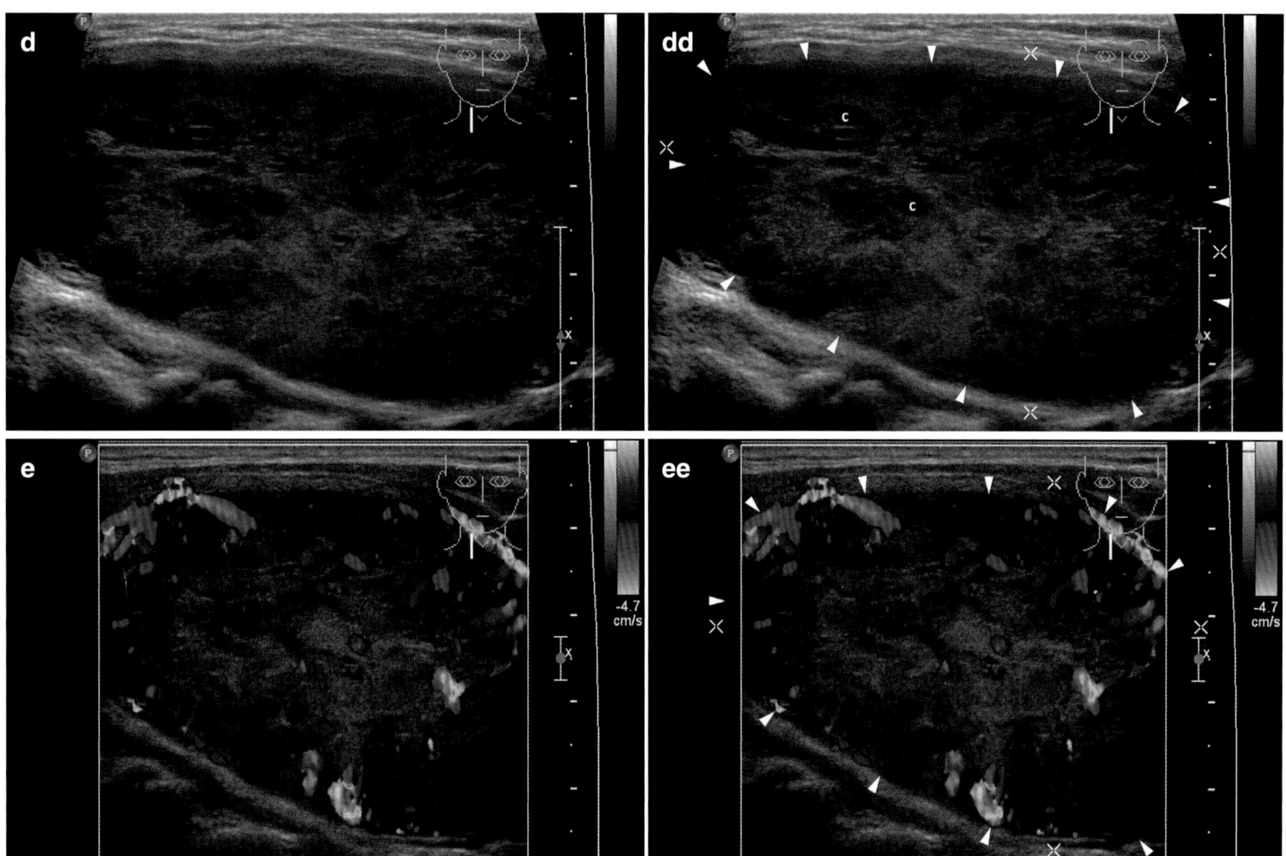

图12.1（续）

12.2　毒性多结节性甲状腺肿或孤立性毒性腺瘤的超声检查结果

- SAT和TMNG的超声检查结果：
  - 超声显示甲状腺多结节性甲状腺肿增大，但在其他方面表现正常，有时伴有退行性变化——囊性变和钙化（图12.2aa）。
  - 孤立结节的大小≥2.5cm，更常见的是>3cm（图12.1aa）。
  - 甲状腺肿大，伴有多个结节（图12.2aa）。
  - CFDS评估结节边缘和实质内的血流（图12.1cc、图12.2bb）。
- 超声随访：成年患者的孤立自主结节多年来进展缓慢，直径<2.5cm的结节很少发生甲状腺毒症，其主要发生在3cm或更大的结节中。儿童和青少年甲状腺功能亢进结节的进展速度比成人更快，确诊后应进行甲状腺叶切除治疗[5]。
- 超声仅显示结节，但不能确定结节功能如何。应用放射性碘或^{99m}Tc进行甲状腺扫描可辨别出高功能结节，也称为“自主”结节、“自主功能”结节或“热”结节[6]。
- 一项文献综述显示，单发甲状腺功能亢进结节进行甲状腺切除治疗的手术患者恶性肿瘤的发生率估计为3.1%。其中组织学诊断为甲状腺乳头状癌（PTC）的患者约为57%，甲状腺滤泡状癌（FTC）的患者约为36%，Hürthle细胞癌（HCC）的患者约为8%。结节平均大小为（4.13±1.68）cm。其中78%为女性，诊断时的平均年龄为47岁。实验室评估显示，这些患者中76.5%的患者是T3升高，51.9%的患者是T4升高，13%的患者是亚临床甲状腺功能亢进。因此，甲状腺热结节具有较低但不可忽略的恶性率。与患有良性甲状腺功能亢进结节的人相比，患有恶性甲状腺功能亢进结节的人更年轻，而且主要是女性。没有任何特定的特征可以用来区分“热”结节的恶性和良性[6]。

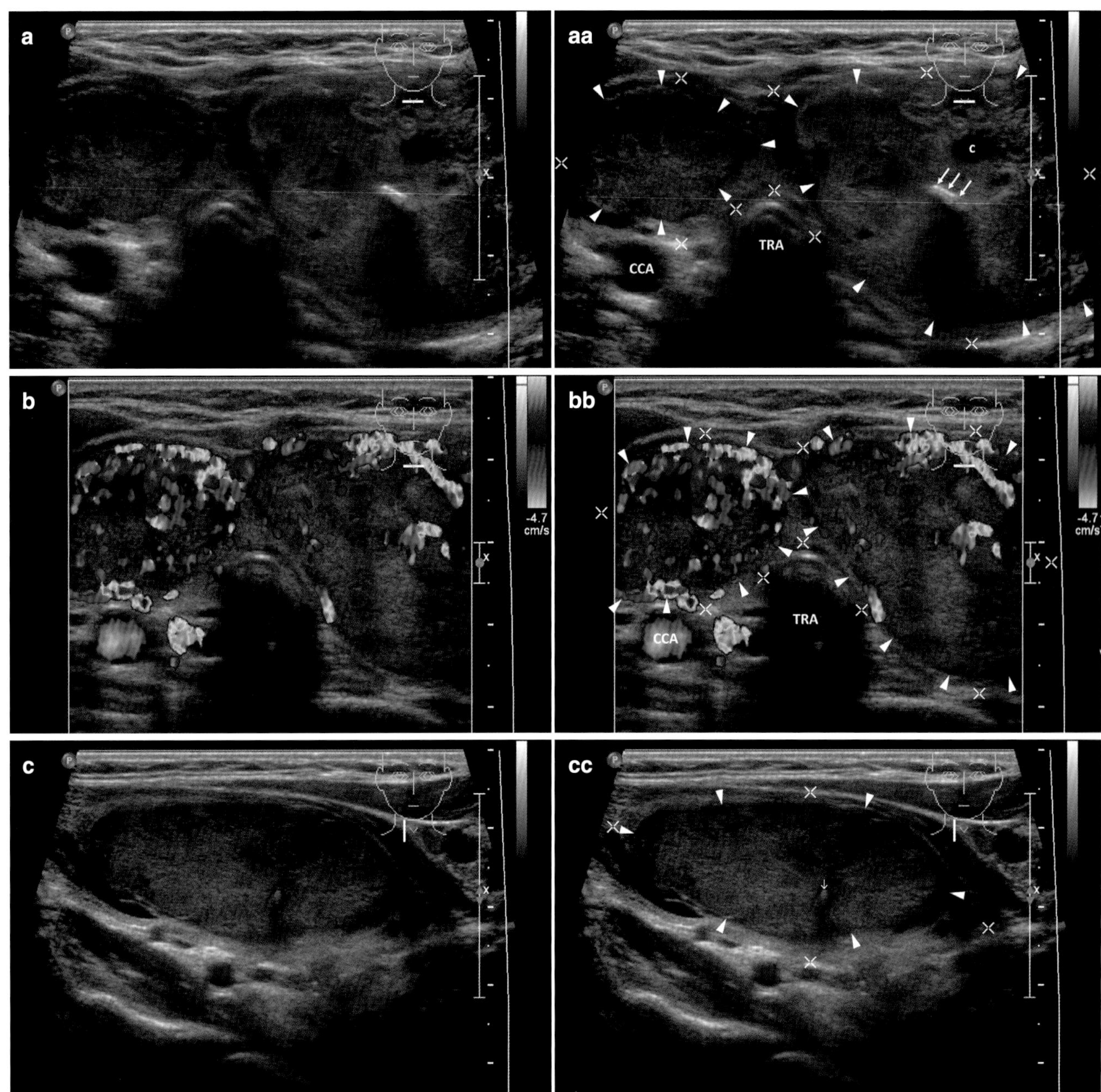

图12.2 （aa）一名患有毒性多结节性甲状腺肿（TMNG）的30岁女性——RL中型毒性结节（►），大小40mm×21mm×18mm，体积9mL，LL大型毒性结节（►），大小5mm×49mm×32mm，体积46mL。超声总体视图：RL中的结节——圆形；回声不均；大部分为高回声；边缘清晰，有薄晕征；LL——卵形的复杂结节；回声粗糙；高回声；散发性微小囊肿（c）和结节内粗线性钙化（➞）；边缘清晰，有薄晕征；Tvol 72mL，不对称性——RL 17mL、LL 55mL；横切面，穿透深度5cm。（bb）甲状腺的整体视图，CFDS：RL中的实体结节（►）——弥漫性血流丰富，模式Ⅲ；LL中的复杂结节（►）——弥漫性血流丰富，模式Ⅱ；横切面。（cc）实性毒性结节（►）的RL细节：椭圆形；不均匀；高回声；结节内微钙化（→）伴声影；边缘清晰，有薄晕征；纵切面。（dd）具有固体毒性结节（►）的RL细节，CFDS：弥漫性血流丰富，模式Ⅲ；纵切面。（ee）具有复杂毒性结节（►）的LL细节：卵形；回声粗糙；高回声；散发性微小囊肿（c）和结节内粗线性钙化伴明显声影，点状钙化伴轻微声影（➞）；纵切面。（ff）具有复杂毒性结节（►）的LL的细节，CFDS：弥漫性血管增加，模式Ⅱ；纵切面

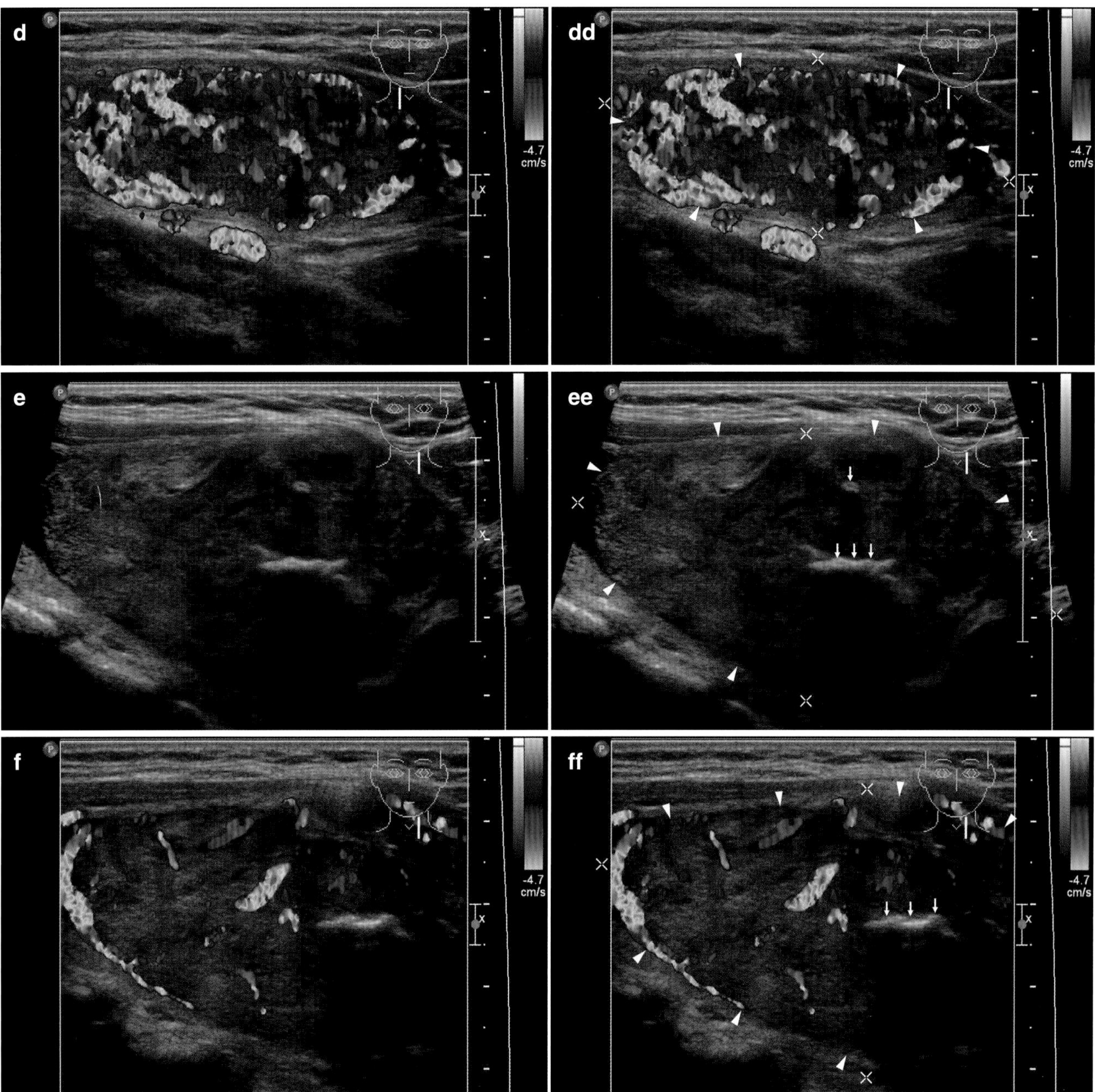

图12.2（续）

参考文献

[1] Sharma M, Aronow WS, Patel L, Gandhi K, Desai H. Hyperthyroidism. Med Sci Monit. 2011;17(4):RA85–91.

[2] Kahara T, Shimizu A, Uchiyama A, Terahata S, Tajiri J, Nishihara E, et al. Toxic multinodular goiter with low radioactive iodine uptake. Intern Med. 2011;50(16):1709–1714.

[3] Carlé A, Pedersen IB, Knudsen N, Perrild H, Ovesen L, Rasmussen LB, et al. Epidemiology of subtypes of hyperthyroidism in Denmark:a population-based study. Eur J Endocrinol. 2011;164(5):801–809.

[4] Samuels MH, Franklyn JA. Hyperthyroidism in aging. In: De Groot LJ, Beck-Peccoz P, Chrousos G, Dungan K, Grossman A, Hershman JM, et al., editors. Endotext [Internet]. South Dartmouth, MA:MDText.com, Inc.; 2015.

[5] Thomas Jr CG, Croom 3rd RD. Current management of the patient with autonomously functioning nodular goiter. Surg Clin North Am. 1987;67(2):315–328.

[6] Mirfakhraee S, Mathews D, Peng L, Woodruff S, Zigman JM. A solitary hyperfunctioning thyroid nodule harboring thyroid carcinoma:review of the literature. Thyroid Res. 2013;6(1):7.

（武文军、鲁丽、刘大铭　译）

第四部分
结节性甲状腺肿：可疑恶性和恶性病变

1.1 世界卫生组织国际癌症研究机构发布2012年全球发病率和死亡率（Globocan 2012）[1]

- 甲状腺癌目前在全球所有恶性肿瘤中发病率排名第18位，死亡率排名第21位。它是内分泌系统最常见的恶性肿瘤。
- 2012年，全球共有298 102名甲状腺癌患者被确诊。全球男女发病率为4.2%［世界年龄标准化率（ASR-W）：4.0%］，女性发病率为6.6%（世界年龄标准化率：6.1%），男性发病率为1.9%（世界年龄标准化率：1.9%）。
- 2012年，共有39 771名受试者死于甲状腺癌。全球男女死亡率为0.6%（世界年龄标准化率：0.5%），女性死亡率为0.8%（世界年龄标准化率：0.6%），男性死亡率为0.4%（世界年龄标准化率：0.3%）。

1.2 源自美国甲状腺协会（ATA）2015年指南的基本共识[2]

- 根据最新的美国甲状腺协会2015年指南，甲状腺癌的发病率为7%～15%，具体取决于年龄、性别、辐射暴露史、家族史和其他因素。
- 分化型甲状腺癌（DTC）包括甲状腺乳头状癌（PTC）和滤泡癌（FTC），占甲状腺甲状腺癌的绝大多数（>90%）。
- 在美国，预计2014年将诊断出约63 000例甲状腺癌新病例，而2009年发布最新的美国甲状腺协会指南时，这一数字为37 200例。年发病率从1975年的4.9/100 000上升到2009年的14.3/100 000，几乎增长了2倍。
- 几乎所有的变化都归因于甲状腺乳头状癌（PTC）发病率的增加。此外，1988—1989年新诊断的甲状腺癌中有25%≤10mm，而2008—2009年新诊断的甲状腺癌中这一比例为39%。
- 在超声检查或其他解剖影像学检查中发现的不可触及的结节称为偶然发现的结节或“偶发瘤”。
- 不可触及的结节与同样大小的超声证实的可触及结节具有相同的恶性风险。
- 单发结节的恶性概率大约是非单发结节的2倍，男性结节的恶性概率是女性的1.5倍以上[3]。
- 在多发结节患者中，每个结节的癌症发病率下降，但这种下降与结节数量大致呈正比，因此每个患者的总体癌症发病率为10%～13%，与单发结节患者相同[4]。
- 绝大多数非髓质分化型甲状腺癌是零星发生

的，只有5%～10%有家族性发病。

- 一般来说，只有≥10mm的结节才应该进行评估，因为它们更有可能发展为具有临床意义的癌。偶尔由于临床症状或相关淋巴结病变，可能存在<10mm的结节需要进一步评估。诊断性细针穿刺活检的建议详见第24章表24.1。

1.3 经临床评估增加恶变可能的因素[5]

- 患者病史：既往头颈部放射史（特别是在儿童时期，X射线和γ射线照射1Gy时的相对风险为8.7），快速生长的报告，吞咽困难，发音困难，男性，表现在极端年龄（<20岁或>70岁），甲状腺髓样癌或多发性内分泌腺瘤的家族史。
- 体格检查结果：结节大小>4cm（恶性风险19.3%），触诊坚硬，结节相对邻近组织的固定，颈部淋巴结病变>1cm，声带固定。

1.4 甲状腺癌的超声特征

- 根据美国甲状腺协会，绝大多数（82%～91%）甲状腺癌为实性[2]。
- 在梅奥诊所对360例连续手术切除的甲状腺癌病例进行回顾性的分析中，88%为实性或极少囊性（<5%），9%为<50%囊性，只有3%为超过50%囊性[6]。
- 根据韩国甲状腺放射学学会指南，主要为囊性的结节在甲状腺癌中很少见，但在13%～26%的甲状腺癌中发现囊性成分。据报道，大约5%的部分囊性结节为恶性。在这种情况下，有血流的实性成分、实性部分的偏心位置或微钙化可能提示恶性结节，特别是甲状腺乳头状癌[7]。

1.5 根据2015年ATA指南总结的高度怀疑恶性实性结节的超声典型特征[2]

- 典型的高度可疑结节为实性低回声结节或具有实性低回声成分的部分囊性结节，并伴有以下一种或多种特征：
  - 边缘不规则（具体定义为浸润性、微分叶状或毛刺状）。
  - 微钙化。
  - 纵横比>1（前后径与横径比值>1）。
  - 不连续的边缘钙化伴小的低回声软组织成分。
  - 甲状腺外浸润的证据。

1.6 根据2015年ATA指南总结的高度怀疑恶性囊性结节的超声特征[2]

- 对于部分囊性甲状腺结节的细针穿刺活检决策必须考虑其较低的恶性风险。在这类结节亚组中，将超声特征与恶性联系起来的证据不那么有力[2]。
- 恶性风险较高的囊性结节超声特征[6,8]：
  - 实性组成部分沿囊肿壁呈偏心而非同心位置。
  - 实性组成部分与囊肿成锐角而非钝角界面。
  - 存在微钙化。
  - 分叶状边缘（较弱的危险因素）。
  - 实性部分血流增加（较弱的危险因素）。

1.7 源自韩国甲状腺放射学学会指南的超声恶性结节特征[7]

- 甲状腺结节的快速生长见于甲状腺未分化癌、淋巴瘤、肉瘤，很少见于高级别癌。
- 大约5%的部分囊性结节是恶性的，甲状腺癌中很少可见以囊性为主的结节。然而，在13%～26%的甲状腺癌中能发现囊性成分。

- 纵横比>1（特异性为89%～93%）。
- 毛刺状/微分叶边缘是一个高度提示恶性的发现（特异性为92%）。
- 极低回声对恶性结节具有高度特异性（特异性为92%～94%）。
- 微钙化高度提示恶性结节（特异性为86%～95%）。
- 在6%～74%的甲状腺癌中可观察到结节内血流增多，但在22%的恶性结节中可观察到结节周围血流。
- 36%的甲状腺癌可见囊外浸润。
- 虽然完整均匀的晕环是良性结节的提示，但10%～24%的甲状腺乳头状癌有完整或不完整的晕环征象。

参考文献

[1] Web portal: International Agency for Research of Cancer World Health Organization. Globocan 2012: Estimated cancer incidence, mortality and prevalence worldwide in 2012. http://globocan.iarc.fr.

[2] Haugen BR, Alexander EK, Bible KC, Doherty GM, Mandel SJ, Nikiforov YE, et al. 2015 American Thyroid Association Management Guidelines for Adult Patients with Thyroid Nodules and Differentiated Thyroid Cancer:The American Thyroid Association Guidelines Task Force on Thyroid Nodules and Differentiated Thyroid Cancer. Thyroid. 2016;26(1):1–133.

[3] Frates MC, Benson CB, Doubilet PM, Kunreuther E, Contreras M, Cibas ES, et al. Prevalence and distribution of carcinoma in patients with solitary and multiple thyroid nodules on sonography. J Clin Endocrinol Metab. 2006;91(9):3411–3417.

[4] Frates MC, Benson CB, Charboneau JW, Cibas ES, Clark OH, Coleman BG, et al. Management of thyroid nodules detected at US: Society of Radiologists in Ultrasound consensus conference statement. Radiology. 2005;237(3):794–800.

[5] Bomeli SR, LeBeau SO, Ferris RL. Evaluation of a thyroid nodule. Otolaryngol Clin North Am. 2010;43(2):229–238. vii.

[6] Henrichsen TL, Reading CC, Charboneau JW, Donovan DJ, Sebo TJ, Hay ID. Cystic change in thyroid carcinoma:prevalence and estimated volume in 360 carcinomas. J Clin Ultrasound. 2010;38(7):361–366.

[7] Moon WJ, Baek JH, Jung SL, Kim DW, Kim EK, Kim JY, et al., Korean Society of Thyroid Radiology (KSThR), Korean Society of Radiology. Ultrasonography and the ultrasound-based management of thyroid nodules: consensus statement and recommendations. Korean J Radiol. 2011;12(1):1–14.

[8] Kim DW, Lee EJ, In HS, Kim SJ. Sonographic differentiation of partially cystic thyroid nodules: a prospective study. AJNR Am J Neuroradiol. 2010;31(10):1961–1966.

第13章　中度怀疑恶性的病变

13.1　基本要素

- 与甲状腺实质相比，高达55%的良性结节是低回声的；因此，低回声性本身并不是恶性肿瘤的诊断征象。此外，≤1cm的良性结节比大的结节更容易出现低回声[1]。
- 根据2015年美国甲状腺协会（ATA）指南[1]：
  - 实性低回声且边缘光滑规则（图13.1aa），但无微钙化、甲状腺外浸润或纵横比>1的结节归为中度怀疑恶性（估计风险10%~20%）。这种表现对甲状腺乳头状癌的敏感度最高（60%~80%），但特异度低于先前的高度怀疑模式，对于≥1cm的这类结节应考虑FNAB来排除恶性。
  - 低度怀疑恶性风险（估计风险5%~10%）：实性等回声或高回声结节，或部分囊性结节伴偏心均匀实性成分，不伴有微钙化、边缘不规则或甲状腺外浸润，或纵横比>1提示低度怀疑恶性。只有15%~20%的甲状腺癌在超声上呈等回声或高回声，这些通常是滤泡型乳头状癌或甲状腺滤泡癌。不到20%的这类结节呈部分囊性。因此，这些表现与较低的恶性可能性相关，在肿瘤大小<1.5cm时可能需要观察。

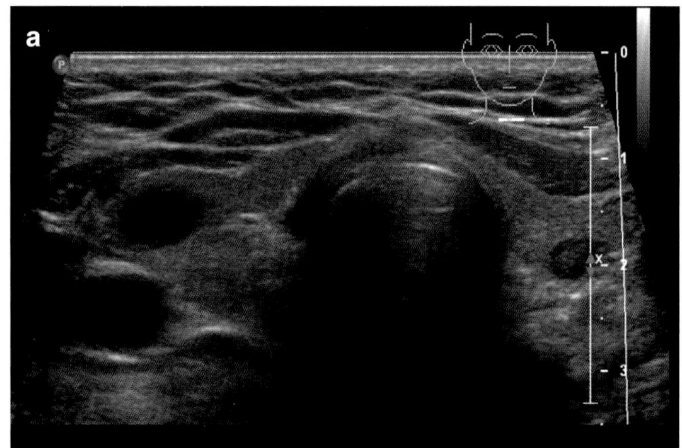

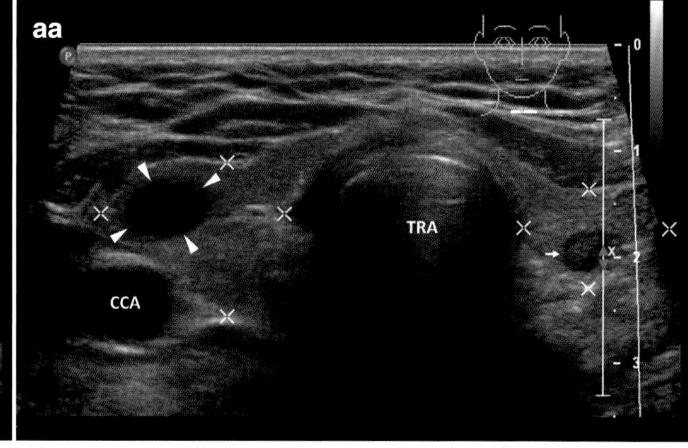

图13.1　（aa）58岁女性，右叶可疑小实性结节（►），大小12mm×8mm×6mm，体积0.3mL。甲状腺切除术后组织学：良性增生性结节。超声整体图像：椭圆形；均匀的；低回声；没有微钙化；边界清晰；左叶存在无可疑的微小结节——均匀的，等回声伴晕环征象；甲状腺体积12mL，RL 7mL、LL 5mL；横切面。（bb）可疑小实性结节细节（►），彩色多普勒超声：弥漫性血流增加，模式Ⅱ；横切面。（cc）可疑小实性结节细节（►）：均匀；低回声；边界清晰；纵切面。（dd）可疑小实性结节细节（►），彩色多普勒超声：周围血流增多，一结节内血流分支，模式Ⅱ；纵切面

M. Halenka, Z. Fryšák, *Atlas of Thyroid Ultrasonography*, DOI 10.1007/978-3-319-53759-7_13

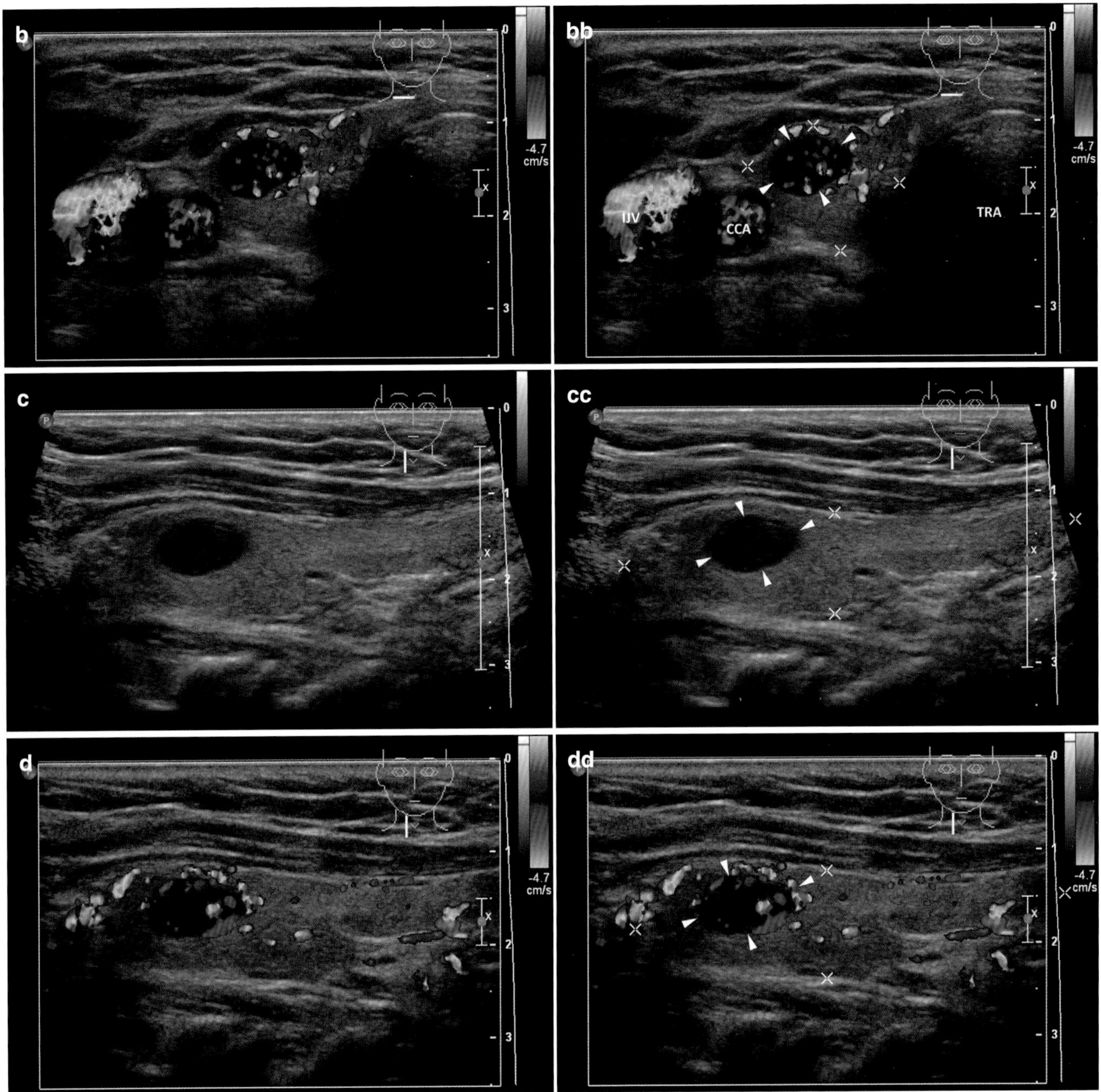

图13.1（续）

13.2　超声可疑恶性和良性病变的诊断标准[2]

- Monn等开展的研究以病理诊断为参考标准，评估了描述甲状腺良恶性结节的超声标准的诊断准确性。由手术或细针穿刺活检诊断的共849个结节（360个恶性结节、489个良性结节）：
- 有统计学意义的恶性表现：
  - 纵横比>1（敏感度40.0%，特异度91.4%）。
  - 边缘毛刺（敏感度48.3%，特异度91.8%）。
  - 极低回声（敏感度41.4%，特异度92.2%）（图13.2ee）。
  - 微钙化（敏感度44.2%，特异度90.8%）（图13.3aa）。
  - 大钙化（敏感度9.7%，特异度96.1%）。
- 良性结节的超声表现：

－等回声（敏感度56.6%，特异度88.1%）。

－海绵状表现（敏感度10.4%，特异度99.7%）

• 至少存在一种恶性超声表现的敏感度为83.3%，特异度为74%，诊断准确性为78%。对于直径≤1cm的甲状腺结节，微钙化的敏感性低于较大结节（36.6% vs 51.4%）。

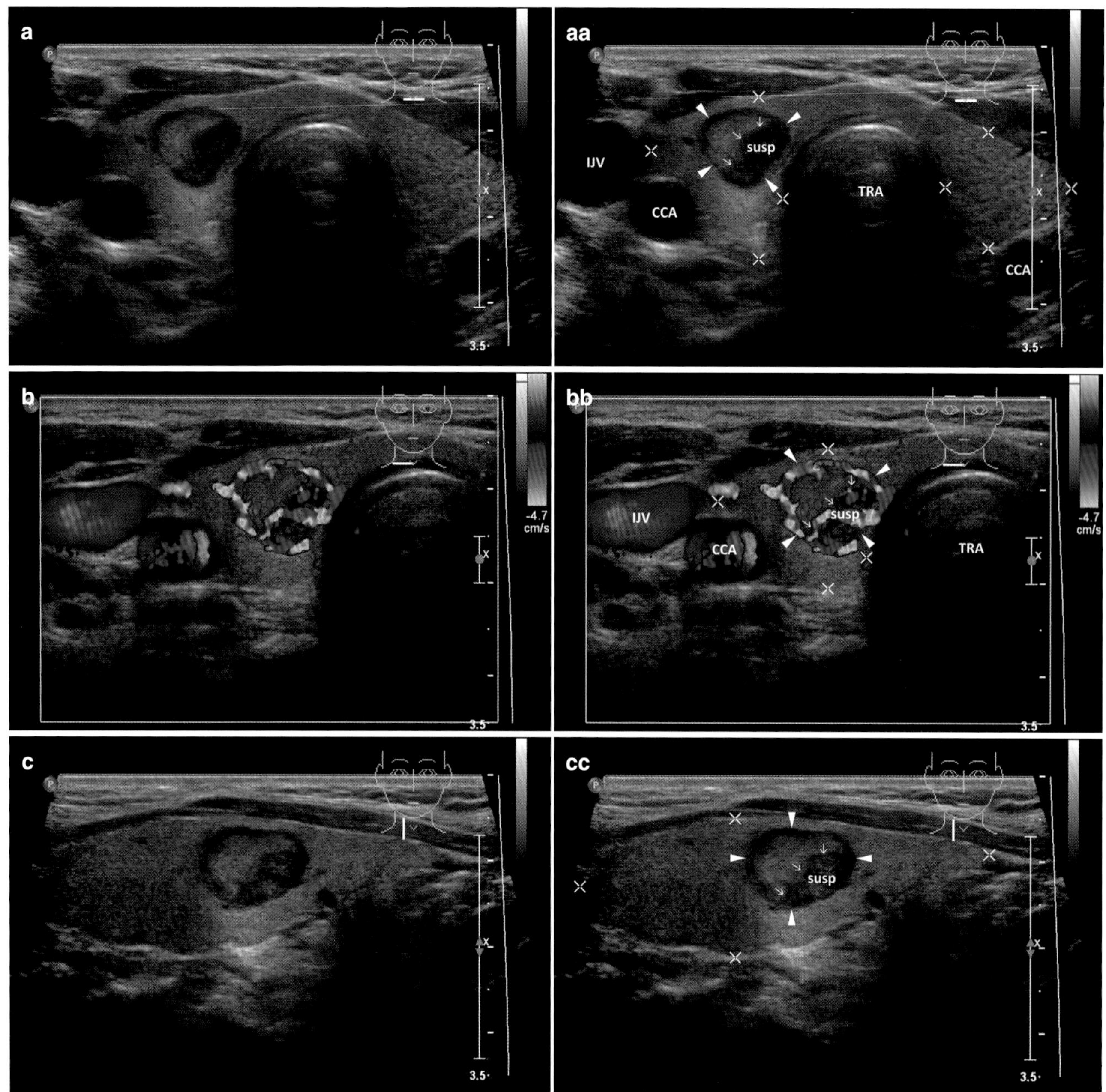

图13.2 （aa）48岁女性，右叶单发可疑小实性结节（►），大小13mm×10mm×9mm，体积0.7mL。甲状腺切除术后组织学：良性增生性结节。超声整体图像：圆形；一半呈均匀的等回声伴晕环征象；另一半质地不均匀，大部分是低回声；两半之间的微分叶边界（→）；没有微钙化；边界清晰；甲状腺体积11mL，RL 6mL、LL 5mL；横切面。（bb）单发可疑小实性结节细节（►），彩色多普勒超声：周边血流增加，低回声半区局部血流增加，模式Ⅱ～Ⅲ；横切面。（cc）单发可疑小实性结节细节（►）：圆形；一半呈均匀的等回声伴晕环征象；另一半质地不均匀，大部分是低回声；两半之间的微分叶边界（→）；纵切面。（dd）单发可疑小实性结节细节（►），彩色多普勒超声：周边血流增加，低回声半区局部血流增加，模式Ⅱ～Ⅲ；纵切面。（ee）单发可疑小实性结节细节（►），超声引导下细针穿刺活检过程：针尖（⟶）位于低回声部位的中央；放大视图；横切面

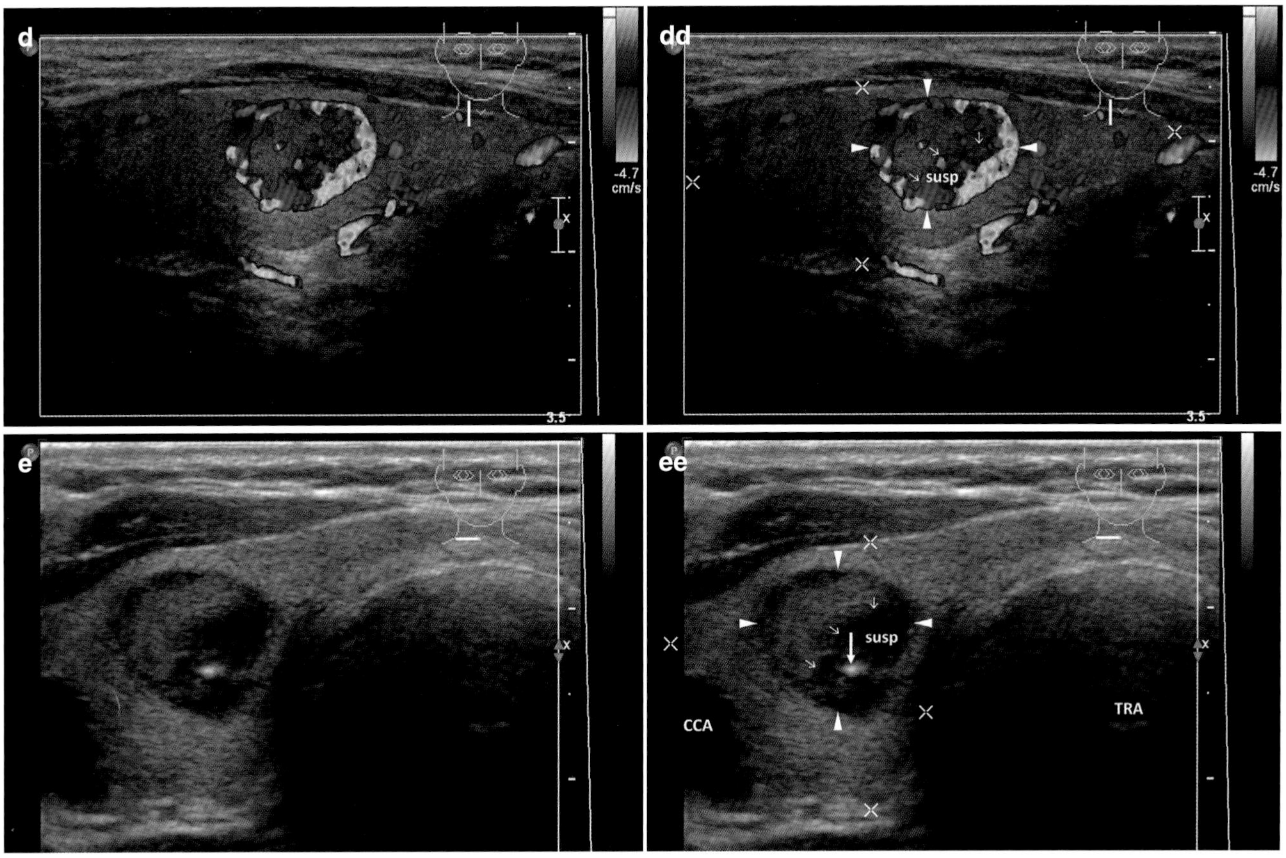

图13.2（续）

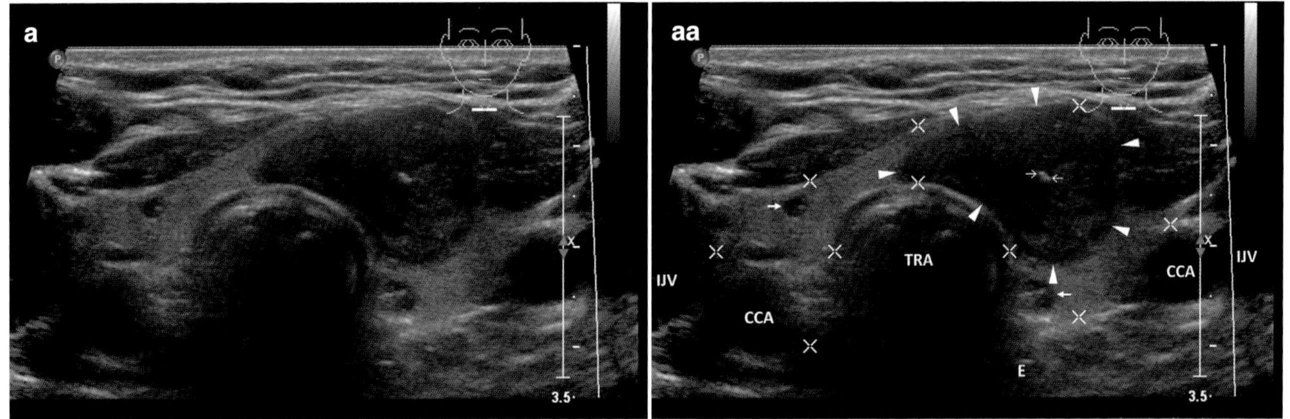

图13.3　（aa）67岁女性，左叶及峡部偏左可疑中等大小的实性结节（►），大小25mm×23mm×15mm，体积4.5mL，多结节性甲状腺肿。甲状腺切除术后组织学：良性增生性结节。超声图像：卵形；均匀的；低回声；中央微钙化（→）；边界清晰；双侧微小、无可疑的复杂结节（→）；甲状腺体积12mL，RL 6mL、LL 6mL；横切面。（bb）可疑中等大小的实性结节细节（►）：卵形；质地均匀；低回声；中央微钙化（→）；结节向腹侧突出、轮廓膨隆，但未破坏被膜的连续性；横切面。（cc）可疑中等大小的实性结节细节（►），彩色多普勒超声：周边血流正常，散在中央血流，模式Ⅰ；结节腹侧突出，轮廓膨隆，但未见血管侵袭肌肉；横切面。（dd）可疑中等大小的实性结节细节：卵形；质地均匀；低回声；一中央微钙化（►）；结节向腹侧突出，轮廓膨隆，但未破坏被膜的连续性；局部分叶状边缘；纵切面。（ee）可疑中等大小的实性结节细节，彩色多普勒超声：周边血流正常，散在中央血流，模式Ⅰ；结节向腹侧突出，轮廓膨隆，但未见血管侵袭肌肉；纵切面

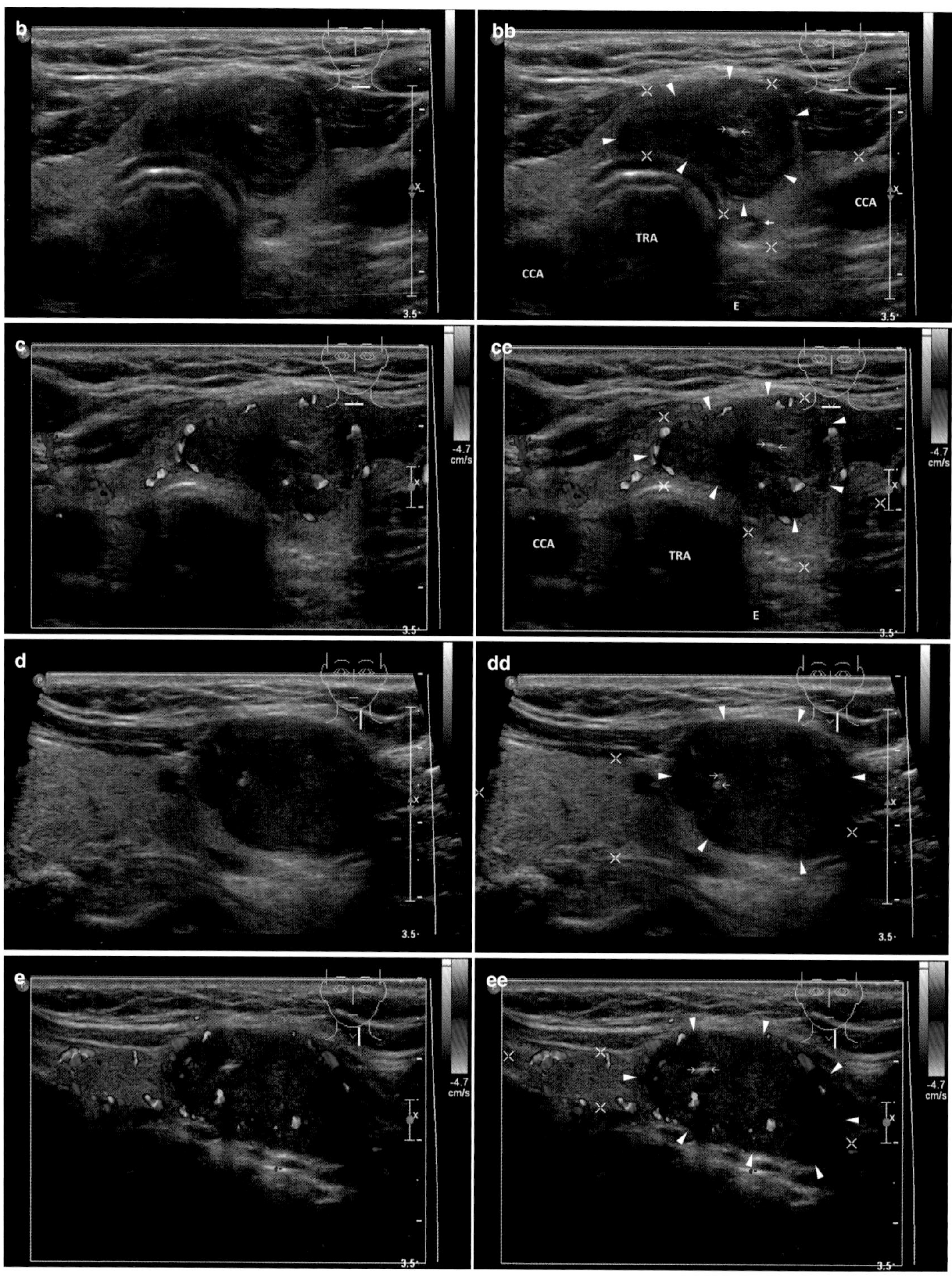

图13.3（续）

参考文献

[1] Haugen BR, Alexander EK, Bible KC, Doherty GM, Mandel SJ, Nikiforov YE, et al. 2015 American Thyroid Association Management Guidelines for adult patients with thyroid nodules and differentiated thyroid cancer: The American Thyroid Association Guidelines Task Force on Thyroid Nodules and Differentiated Thyroid Cancer. Thyroid. 2016;26(1):1–133.

[2] Moon WJ, Jung SL, Lee JH, Na DG, Baek JH, Lee YH, et al.; Thyroid Study Group, Korean Society of Neuro- and Head and Neck Radiology. Benign and malignant thyroid nodules: US differentiation—multicenter retrospective study. Radiology 2008;247(3):762–770.

（张琦、阮婷　译）

第14章　滤泡性甲状腺癌

14.1　基本概况

- 甲状腺滤泡癌（FTC）占分化型甲状腺癌（DTC）的10%～32%，其余为甲状腺乳头状癌（PTC）[1]。
- 在美国的一项大型人口统计研究中，所有性别和种族/民族群体中第二常见的组织学类型是FTC，范围为9%～23%。女性的PTC和FTC发生率始终是男性的2～3倍。白人受试者的发病率往往高于黑人受试者，非西班牙裔白人受试者的发病率往往高于西班牙裔白人或亚太地区受试者[2]。
- 在缺碘地区，FTC的相对发病率高达40%[3]。
- 最近，有报道称FTC的发病率有所下降。这种下降可能是由于更准确的组织学诊断（排除非典型滤泡性腺瘤，确定PTC的滤泡变异）和碘补充计划[3]。
- FTC被分为微小型（MI-FTC）和广泛型（WI-FTC），前者侵袭包膜和/或血管有限，后者广泛浸润邻近甲状腺组织和/或血管。WI-FTC原发肿瘤较大，甲状腺外、淋巴结转移、远处转移发生率较高（50%）[1,3]。
- 淋巴结参与FTC是罕见的，概率为0～10%[3]。
- PTC和FTC（DTC）在临床惰性行为、管理和结果方面有相似之处。然而，这两种癌之间存在明显的差异：FTC患者往往年龄较大，病情进展更快，生存率较低[1]。
- 相比之下，FTC发生远处转移的风险（28.8%）和死亡率（17.2%）更高[1]。
- PTC和FTC在极端年龄（＜20岁和＞59岁）最易复发，但其死亡率在＞40岁患者中依次升高[4]。
- PTC和FTC的总体5年相对生存率大于90%；因此，与PTC相比，FTC预后较差。即使疾病在诊断时仅局限于甲状腺，其死亡率也在5%～15%之间[5]。
- 关于两种癌更详细的比较见第15章15.2节。
- Hürthle细胞癌（HCC）通常被认为是FTC的一种变种。HCC多发于老年人群，具有远处转移的侵袭性，预后较非HCC患者差[3]。HCC占所有甲状腺癌的3%～5%[7,8]。在Kushchayeva等进行的一项研究中，FTC患者10年无病间期为75%，HCC患者10年无病间期为40.5%，FTC患者10年病因特异性死亡率为20%，HCC患者10年病因特异性死亡率为51%[9]。年龄、男性和肿瘤大小的增加等因素大大降低了HCC患者的生存率[7]。

14.2　根据2015年ATA指南总结的FTC超声特征[6]

- 对于FTC，应用与其他疑似节点相同的2015年ATA标准（图14.1aa）。
- FTC在超声的特点上表现出一些差异：
  - 结节更可能是等回声至高回声（图14.3aa）。
  - 未钙化（图14.1aa）。
  - 圆形（宽度大于前后尺寸）（图14.2aa）。
  - 边缘规则光滑（图14.3aa）。
- 同样，滤泡型甲状腺乳头状癌（FVPTC）与FTC具有相同的外观。

M. Halenka, Z. Fryšák, *Atlas of Thyroid Ultrasonography*, DOI 10.1007/978-3-319-53759-7_14

• 远处转移很少由直径＜2cm的FTC引起，因此高回声结节的大小临界值较高。

• 在FTC中，结节内血管形成与恶性肿瘤相关。

• HCC表现出从低回声至高回声的超声频谱表现，从无内部血流的外周血流到血管广泛化的病变。最常见的模式（图14.4aa）主要是等回声，包含低回声区域，无钙化，有内部/外周血管（图14.4dd）[10]。

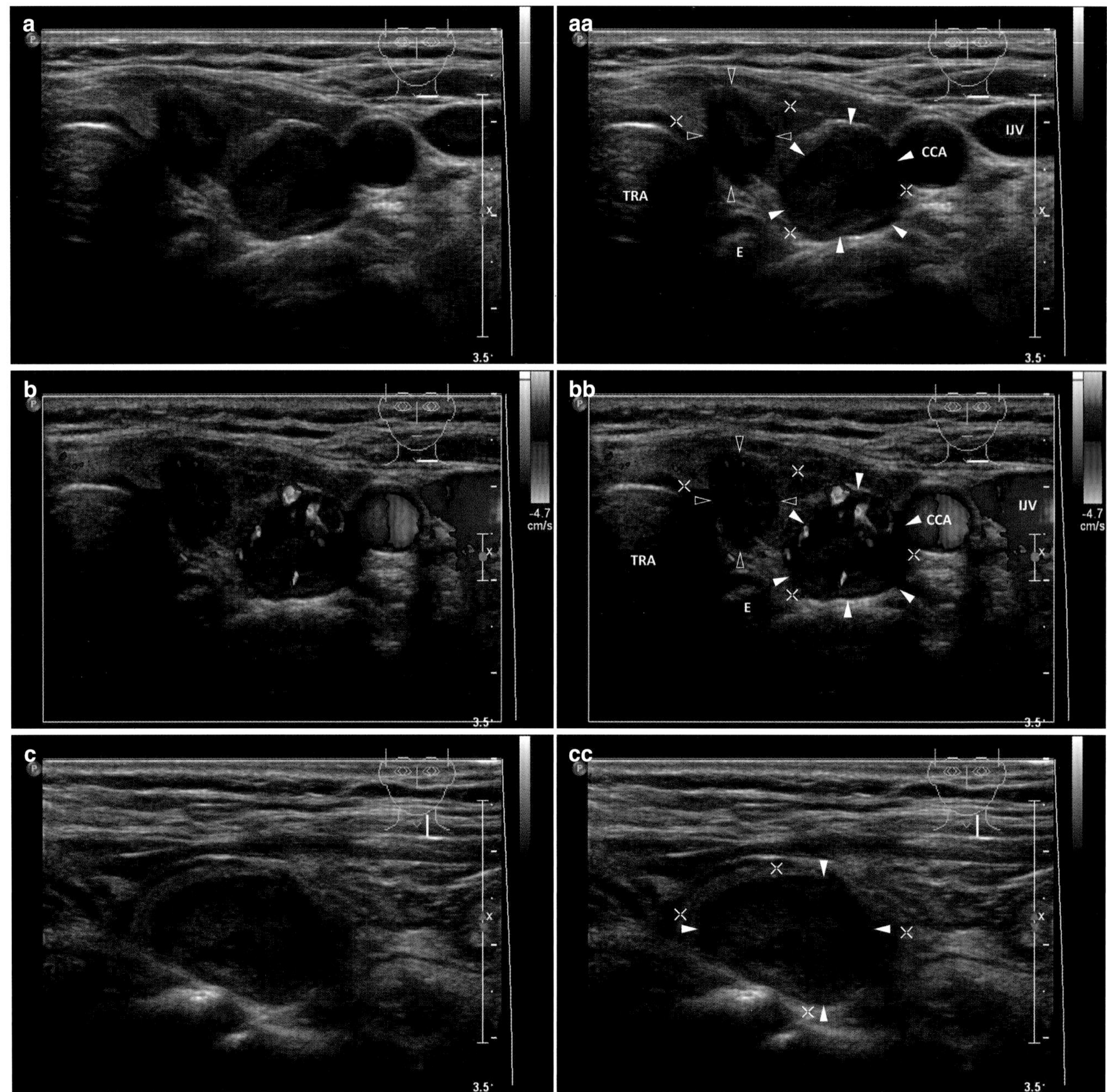

图14.1 （aa）一名76岁女性，患有两个FTC，其中微小FTC大小为9mm×9mm×8mm，体积为0.5mL；小FTC，大小为19mm×15mm×12mm，体积为2mL：微小FTC（▻）“高大于宽”形状；小FTC（►）圆形；两者都有相同的超声外观——实性；非均匀结构；大部分为低回声；边缘光滑；18mL；横切面。（bb）两个FTC的细节，CDFS：微小FTC（▻）外围最小血管，模式0；小FTC（►）中央和周围血管增强，模式Ⅱ，横切面。（cc）小FTC细节（►）：卵形；纵切面。（dd）小FTC（►）的细节，CFDS：增加的中央和周围血管，模式Ⅱ；纵切面。（ee）微小PTC细节（▻）：“高大于宽”形状；纵切面。（ff）微小FTC（▻）细节，CFDS：最小外周血管，模式0；纵切面

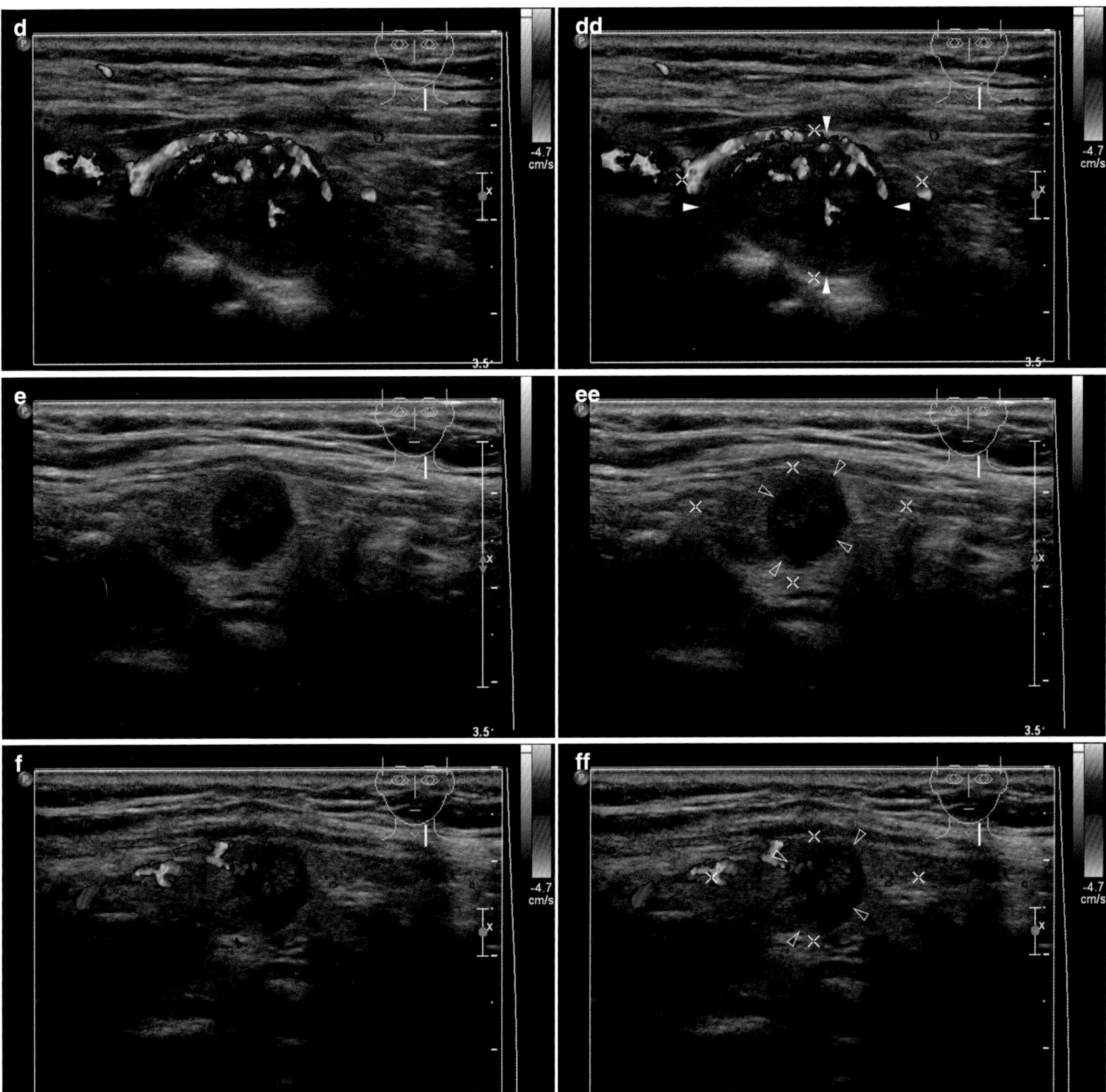

图14.1（续）

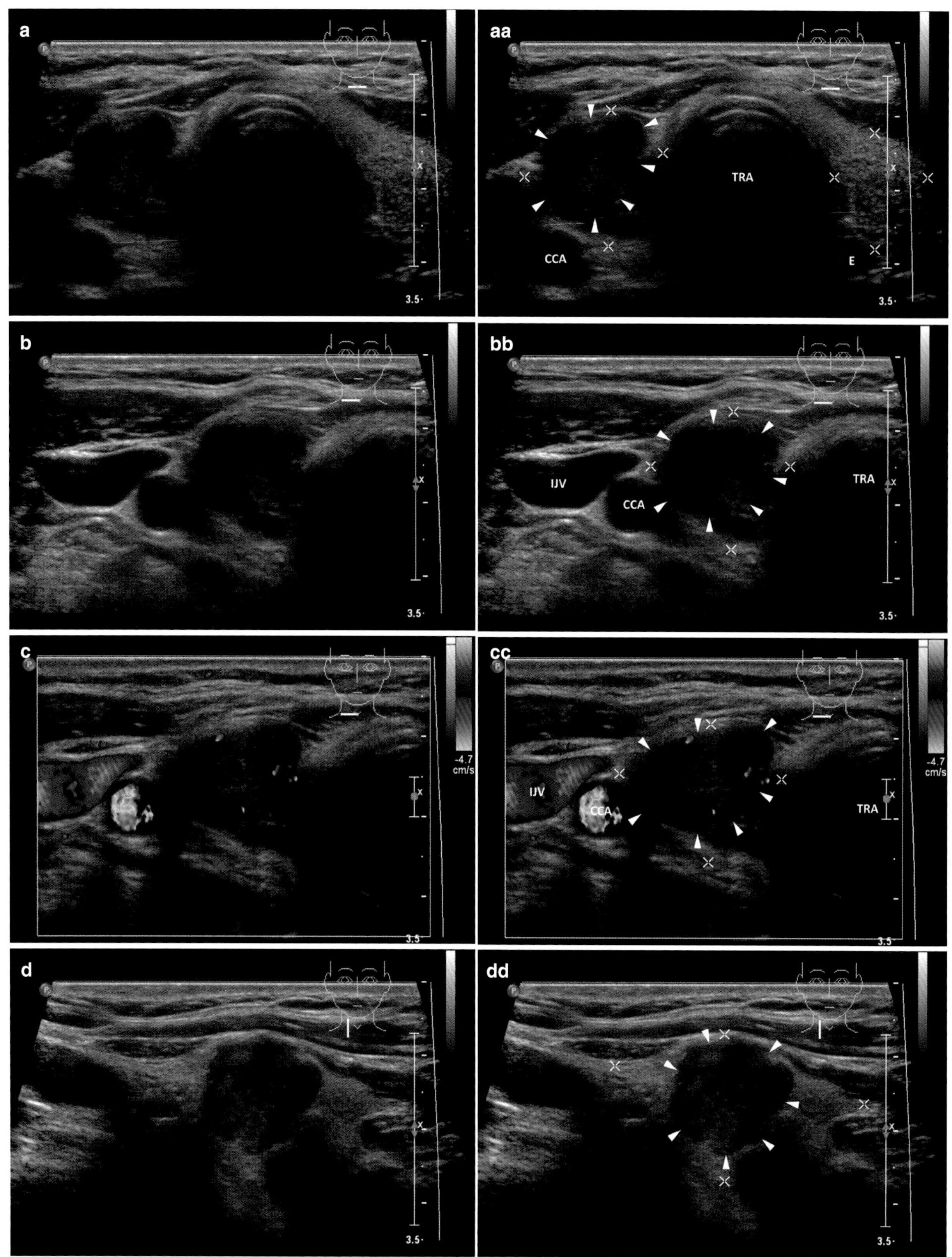

图14.2 （aa）67岁男性，RL孤立，中等大小甲状腺滤泡癌——FTC（►），大小22mm×17mm×15mm，体积3mL：实性；圆形；非均匀结构；主要为低回声；小裂片边缘；Tvol 18mL，RL 10mL、LL 8mL；横切面。（bb）中等大小FTC细节（►）：圆形；非均匀结构；主要为低回声；小裂片边缘；横切面。（cc）中等大小FTC（►），CFDS：周围最小的血管，模式0；横切面。（dd）中型FTC细节（►）：圆形；非均匀结构；主要为低回声；小裂片边缘；纵切面

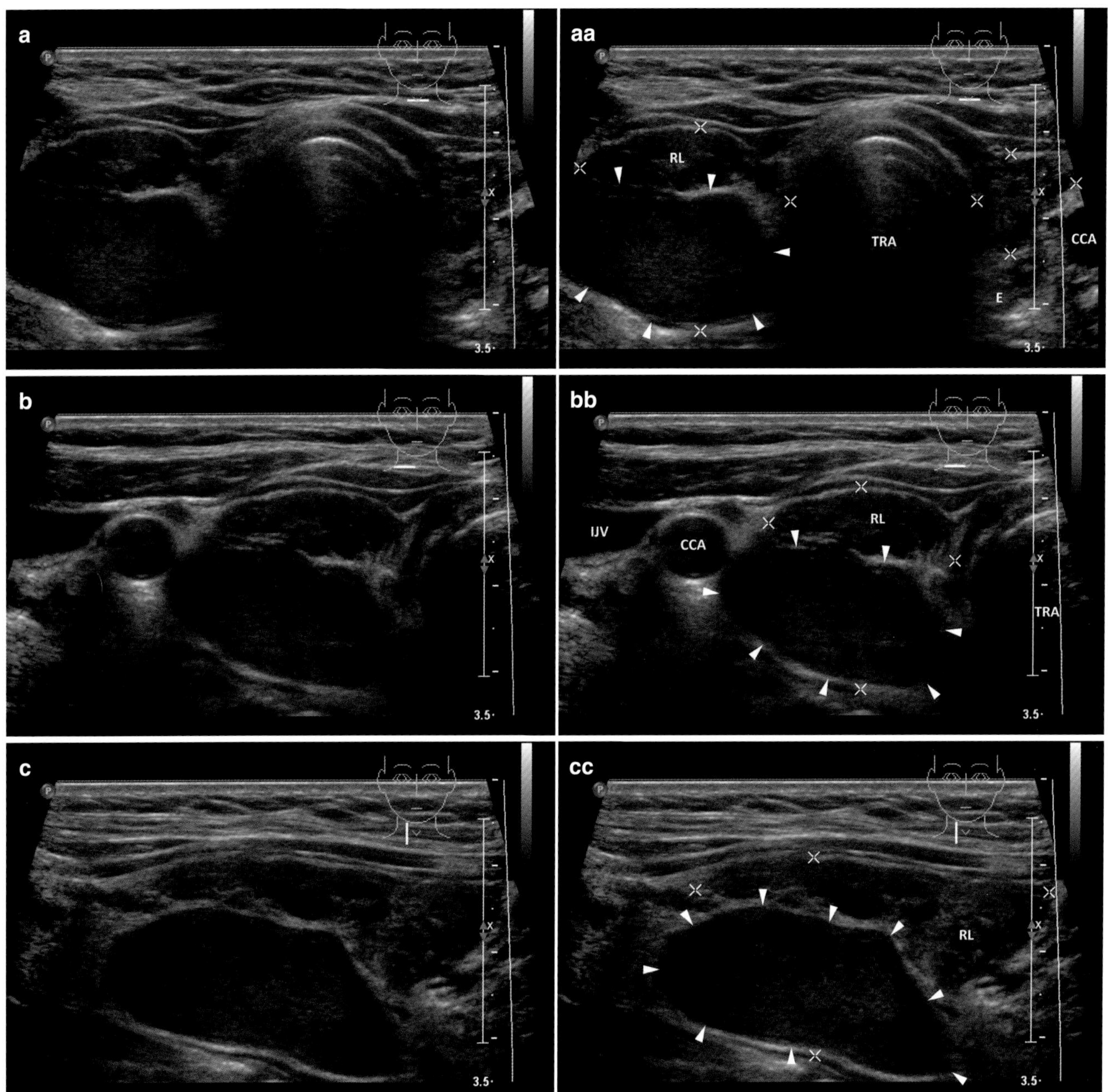

图14.3　（aa）一名69岁女性，患有桥本氏甲状腺炎（HT）和孤立性大FTC（►），位于RL，大小34mm × 29mm × 15mm，体积8mL：实性；椭圆形；非均匀结构；混合回声性，外围多为低回声；边界清晰；典型HT超声表现；Tvol 16mL，RL 9mL、LL 7mL；横切面。（bb）位于RL上极背侧的大FTC（►）细节：椭圆形；非均匀结构；混合回声性，外围多为低回声；边界清晰；横切面。（cc）位于RL上极背侧的大FTC（►）细节：椭圆形；非均匀结构；混合回声性，外围多为低回声；边界清晰；典型HT超声表现；横切面。（dd）位于RL上极背侧的大FTC（►）细节，CFDS：无血管，仅集中于门和中央血管；模式0～Ⅰ；纵切面

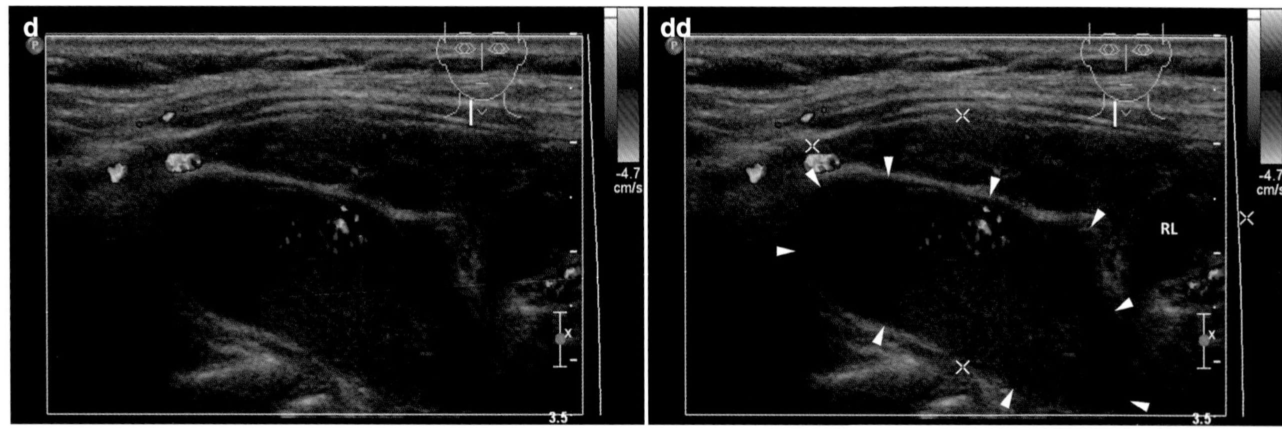

图14.3（续）

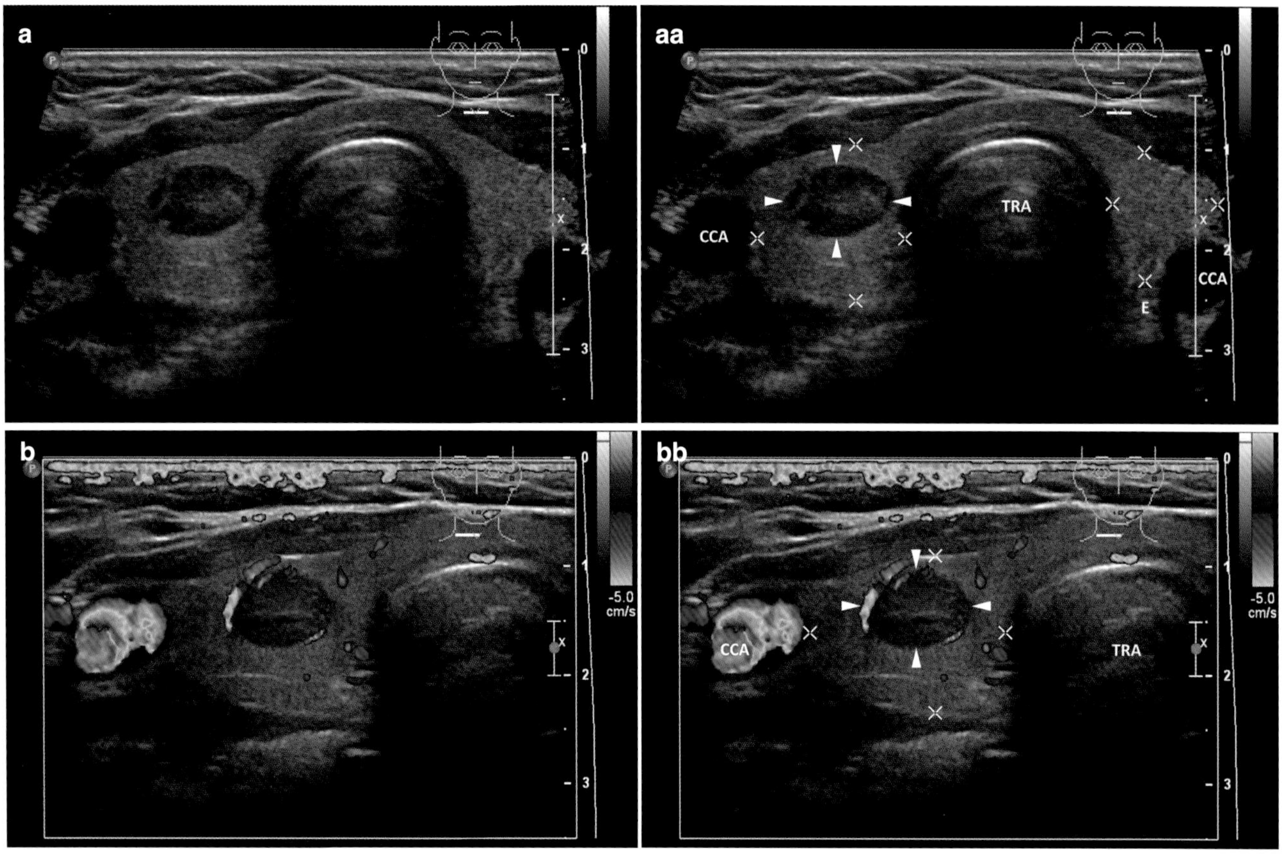

图14.4 （aa）56岁女性，RL单发Hürthle细胞癌（HCC）——微小癌（►），大小12mm×11mm×7mm，体积0.5mL：实性；椭圆形；非均匀结构；混合回声性，周边多为低回声；边界清晰；Tvol 12mL，RL 7mL、LL 5mL；横切面。（bb）位于RL的HCC微小癌（►）的细节，CFDS：周围血管，模式Ⅰ；横切面。（cc）位于RL内HCC微小癌（►）的细节：实性；椭圆形；非均匀结构；混合回声性，周边多为低回声；纵切面。（dd）位于RL内HCC微小癌（►）的细节：CFDS外周血管形成，模式Ⅰ；纵切面

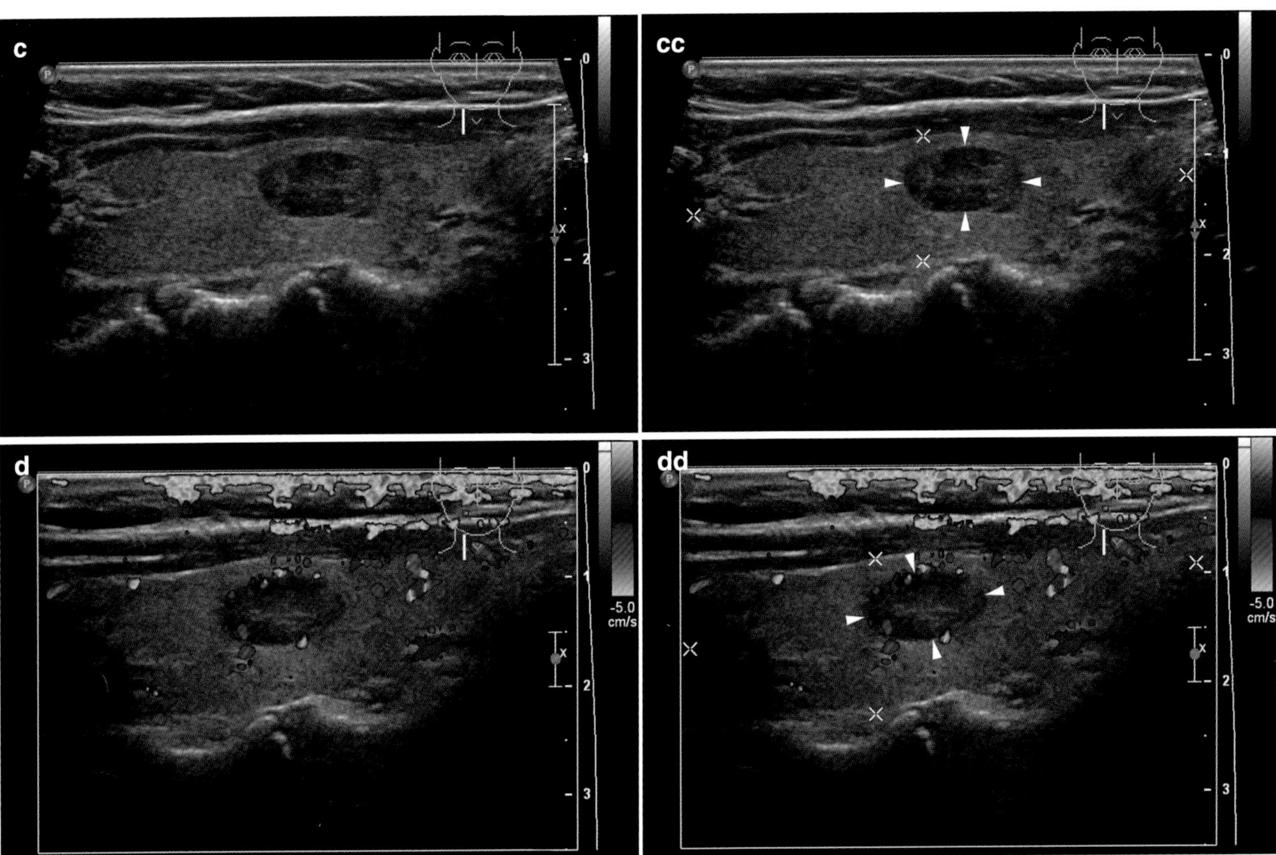

图14.4（续）

参考文献

[1] Chow SM, Law SC, Mendenhall WM, Au SK, Yau S, Yuen KT, et al. Follicular thyroid carcinoma: prognostic factors and the role of radioiodine. Cancer. 2002;95(3):488–498.

[2] Enewold L, Zhu K, Ron E, Marrogi AJ, Stojadinovic A, Peoples GE, et al. Rising thyroid cancer incidence in the United States by demographic and tumor characteristics, 1980–2005. Cancer Epidemiol Biomark Prev. 2009;18(3):784–791.

[3] De Crea C, Raffaelli M, Sessa L, Ronti S, Fadda G, Bellantone C, et al. Actual incidence and clinical behaviour of follicular thyroid carcinoma: an institutional experience. Sci World J. 2014;2014:952095.

[4] Mazzaferri EL. An overview of the management of papillary and follicular thyroid carcinoma. Thyroid. 1999;9(5):421–427.

[5] Hassan A, Khalid M, Riaz S, Nawaz MK, Bashir H. Follicular thyroid carcinoma: disease response evaluation using American Thyroid Association Risk Assessment Guidelines. Eur Thyroid J. 2015;4(4):260–265.

[6] Haugen BR, Alexander EK, Bible KC, Doherty GM, Mandel SJ, Nikiforov YE, et al. 2015 American Thyroid Association Management Guidelines for Adult Patients with Thyroid Nodules and Differentiated Thyroid Cancer: The American Thyroid Association Guidelines Task Force on Thyroid Nodules and Differentiated Thyroid Cancer. Thyroid. 2016;26(1):1–133.

[7] Bhattacharyya N. Survival and prognosis in Hürthle cell carcinoma of the thyroid gland. Arch Otolaryngol Head Neck Surg. 2003;129(2):207–210.

[8] Stojadinovic A, Ghossein RA, Hoos A, Urist MJ, Spiro RH, Shah JP, et al. Hürthle cell carcinoma: a critical histopathologic appraisal. J Clin Oncol. 2001;19(10):2616–2625.

[9] Kushchayeva Y, Duh QY, Kebebew E, D'Avanzo A, Clark OH. Comparison of clinical characteristics at diagnosis and during follow-up in 118 patients with Hurthle cell or follicular thyroid cancer. Am J Surg. 2008;195(4):457–462.

[10] Maizlin ZV, Wiseman SM, Vora P, Kirby JM, Mason AC, Filipenko D, et al. Hurthle cell neoplasms of the thyroid: sonographic appearance and histologic characteristics. J Ultrasound Med. 2008;27(5):751–757.

（江玉霞、张颖　译）

第15章 甲状腺乳头状癌

15.1 甲状腺微小乳头状癌

15.1.1 基本要素

- 分析1980—2005年PTC的发病率（源自美国国家癌症研究所项目/SEER数据库），显示其一半的发病率上升是由于<1cm的癌即甲状腺微小乳头状癌（PTMC）的发病率上升。
- 亚临床PTMC的发病率为每10万个女性中1.9～11.7个人患病，这是临床甲状腺癌发病率的1000倍[2]。
- PTMC患者占PTC 45岁以上患者数的43%，占45岁以下患者数的34%[3]。
- 尸检研究中PTMC（大小3～9.9mm）的检出率为0.5%～5.2%[2]。
- 梅奥诊所的Hay等在1945—2004年调查了900名PTMC患者，平均随访时间为17.2年。尽管23%的患者发现了多病灶肿瘤，但与颈部淋巴结相关的为31%，远处转移的为0.3%，20年与40年肿瘤复发率仅为6%与8%[4]。
- 目前，PTMC的患者术后随访表明，疾病特异性死亡率<1%，颈部淋巴结转移率为2%～6%，远处复发率为1%～2%。这些良好的结果更多地是与疾病的惰性相关，而并非与治疗的有效性相关[4-5]。
- PTMC在平均5年超声随访中显示肿瘤大小稳定，而仅仅只有5%的患者表现为肿瘤增大（>3mm），在10年的随访时间中有8%的患者显示肿瘤增大。在5年及10年的随访中分别有1.7%与3.8%的患者出现淋巴结转移[2]。
- 亚临床低风险的PTMC（无癌外侵犯、颈部淋巴结转移或远处转移的证据）常常病程缓慢，并且不需要手术就可以观察到。亚临床的低风险PTMC的年长患者可能是最好的观察对象。年轻的PTMC患者（40岁以下）进展更快，但是病因特异生存率报道特别高。这些患者也可以作为超声随访的候选者，因为即使他们的亚临床PTMC转变为临床甲状腺癌，手术治疗也不算太晚[2]。
- Meta分析揭示了颈部转移性淋巴结（C-Ⅵ区）与男性、年轻（<45岁）、较大的肿瘤大小（>5mm）、多病灶和癌外侵犯有关[6]。
- 在年龄、性别和多病灶方面，PTMC患者与PTC患者无差异。PTMC与更少的双侧病灶、颈部转移性淋巴结、甲状腺包膜侵犯及疾病复发有关，但是有更高的偶然诊断率[7]。

15.1.2 甲状腺微小乳头状癌的超声特征

- 对于PTMC，针对其他可疑的结节采用与2015年ATA相同的标准[8]。
- PTMC的典型特征[9]：
  - 50%的PTMC结节有清晰的边界，50%有不清晰的边界（这些中的一半在组织学上显示甲状腺周围包膜侵犯）（图15.2aa和图15.4aa）。
  - 晕环征大约为6%（图15.3aa和图15.4aa）。
  - 无囊性变化。

M. Halenka, Z. Fryšák, *Atlas of Thyroid Ultrasonography*, DOI 10.1007/978-3-319-53759-7_15

–微小钙化为50%（图15.1aa和图15.2aa）。

–等回声（在组织学上，主要以滤泡性胶质为主）（图15.3aa和图15.4aa）。

–异质性回声（在组织学上，纤维基质比例>20%）（图15.4aa）。

–颈部转移性淋巴结（2%～6%）（图15.4dd）。

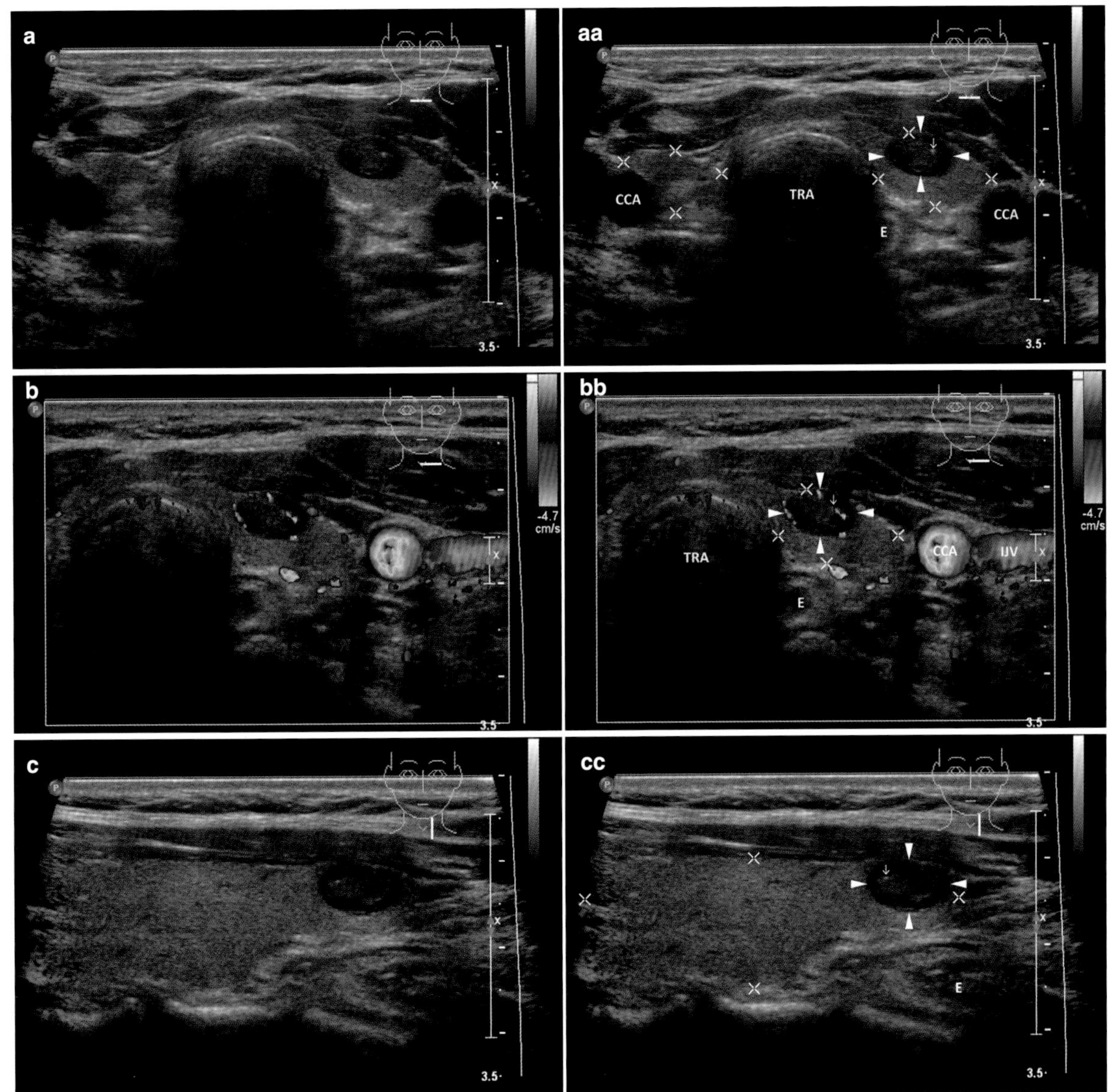

图15.1　（aa）一名44岁女性患有单个甲状腺左叶微小乳头状癌，大小10mm×8mm×6mm，体积0.3mL；实性；呈椭圆形；质地均匀，低回声；有一个微钙化（→）；轮廓清晰，边缘光滑；Tvol 12mL，RL 6mL、LL 6mL；横切面。（bb）横切面：单发PTMC的详细信息（►）：CFDS：模式Ⅰ：一个中央血管分支和周围血管。（cc）纵切面：单发PTMC细节（►）：一个微钙化（→）。（dd）纵切面：单发PTMC的细节（►）：CFDS：模式Ⅰ：一个中央血管分支和周围血管

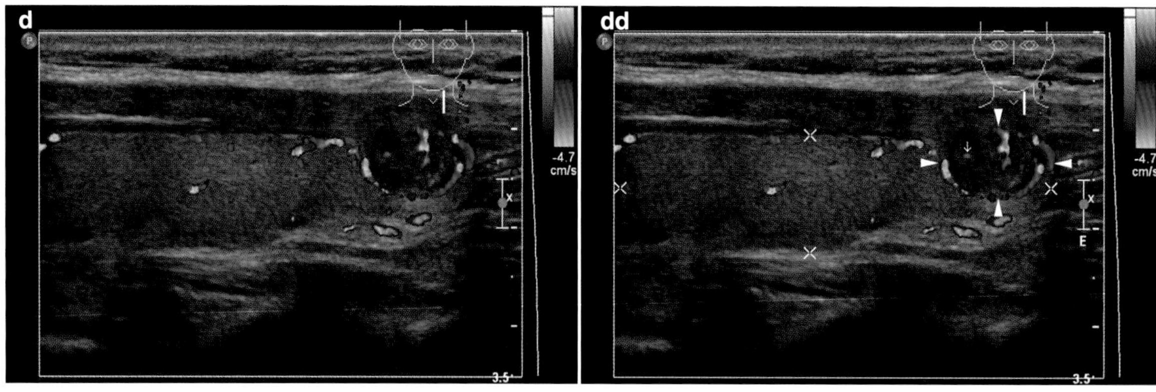

图15.1（续）

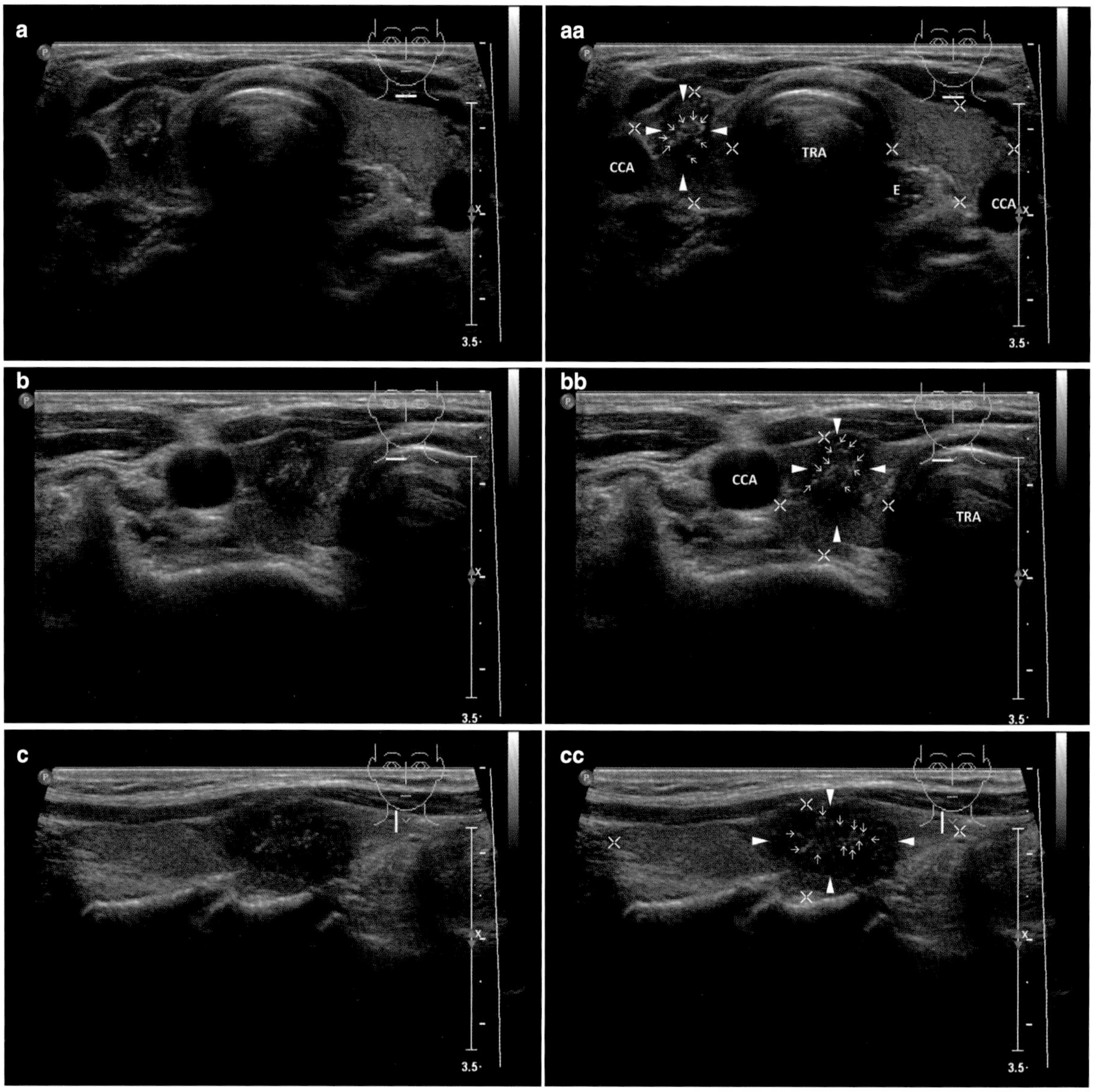

图15.2 （aa）一名63岁女性患有单个甲状腺右叶微小乳头状癌（►），大小10mm×9mm×6mm，体积0.3mL；实性；垂直位的形状；回声粗糙；低回声；中心呈微小钙化灶（→）；边界模糊；Tvol 8mL、RL 4mL、LL 4mL；横切面。（bb）横切面：单个PTMC（►）：实性；"垂直位"形状；回声粗糙；低回声；中心微钙化簇（→）；边界模糊。（cc）纵切面：单个PTMC细节（►）：实性；回声粗糙；低回声；中心微钙化簇（→）；模糊

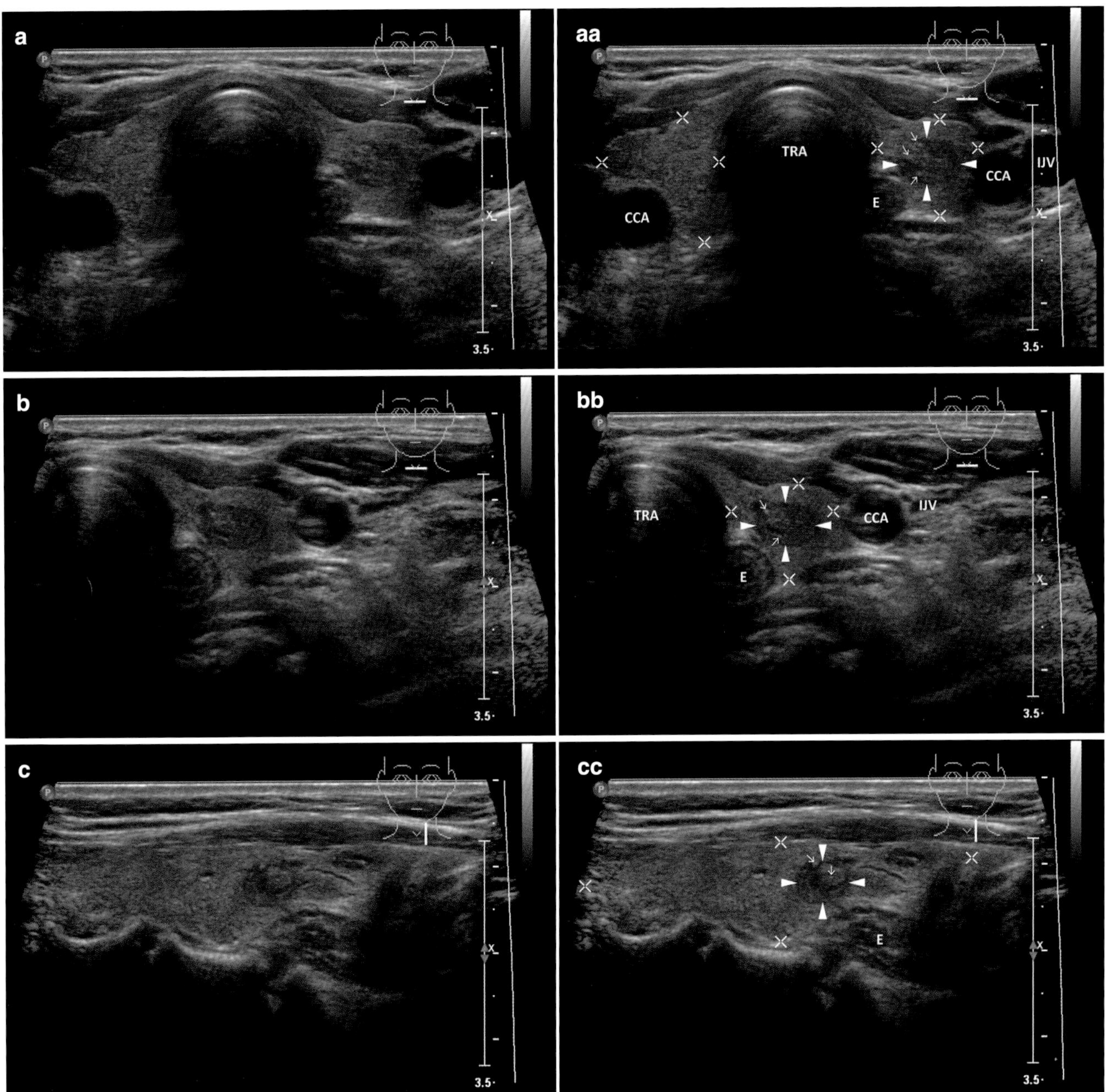

图15.3　（aa）一名62岁女性患有单个甲状腺左叶微小乳头状癌（►），大小8mm×7mm×6mm，体积0.2mL；实性；圆形；不均匀结构；等回声；有零星的高回声（→）；薄晕；Tvol 8mL，RL 4mL、LL 4mL；横切面。（bb）横切面：单个PTMC细节（►）：不均匀结构；等回声；零星的高回声（→）；清晰的薄晕。（cc）纵切面：单个PTMC细节（►）：不均匀；等回声；偶尔高回声信号（→）；带有薄晕的清晰边缘

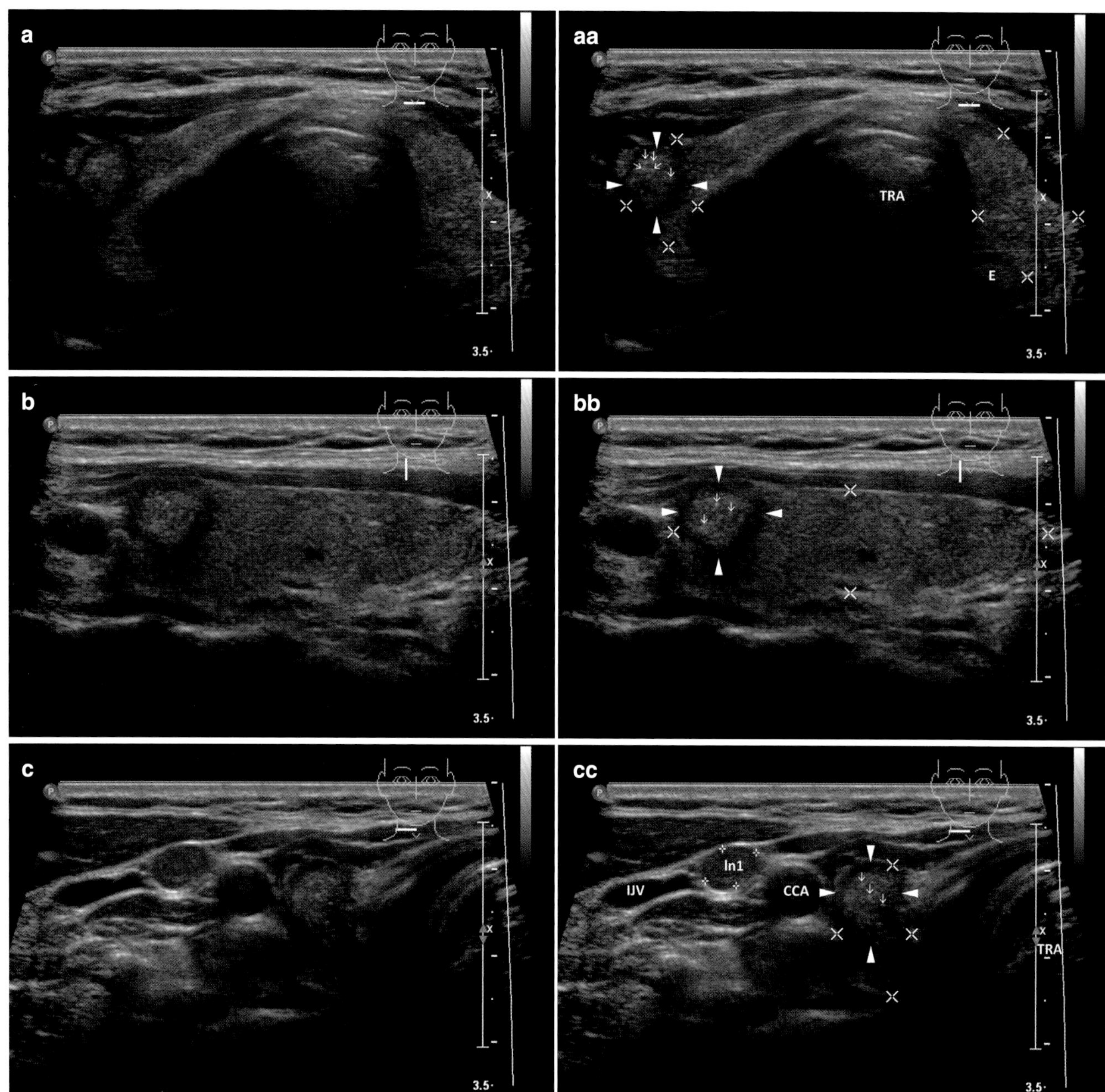

图15.4 （aa）一名30岁女性患有单个甲状腺左叶微小乳头状癌，大小10mm×9mm×8mm，体积0.4mL，右侧颈内静脉有颈部转移性淋巴结，为C-Ⅲ区。甲状腺整体视图：PTMC（►）实性；“垂直位”形状；不均匀结构；等回声；中心高回声信号（→）；不明确的边缘，粗晕符号；Tvol 14mL，RL 7mL、LL 7mL；横切面。（bb）纵切面：单个PTMC（►）细节：不均匀结构；等回声；中央高回声点（→）；不清晰的边缘，粗晕信号。（cc）横切面：单个PTMC和颈部转移性淋巴结的细节：PTMC（►）“垂直位”形状；不均匀结构；等回声；中心高回声点（→）；右侧颈内静脉和颈总动脉之间的一个小的椭圆形高回声转移性淋巴结ln1（∻）。（dd）纵切面：两个颈部转移性淋巴结的细节：ln1、ln2（∻）实性；椭圆形；大小19mm×7mm和16mm×6mm，L/S>2（非病理）；结构不均匀；高回声；无淋巴门征；淋巴结之间的小静脉腔。（ee）纵切面：两个颈部转移性淋巴结的细节，CFDS：ln1、ln2（∻）——混合（外周和中央）血管分布增加；颈部淋巴结之间的小静脉管腔（v）

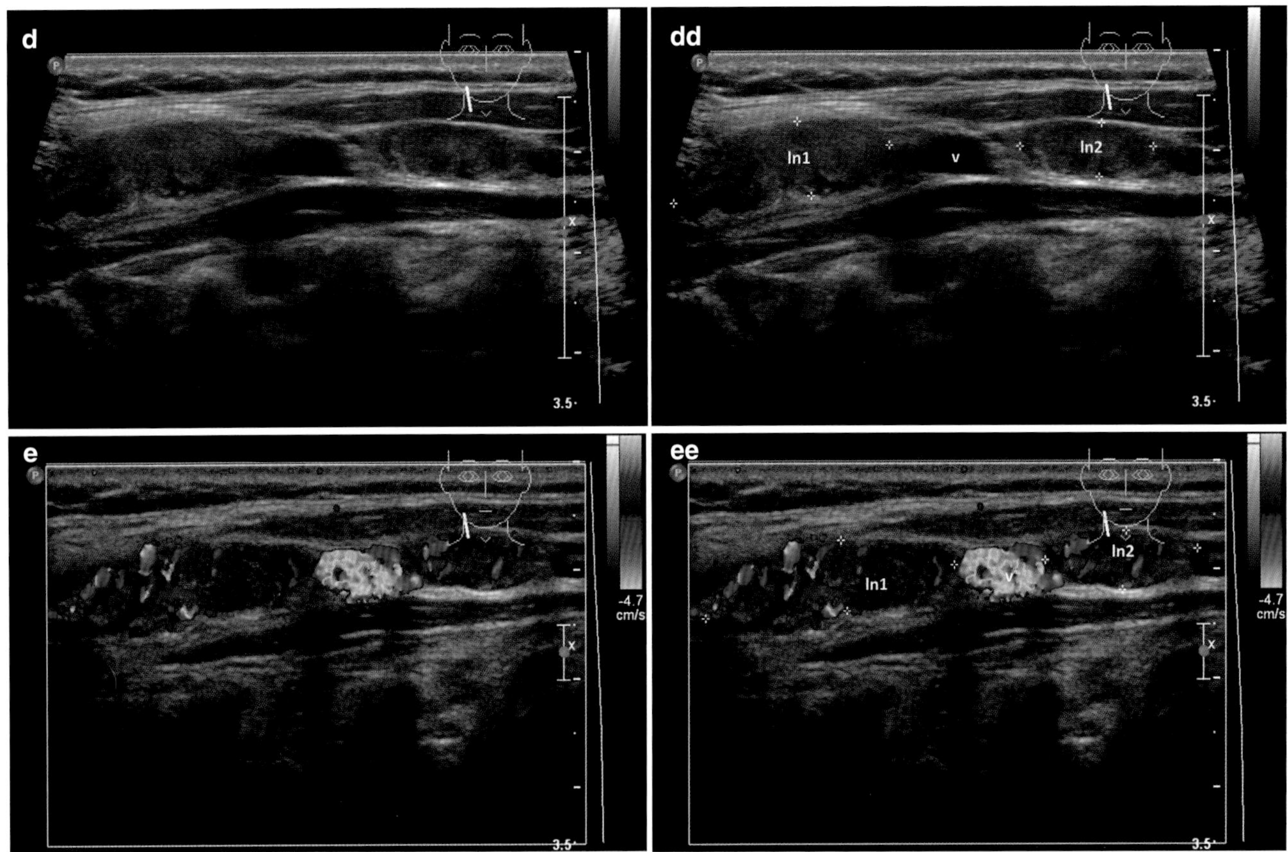

图15.4（续）

15.2　甲状腺乳头状癌：一个≤2cm的孤立性结节

15.2.1　基本要素

- 在所有性别和种族/民族群体中，最常见的甲状腺癌组织学类型是甲状腺乳头状癌（PTC），占比65%～88%[1]。
- 女性患PTC的概率始终是男性的2～3倍。40～59岁的女性的发病率最高，60～79岁的女性的发病率增长最快。男性的特定年龄比例上升得较慢，男女在60～69岁时达到峰值，然后在≥80岁时下降[1,10]。
- 最年轻的病例（＜20岁）和最年长的病例（≥80岁）年龄组各仅占PTC的2%～3%[1]。
- 预测PTC患者预后不良的特征：老年、甲状腺外和/或结外扩张，可触及淋巴结（LN）和/或远处转移以及大体积的肿瘤[11]。
- 术后Tg-Ab水平无下降的Tg-Ab阳性患者，无病生存预后较差[12]。
- 5年和10年生存率为90%～95%[13]，反映了PTC预后良好[13]。
- 约20%的患者出现PTC复发[14]。
- PTC倾向于通过淋巴系统转移，40%～60%[13]有颈部转移性LN，2%～14%[13]发生血管侵犯。
- 3.3%的单纯PTC存在血管侵犯，而FVPTC血管侵犯的发生率为20.9%[13]。
- PTC的发病率增长速度快于其他任何恶性肿瘤。近50%的增长为1cm及以下的PTC，87%为≤2cm的PTC。然而，甲状腺癌的死亡率保持不变，这意味着这些小的癌不太可能进展到危及生命。亚临床疾病的急剧上升很大程度上归因于头颈部影像更频繁和广泛地用于不相关的调查，以及这些偶发癌的意外发现[15]。
- PTC和FTC（两种分化型甲状腺癌）的比较[16]：

–发病率，为3.9∶1。

–表现在较年轻的年龄，中位年龄，为44岁 vs 49岁。

–男女比例更高，为4.5 vs 2.9。

–原发肿瘤较小，中位大小为2cm vs 3.5cm。

–多灶性疾病的发病率较高，分别为28.3% vs 18.1%。

–高发的甲状腺外侵犯，为39.4% vs 14%。

–颈部转移性LN增多，为33.3% vs 12.1%。

–无远处转移，为8.9% vs 28.8%。

–与FTC相比，PTC的10年病因特异性生存率、无远处转移和局部复发率对比为92.1% vs 81%、90.8% vs 72.3%、78.5% vs 83%。

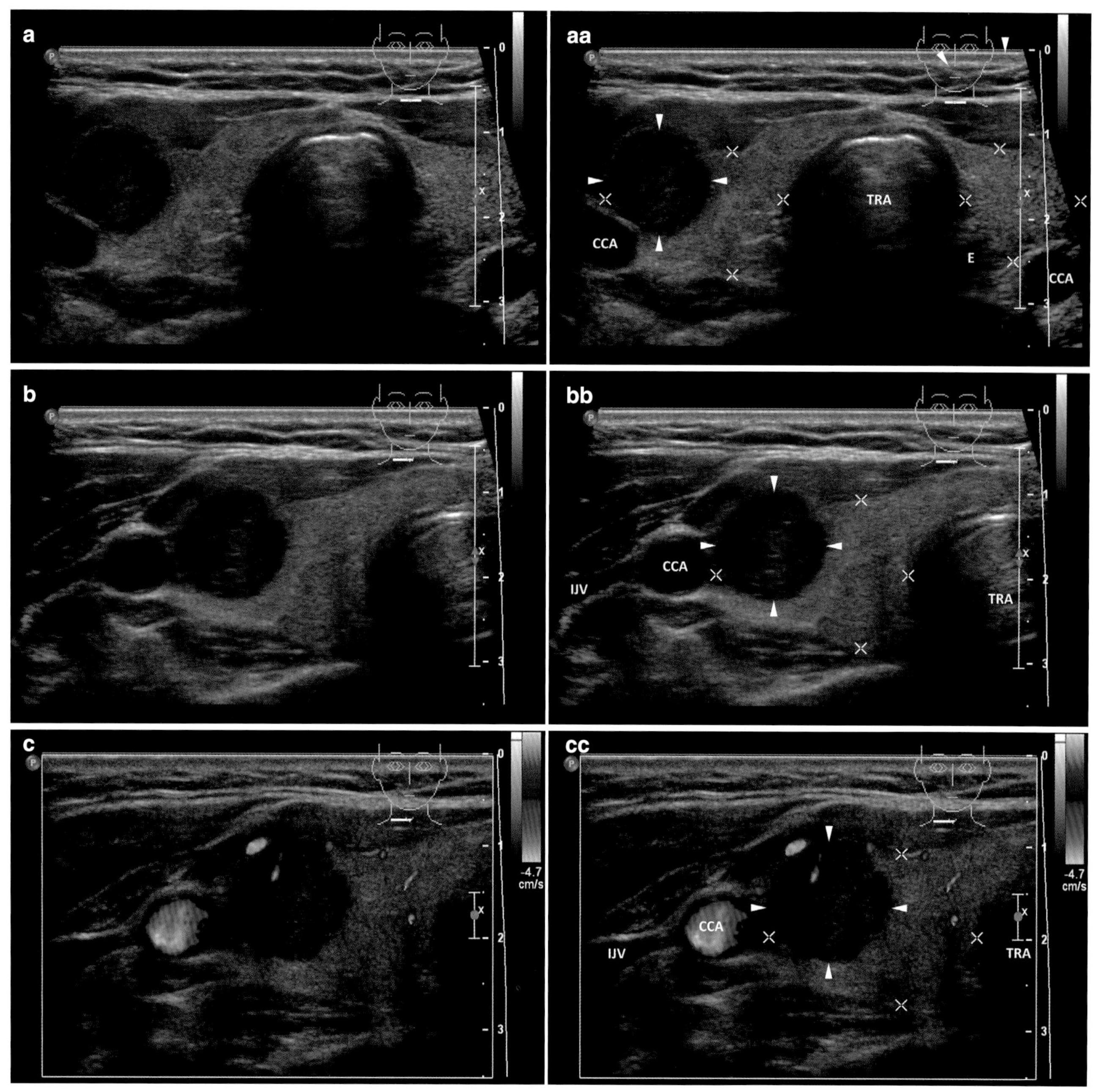

图15.5 （aa）一名43岁女性，患有一个孤立的小甲状腺乳头状癌——PTC（►）在RL，大小15mm×14mm×14mm，体积1.5mL。超声整体视图：实性结节——圆形；均匀结构；低回声；边缘清晰；Tvol 18mL，RL 10mL、LL 8mL；横切面。（bb）孤立的小PTC（►）细节：实性结节，圆形，均匀结构，低回声，边缘清晰，横切面。（cc）单独的小PTC的细节（►），CFDS：最小的周围血管分布和一个中央血管分支，模式Ⅰ；横切面。（dd）孤立的小PTC（►）细节：实性结节，圆形，均匀结构，低回声，边缘清晰，纵切面。（ee）孤立的小PTC（►）的细节，CFDS：最小的外周血管分布和一个中央血管分支，模式Ⅰ；纵切面

15.2.2　PTC的超声特征，一个≤2cm的小结节[8]

- 典型的超声特点：
  - 明显的低回声性（图15.5aa和图15.6aa）。
  - 微钙化（图15.8bb、图15.9aa和图15.12aa）。
  - “垂直位”形状（纵横比>1）（图15.7aa、图15.8aa和图15.9bb）。
  - 边缘不规则（微分叶状或针状）（图15.8cc）。
  - 结节内血管增生（图15.13cc和图15.14ee）。
- 罕见的超声特点：
  - FVPTC更可能为等向高回声（图15.12aa）。
  - 边缘钙化破裂，有小挤压性低回声软组织成分（图15.10aa）。
  - 可能有完全或不完全的光晕征（图15.11aa和图15.13aa）。
  - 囊性变性（图15.14aa）。
  - 颈部淋巴结转移。
- 更多信息见第四部分：根据2015年ATA指南，实性结节高度怀疑恶性的超声典型特征[8]。

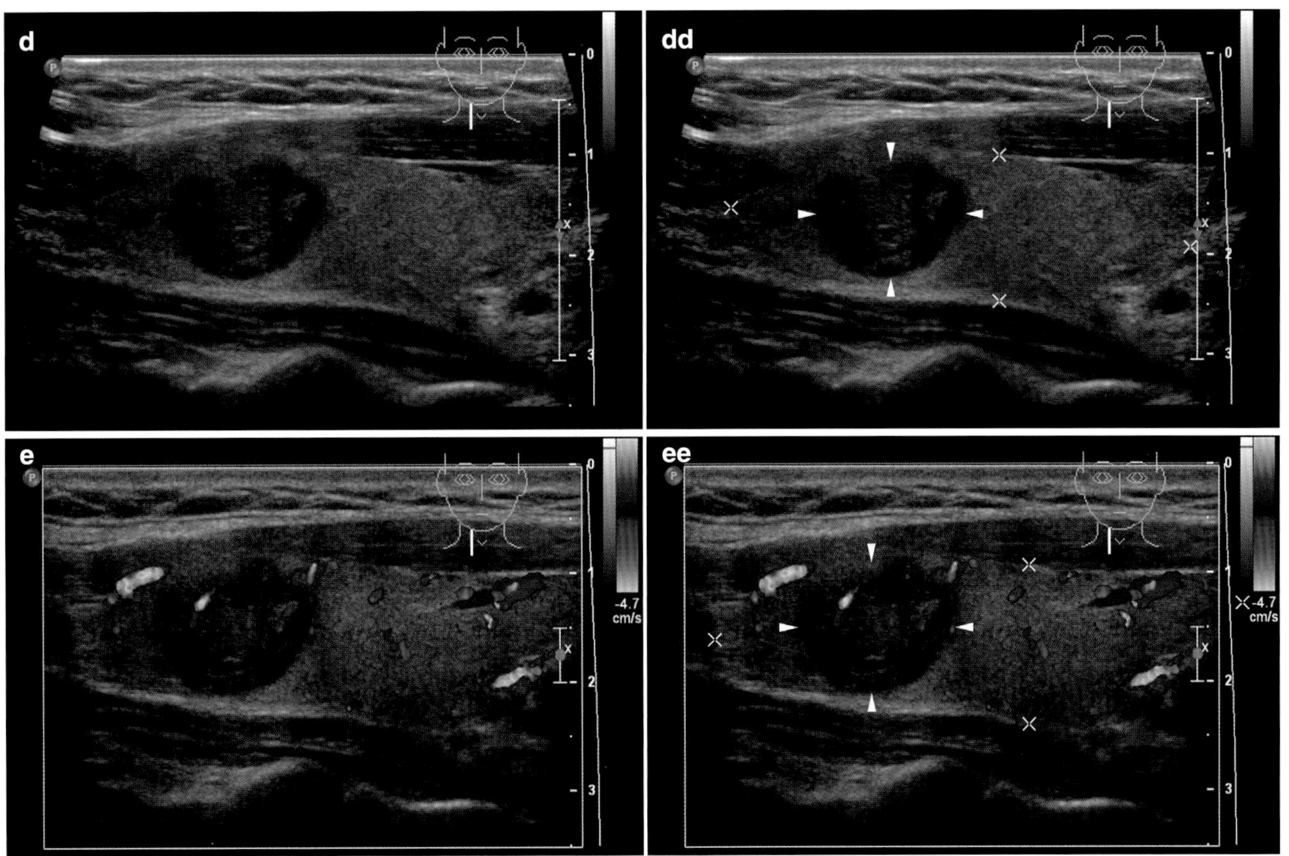

图15.5（续）

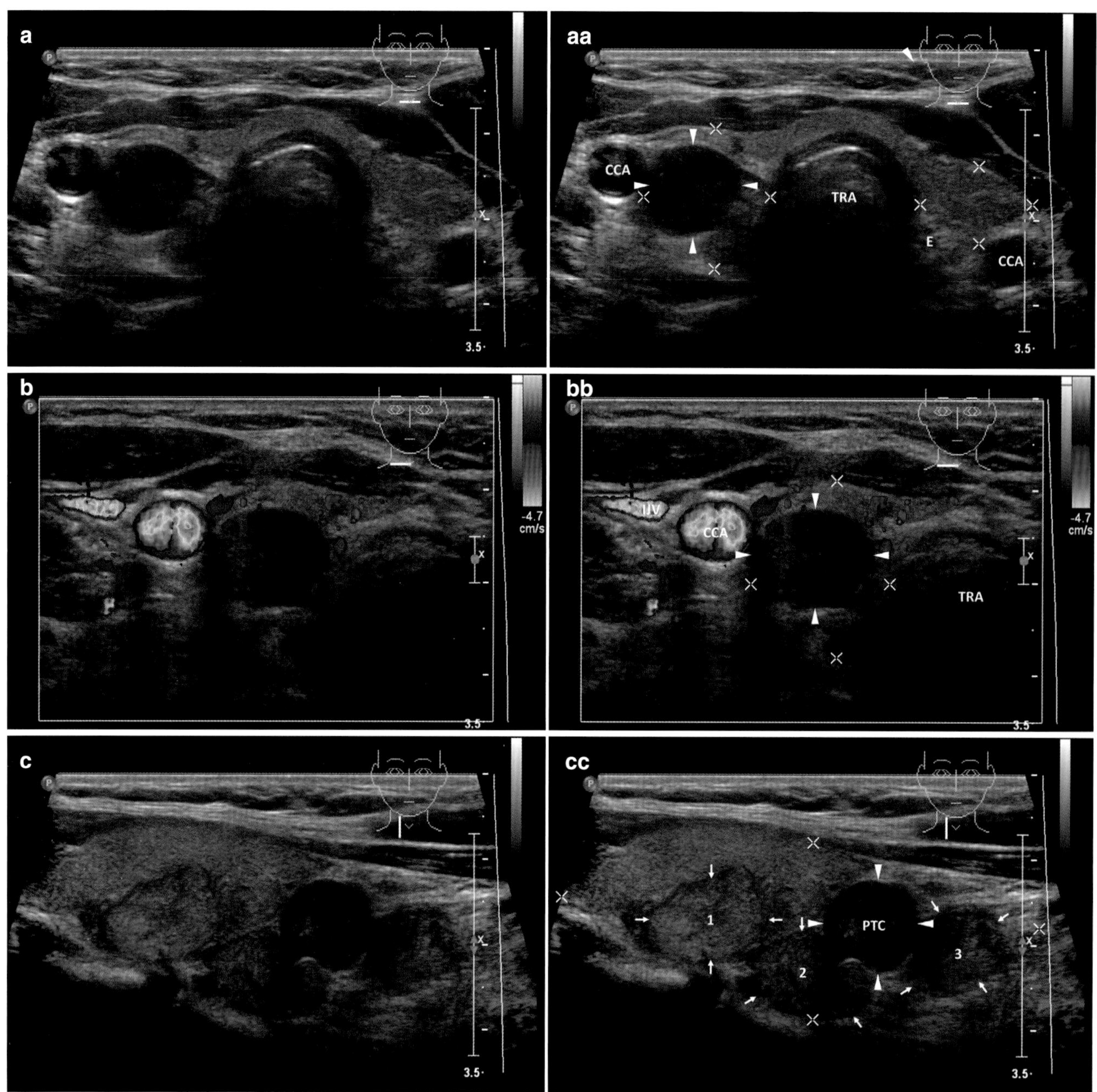

图15.6 （aa）一名37岁女性，患有多结节性甲状腺肿（MNG）和一个小甲状腺乳头状癌——PTC（►）在RL，大小13mm×12mm×12mm，体积1mL。超声整体视图：实性结节——圆形；均匀结构；低回声；边缘清晰；Tvol 10mL、RL 6mL、LL 4mL；横切面。（bb）小PTC（►），CFDS：最小的外周血管和结节内血管分布，模式Ⅰ，横切面。（cc）MNG、RL中小PTC（►）细节：实性结节；圆形；均匀结构；低回声；边缘清晰；3个无可疑结节（1、2、3）——实性；圆形或卵圆形；均匀结构；高回声；边缘清晰，有光晕征；纵切面

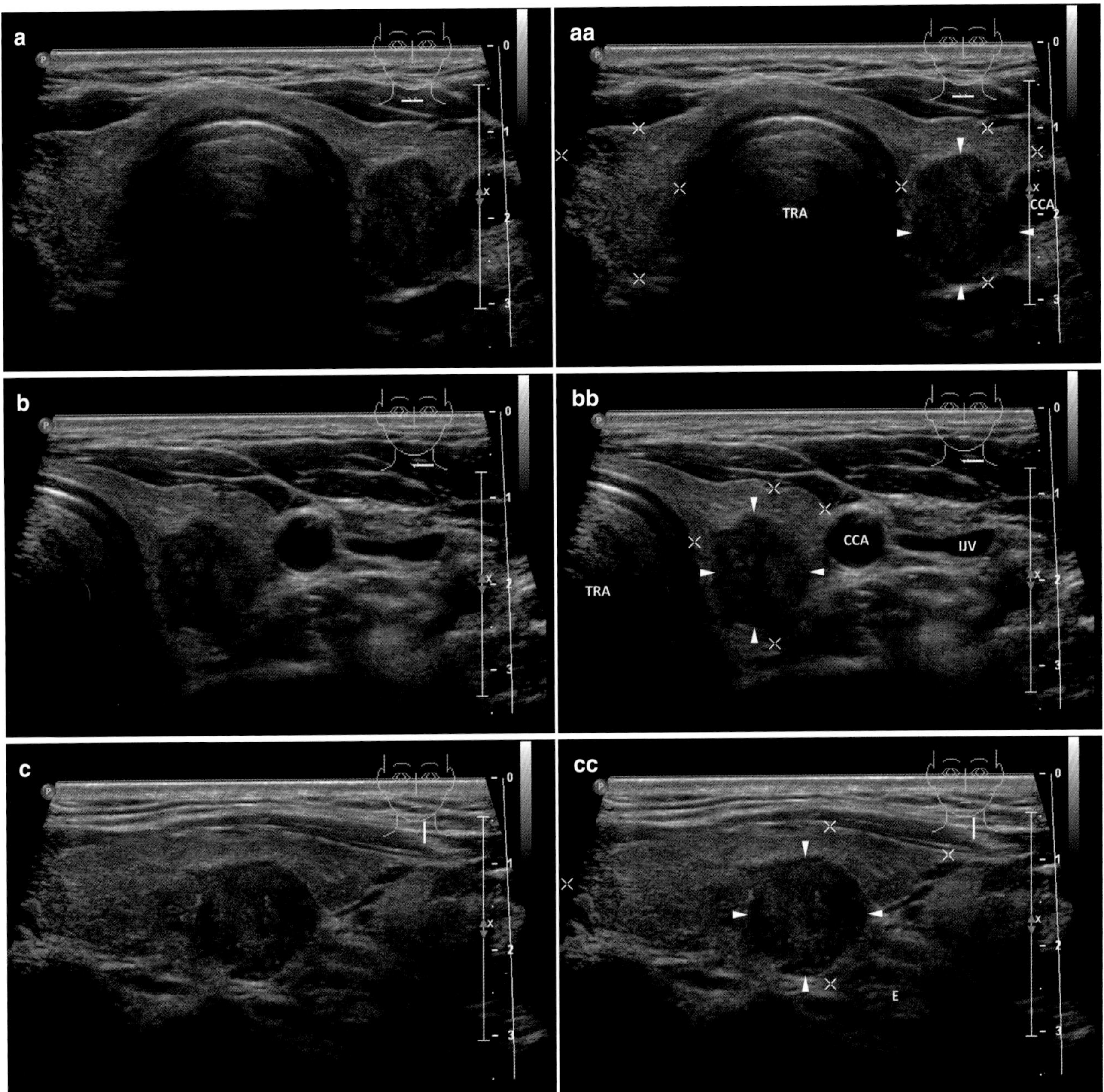

图15.7　（aa）一名44岁男性，患有单个小甲状腺乳头状癌——PTC（►），大小19mm×14mm×11mm，体积1.5mL。超声整体图：实性结节——“垂直位”形状；结构不均匀；轻微低回声；弥漫性高回声标点符号；边缘模糊；Tvol 20mL，RL 10mL、LL 10mL；横切面。（bb）单个小PTC细节（►）：实性结节——“垂直位”形状；结构不均匀；略低回声；弥漫性高回声标点符号；边缘模糊；横切面。（cc）单个小PTC（►）细节：实性结节——“垂直位”形状；不均匀结构；略低回声；弥漫性高回声标点符号；边缘模糊；纵切面。（dd）单个小PTC图（►）细节，CFDS：最小外周血管分布，模式Ⅰ；纵切面

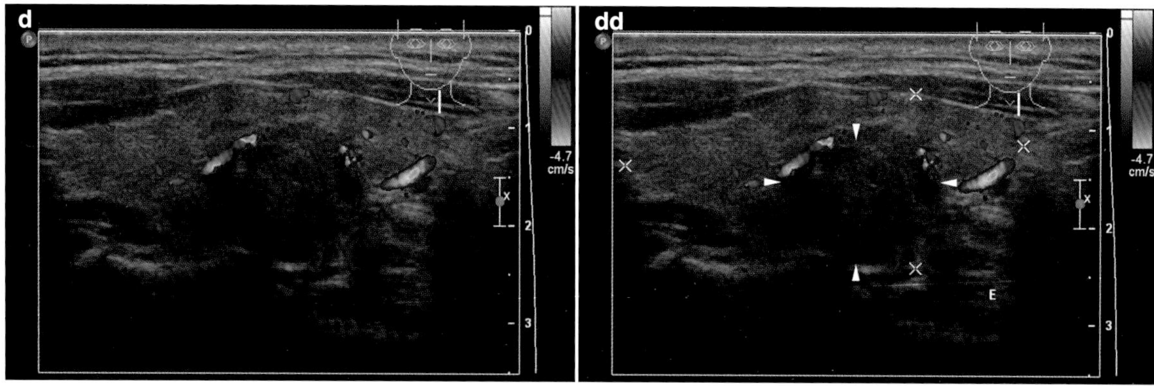

图15.7（续）

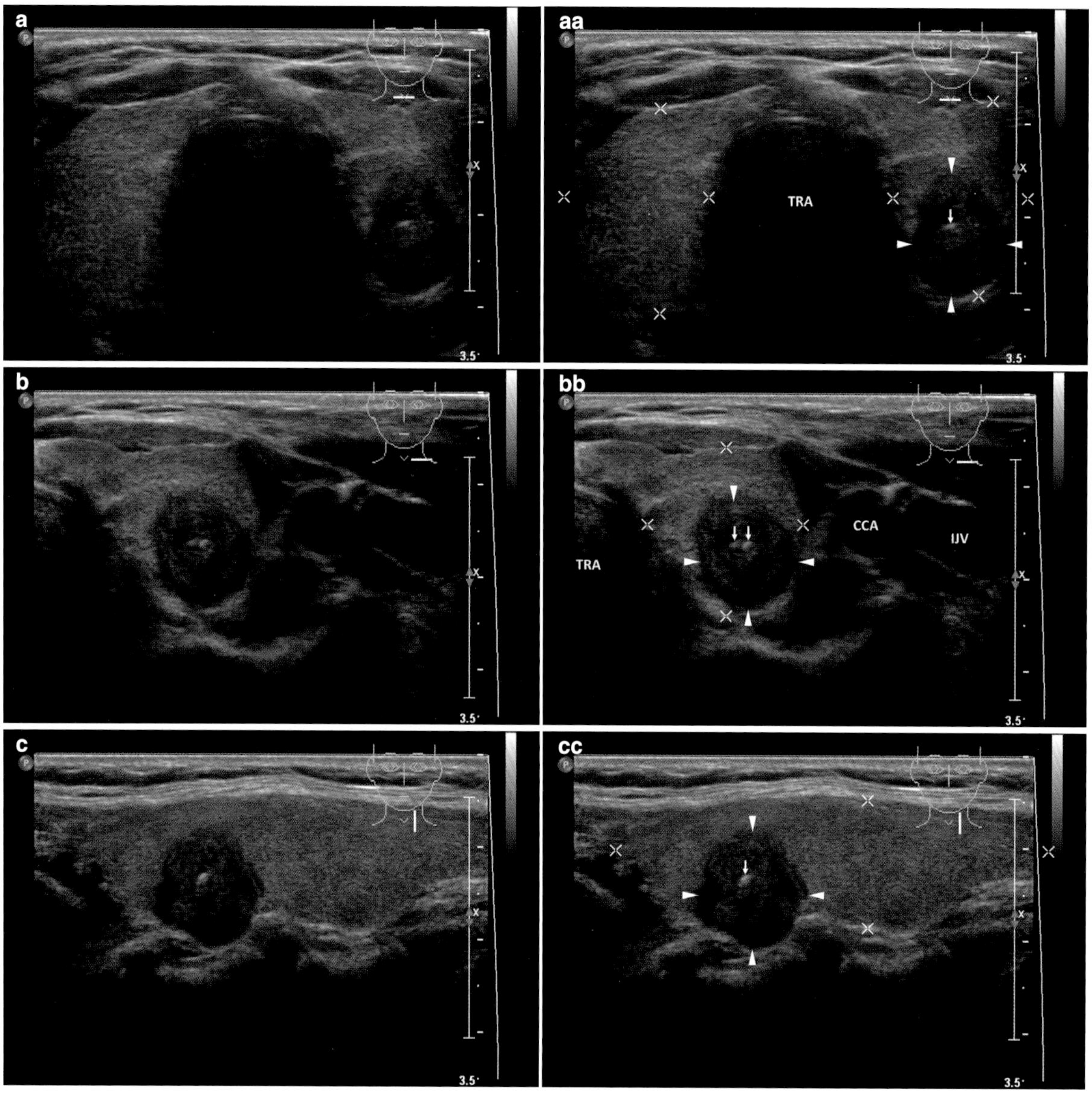

图15.8 （aa）一名48岁男性，在LL患有单个小的甲状腺乳头状癌——PTC（►），大小19mm×14mm×11mm，体积1.5mL。超声整体视图：实性结节——"垂直位"形状；不均匀结构；低回声；中央微钙化（→）；微小分叶状边缘；Tvol 22mL，RL 11mL、LL 11mL；横切面。（bb）单个小PTC细节（►）：实性结节——"垂直位"形状；不均匀结构；低回声；中央微钙化（→）微分叶状边缘；横切面。（cc）单个小PTC（►）细节：实性结节——"垂直位"形状；不均匀结构；低回声；中央微钙化（→）；微分叶状边缘；纵切面。（dd）单个小PTC图（►）细节，CFDS：最小外周血管分布，模式Ⅰ；纵切面

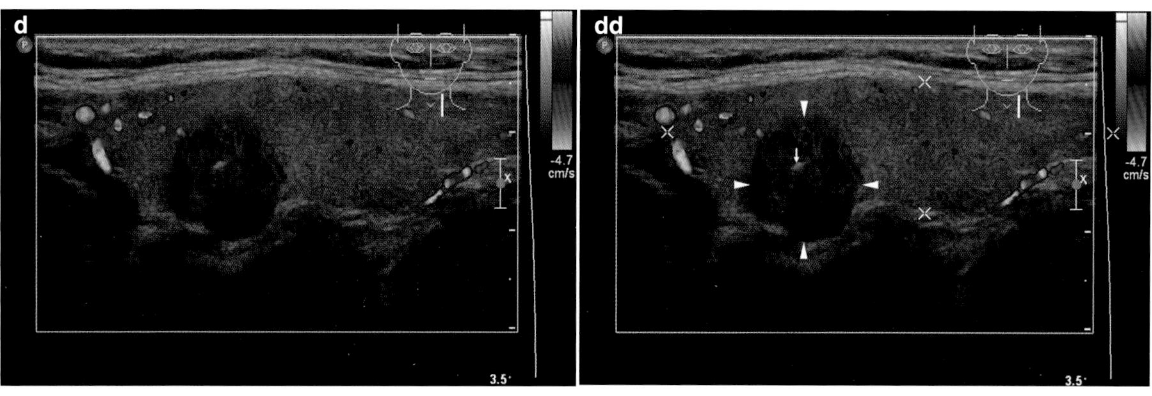

图15.8（续）

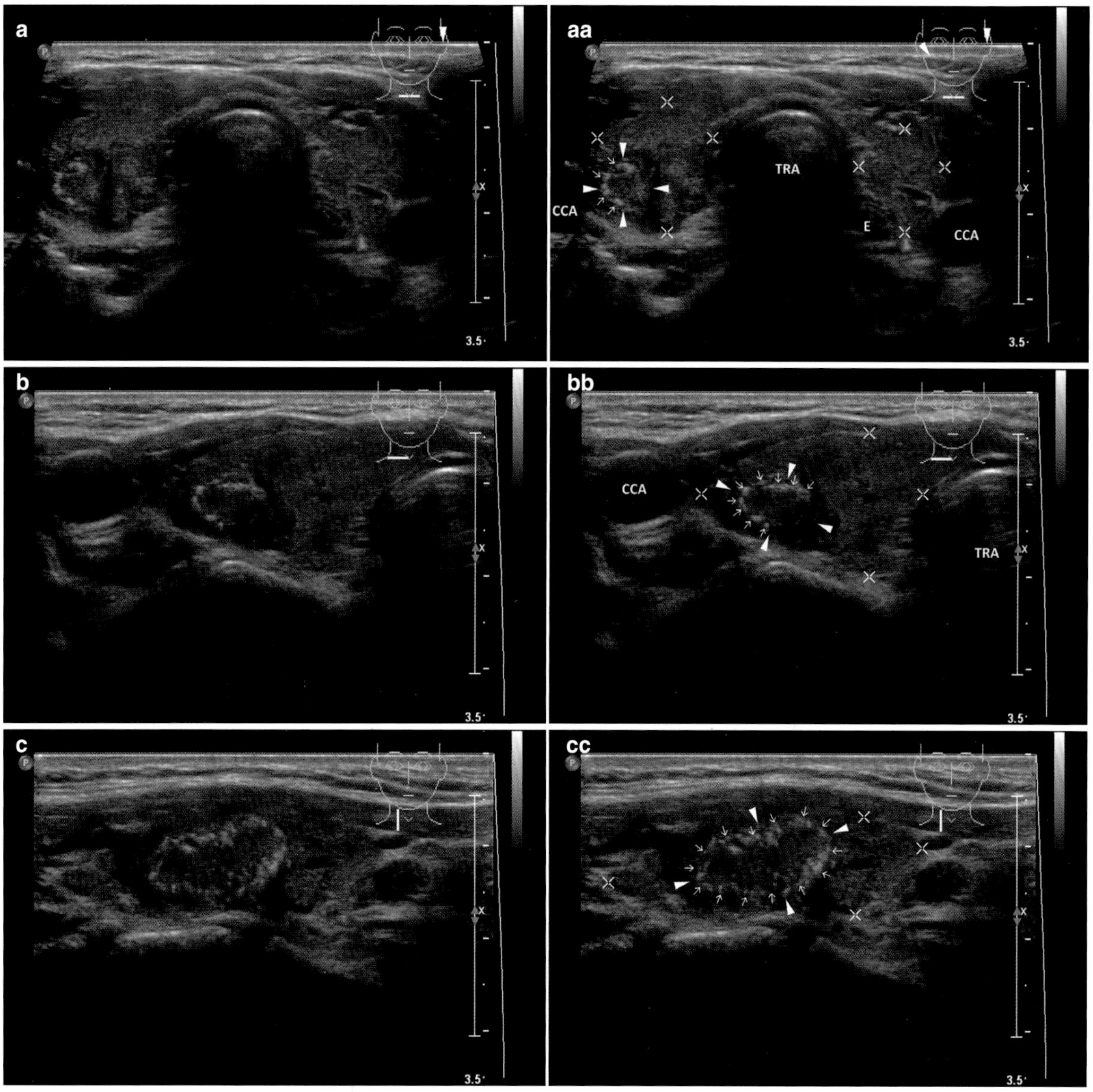

图15.9　（aa）一位38岁的男性，患有右侧单个小甲状腺乳头状癌——PTC（►），大小为17mm×14mm×7mm，体积为1mL。超声整体视图：实性结节——椭圆形；不均匀结构；轻度低回声；弥漫性高回声斑点；周边微钙化弧（➞）；边缘模糊；Tvol 22mL，RL 7mL、LL 5mL，横切面。（bb）单个小甲状腺乳头状癌细节（►）：实性结节——椭圆形；不均匀结构；轻度低回声；弥漫性高回声斑点；周边微钙化弧（➞）；边缘模糊；横切面。（cc）单个小甲状腺乳头状癌细节（►）：实性结节——椭圆形；不均匀结构；轻度低回声；弥漫性高回声斑点；周边微钙化弧（➞）；边缘模糊；纵切面

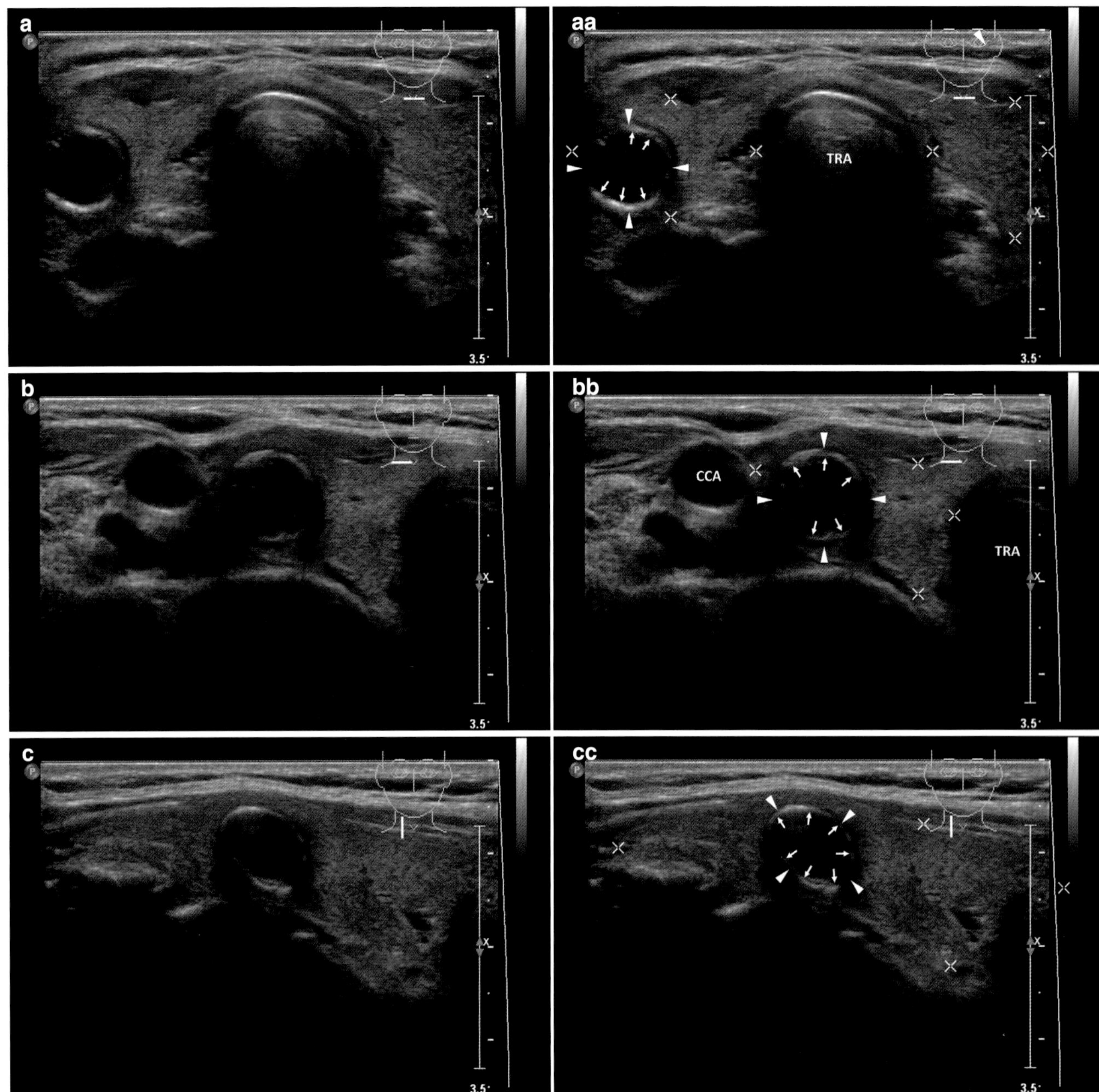

图15.10 （aa）一位55岁的男性，患有右侧单个小甲状腺乳头状癌——PTC（►），大小为15mm×11mm×11mm，体积为1mL。超声整体视图：周边有中断的“蛋壳”样钙化（→），伴有明显的声影，导致结节内部低回声。Tvol 15mL，RL 7mL、LL 8mL；横切面。（bb）单个小甲状腺乳头状癌细节（►）：周边有中断的“蛋壳”样钙化（→），伴有明显的声影，导致结节内部低回声；横切面。（cc）单个小甲状腺乳头状癌细节（►）：周边有中断的“蛋壳”样钙化（→），伴有明显的声影，导致结节内部低回声；纵切面

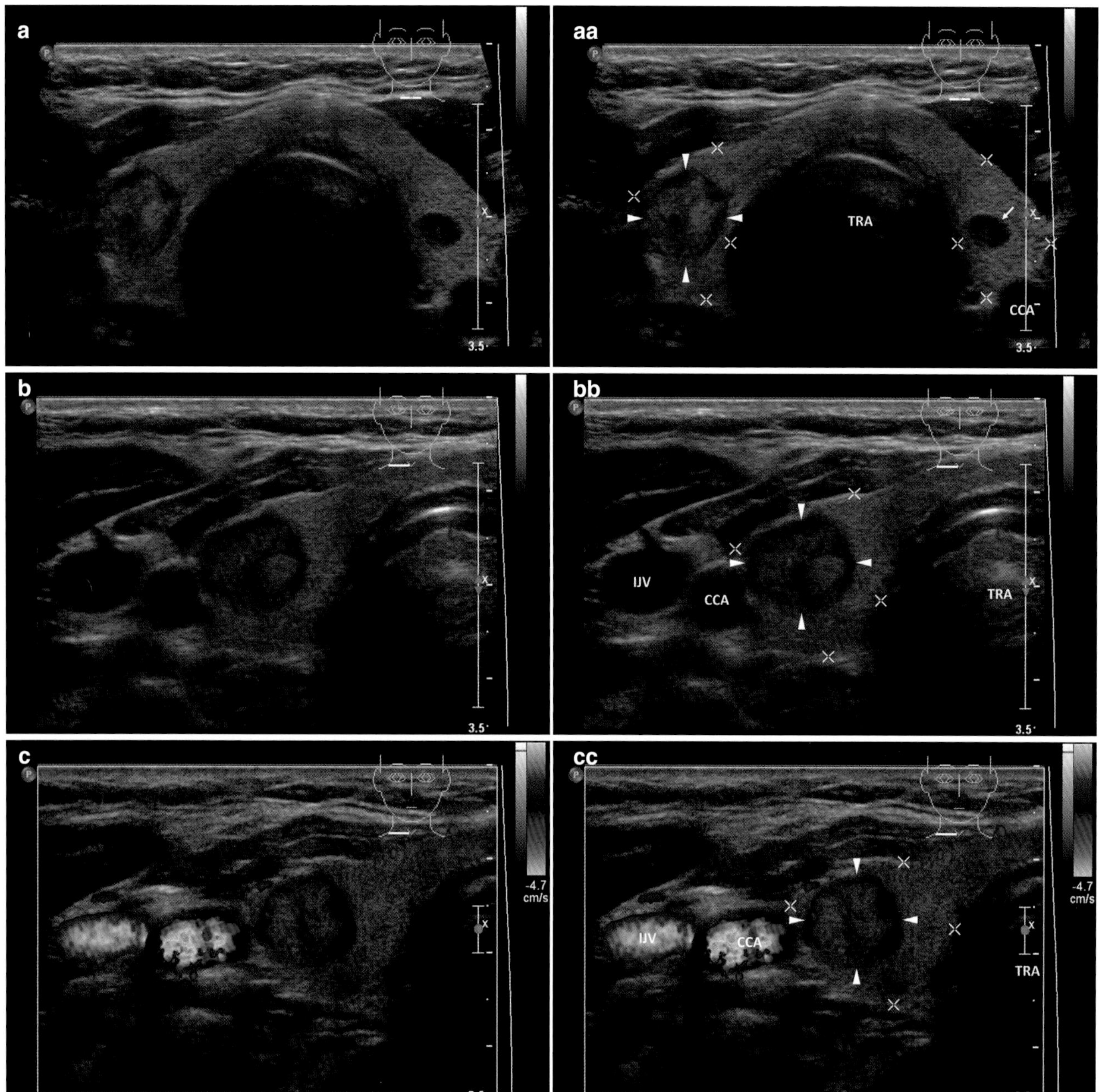

图15.11　（aa）一位43岁的女性，右侧患有单个小甲状腺乳头状癌——PTC（►），大小为12mm×12mm×11mm，体积为1mL。超声整体视图：实性结节——圆形；结构均匀；大部分区域回声相同；中央有一小部分低回声区域；边缘清晰；有不规则的厚环征；在左叶（LL）有一个微小的低回声结节；Tvol 13mL，RL 7mL、LL 6mL；横切面。（bb）单个小甲状腺乳头状癌细节（►）：实性结节——圆形；结构均匀；大部分区域回声相同；中央有一小部分低回声区域；边缘清晰；有不规则的厚环征；横切面。（cc）单个小甲状腺乳头状癌细节（►），CFDS：无血运；模式0，横切面的结节。（dd）单个小甲状腺乳头状癌细节（►）：实性结节——圆形；结构均匀；大部分区域回声相同；中央有一小部分低回声区域；边缘清晰；有不规则的厚环征；在左叶（LL）有一个微小的低回声结节；纵切面

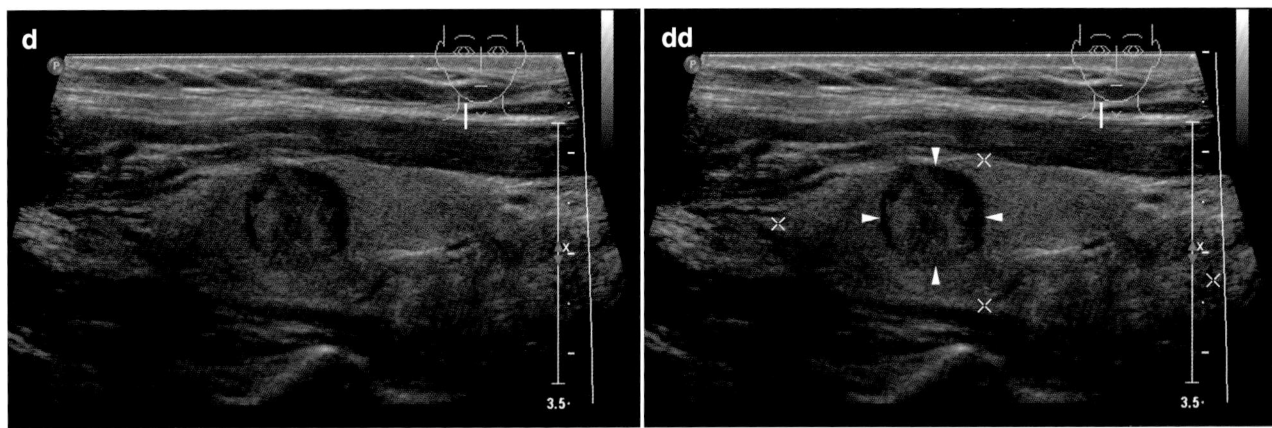

图15.11（续）

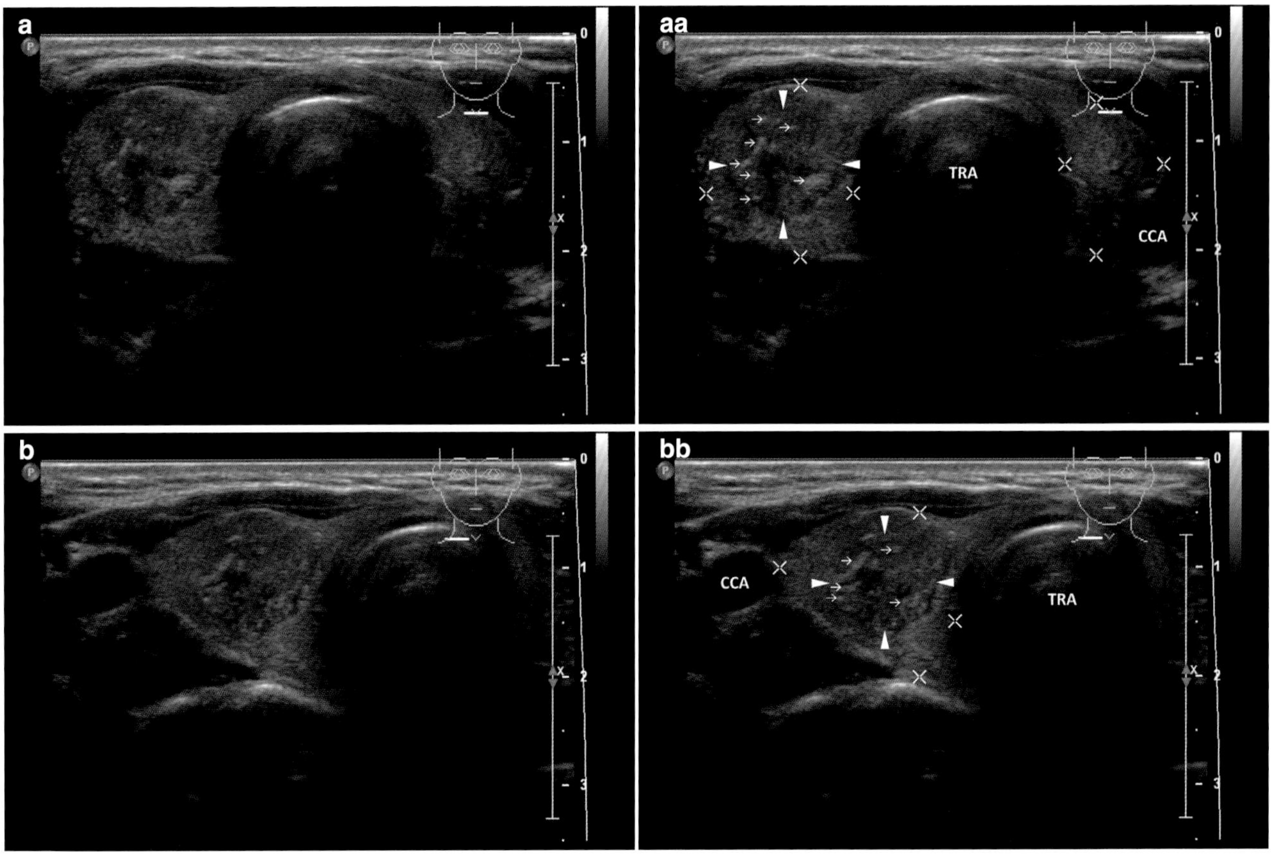

图15.12　（aa）一位44岁的男性，患有右侧单个小甲状腺滤泡型乳头状癌——FVPTC（►），大小为13mm×12mm×12mm，体积为1mL。超声整体视图：实性结节——圆形；不均匀结构；相同回声；中央有一小部分低回声区域；边缘模糊；Tvol 8mL，RL 5mL、LL 3mL；横切面。（bb）单个小甲状腺滤泡型乳头状癌细节（►）：实性结节——圆形；不均匀结构；相同回声；中央有一小部分低回声区域；边缘模糊；横切面。（cc）小甲状腺滤泡型乳头状癌细节（►），彩色多普勒超声：局部增加的周边和结节内血管分布，模式Ⅱ；横切面。（dd）单个小甲状腺滤泡型乳头状癌细节（►）：实性结节——圆形；不均匀结构；相同回声；中央有一小部分低回声区域；边缘模糊；纵切面。（ee）小甲状腺滤泡型乳头状癌细节（►），彩色多普勒超声：周边血管分布，模式Ⅰ；横切面

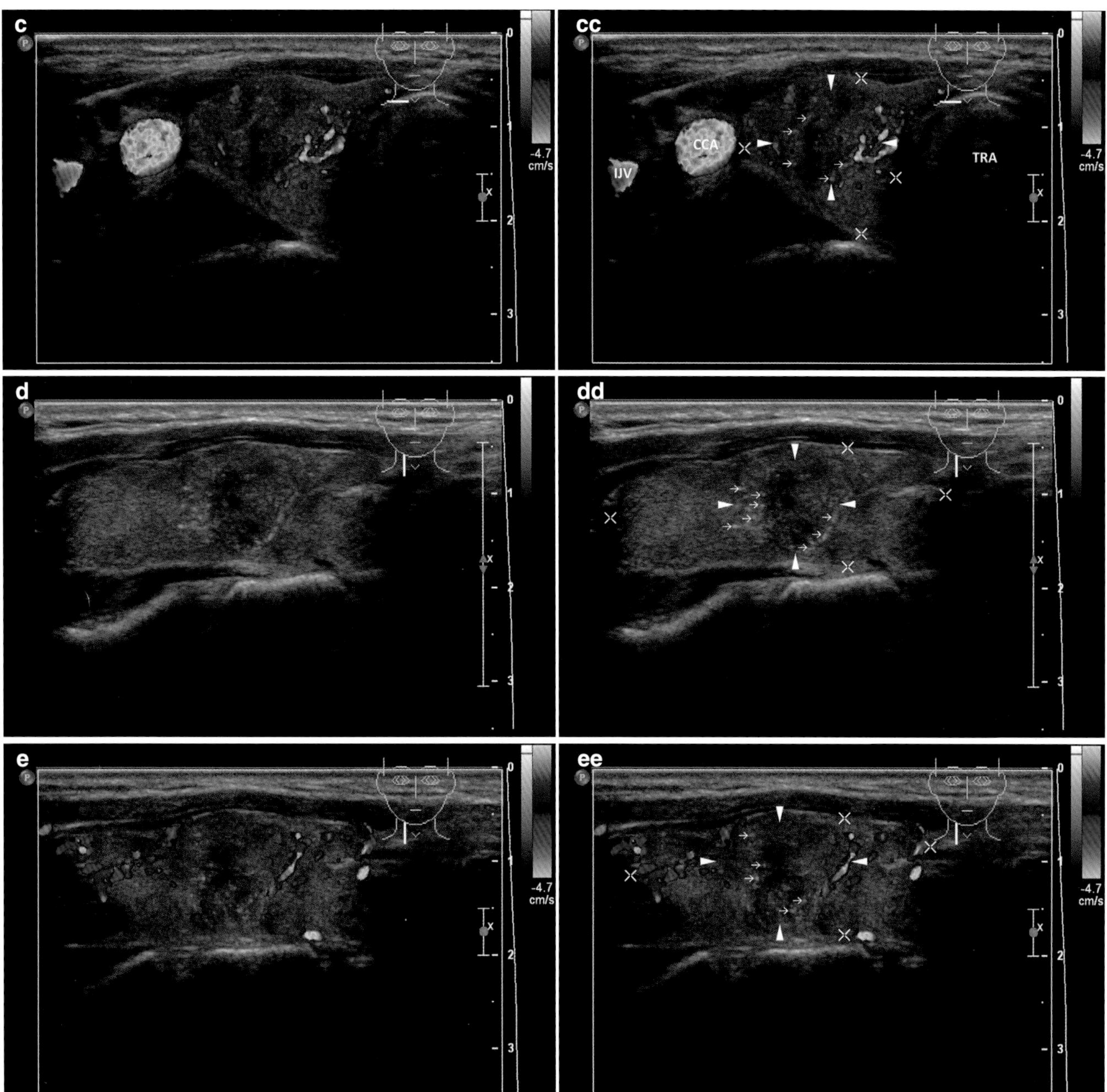

图15.12（续）

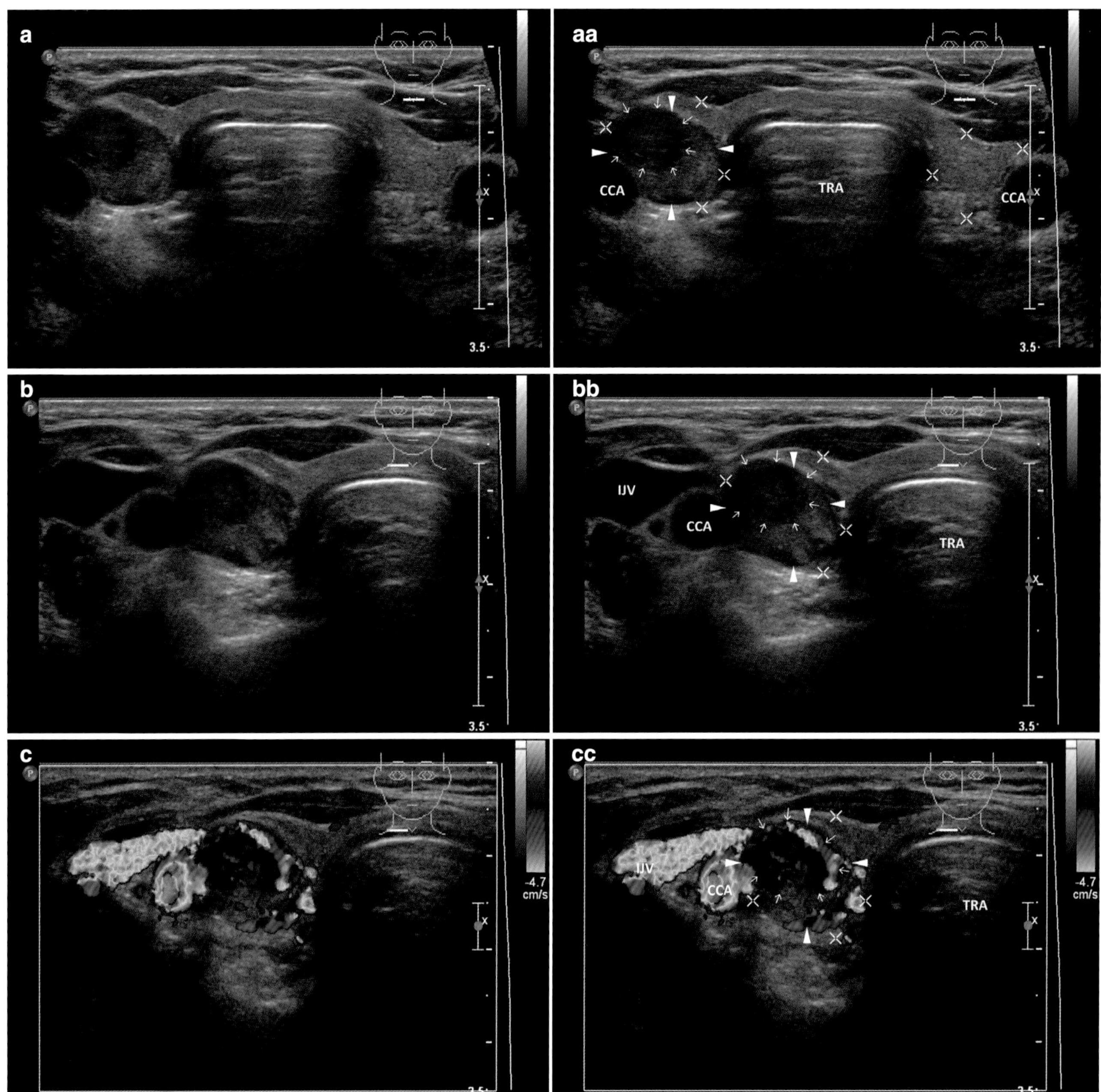

图15.13 （aa）一名56岁女性，患有一个小的孤立性甲状腺乳头状癌——右叶的PTC（►），大小19mm×14mm×11mm，体积1.5mL。超声整体观：实性结节——卵形；均匀结构；大部分呈等回声；外周小圆形低回声呈“结中结”外观；边缘清晰；等回声周围薄晕征；甲状腺体积13mL，RL 7mL、LL 6mL；横切面。（bb）小的孤立性PTC细节（►）：实性结节——卵形；回声均质；大部分为等回声；小的圆形低回声区（→）：外周像“结中结”外观；等回声周围薄晕征；横切面。（cc）小的孤立性PTC细节（►），CFDS：外周血管增加，在结节内的低回声“结节”（→）中明显，模式Ⅱ；横切面。（dd）小的孤立性PTC细节（►）：实性结节——卵形；均匀结构；大部分为等回声；外周小圆形低回声区（→）呈“结中结”外观；边缘清晰；等回声部分周围有薄晕征；纵切面。（ee）小的PTC细节（►），CFDS：外周血管增加，在结节内的低回声“结节”中明显（→），模式Ⅱ；纵切面

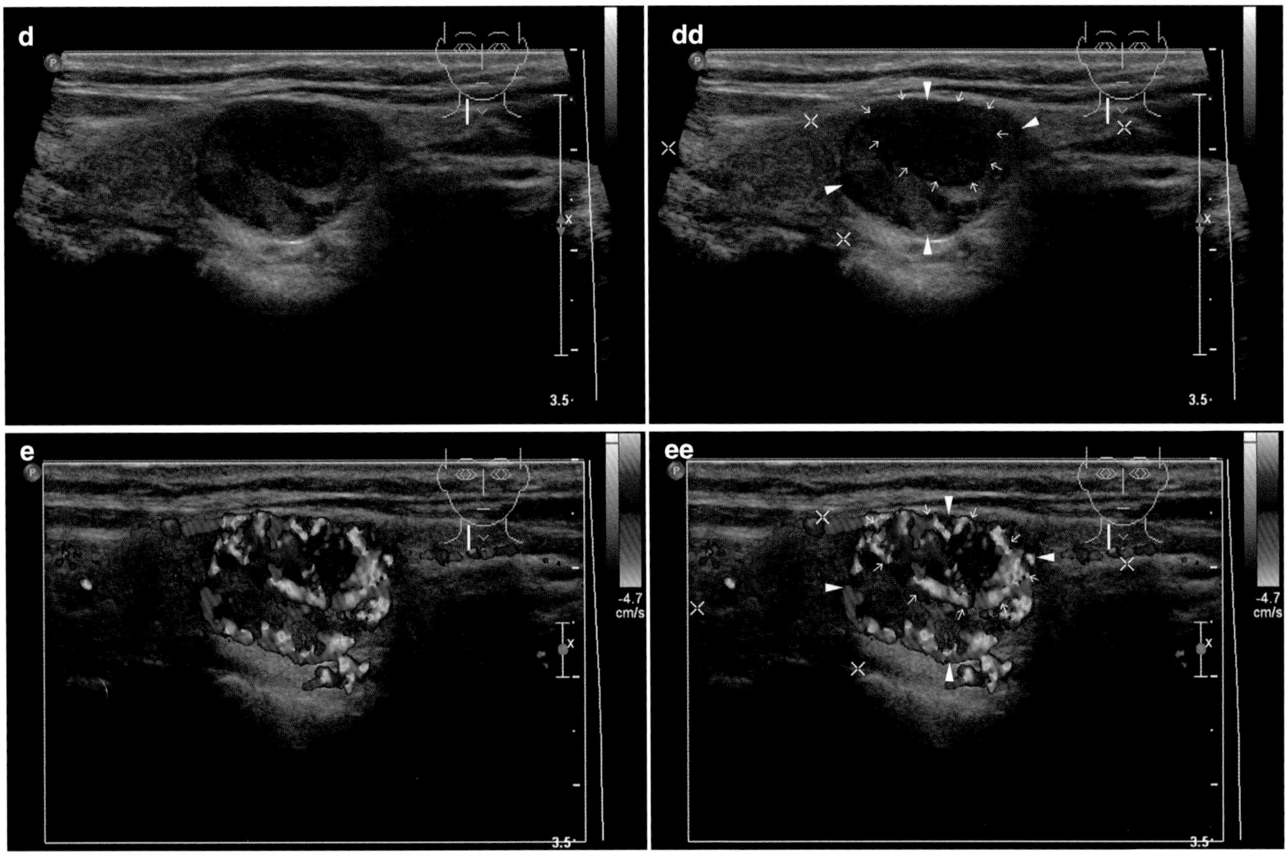

图15.13（续）

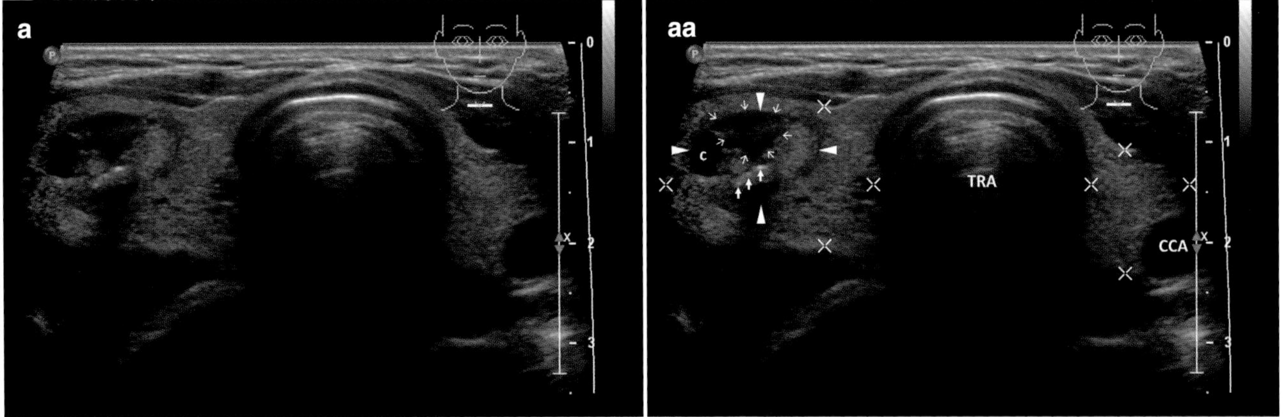

图15.14　（aa）一名34岁女性，患有一个小的孤立性甲状腺乳头状癌——右叶的PTC（►），大小23mm × 15mm × 11mm，体积2mL。超声整体观：复杂，以实性结节为主——卵形；实性部分不均匀结构；主要为高回声；中央粗的线状钙化伴声影（➞）；钙化上方可疑小低回声区（→）；周围有小囊肿（c）；边缘模糊；甲状腺体积13mL，RL 7mL、LL 6mL；横切面。（bb）小的孤立性PTC（►）细节：复杂，以实性结节为主——卵形；实性部分不均匀结构；主要为高回声；中央粗的线状钙化伴声影（➞）；钙化上方可疑小低回声区；周围有小囊肿（c）；边缘模糊；横切面。（cc）小的PTC（►）细节，CFDS：外周散在分布的血管及低回声区中的结节内部血管显著增加（→），模式Ⅱ；横切面。（dd）小的PTC（►）细节：复杂，以实性结节为主——卵形；实性部分不均匀结构；主要为高回声；中央粗的线状钙化伴声影（➞）；钙化上方可疑小低回声区（→）；边缘模糊；纵切面。（ee）小的甲状腺乳头状癌（►）细节，CFDS：外周散在分布的血管及低回声区中的结节内部血管显著增加（→），模式Ⅱ；纵切面

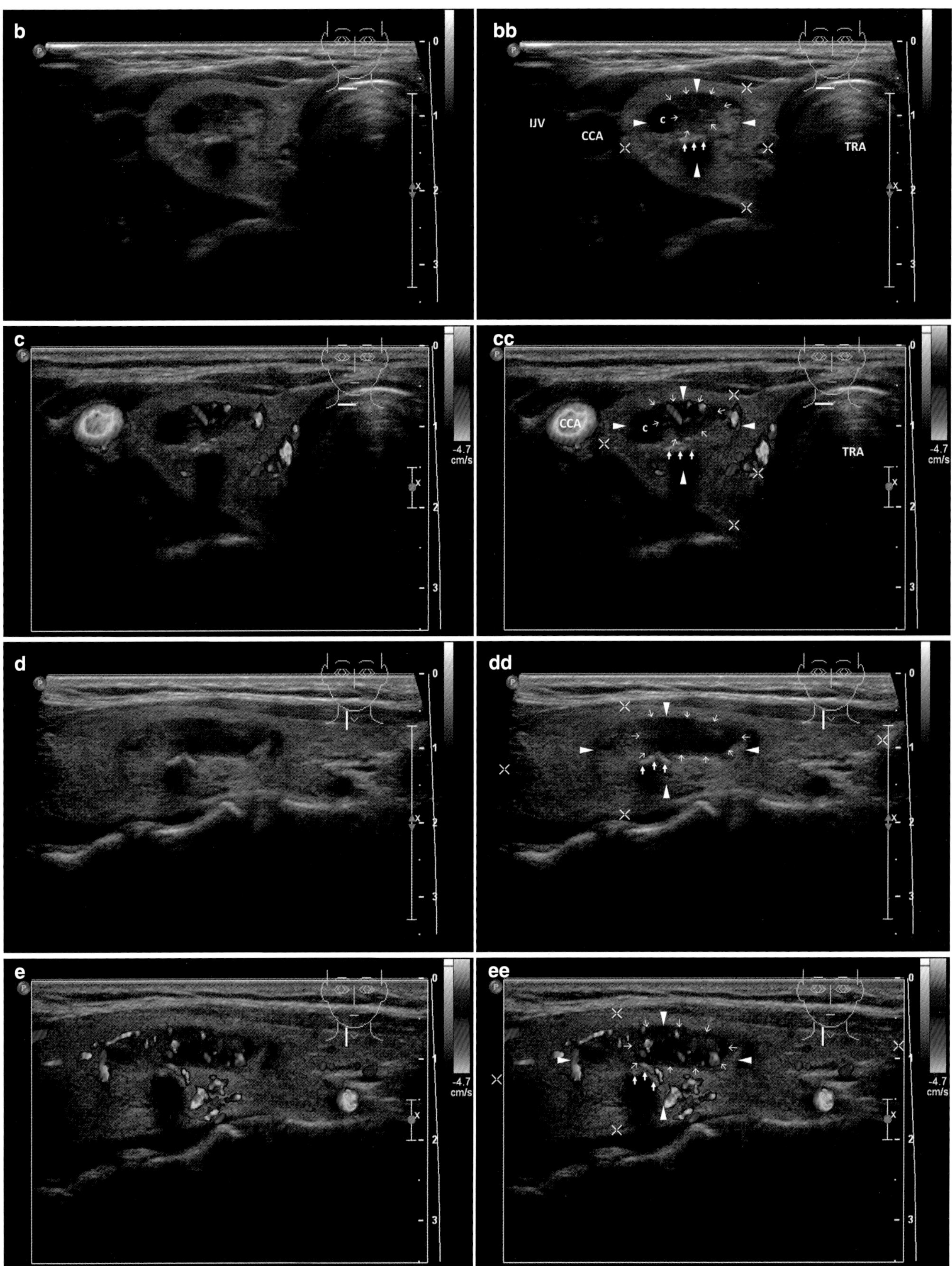

图15.14（续）

15.3　甲状腺乳头状癌：中等和＞4cm的大结节

15.3.1　基本要素

- 最近的数据显示，甲状腺乳头状癌（PTC）中大结节型（＞4.0cm）和甲状腺微小乳头状癌（PTMC）（≤1cm）的发病率在快速增加[10]。
- 较大结节的大小影响恶性肿瘤的发病风险，小结节（1.0～1.9cm）和大结节（＞4.0cm）之间的绝对风险增加不太大，值得注意的是，在结节直径约为2.0cm时可检测到一个阈值效应[17]。
- 据此，较大的结节不会带来进一步的恶性风险，即使是4.0cm或更大。然而，与较小的结节相比，较大的结节（如果是癌性的）更可能是FTC或HCC（或其他罕见的恶性肿瘤）[17]。
- PTC很大程度上是一开始就确定的，不会因为肿瘤的生长而变化[17]。
- 相反，FTC和HCC的分布则从直径1～1.9cm的结节中的6%线性增加到直径为＞4cm的结节中的15%[17]。
- 在对＞4cm的甲状腺大结节的回顾性分析中，US-FNAB对具有可疑恶性超声特征的结节与没有这些特征的结节相比准确性更高。准确性随着这些特征数量的增加而提高。超声检查显示良性结节的总假阴性率为11.9%，其中混合结节为7.7%，实性结节为17.9%，结节有微小钙化或大钙化为33.3%。在没有可疑特征的恶性结节中，US-FNAB的假阴性率为0。若结节表现出任何可疑特征，则应记住FNAB潜在的假阴性结果，并可考虑进行手术治疗[18]。
- 在FNAB选择甲状腺结节时，要比较甲状腺结节的超声特征和结节大小[19]：
  - 可疑的≤1.5cm的小结节表现为低回声、微钙化、孤立发生和纵横比是恶性肿瘤的独立危险因素。理想情况下，所有具有至少一种上述特征的病变都应进行活检（敏感性98%，特异性44%）。
  - 在＞1.5cm的大结节中，超声的敏感性较低。用于FNAB的大结节主要是低回声、纵大于横，或有微钙化（敏感性84%，特异性72%）。
- 无淋巴结转移的患者复发风险在0～9%之间，而临床和超声发现阳性淋巴结的复发率较高，为10%～42%[14]。
- 据报道，发生颈侧淋巴结转移的甲状腺乳头状癌病例中，超声分期准确率为85%～90%[20]。
- 根据Noguchi等的研究，90%的PTC患者存在转移性淋巴结，其中57%小于3mm[21]。
- 转移性淋巴结通常发生在甲状腺乳头状癌早期，最初位于Ⅵ区（颈动脉横向与颈动脉交界的中央颈区，舌骨上方，胸骨切口下方或正下方），随后很快扩散到Ⅲ区和Ⅳ区（从锁骨处和略低于锁骨的颈部底部向上延伸到舌骨水平的颈内静脉下部和中部淋巴结）[15]。
- 在Machens的研究中，296名患者（134例甲状腺乳头状癌、162例甲状腺髓样癌）接受了甲状腺全切除术，同时至少进行了颈中央区淋巴结清扫术。在10 446个淋巴结样本中，1641个呈恶性阳性（16%）在原发性甲状腺乳头状癌（29% vs 32%）、复发性甲状腺乳头状癌（21% vs 37%）、原发性甲状腺髓样癌（34% vs 34%）以及复发性甲状腺髓样癌（49% vs 65%）中，同侧颈区淋巴结受累率几乎与颈正中区相同。对侧颈区和颈中央区很少受到影响，并且在主要环境中受影响最小[22]。

15.3.2　甲状腺乳头状癌的超声特征，中等和＞4cm的大结节[8]

- 典型的超声特征：
  - 混合回声（图15.16aa）、高回声（图15.17aa）或稍低回声（图15.15aa），很少有明显的低回声（图15.19aa）。
  - 微钙化（图15.15aa、图15.17aa和图15.20aa）。
  - 圆形（图15.16aa）、卵形（图15.17bb）或者椭圆形——“纵横比＜1”（图15.18aa）或不规则（图15.21aa），而不是“纵横比＞1”。
  - 边缘不规则（微分叶或毛刺状）（图15.18aa）或边界不清，边缘分叶（图15.21aa）或模糊（图15.21dd），很少有清晰的边缘（图15.19aa）。

–结节内部血管增多（图15.15cc、图15.16cc和图15.18cc）。

–通常有颈部淋巴结转移（图15.15ff、图15.16ee和图15.17dd），有时会出现退行性及坏死性变（图15.18ff、图15.21ff和图15.21gg）。

• 少见的超声特征：

–滤泡型乳头状癌（FVPTC）更有可能是等回声至高回声（图15.20aa）。

–更常见的是结节边缘或内部的粗大钙化（图15.16aa、图15.18bb和图15.21bb）。

–更常见囊性变（图15.18aa和图15.21cc）。

–很少有完整或不完整的晕征（图15.17bb和图15.18aa）。

–偶尔会出现多个PTC伴小的子PTC（图15.19dd）。

• 详见第四部分：根据2015年ATA指南，具有典型超声特征的实性结节高度怀疑恶性[8]。

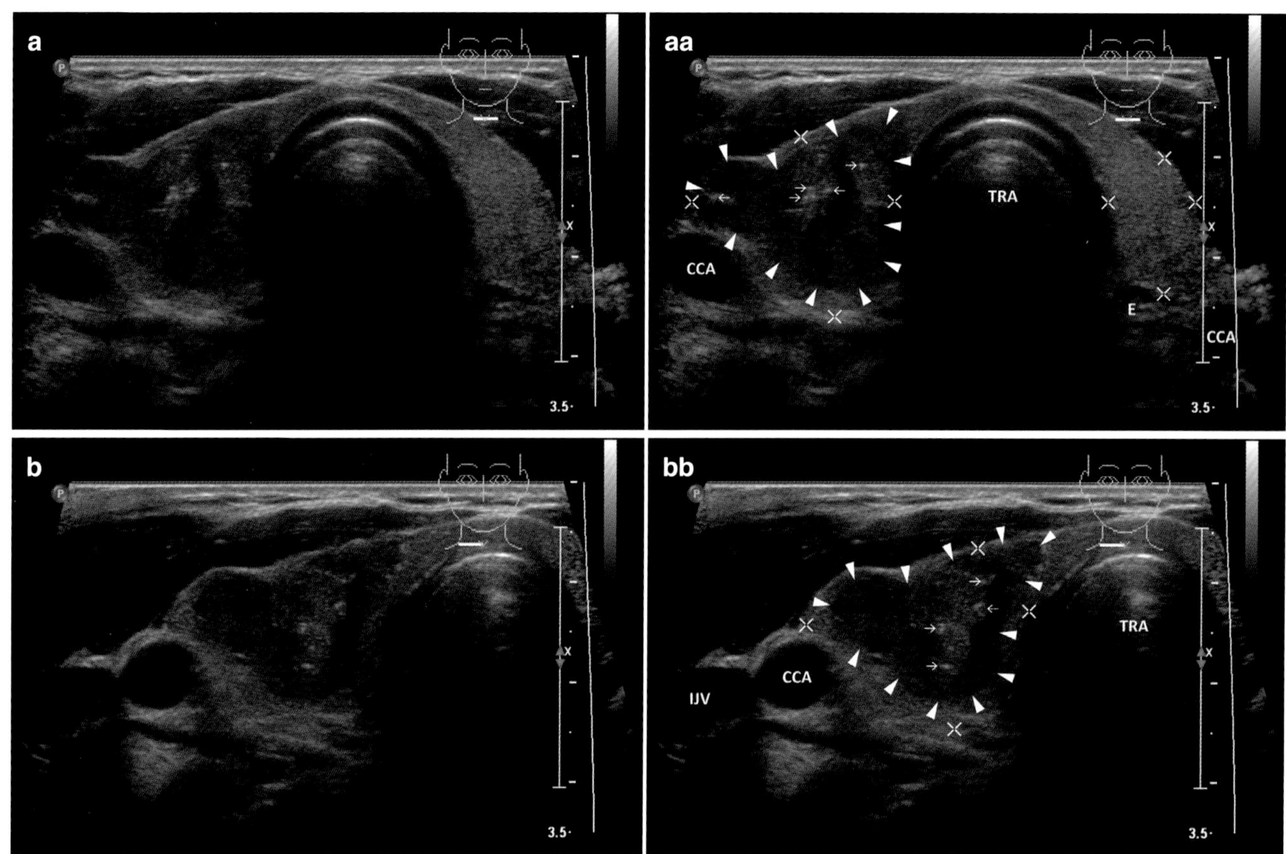

图15.15 （aa）一名30岁男性，患有一孤立的中等大小的甲状腺乳头状癌——PTC（►）位于右叶，大小27mm×25mm×16mm，体积5mL。此外，小的颈部转移性淋巴结位于C-Ⅲ、Ⅳ区右侧颈内静脉旁。超声整体观：实性结节——形状不规则，不均匀结构；等回声或稍低回声；微钙化灶（→）；边缘模糊呈分叶状；甲状腺体积18mL，不对称——RL 12mL、LL 6mL；横切面。（bb）孤立性中等大小的PTC（►）细节：实性结节——形状不规则，不均匀结构；等回声或稍低回声；微钙化灶（→）；边缘模糊呈分叶状；横切面。（cc）孤立性中等大小的PTC（►）细节，CFDS：结节周围及内部血管增多，模式Ⅱ；横切面。（dd）孤立性中等大小的PTC（►）细节：实性结节——不均匀结构；等回声或稍低回声；微钙化灶（→）；边缘模糊呈分叶状；纵切面。（ee）孤立性中等大小的PTC（►）以及C-Ⅲ区一个极小的转移性淋巴结：ln1——圆形，大小5mm；均匀结构；高回声；无淋巴门征；横切面。（ff）C-Ⅲ，Ⅳ区3个小的转移性淋巴结细节：ln1——椭圆形，大小9mm×5mm；ln2——椭圆形，大小15mm×4mm；ln3——大小11mm×3mm，纵横比≈2（非病理性）；均匀结构；高回声；无淋巴门征；纵切面

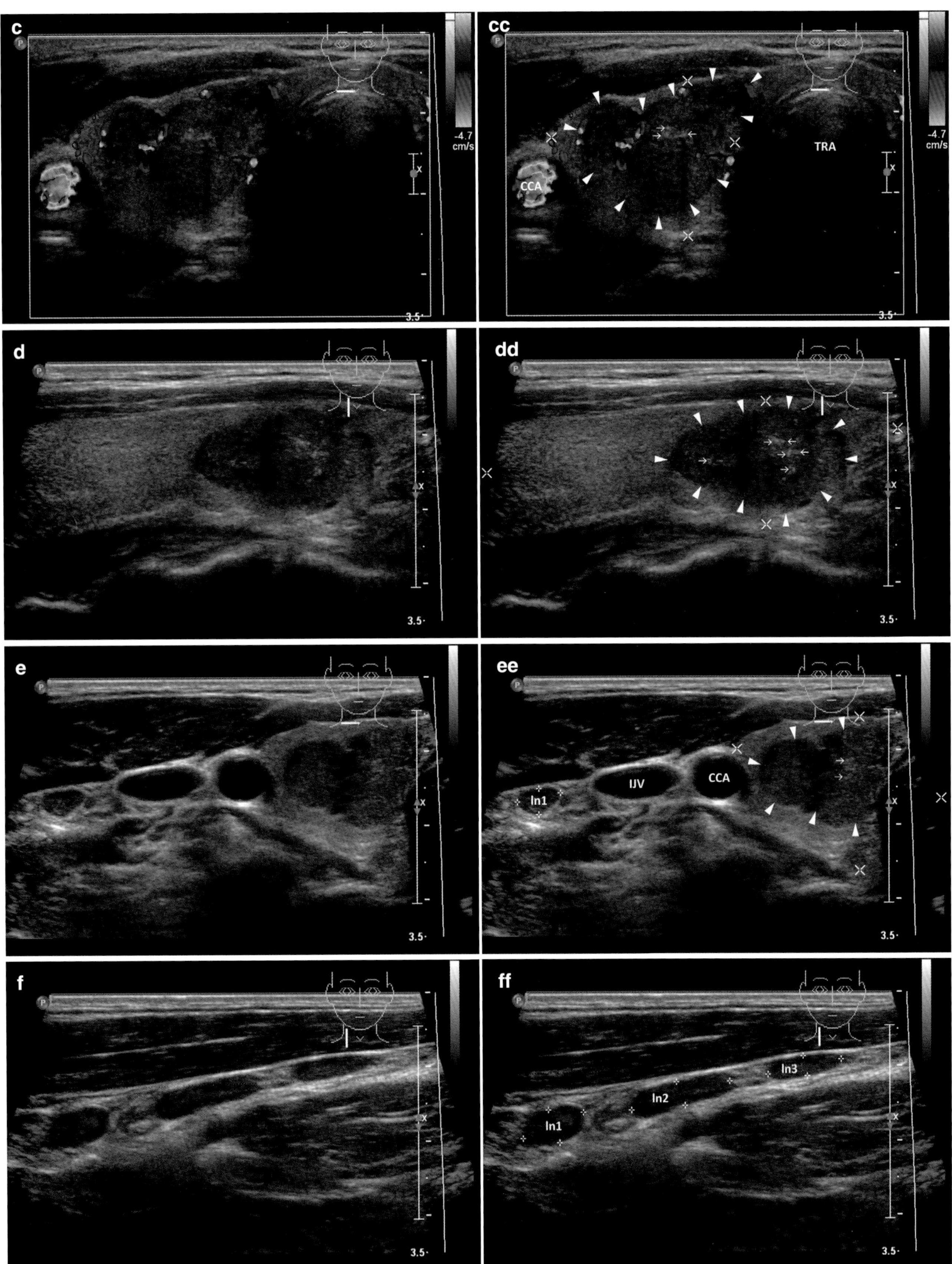

图15.15（续）

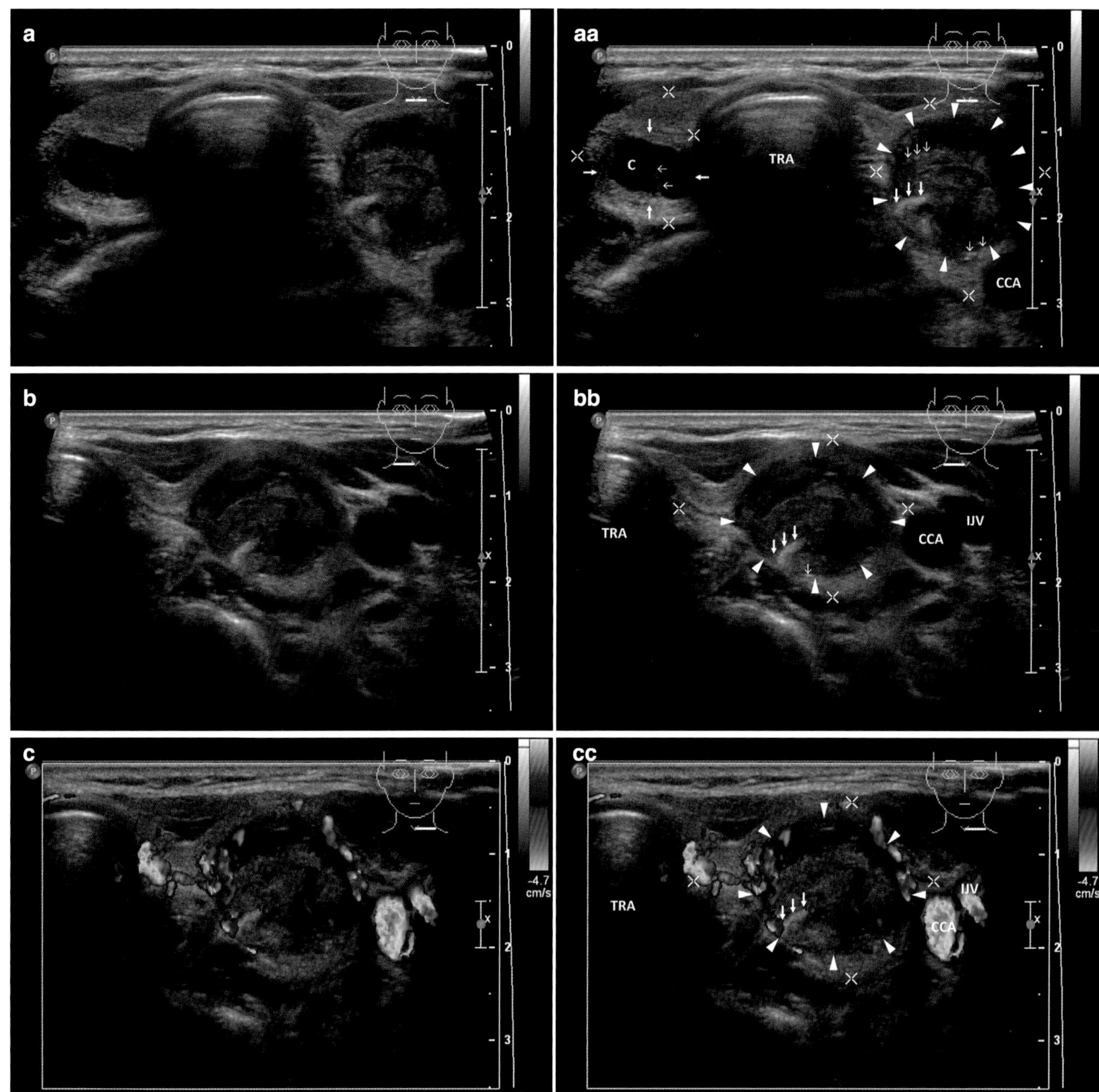

图15.16 （aa）一名42岁女性，患有多结节性甲状腺肿和中等大小的甲状腺乳头状癌——PTC位于左叶，大小28mm×20mm×18mm，体积5mL。此外在C-Ⅱ、Ⅲ区见小的颈部转移性淋巴结位于左侧颈内静脉旁。个人病史：霍奇金淋巴瘤放疗后20年。超声整体观：左叶可疑实性结节（►）——圆形；不均匀结构；混合回声伴不规则低回声区；周围有线状钙化（→）；微小分叶状边缘；右叶非可疑复杂结节——高回声；中央分隔囊肿（c）；边缘清晰伴薄晕征；体积18mL，不对称——RL 12mL、LL 6mL；横切面。（bb）左叶中等大小的PTC（►）细节：实性结节——左叶可疑实性结节（►）——圆形；不均匀结构；混合回声伴不规则低回声区；周围有线状钙化（►）；微小分叶状边缘；横切面。（cc）左叶中等大小的PTC（►）细节，CFDS：结节周围及内部散在血管分布增多，模式Ⅱ；横切面。（dd）中等大小的PTC（►）以及C-Ⅲ区一个转移性淋巴结LN1（▻）：LN1——椭圆形，大小16mm×10mm；不均匀结构；实性部分为高回声；中心高回声点；散在囊性（c）坏死区；无淋巴门征；横切面。（ee）C-Ⅲ区转移性淋巴结LN1（▻）的细节：椭圆形，大小23mm×10mm，纵横比≈2（非病理性）；不均匀结构；实性部分为高回声；中心高回声点；散在囊性（c）坏死区；无淋巴门征；纵切面。（ff）C-Ⅱ区两个极小的转移性淋巴结的细节：ln2——椭圆形，大小≈10mm；ln3——大小≈6mm；均匀结构；高回声；无淋巴门征；横切面

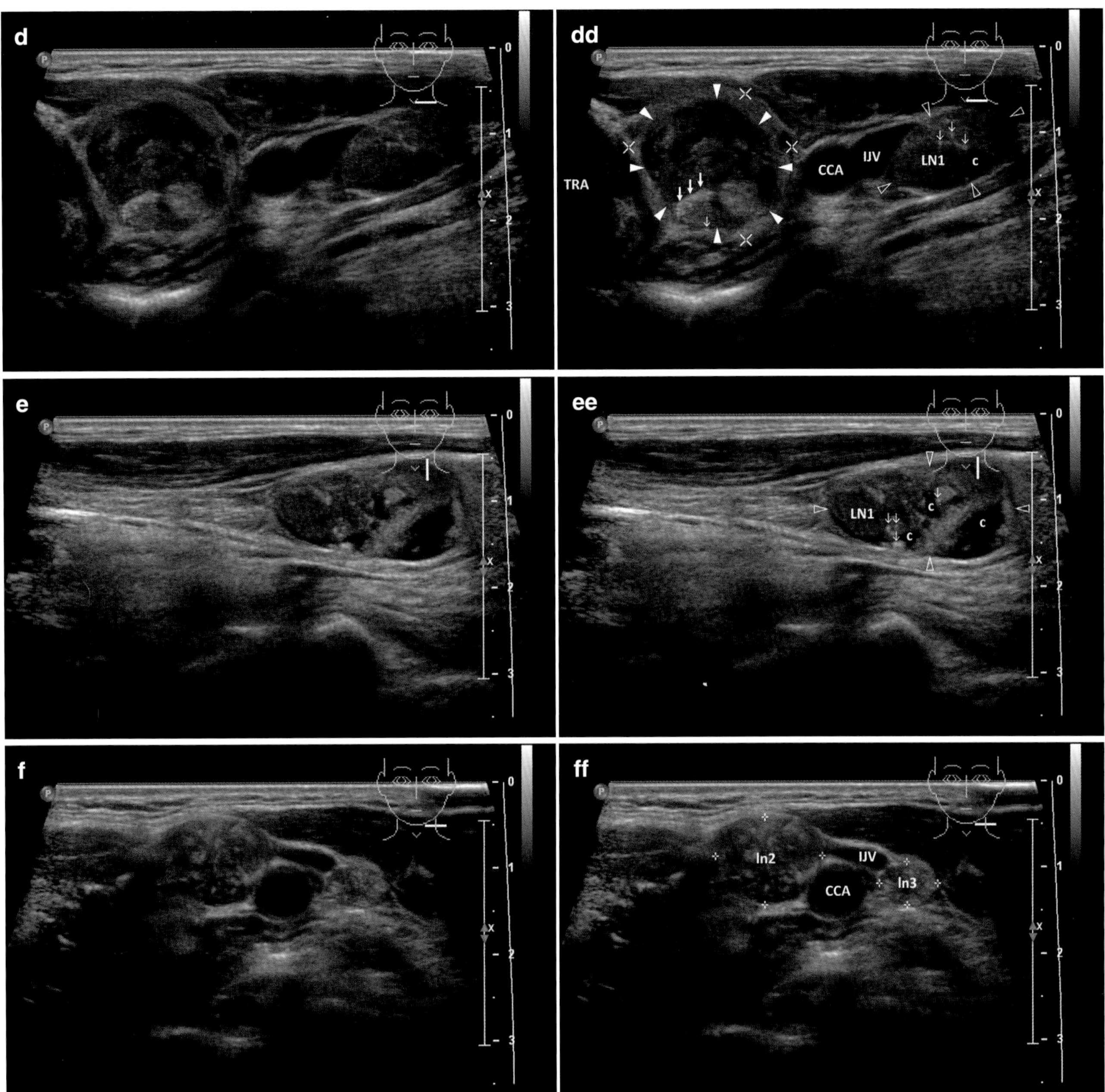

图15.16（续）

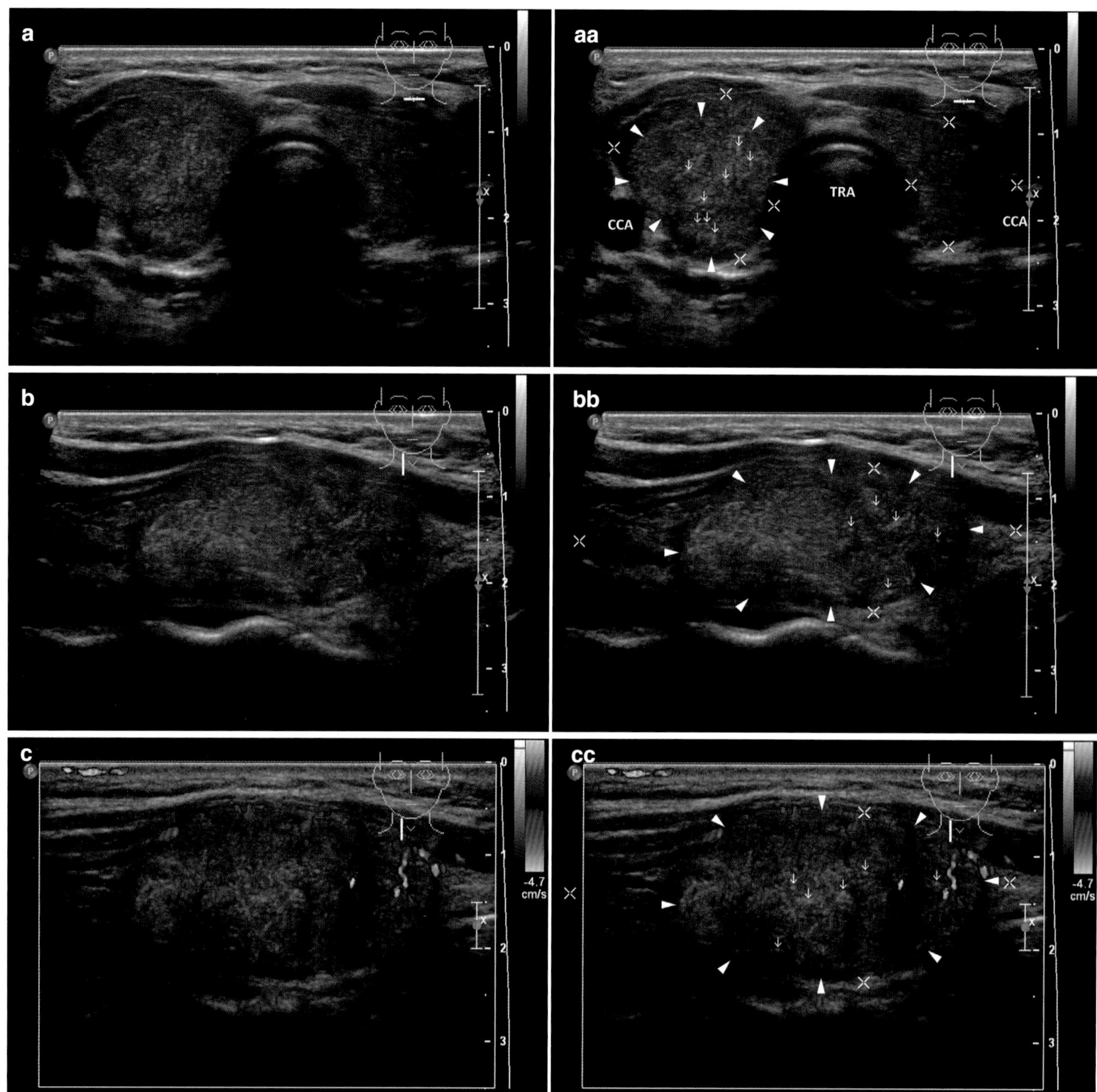

图15.17 （aa）一名27岁女性，患有一个孤立的中等大小甲状腺乳头状癌——PTC（►）位于右叶，大小34mm×21mm×20mm，体积7.5mL。此外在C-Ⅱ、Ⅲ区可见小的颈部转移性淋巴结位于右侧颈内静脉旁。超声整体：实性结节——椭圆形，不均匀结构；高回声；弥漫分布的点状高回声（→）；边缘清晰；薄晕征不完整；体积15mL，不对称——RL 10mL、LL 5mL；横切面。（bb）孤立的中等大小的PTC（►）的细节：实性结节——椭圆形，不均匀结构；高回声；弥漫分布的点状高回声（→）；边缘清晰；薄晕征不完整；纵切面。（cc）孤立的中等大小的PTC（►），CFDS：结节周围及内部散在的血管分布，模式Ⅰ；纵切面。（dd）C-Ⅱ区一个孤立的转移性淋巴结细节：LN1——椭圆形，大小18mm×9mm；不均匀结构；稍高回声；无淋巴门征；横切面。（ee）孤立的中等大小的PTC（►）及C-Ⅲ区另一个转移性淋巴结细节：LN3——椭圆形，大小14mm×9mm；均匀结构；高回声；无淋巴门征；横切面。（ff）C-Ⅲ区3个小的转移性淋巴结的细节：极小的ln2——椭圆形，大小7mm×3mm；LN3——椭圆形，大小25mm×9mm，纵横比≈2（非病理性）；极小的ln4，大小5mm；所有的淋巴结——均匀结构；高回声；无淋巴门征；纵切面

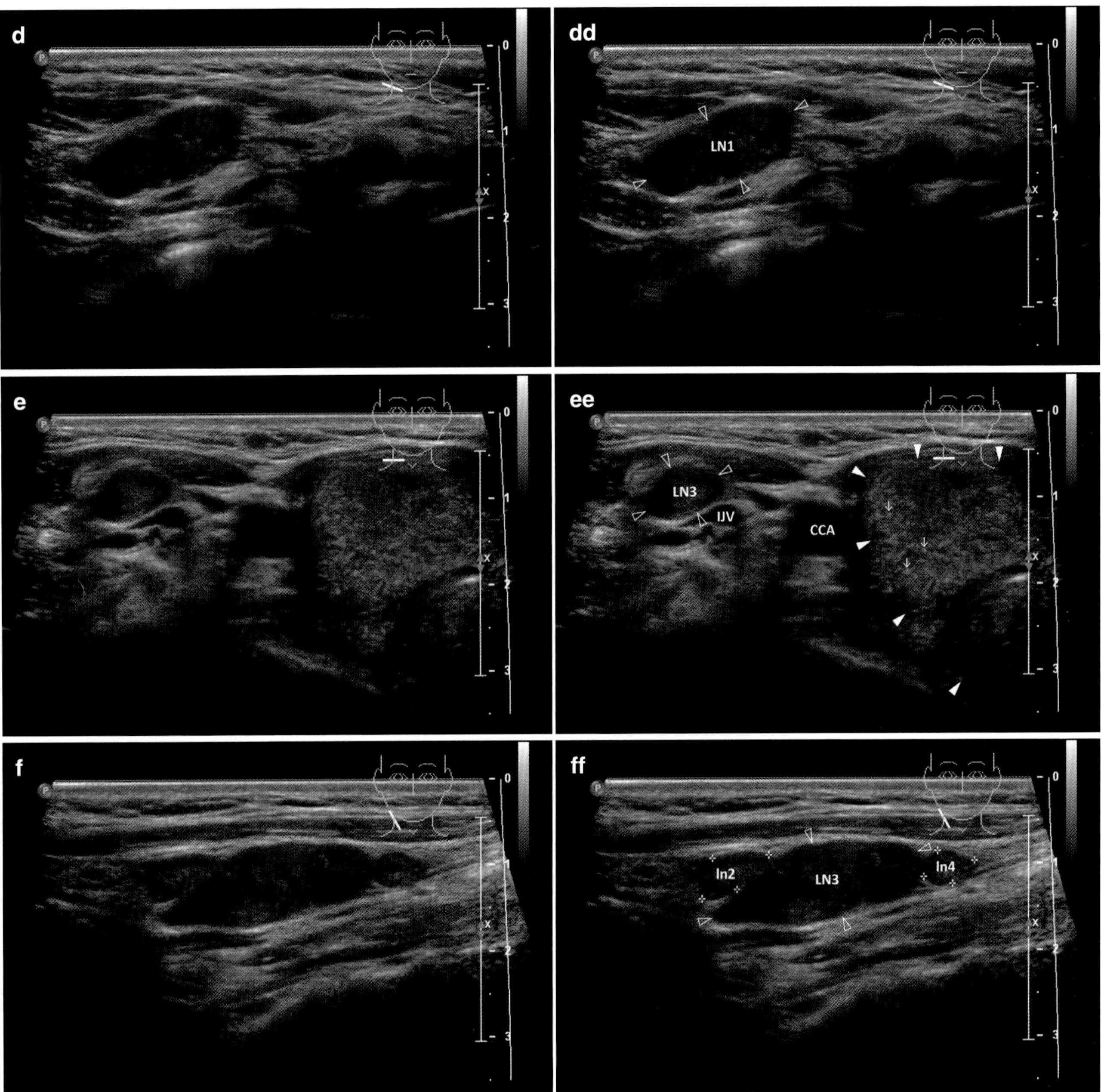

图15.17（续）

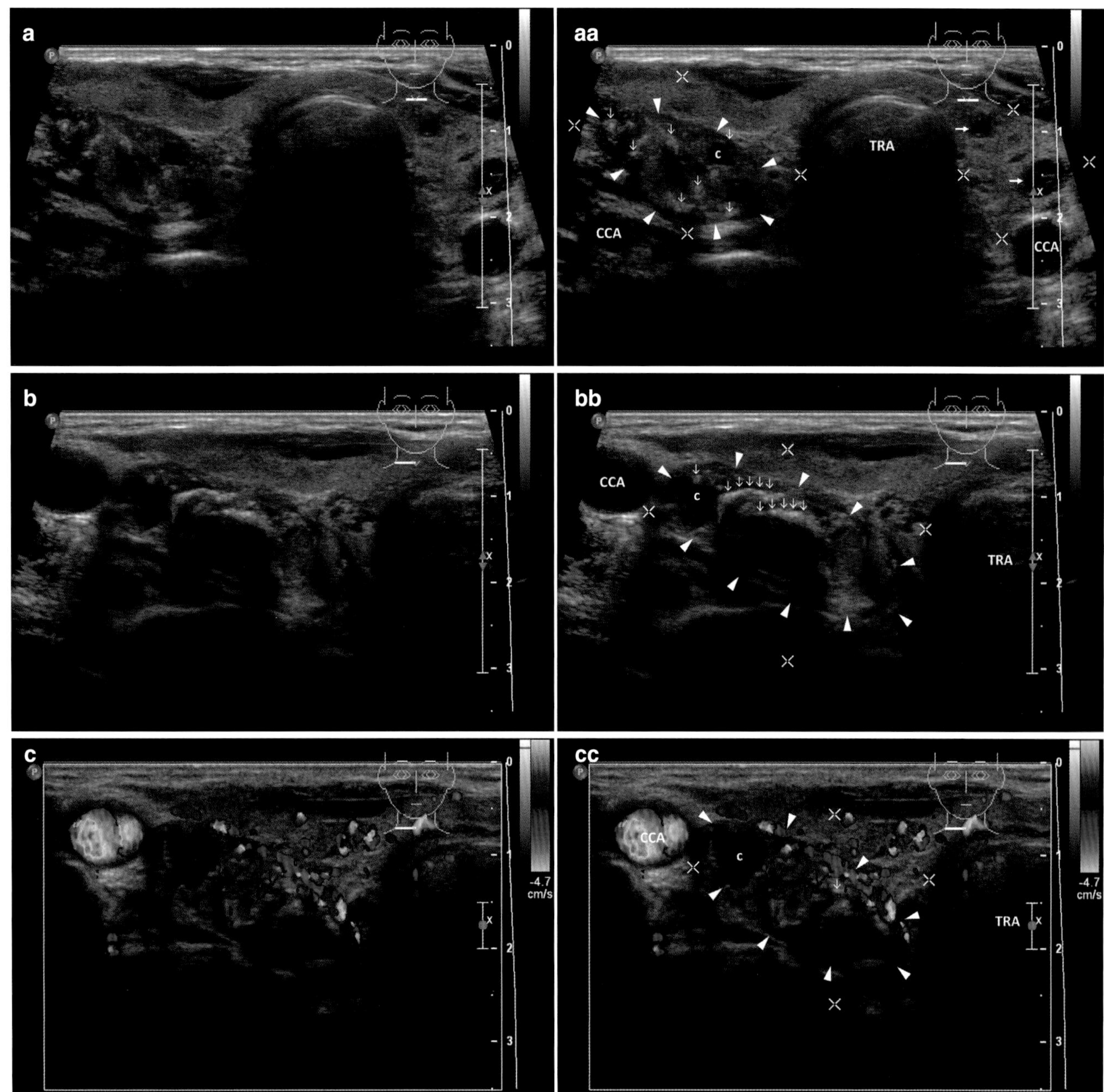

图15.18 （aa）一名50岁女性，患有孤立的中等大小甲状腺乳头状癌——PTC（►）位于右叶，大小34mm×32mm×14mm，体积8mL。此外在C-Ⅱ、Ⅲ区右侧颈总动脉旁有颈部转移性淋巴结。超声整体观：复杂结节——椭圆形，"纵横比<1"；回声粗糙；混合回声，实性部分多为高回声伴多个微钙化（→），小的不规则囊肿（c）；微小分叶状边缘；不完整薄晕征；体积33mL，不对称——RL 29mL、LL 8mL；横切面；穿透深度4cm。（bb）中等大小PTC（►）细节：复杂结节——回声粗糙；实性部分多为高回声伴粗糙线状钙化（→）及多个微钙化（→）伴声影，小的不规则囊肿（c）；微小分叶状边缘；不完整薄晕征；横切面。（cc）中等大小的PTC（►）细节，CFDS：血管分布增加，模Ⅱ；横切面。（dd）中等大小的PTC（►）细节：复杂结节——回声粗糙；实性部分大部分为高回声，伴有粗糙的弧形钙化（→）伴声影及单个微钙化（→），小的不规则囊肿（c）；微小分叶状边缘；不完整薄晕征；纵切面。（ee）中等大小的PTC及C-Ⅲ区右侧颈总动脉旁的实性转移性淋巴结细节：复杂结节——回声粗糙；多发微钙化（→），小的囊肿（c）周围低回声；ln1——椭圆形；大小12mm×8mm；回声粗糙；高回声；多个微钙化（→）；无淋巴门征；横切面。（ff）C-Ⅱ区右侧颈总动脉旁两个大的转移性淋巴结伴囊性坏死细节：LN2——大小36mm×18mm，LN3——大小17mm×11mm，纵横比≈2（非病理性）；内部呈完全无回声伴零星的分隔；无淋巴门征；横切面

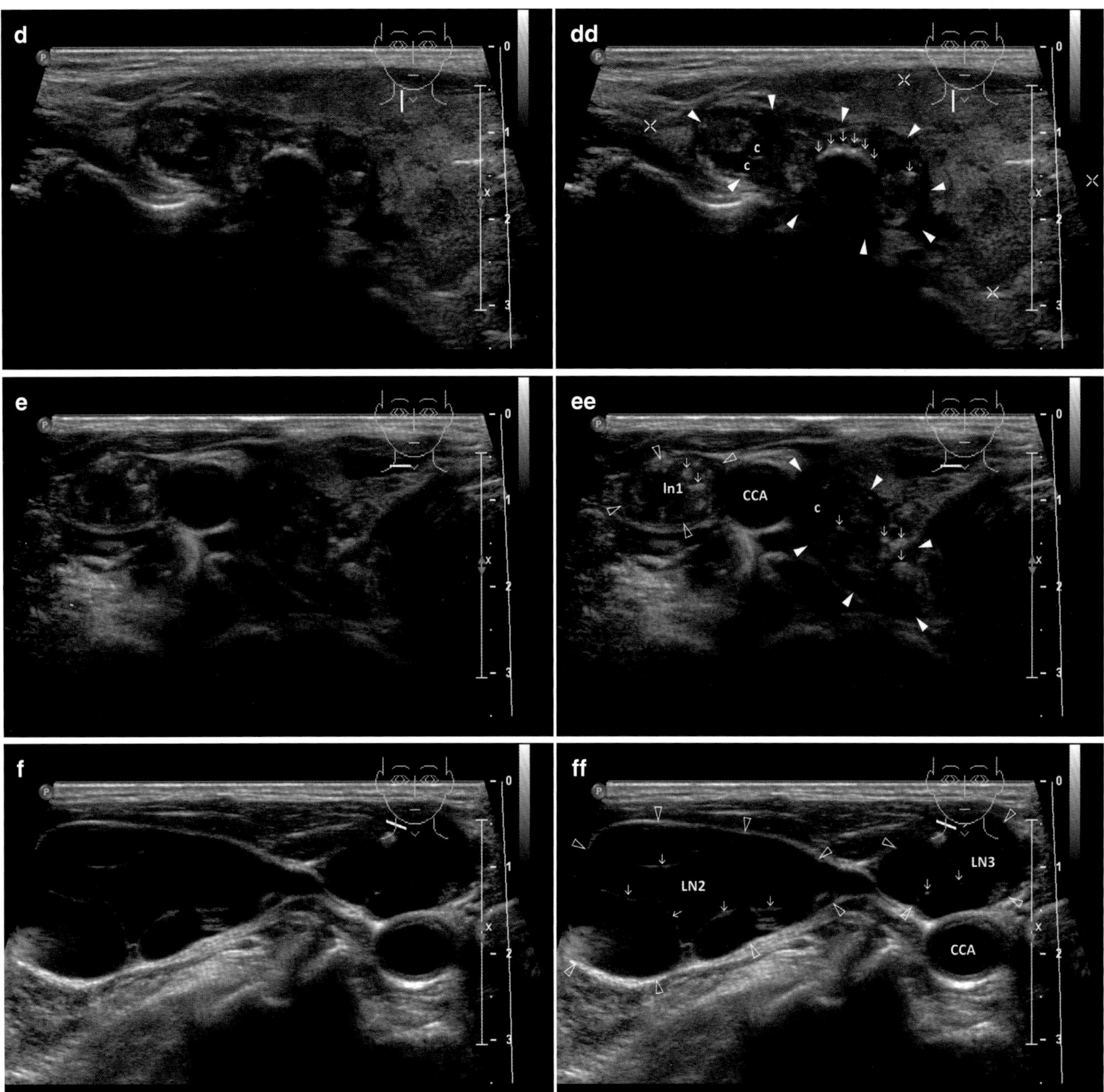

图15.18（续）

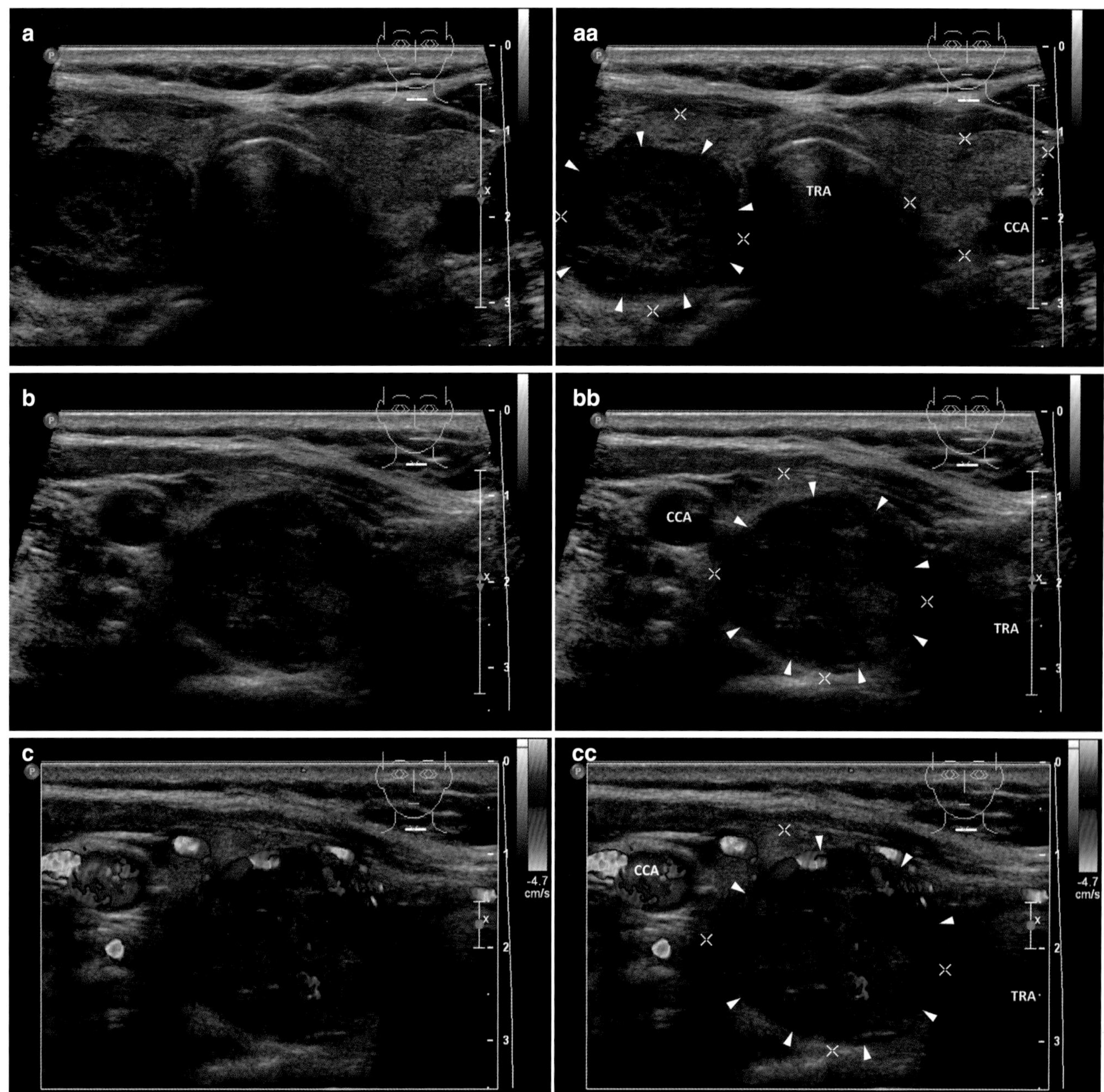

图15.19 （aa）一名61岁的女性，患有一个中等大小的甲状腺乳头状癌——PTC（►），位于右叶，大小35mm × 23mm × 21mm，体积9mL。无颈部转移性淋巴结。超声整体观：实性结节——不均匀结构；混合回声，中心大部分为高回声而周围为明显低回声；边缘清晰；甲状腺体积26mL，不对称——RL 19mL、LL 7mL；横切面。（bb）中等大小的PTC（►）细节：实性结节——不均匀结构；中心大部分为高回声而周围为明显低回声；边缘清晰；横切面。（cc）中等大小的PTC（►）细节，CFDS：周围及中心散在分布的血管，模式Ⅰ；横切面。（dd）中等大小的PTC（►）细节：实性结节——不均匀结构；中心大部分为高回声而周围为明显低回声；边缘清晰；"子结节"（➞），紧邻PTC上极，具有同样特征的大小11mm × 7mm的子结节；纵切面

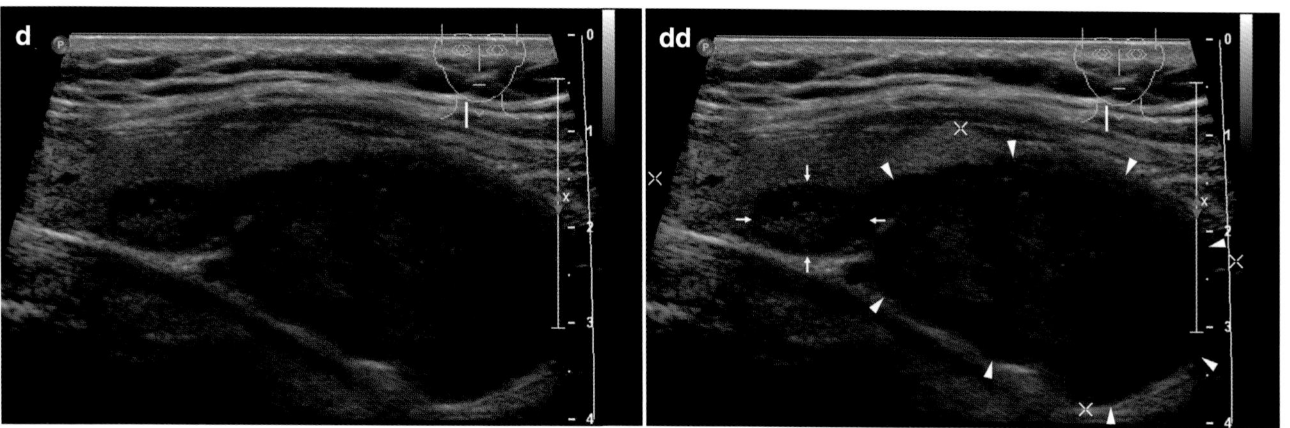

图15.19（续）

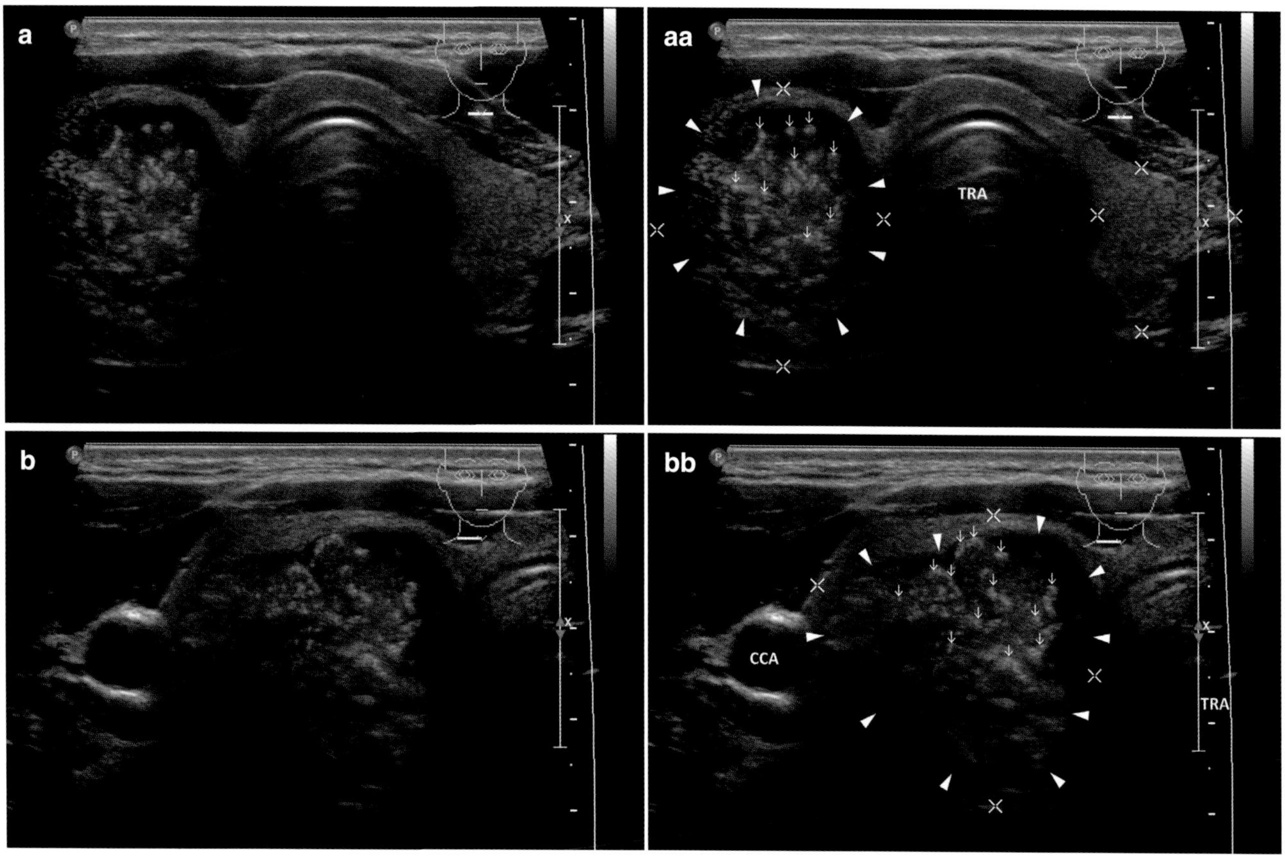

图15.20　（aa）一名33岁男性，患有一个孤立的中等大小甲状腺乳头状癌，滤泡型乳头状癌——FVPTC（►）位于甲状腺右叶，大小34mm×33mm×27mm，体积15mL。此外在C-Ⅲ区有极小的颈部转移性淋巴结，位于右侧颈内静脉旁。超声整体观：实性结节；圆形；回声粗糙；混合回声，中心高回声伴多发微钙化（→），周围低回声；边缘不清，边缘分叶状；体积33mL，不对称——RL 29mL、LL 8mL；横切面；穿透深度4cm。（bb）中等大小的FVPTC（►）细节：实性结节；圆形；回声粗糙；混合回声，中心高回声伴多发微钙化（→），后方伴声影，周围低回声；边缘模糊，分叶状；横切面。（cc）中等大小的FVPTC（►）细节：实性结节；圆形；回声粗糙；混合回声，中心高回声伴多发微钙化（→）伴钙化，周围低回声；边缘模糊，分叶状；纵切面。（dd）中等大小的甲状腺滤泡型乳头状癌（►）细节，CFDS：血流稀少，模式0；纵切面。（ee）中等大小的FVPTC和极小的转移性淋巴结的细节：ln1——圆形；大小7mm×5mm，纵横比≈1；高回声；无淋巴门征；横切面。（ff）中等大小的FVPTC和极小的转移性淋巴结的细节：ln2——椭圆形；大小10mm×5mm，纵横比≈2（非病理性）；高回声；无淋巴门征；横切面

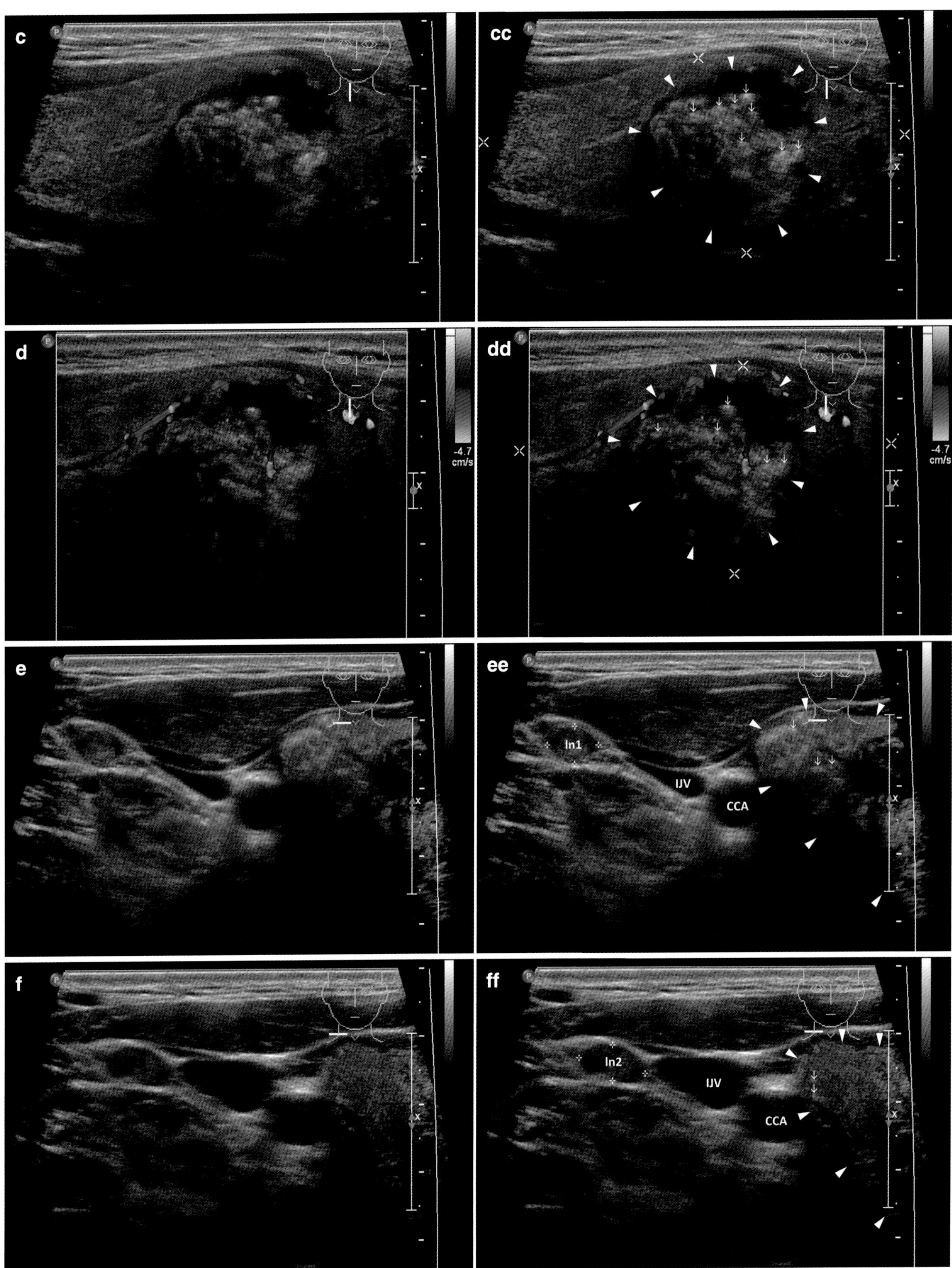

图15.20（续）

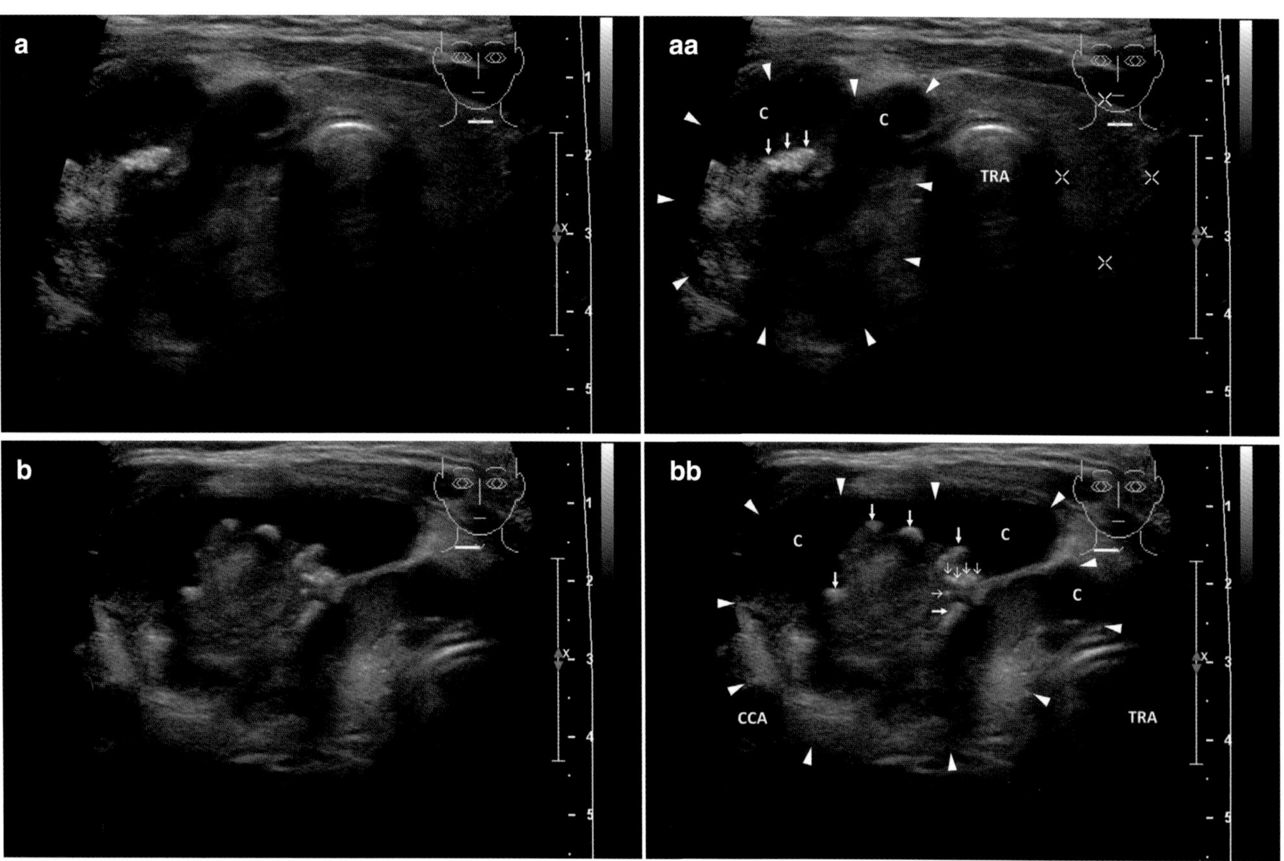

图15.21　（aa）一名52岁的女性，患有一个孤立的巨大甲状腺乳头状癌——PTC（►）占据整个右叶，大小60mm×47mm×38mm，体积56mL。此外在C-Ⅱ、Ⅲ、Ⅳ区见颈部转移性淋巴结，位于右侧颈总动脉旁。超声整体观：复杂性结节——形状不规则；回声粗糙；实性部分高回声伴多个粗大钙化（➞）伴声影，大的不规则囊肿（C）；边缘模糊，分叶状；甲状腺左叶正常结构；气管及左叶向左侧推挤；甲状腺体积33mL，不对称——RL 56mL、LL 9mL；横切面；穿透深度6cm。（bb）巨大PTC（►）的细节：复杂结节——形状不规则；回声粗糙；实性部分高回声伴多发粗大钙化（➞），多发不规则囊肿（C）；边缘不清，分叶状；横切面。（cc）巨大甲状腺乳头状癌（►）的细节，另一切面：复杂结节——形状不规则；回声粗糙；实性部分高回声伴微钙化（→），大囊肿（C）；边缘分界不清，分叶状或模糊；横切面。（dd）巨大PTC（►）的细节：复杂结节——形状不规则；回声粗糙；实性部分高回声伴多发粗大钙化（➞）伴声影，多发不规则囊肿（C）；边缘分界不清，分叶状或模糊；纵切面。（ee）巨大PTC和C-Ⅱ区位于右侧颈内静脉和颈总动脉旁的大小43mm×25mm×15mm、体积8mL的大实性转移性淋巴结的细节：PTC侧面部分（►）；LN1——椭圆形；均匀结构；高回声；无淋巴门征；压迫颈内静脉；横切面。（ff）PTC瘤体巨大，Ⅲ区有转移的淋巴结，位于右侧颈内静脉及颈总动脉旁，淋巴结内呈囊性并有坏死征象，大小26mm×22mm×16mm，体积4.5mL：PTC侧面部分（➞）伴囊肿（C）；LN2——椭圆形；不均匀结构；实性部分高回声；微钙化（→）；不规则囊肿（c）；无淋巴门征；横切面。（gg）巨大PTC及C-Ⅳ区右侧颈总动脉旁大的复杂性转移性淋巴结伴囊变和凝固性坏死（➞），大小37mm×35mm×23mm，体积16mL：PTC侧面部分（►）伴囊肿（c）；LN3——椭圆形；不均匀结构；低回声伴碎片和不伴声影的粗糙高回声灶（➞）；无淋巴门征；横切面。（hh）C-Ⅲ区中等大小的复杂性转移性淋巴结LN2伴囊性坏死及C-Ⅳ区大的复杂性转移性淋巴结LN3伴囊性变及凝固性坏死（➞）细节：LN2——微钙化（→）；不规则囊肿（c）；LN3——低回声伴小片状影和粗糙的高回声灶不伴声影（➞）；纵切面。（ii）C-Ⅲ区中等大小的复杂性转移性淋巴结LN2伴囊性变和C-Ⅳ区大的复杂性转移性淋巴结LN3伴囊性变及凝固性坏死细节，CFDS：两个淋巴结均为门型血流；纵切面

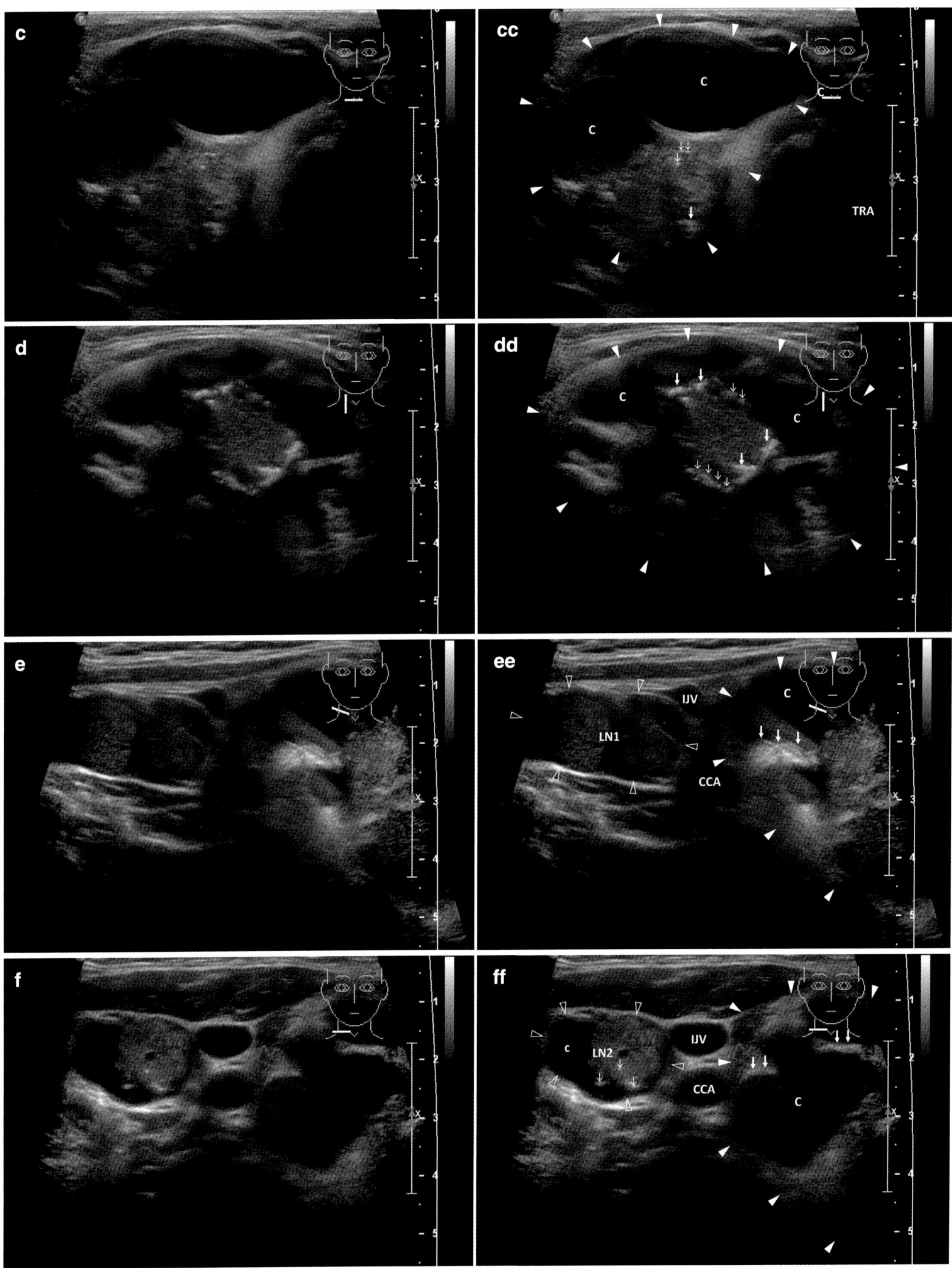

图15.21（续）

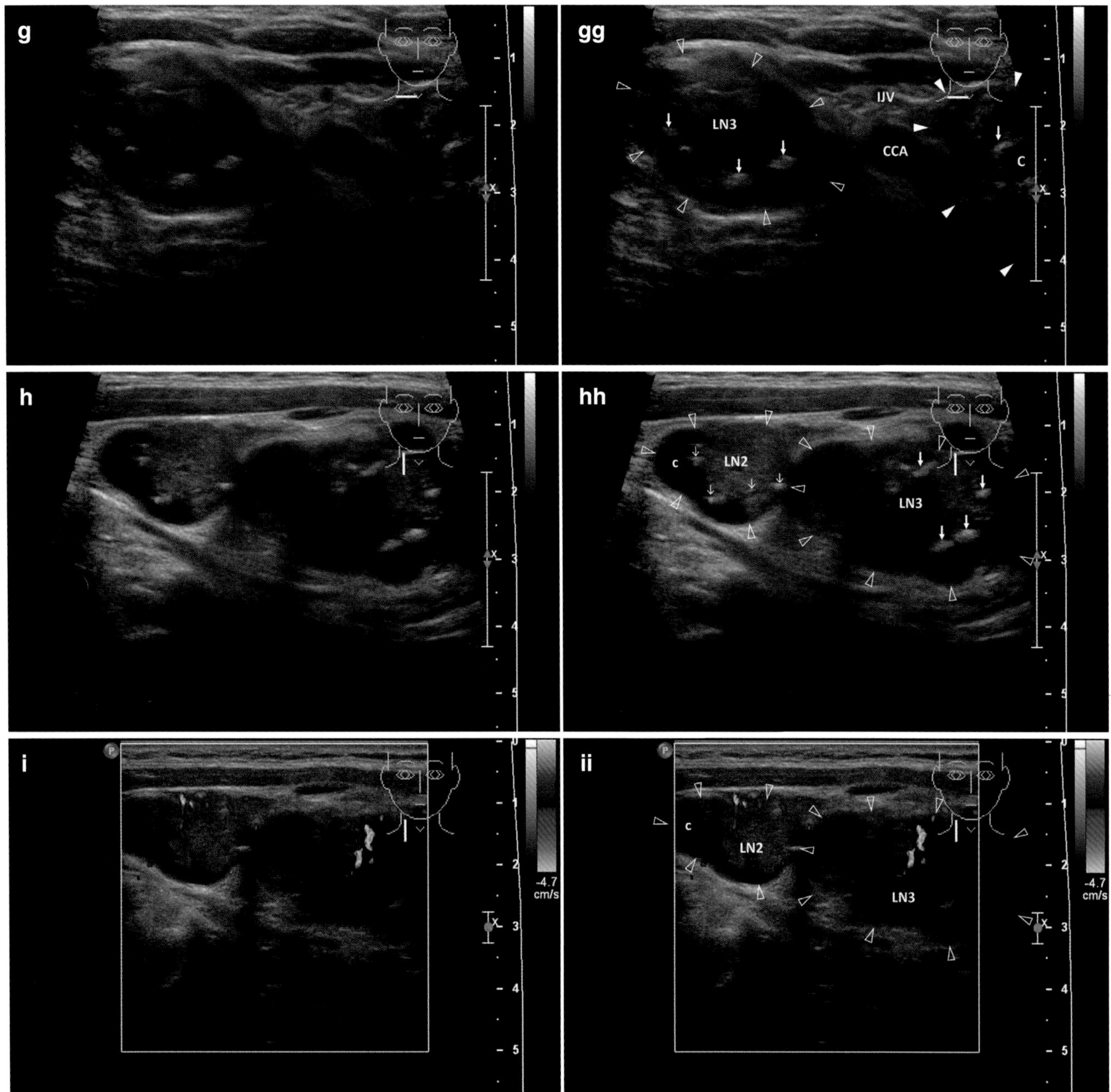

图15.21（续）

15.4　多灶性甲状腺乳头状癌

15.4.1　基本要素

- Tam等[23]对912例患者因甲状腺乳头状癌（PTC）而接受甲状腺切除术患者的回顾性研究中发现有308例患者（≈34%）患有多灶性乳头状癌。与单病灶PTC患者相比，多灶性肿瘤患者的包膜浸润、甲状腺外浸润和颈部转移性淋巴结（LN）明显常见。所有病灶总直径>10mm的多灶性甲状腺微小乳头状癌（PTMC）具有与单灶性>10mm的PTC相似的侵袭性组织病理学行为风险[23]。
- Zhu等[24]对763例行甲状腺全切除术并双侧颈中央淋巴结清扫术的PTC患者进行回顾性研究，确定277例PTC患者并发桥本氏甲状腺炎（HT）。多灶性PTC并发HT的患者和经典的多灶PTC患者，其颈侧LN转移的发生率（在C-Ⅱ、Ⅲ，Ⅳ区）没有任何显著差异。然而，多灶性PTC并发HT与经典的多灶性PTC病例相比，颈部中央LN（在C-Ⅵ区）发生转移的风险显著降低（35.7% vs 72.4%）。HT与多病灶和包膜浸润的患病率增加有关。相比之下，HT与PTC和多灶性PTC患者发生颈部中央LN转移的风险降低相关，这表明其具有潜在的保护作用[24]。

- Al Afif等进行的一项回顾性分析[25]纳入了227例多灶性PTC患者，这些患者接受了全甲状腺或半甲状腺切除术并进行中央颈部淋巴结清扫术。他们发现多灶性PTC与颈部中央LN转移阳性之间存在显著关联，并随病灶数量成比例增加。这些发现认识到多灶性是肿瘤侵袭性的一个标志[25]。

15.4.2 甲状腺微小乳头状癌的超声特征

- 甲状腺乳头状癌经常以两个（图15.22和图15.23）或多个独立病灶（图15.24）的形式出现在甲状腺内（18%～87%）。然而，术前放射学评估通常无法检测到这些多灶性肿瘤。在So等开展的研究中[26]，多灶性的甲状腺微小乳头状癌在277个患者中有100个患者（≈36%）被检出，术前超声检出多灶性肿瘤的敏感性和特异性为42.7%和92.2%，术前CT检出多灶性肿瘤的敏感性和特异性为29.4%和95.5%。术前超声检出双侧肿瘤的敏感性和特异性为49.0%和93.5%，术前CT检出双侧肿瘤的敏感性和特异性为28.6%和100%[26]。
- 对于多灶性PTC的评估，应用与单发疑似结节相同的2015 ATA标准[8]；详见第四部分。
- 关于颈部淋巴结转移的评估，详见第18章第18.3节和第19章。

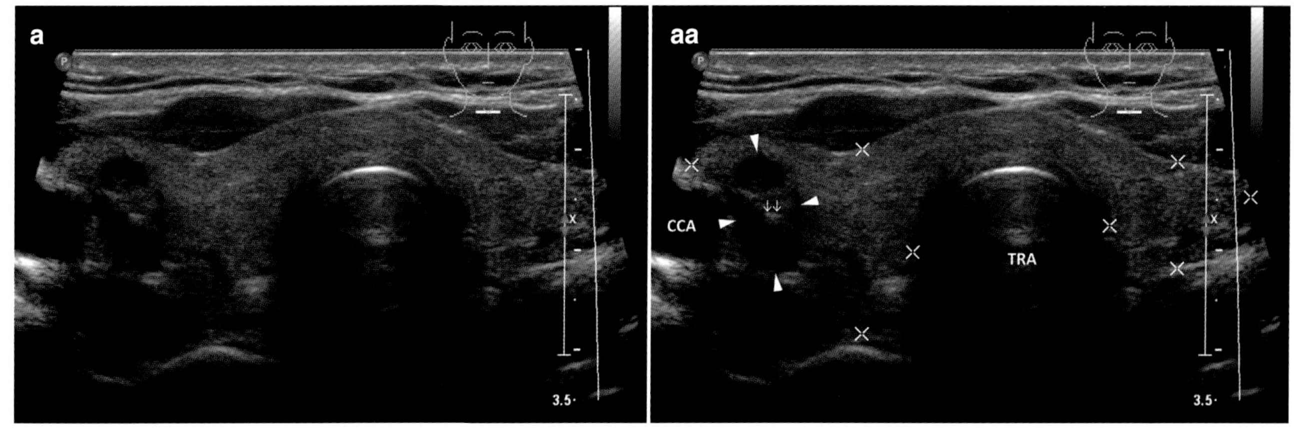

图15.22 （aa）一名37岁的男子，患有多灶性甲状腺乳头状癌（PTC）——右叶的甲状腺微小乳头状癌（PTMC）和峡部的小甲状腺乳头状癌（PTC）和双侧3个颈部转移性淋巴结。超声检查右叶的甲状腺微小乳头状癌（►）的大小为12mm×9mm×8mm，体积为0.4mL；为实性结节；“纵大于横”的形状；非均匀回声；低回声；中央微钙化（→）；边界模糊；甲状腺总体积21mL，右叶体积11mL、左叶体积10mL；横切面。（bb）右叶甲状腺微小乳头状癌和沿右颈总动脉分布颈Ⅵ区转移性淋巴结的详细信息：甲状腺微小乳头状癌（►）——实性结节；“纵大于横”的形状；非均匀回声；低回声；中央微钙化（→）；边界模糊；转移性淋巴结LN1（÷）——圆形；大小15mm×12mm，长/短≈1；均匀回声；低回声；无淋巴门征；纵切面。（cc）位于峡部下极大小15mm×12mm×9mm，体积0.8mL的甲状腺乳头状癌和位于下颈部Ⅵ区转移性淋巴结的详细信息：甲状腺乳头状癌（►）——实性结节；圆形；回声粗糙；多为低回声；周围微钙化（→）；边界模糊；转移性淋巴结LN2（÷）——圆形；均匀回声；低回声；高回声带，无淋巴门征；横切面。（dd）峡部下极甲状腺乳头状癌和下颈部Ⅵ区转移性淋巴结的详细信息：甲状腺乳头状癌（►）——实性结节；卵形；回声粗糙；多为低回声；周围微钙化（→）；边界模糊；转移性淋巴结LN2（÷）——圆形；大小14mm×13mm；长/短≈1；均匀回声；低回声；无淋巴门征；纵切面。（ee）两个下极Ⅵ区转移性淋巴结的细节：转移性LN1、LN2（÷）——圆形；长/短≈1；均匀回声；低回声；无淋巴门征；横切面。（ff）左颈下Ⅵ区水平的两个转移性淋巴结的详细信息：转移性淋巴结LN2（÷）大小14mm×13mm；淋巴结LN3（÷）大小16mm×16mm——圆形；长/短≈1；均匀回声；低回声；无淋巴门征；纵切面

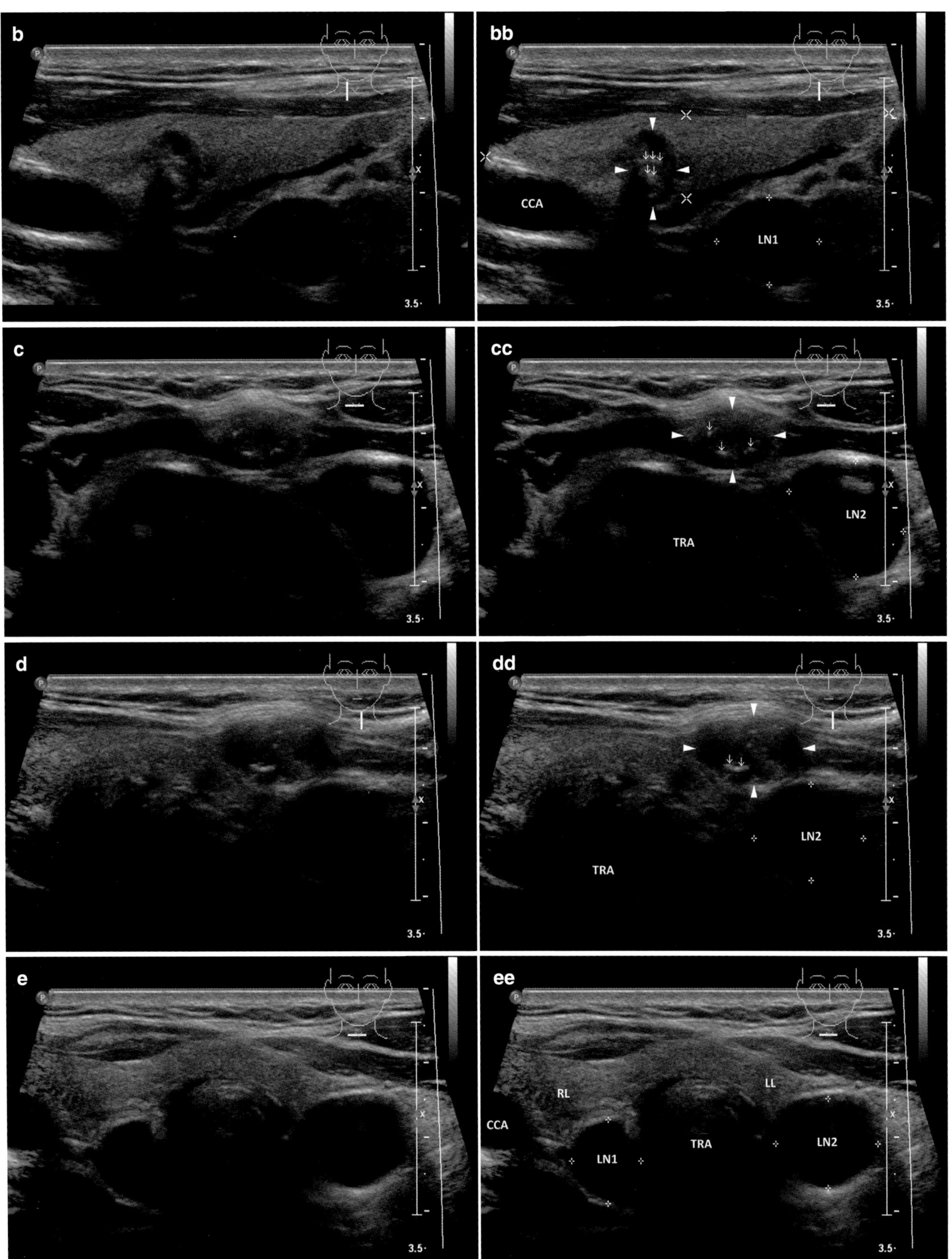

图15.22（续）

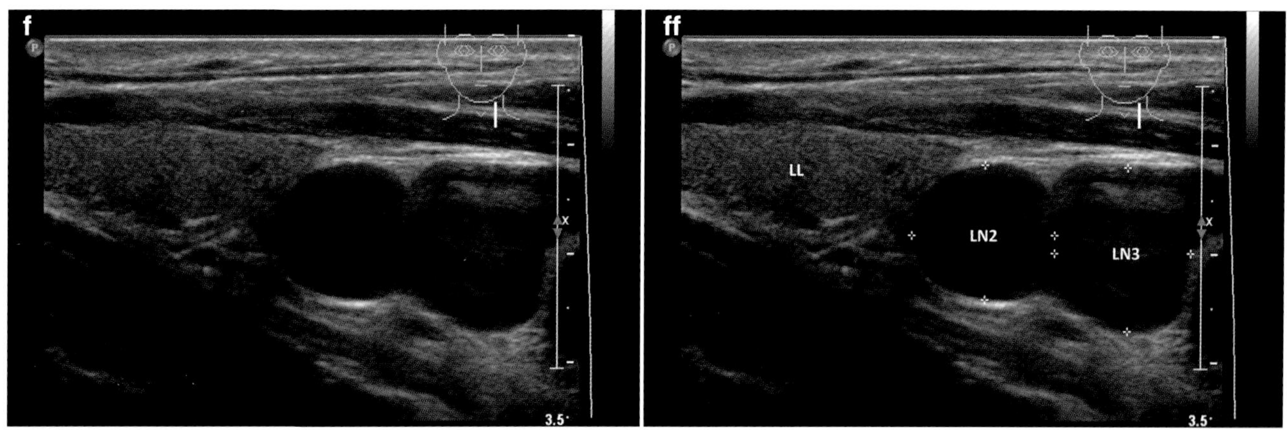

图15.22（续）

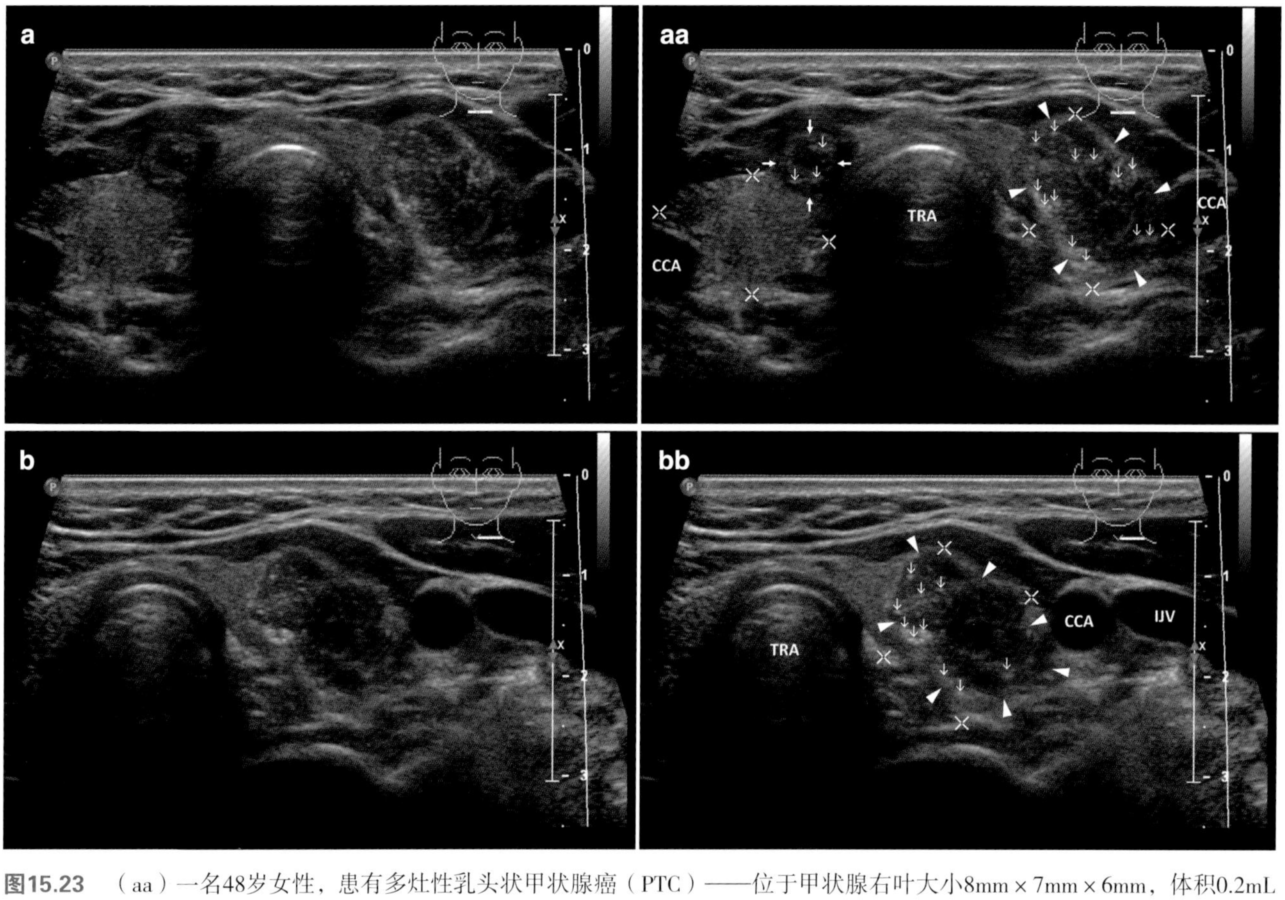

图15.23 （aa）一名48岁女性，患有多灶性乳头状甲状腺癌（PTC）——位于甲状腺右叶大小8mm × 7mm × 6mm，体积0.2mL的甲状腺微小乳头状癌（PTMC）和位于甲状腺左叶大小18mm × 15mm × 14mm，体积2mL的中等大小的甲状腺乳头状癌（PTC）；无颈部淋巴结转移。超声总体观察：PTMC（➞）——实性结节；圆形；非均匀回声；混合回声；零星微钙化（→）；有明确的边界；薄晕；PTC（►）实性结节；“纵大于横”的形状；回声粗糙；混合回声；弥漫性微钙化（→）；边界模糊；甲状腺总体积15mL，RL 7mL、LL 8mL；横切面。（bb）左叶中等大小甲状腺乳头状癌（►）的详细信息：实性结节；“纵大于横”的形状；回声粗糙；混合回声；弥漫性微钙化（→）；边界模糊；横切面。（cc）甲状腺微小乳头状癌与甲状腺乳头状癌的血流总体观：甲状腺微小乳头状癌（➞）——乏血流，模式0；甲状腺乳头状癌（►）——散在的外周和实质血流，模式Ⅰ；横切面。（dd）甲状腺右叶甲状腺微小乳头状癌（➞）的详细信息：实性结节；圆形；回声粗糙；混合回声；弥漫性微钙化（→）；边界模糊；纵切面。（ee）甲状腺左叶甲状腺乳头状癌（►）的详细信息：实性结节；圆形；回声粗糙；混合回声；弥漫微钙化（→）；边界模糊；纵切面。（ff）位于甲状腺左叶甲状腺乳头状癌血流的详细信息：散在的外周和实质血流，模式Ⅰ；横切面

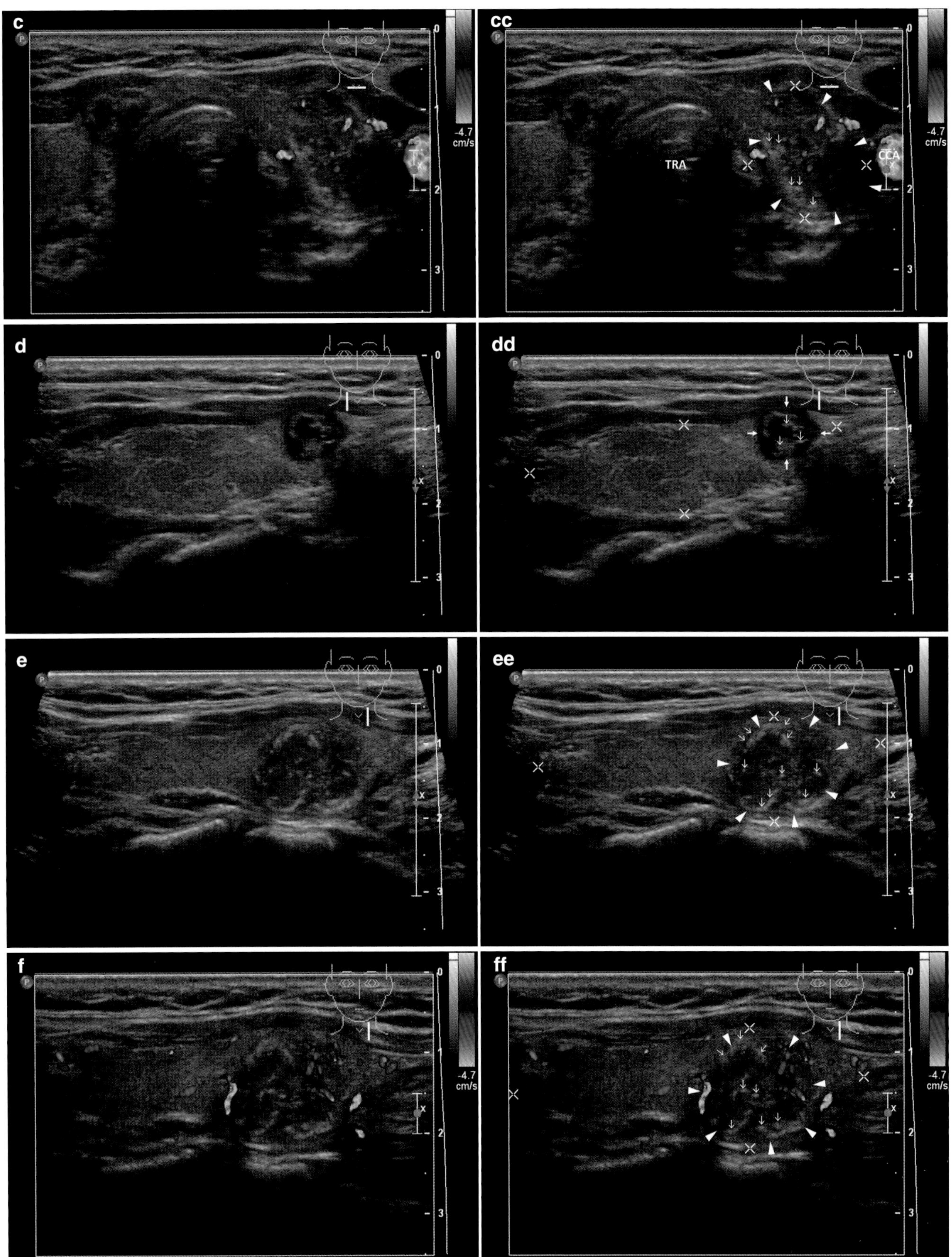

图15.23（续）

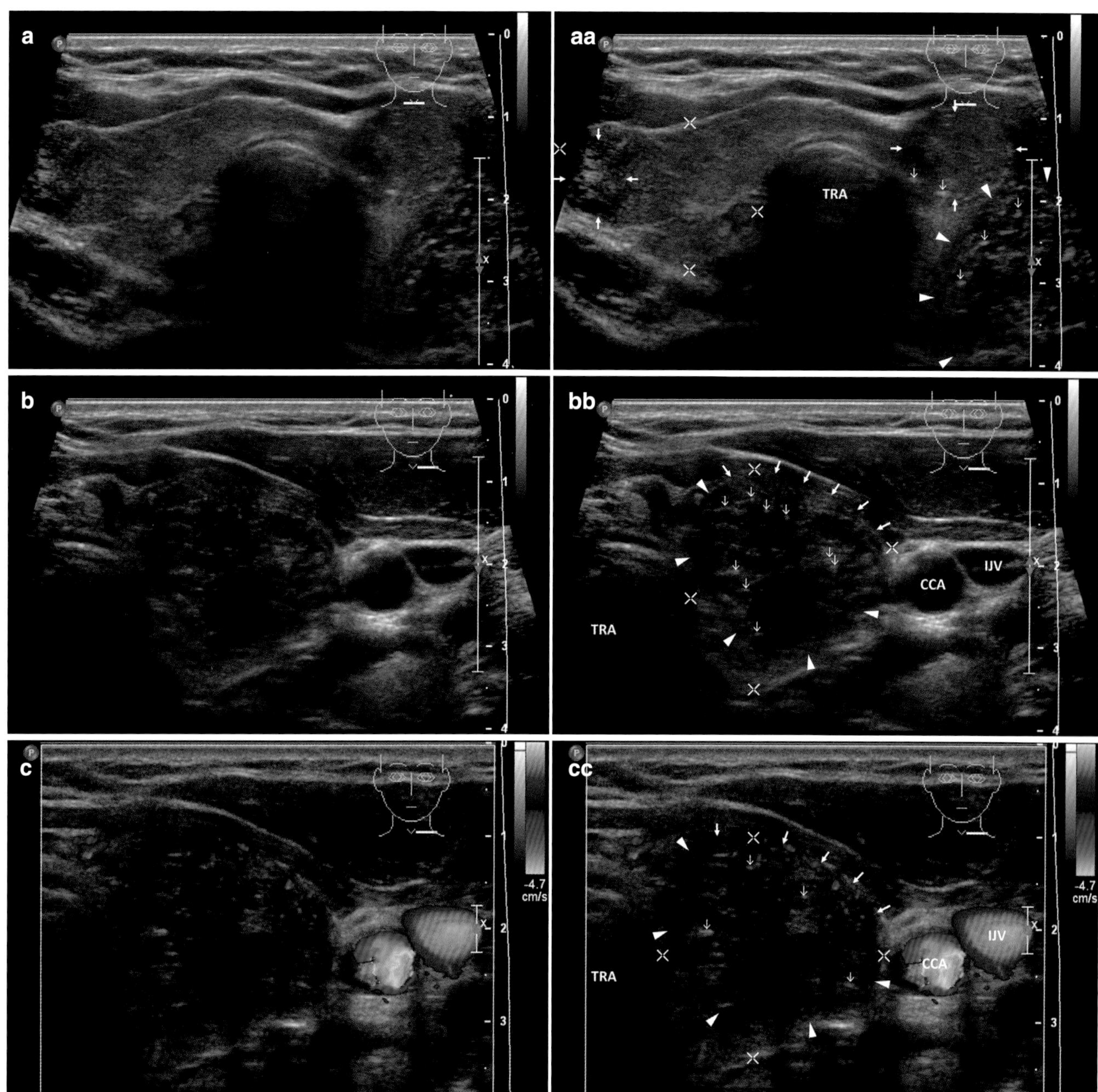

图15.24 （aa）一名33岁的男性，患有多灶性甲状腺乳头状癌（PTC）——位于左叶的主要的大PTC，大小31mm × 24mm × 23mm，体积9mL，位于右叶及左叶的两个大小约10mm的小结节。除此之外，沿左颈内静脉在颈Ⅳ区的颈部转移性淋巴结。超声总体观察：位于甲状腺左叶背侧的大PTC（►）——实性结节；"纵大于横"的形状；回声粗糙；低回声；弥漫性微钙化（→）；边界模糊；位于左叶腹侧的小PTC（➞）——实性结节；圆形；均匀回声；等回声；外周零星微钙化（→）；边界模糊；位于右叶的小PTC（➞）——实性结节；圆形；非均匀回声；低回声；中央微钙化（→）；边界模糊；甲状腺总体积31mL，右叶11mL、左叶20mL；横切面。（bb）位于甲状腺左叶的大PTC结节详细信息：实性结节；"纵大于横"的形状；回声粗糙；低回声；弥漫性微钙化（→）；边界模糊；结节腹侧突出，外形隆起，被膜连续性中断（➞）；横切面。（cc）位于甲状腺左叶的大PTC结节血流详细信息：散在外周血流，模式Ⅰ；横切面。（dd）位于甲状腺左叶的大PTC结节详细信息：实性结节；"纵大于横"的形状；回声粗糙；低回声；弥漫性微钙化（→）；边界模糊；结节腹侧突出，外形隆起，被膜连续性中断（➞）；纵切面。（ee）位于甲状腺左叶的大PTC（►）和沿左颈内静脉在颈Ⅳ区的颈部两个微小转移性淋巴结的详细信息：淋巴结ln1（÷）——椭圆形；大小9mm × 4mm；长/短>2（非病理性）；均匀回声；高回声；无淋巴门征；横切面。（ff）位于甲状腺左叶的大PTC（►）沿左颈内静脉在颈Ⅳ区的颈部两个微小转移性淋巴结的详细信息：淋巴结ln2（÷）——椭圆形；大小10mm × 4mm；长/短>2（非病理性）；均匀回声；高回声；无淋巴门征；横切面

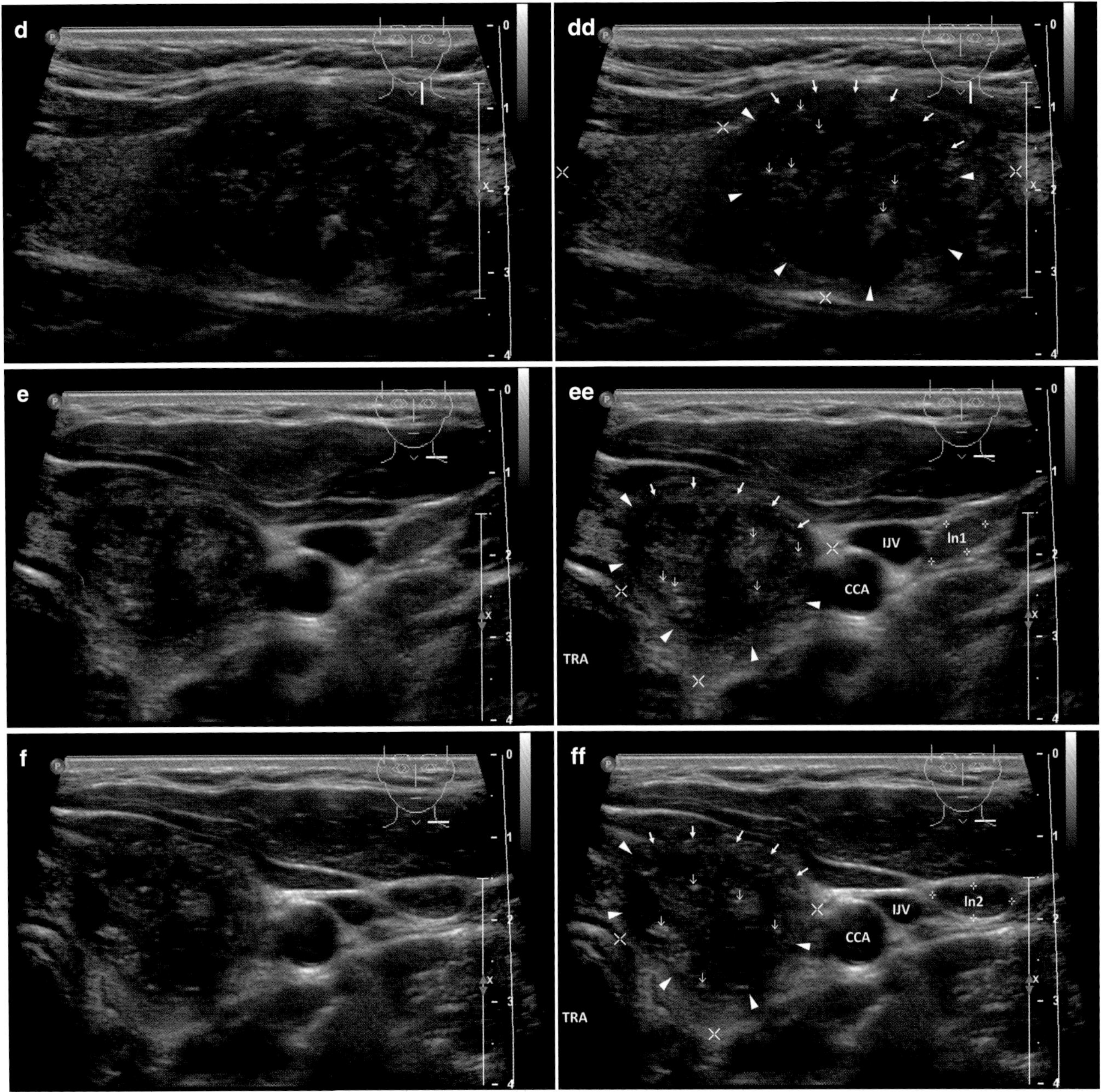

图15.24（续）

15.5　甲状腺乳头状癌和桥本氏甲状腺炎

15.5.1　基本要素

- 1955年首次报道了桥本氏甲状腺炎（HT）——慢性淋巴细胞性甲状腺炎（CLT）和甲状腺乳头状癌（PTC）的并存[27]。
- 根据日本的一项针对626名患者的研究，CLT被认为是PTC的易感因素。PTC患者的CLT患病率明显高于腺瘤性甲状腺肿患者；PTC患者的CLT患病率：日本女性63%、男性50%，白人女性76%、非洲裔美国女性46%[28]。
- 尽管PTC患者的预后良好，但是患者预后受以下因素的影响：诊断时的患者年龄；PTC分期；肿瘤大小；颈部淋巴结或远处转移的存在；甲状腺外浸润；诊断延迟；甲状腺切除术的范围和术后放射性碘消融。

- 在韩国，在一项针对1357名PTC患者的研究中，359名（26.5%）患者同时患有CLT。与没有CLT的患者相比，PTC并发CLT患者更年轻，主要是女性，肿瘤体积小，手术时甲状腺被膜受侵概率较低，这些是甲状腺癌死亡率最重要和众所周知的预后变量。PTC患者并发CLT降低了复发风险（其无复发5年生存率约98.5% vs 无并发CLT患者的约95%），CLT不是复发的独立预测因素[29]。
- 关于PTC和HT之间的关联尚未达成共识。对包括10 648例PTC病例在内的38项符合条件的研究荟萃分析报道了2471例（23.2%）PTC中存在组织学证实的关联。与良性甲状腺疾病和其他癌相比，PTC中HT的发生率更高（OR=2.8和2.4）。PTC并发HT与女性患者（OR=2.7）、多灶性受累（OR=1.5）、无甲状腺外浸润（OR=1.3）和无LN转移（OR=1.3）显著相关。此外，PTC伴HT与长期无复发生存显著相关（HR=0.6）。与没有HT的PTC相比，患有HT的PTC患者具有良好的临床病理特征。然而，HT患者需要仔细监测PTC的发展[30]。

15.5.2 甲状腺癌结节在HT背景下的超声特征

- HT患者的癌性甲状腺结节与无HT患者的癌性甲状腺结节的超声特征相比没有显著差异[31–33]。
- 某些特征需要被强调。癌性结节特征如下：
  - 大多数实性结节（图15.25aa和图15.26aa）。
  - 大多数低回声（图15.25aa和图15.26aa）。
  - 边缘光滑（图15.25aa和图15.26aa）。
  - 没有“声晕”标记（图15.25aa和图15.26aa）。
  - 无内部钙化（图15.25aa和图15.26aa）。
  - 多灶性PTC（图15.28cc）。
- 超声较少出现的特征：
  - 结节内微钙化（图15.29bb），外周弧形微钙化（图15.28cc）。
  - 厚声晕标志（图15.28bb）。
  - 边界不明确、模糊（图15.27cc和图15.31bb）。
  - 甲状腺外浸润，轮廓膨出（图15.29bb）。

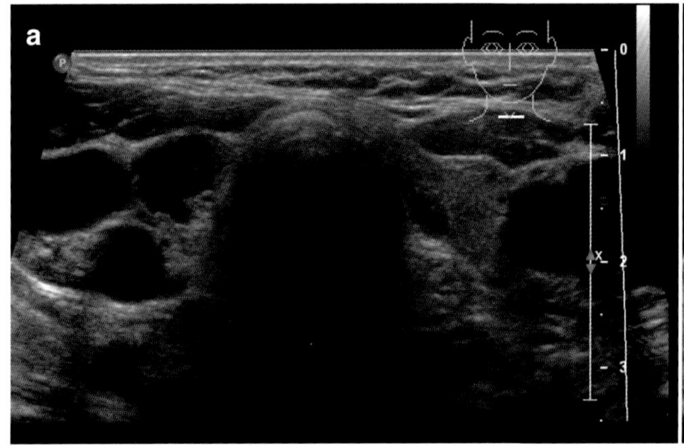

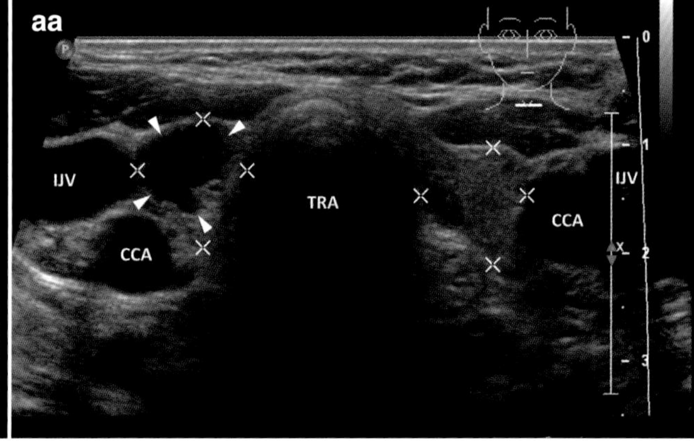

图15.25 （aa）一名32岁的妇女患有桥本氏甲状腺炎（HT）和右叶中孤立性甲状腺微小乳头状癌——PTMC（►），大小10mm × 9mm × 8mm，体积0.4mL：甲状腺微小乳头状癌——实性结节；圆形；均匀回声；低回声；边缘良好；局灶性小叶；无微钙化；甲状腺——大部分为均匀回声；等回声；仅有散发性低回声微结节；甲状腺体积7mL，RL 4mL、LL 3mL；横切面。（bb）右叶桥本氏甲状腺炎和甲状腺微小乳头状癌的详细信息（►）：实性结节；圆形；均匀回声；低回声；边缘良好；局灶性小叶；横切面。（cc）右叶桥本氏甲状腺炎和甲状腺微小乳头状癌的详细信息（►）：实性结节；圆形；均质回声；低回声；边缘良好；局灶性小叶；纵切面。（dd）右叶桥本氏甲状腺炎和甲状腺微小乳头状癌的血流详细信息（►）：结节——只有一条外周血管的缺血流，模式0；甲状腺——血流稀少，模式0；纵切面

- 颈部淋巴结转移（图15.30dd和图15.31dd）。
- 弥漫性硬化型甲状腺乳头状癌（图15.31aa）。

• 当将具有腺体均匀的HT患者与具有腺体不均匀的HT患者的癌性甲状腺结节的外观进行比较时，唯一具有统计学意义的超声特征是结节的边缘是否清晰，腺体不均匀HT患者的癌性结节更可能不规则或边界不清[33]。

• 相反，另一项超声研究表明，HT患者的密集钙化频率也就是较高频率的沙粒体低于无HT的PTC患者。另一方面，与无HT的PTC相比，有HT的PTC具有更多的不规则形状和边界不清晰的边缘，具有较少的低回声和钙化，但差异不显著。超声检测到的任何类型的钙化类型都可能代表PTC的发生风险[34]。

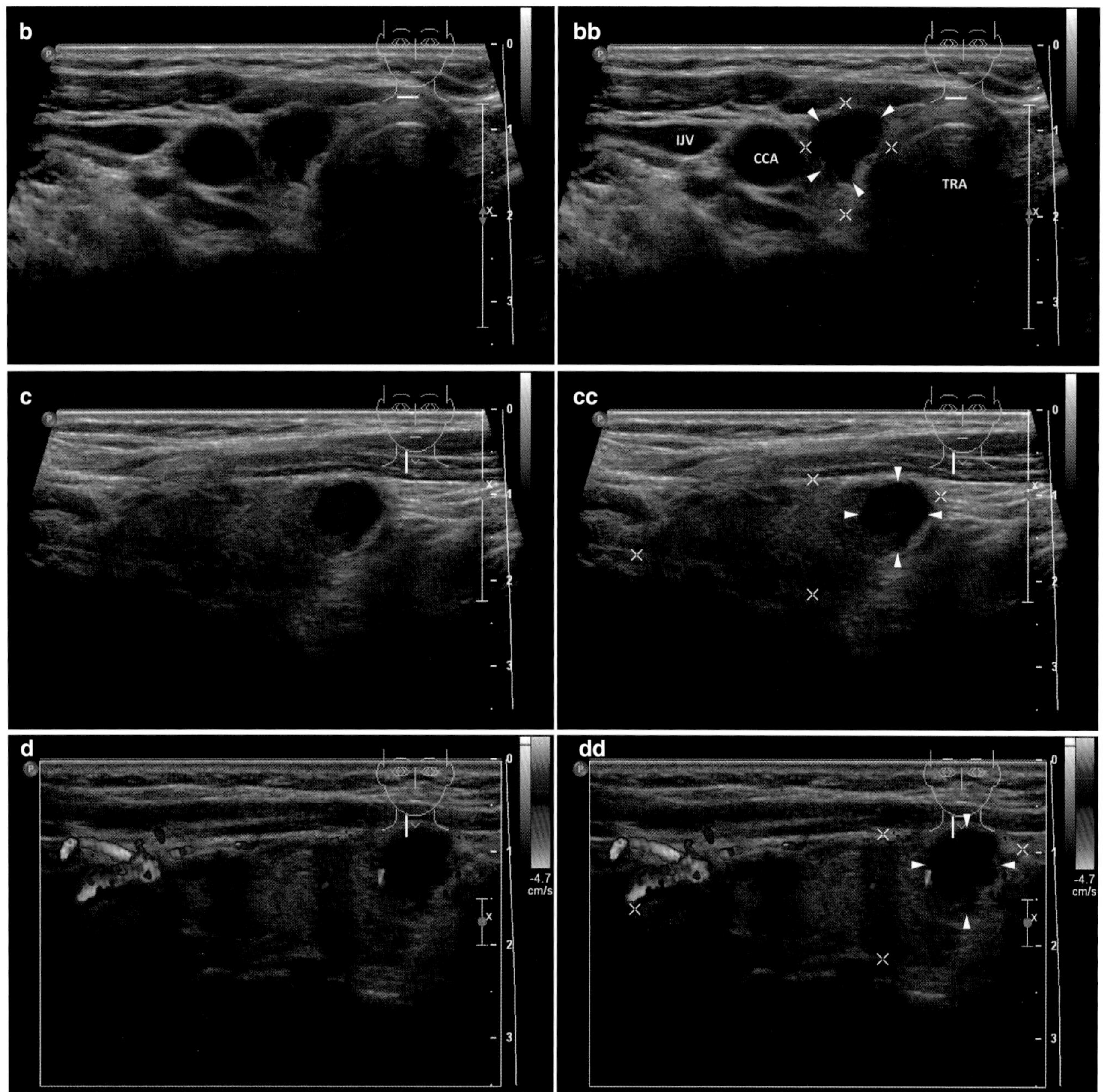

图15.25（续）

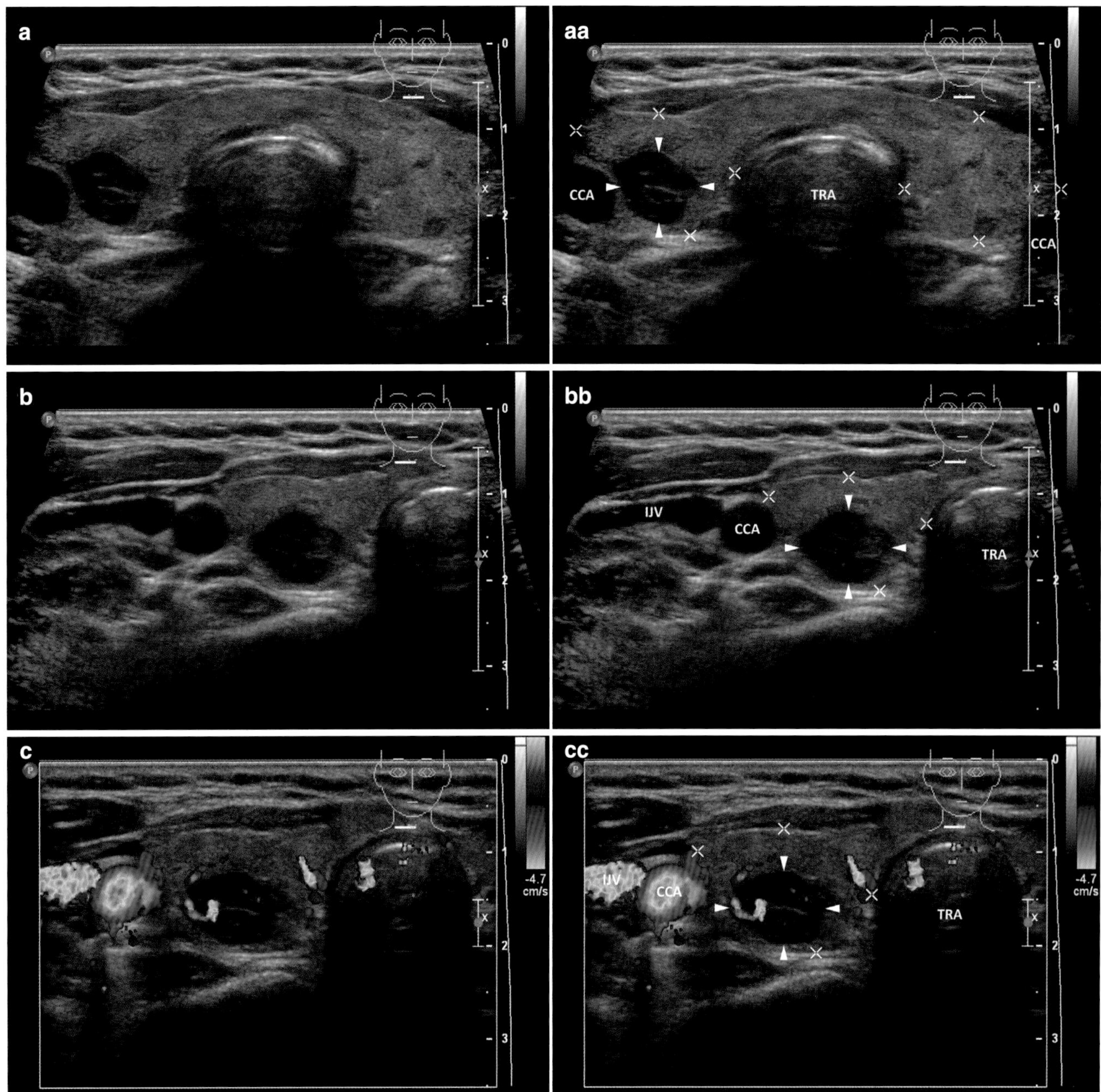

图15.26 （aa）一名52岁的女性患者，患有桥本氏甲状腺炎（HT）和小且孤立的甲状腺乳头状癌（PTC）（►），位于右叶（RL），大小为18mm×11mm×9mm，体积为1mL。PTC为实性结节，呈圆形，结构不均匀，低回声，具有高回声纤维分隔，边缘清晰，无微钙化。甲状腺腺体结构以均匀为主，等回声，仅偶见点状低回声微结节，总体积为15mL，RL 8mL、LL 7mL，横切面。（bb）右叶桥本氏甲状腺炎（HT）和小PTC的详细部分（►）：实性结节，呈圆形，结构不均匀，低回声，具有高回声纤维分隔，边缘清晰，横切面。（cc）右叶桥本氏甲状腺炎（HT）和小PTC（►），CFDS：结节——局部周边血管分布及一个结节内部的血管分支，模式Ⅰ；甲状腺腺体——零星周边和实质内血管，模式Ⅰ；纵切面。（dd）：右叶HT和小PTC的详细部分（►）：实性结节，呈圆形，结构不均匀，低回声，具有高回声纤维分隔，微分叶状边缘，横切面。（ee）：右叶HT和小PTC的详细部分（►），CFDS：结节——局部周边血管分布及一个结节内部的血管分支，模式Ⅰ；甲状腺腺体——零星周边和实质内血管，模式Ⅰ；纵切面

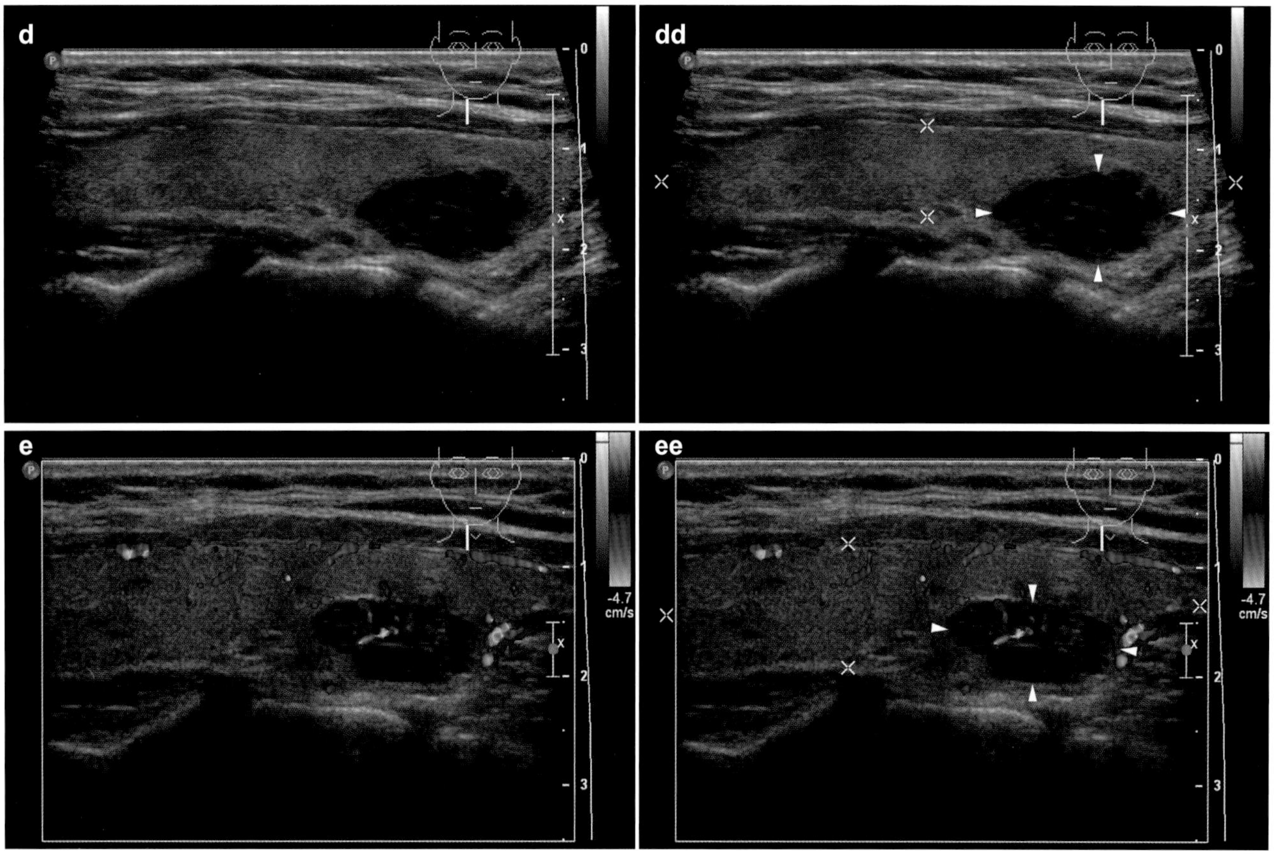

图15.26（续）

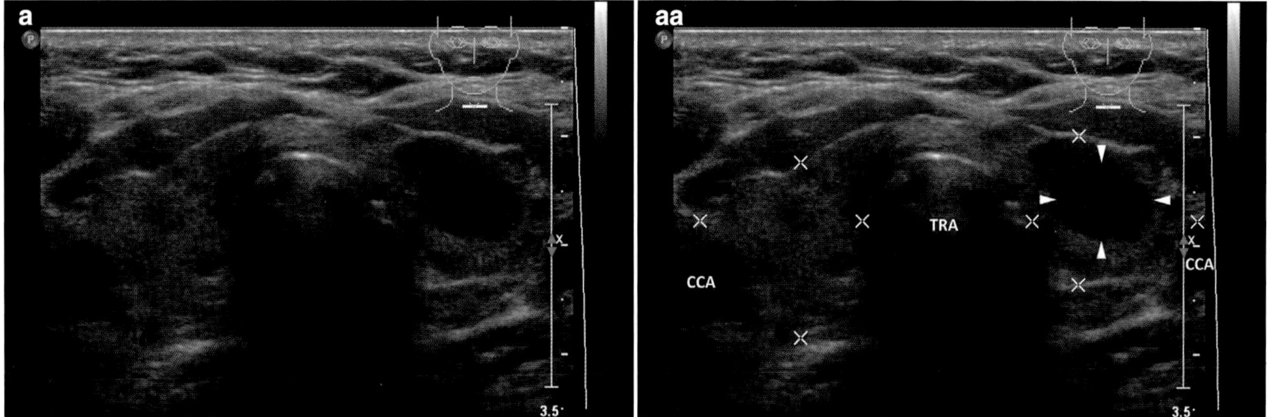

图15.27　（aa）一名62岁女性患者患有桥本氏甲状腺炎（HT）和小且孤立的甲状腺乳头状癌（PTC）（►），位于左叶（LL），大小为15mm×14mm×9mm，体积为1mL。小甲状腺癌（PTC）为实性结节，呈圆形，结构不均匀，低回声，具有零星的高回声纤维化区域，边缘模糊，无微钙化。甲状腺腺体结构以均匀为主，等回声，仅偶见点状低回声微结节，总体积为13mL，RL 6mL、LL 7mL；横切面。（bb）：左叶HT和小PTC的详细部分（►）：实性结节，呈圆形，结构不均匀，低回声，具有零星的高回声纤维化区域，边缘模糊；横切面。（cc）：左叶HT和小PTC的详细部分（►）：实性结节，呈圆形，结构不均匀，低回声，具有零星的高回声纤维化区域，边缘模糊；纵切面

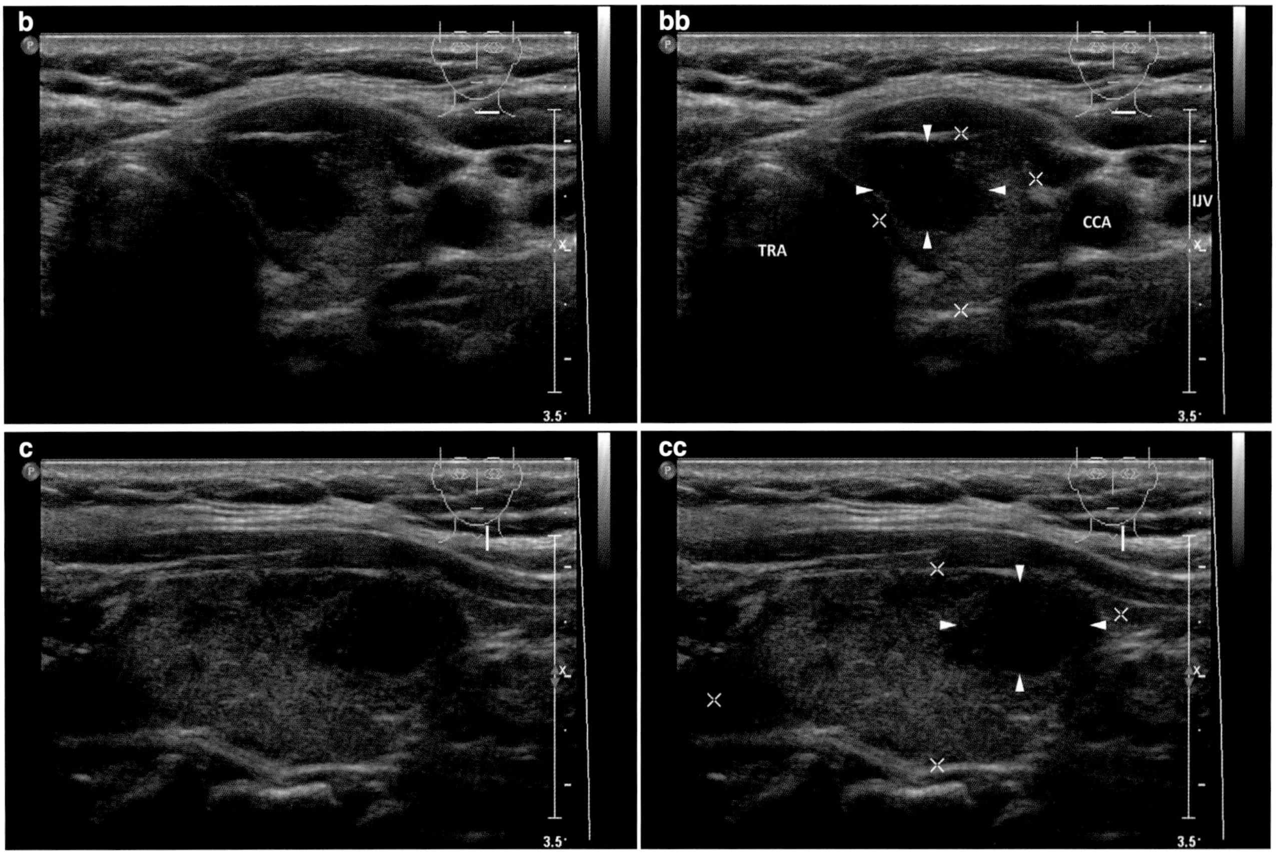

图15.27（续）

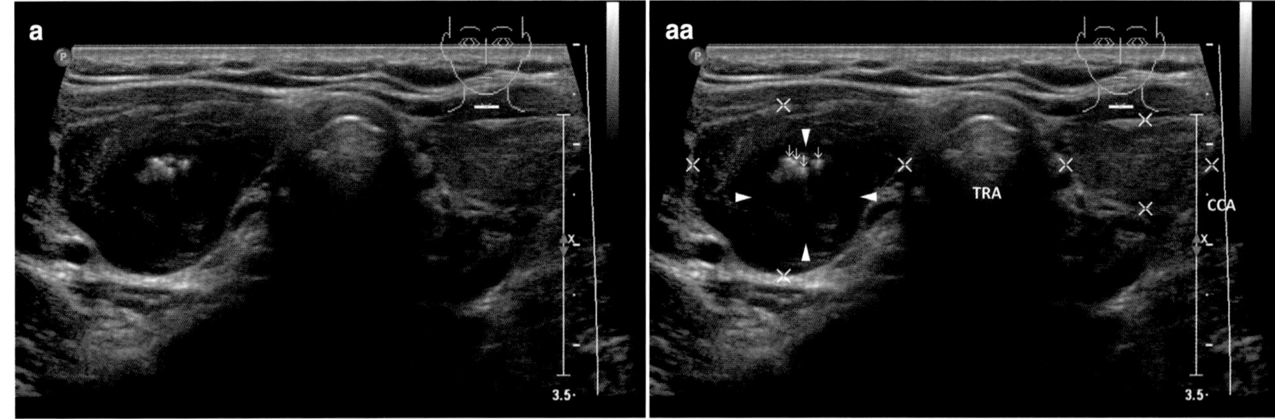

图15.28 （aa）一名49岁的女性，患有桥本氏甲状腺炎（HT）和小且孤立的甲状腺乳头状癌（PTC）（►），大小为14mm×11mm×11mm，体积0.6mL，此外还有一个甲状腺微小乳头状癌（PTMC）：PTC为实性结节，呈圆形，结构不均匀，具有周边微钙化弧（→）伴有声影，边缘不清，存在明显的厚晕环征。甲状腺呈弥漫性低回声微结节结构，伴高回声纤维隔；总体体积为29mL，RL 14mL、LL 15mL，横切面。（bb）：右叶HT和小PTC的详细部分（►）：实性结节，呈圆形，结构不均匀，具有混合回声，具有周边微钙化弧（→），边缘不清，存在明显的厚晕环征；横切面。（cc）：右叶HT和小PTC的详细部分（►），此外还有PTMC（➞），大小为6mm×5mm：PTC为实性结节，呈圆形，结构不均匀，具有混合回声，具有周边微钙化弧（→）伴有声影，边缘不清，存在明显的厚晕环征；PTMC（➞）位于另一个小结节旁边，实性，低回声，具有中央高回声纤维区域（无声影）；纵切面

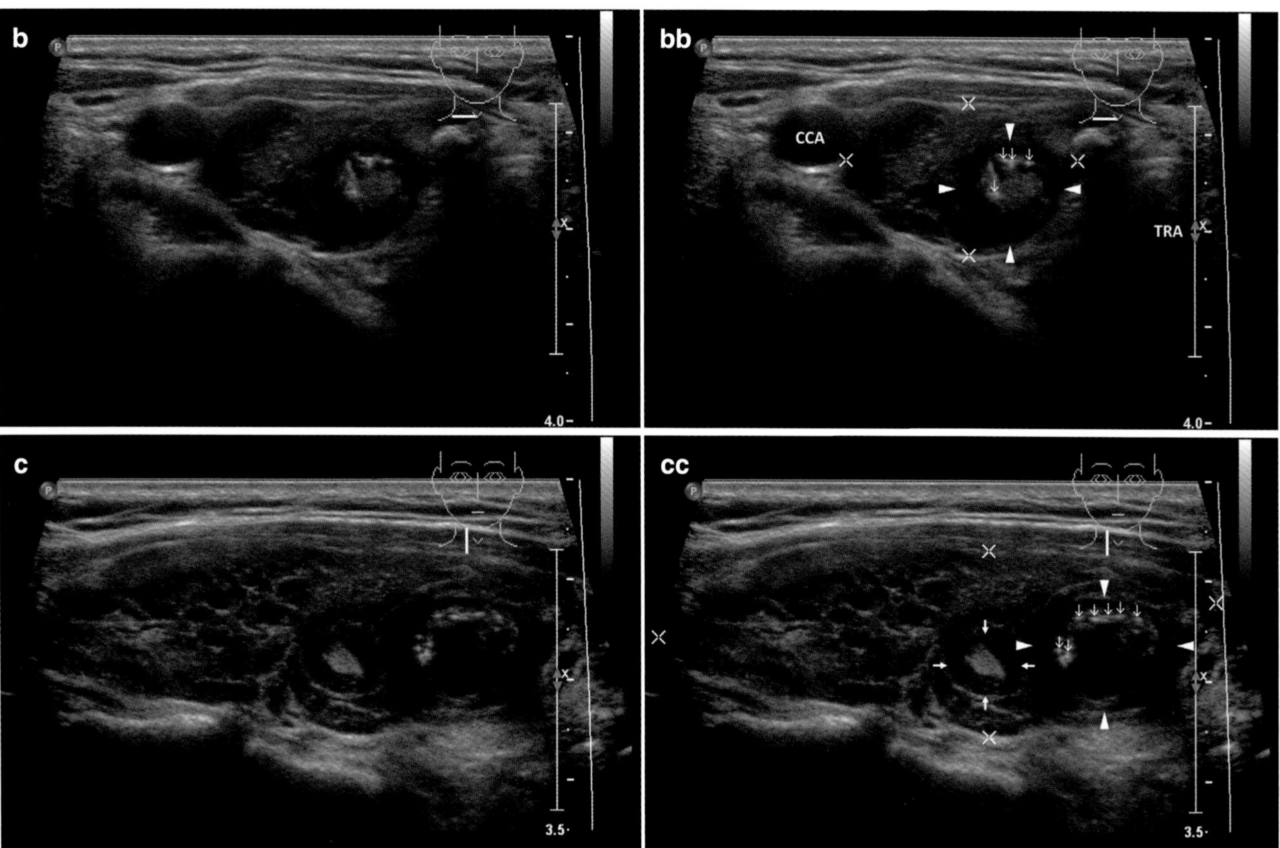

图15.28（续）

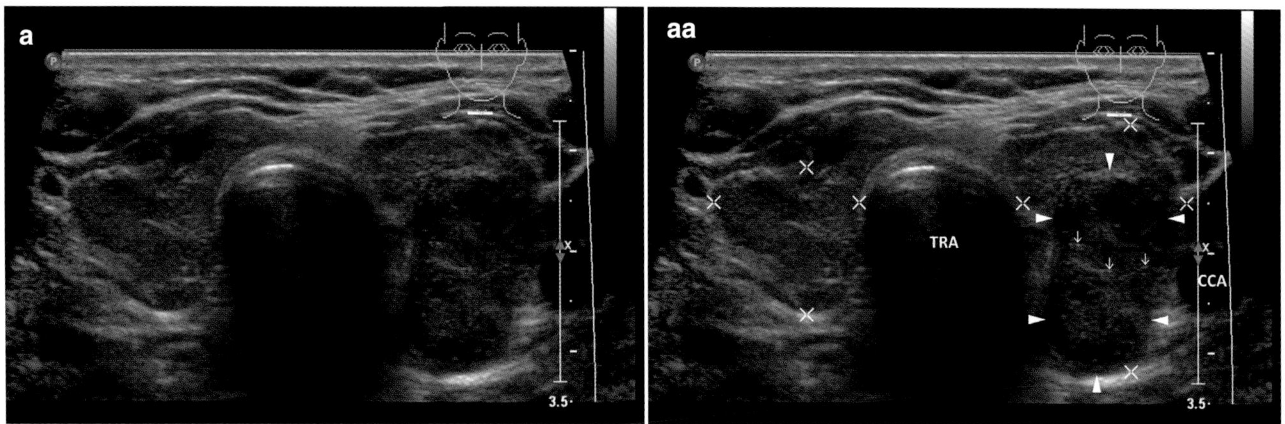

图15.29 （aa）一名67岁的女性，患有桥本氏甲状腺炎（HT）和孤立的中等大小的甲状腺乳头状癌，滤泡型变异（FVPTC），位于左叶（LL），大小为24mm×20mm×13mm，体积3mL：PTC为实性结节；呈“垂直位”形状；结构不均匀；混合回声；零星微钙化（→）；边缘不明显的微小叶状；肿瘤背部突出，轮廓凸起，但不中断包膜的连续性；甲状腺大致呈均匀结构，等回声，只有零星的低回声微小结构；总体积为19mL，RL 7mL、LL 12mL；横切面。（bb）左叶HT和中等大小FVPTC的详细部分：实性结节；呈“垂直位”形状；结构不均匀；混合回声；零星微钙化（→）；边缘不明显的微小叶状；肿瘤背部突出，轮廓凸起，但不中断包膜的连续性；纵切面。（cc）左叶HT和中等大小FVPTC的详细部分，CFDS：结节——无血管，仅有一个周边血管，模式0；甲状腺——零星的周边和实质血管，模式Ⅰ；纵切面

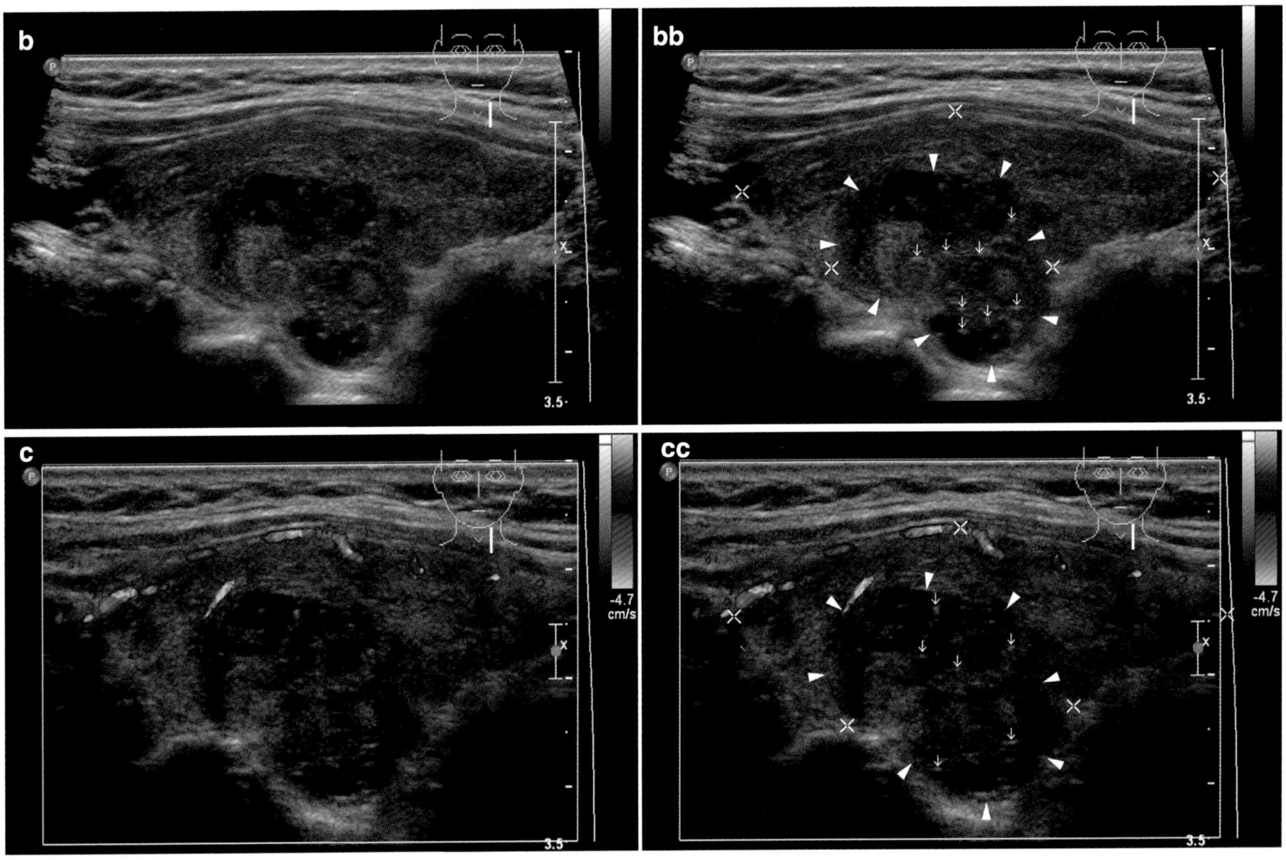

图15.29（续）

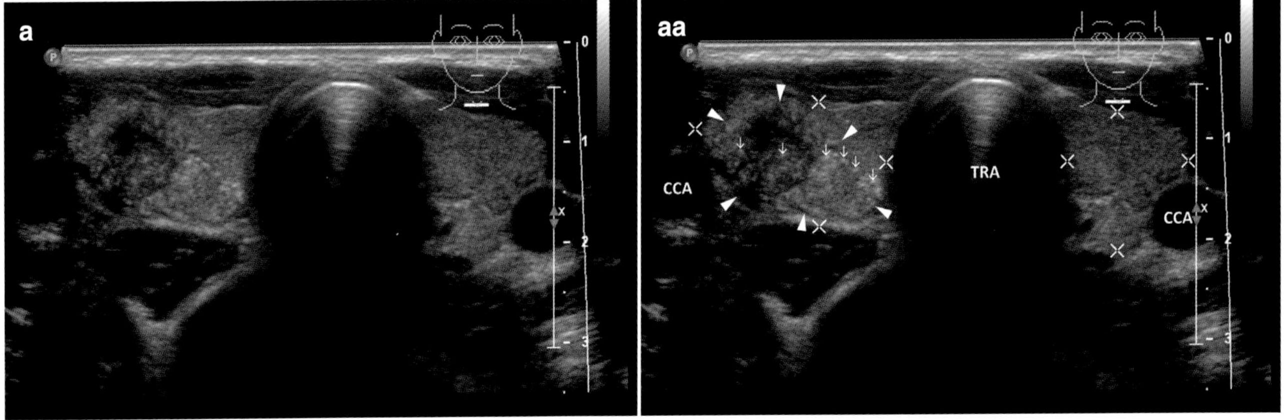

图15.30 （aa）一名24岁的女性，患有桥本氏甲状腺炎（HT）和孤立的中等大小甲状腺乳头状癌（PTC），位于右叶（RL），大小为25mm×23mm×12mm，体积3.5mL，此外还有小型颈部转移性淋巴结，位于C-Ⅵ区的低极下方：PTC（►）——实性结节；卵形状；粗糙结构；大多数等回声；中央有明显定义不清的大部分低回声区域；广泛的微钙化（→）；不明显的模糊边缘；甲状腺——大多数均匀结构；等回声，只有零星的低回声微小结构；总体积15mL，RL 9mL、LL 6mL；横切面。（bb）右叶HT和中等大小PTC（►）的详细部分：实性结节；卵形状；粗糙结构；大多数等回声；中央明显定义不清的大部分低回声区域；广泛的微钙化（→）；不明显的模糊边缘；横切面。（cc）右叶HT和中等大小PTC（►）的详细部分，CFDS：结节——部分周边血管和一个淋巴结内部血管分支，模式Ⅰ；横切面。（dd）右叶HT和中等大小PTC（►）以及C-Ⅵ区下方的两个小型转移性淋巴结的详细部分：PTC——实性结节；卵形状；粗糙结构；大多数等回声；中央有明显定义不清的大部分低回声区域；广泛的微钙化（→）；不明显的模糊边缘；转移性淋巴结ln1、ln2（÷）位于低极下方——椭圆形，大小11mm×5mm和9mm×5mm，L/S≈2（非病理性）；均匀结构；高回声；无淋巴门征；纵切面。（ee）右叶HT和中等大小PTC（►）以及C-Ⅵ区的两个小型转移性淋巴结的详细部分，CFDS：结节——部分周边血管和一个淋巴结内部血管分支（但不在低回声部分），模式Ⅰ；转移性淋巴结ln1、ln2（÷）——混合型（淋巴门和周边血管）高血管性；纵切面

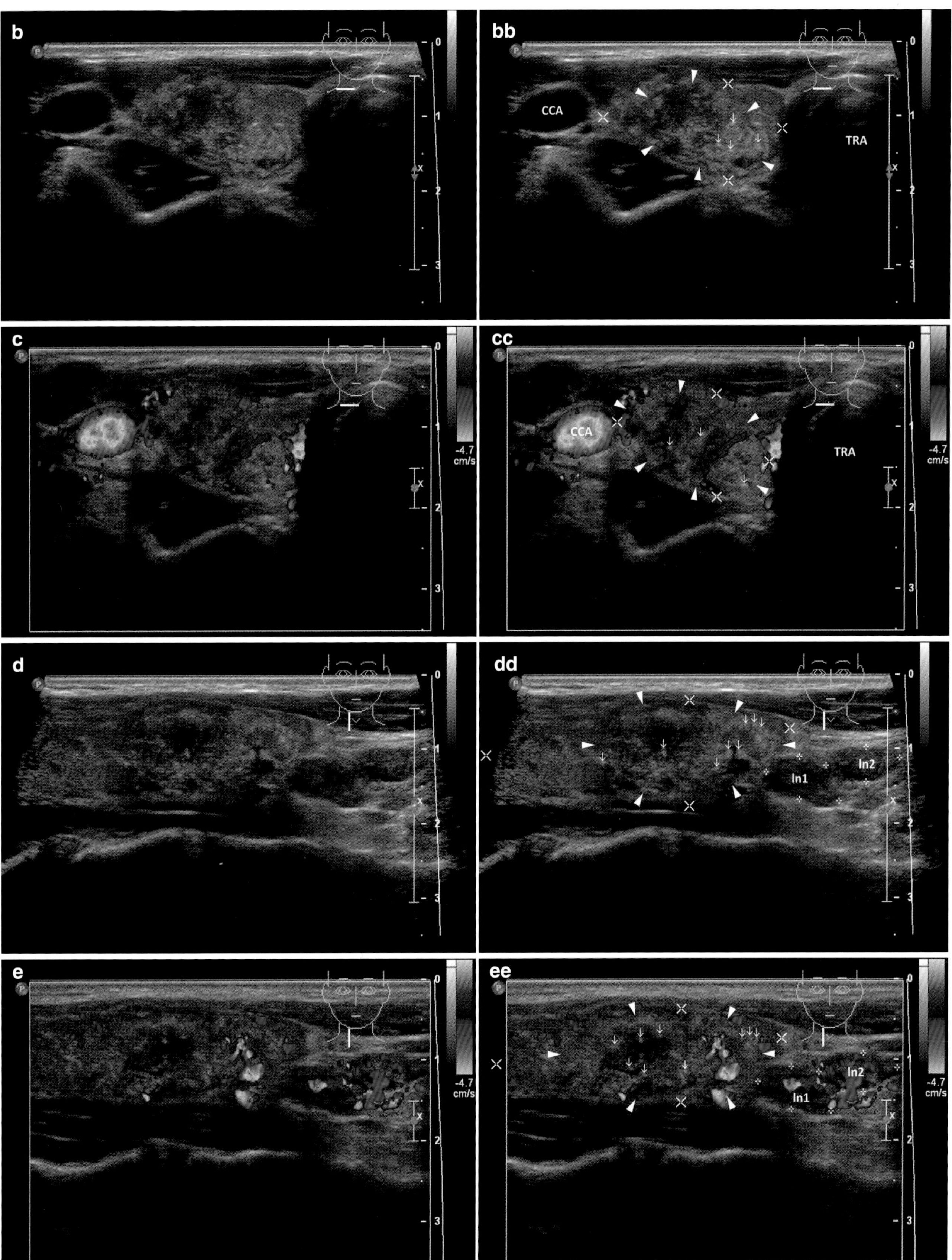

图15.30（续）

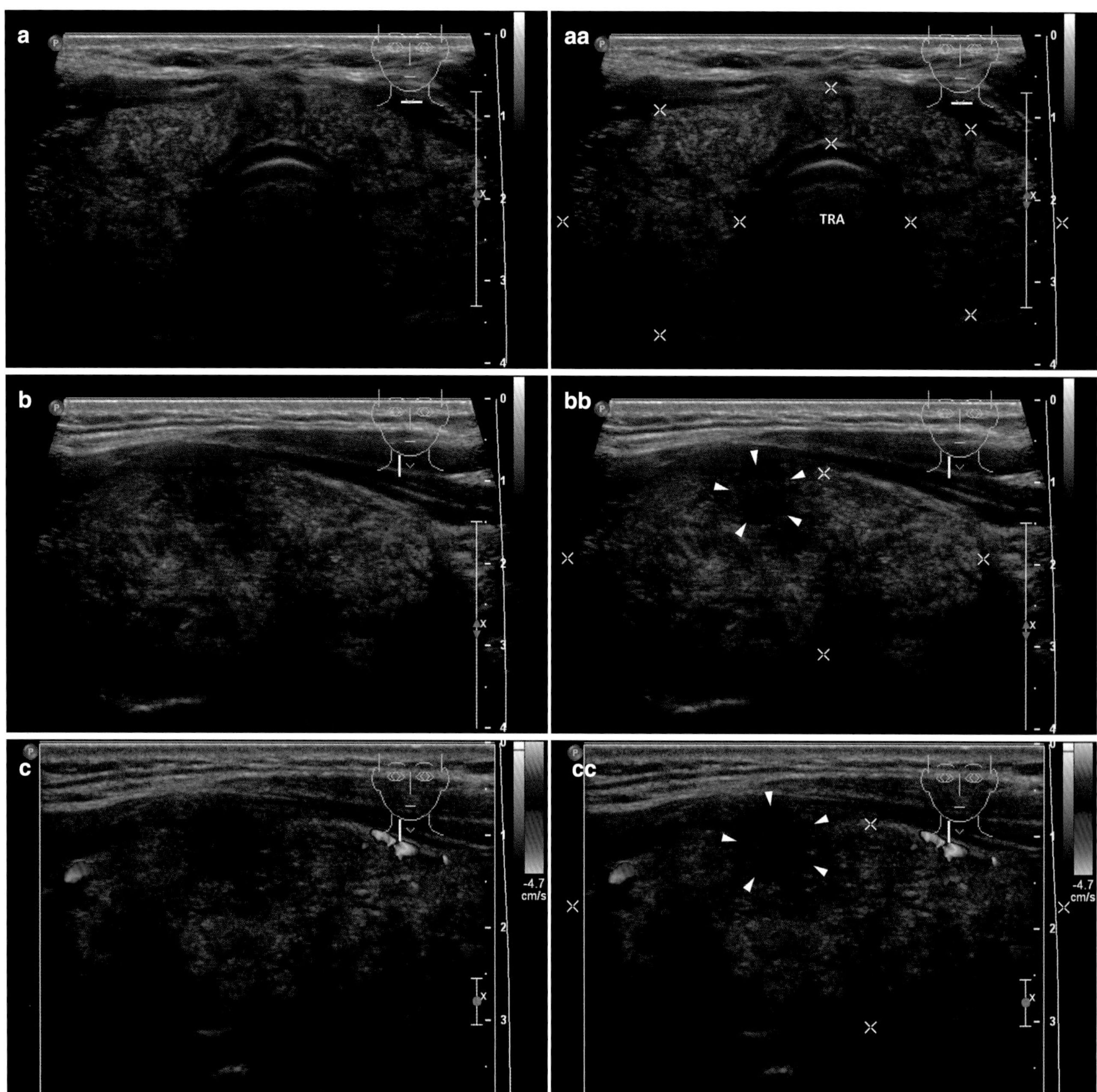

图15.31 （aa）一名31岁男性患有桥本氏甲状腺炎（HT）和弥漫性硬化型甲状腺乳头状癌（PTC）（经组织学确认），位于右侧颈淋巴结。此外，在右侧颈内静脉（IJV）C-Ⅱ、C-Ⅲ区有小的颈部转移性淋巴结；甲状腺呈不均匀结构，弥漫性低回声微结节结构，无可疑病灶，Tvol 38mL，喉旁7mm，RL 20mL、LL 17mL；横切面。（bb）HT和小的可疑病变（►），中部前方12mm×8mm大小，经细针吸取活检FNAB检查可疑细胞，呈椭圆形不均质低回声区域，边缘模糊不清；纵切面。（cc）HT和小的可疑病变（►），经CFDS检查为无血流低回声区域，模式0；纵切面。（dd）HT和弥漫性PTC的右侧颈内详细部分，C-Ⅲ区的一个转移性淋巴结LN3（▻）呈椭圆形，大小为19mm×12mm，长宽比≈2（非病理性），不均匀结构，高回声，无淋巴门征；横切面。（ee）HT和弥漫性PTC的右侧颈内详细部分，C-Ⅱ、C-Ⅲ区的3个转移性淋巴结：LN1（▻）呈椭圆形，大小为19mm×8mm，长宽比≈2（非病理性）；ln2（÷）呈圆形，大小为9mm；LN3（▻）呈椭圆形，大小为19mm×12mm；所有淋巴结高回声，无淋巴门征；横切面

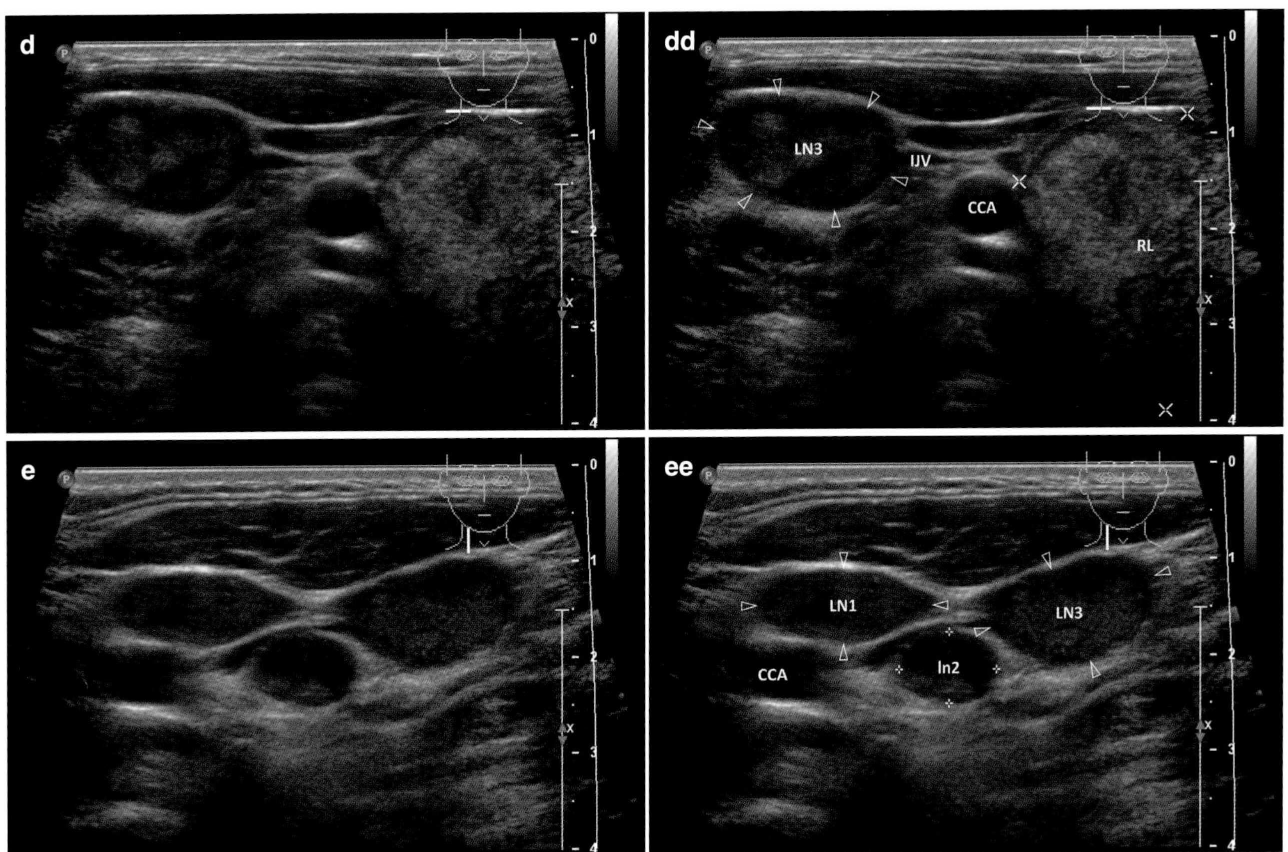

图15.31（续）

15.6　甲状腺乳头状癌和Graves病或胺碘酮诱发的甲状腺毒症

15.6.1　基本要素

- Graves病（GD）患者中甲状腺结节的发病率为10%～35%[35]。
- GD患者中分化型甲状腺癌（DTC）的患病率为0.3%～16.6%[35]。
- Taneri等报道，GD患者中DTC的发生率为3%～8%。然而，在患有甲状腺结节的患者中，它增加到15%。甲状腺功能亢进显然并不能像之前报道的那样保护患者免受DTC的影响。相反，甲状腺功能亢进并发甲状腺癌可以在病理检查到未怀疑的结节后诊断。在已发表的系列研究中，90%的病例中DTC是被偶然诊断的。伴有结节的GD患者更宜行甲状腺全切除术[36]。
- 关于DTC（differentiated thyroid carcinoma，分化型甲状腺癌）与GD（Graves'disease，弥漫性毒性甲状腺肿）的致病关系仍有争议。众所周知，促甲状腺激素（TSH）与其受体的结合可能促进甲状腺功能正常的甲状腺癌患者癌细胞的生长。在GD中，血清TSH被抑制，其他甲状腺刺激性抗体（TS-Ab）激活TSH受体。TS-Ab的自身免疫反应与血管生成密切相关，血管生成在肿瘤生长和发展中起着至关重要的作用[37-38]。
- 在GD中发现的TSH受体与促甲状腺激素受体抗体（TSHR-Ab）的密切关系，使人们认为甲状腺癌可能因这些自身抗体的刺激而变得更具侵袭性[39]。
- Cappelli等对2449例因甲状腺功能亢进而接受甲状腺切除术的患者进行了回顾性研究，评估了存在并发其他甲状腺疾病的甲状腺癌。甲状腺癌在GD患者中的诊断率（6.5%）高于亚急性甲状腺炎（SAT）（4.4%）或毒性多结节性甲状腺肿（TMNG）

（3.9%）。发现56%的GD患者淋巴结受累，发现23%的TMNG患者淋巴结受累，而SAT患者中未发现淋巴结受累。发现1例GD患者远端转移。与GD相关的肿瘤似乎比与TMNG或SAT相关的肿瘤更具侵袭性[40]。

- GD并发DTC患者的临床预后比甲状腺功能正常并发DTC的患者差[39-40]。
- Lee对间隔20年接受甲状腺切除术的779例GD患者进行了回顾性研究，发现PTC患病率为7.9%（50名女性和8名男性）。26例（3.3%）为临床显性甲状腺癌，32例（4.1%）为偶发瘤。10年总体生存率和无病生存率分别为96%和91%，这表明这些患者治疗结果良好，并且甲状腺中毒危象的严重程度和血清甲状腺激素水平对预后无影响。DTC并发GD患者复发的预测因素为：年龄>45岁；肿瘤直径>10mm；多发病灶；甲状腺外侵犯；临床显性癌[35]。
- 在因AIT而切除的甲状腺标本中，DTC的存在是非常罕见的。Inaba等报道了MNG和1型胺碘酮诱发的甲状腺毒症中的隐性PTC。超声显示MNG轻度增大。在左上叶有1个7mm病变，低回声，小钙化灶，边缘不规则。甲状腺细针穿刺活检（FNAB）和细胞学检查显示可疑PTC。对于MNG患者应谨慎使用胺碘酮[41]。Saad等描述了隐性PTC和2型胺碘酮诱发的甲状腺毒症。体格及超声检查显示甲状腺大小正常，无明显结节。甲状腺切除术后右叶显示两个小结节，大小分别为0.6cm和0.3cm。两个结节均诊断为滤泡型甲状腺乳头状癌（FVPTC）。肿瘤的基因发生改变。胺碘酮会导致甲状腺结构扭曲、坏死、细胞凋亡，并可能促进甲状腺癌的发生[42]。

15.6.2 甲状腺乳头状癌在Graves病中的超声特征

- GD的超声显示:甲状腺弥漫性改变及低回声肿大。CFDS成像显示有丰富的血流信号[43]。
- 高度可疑结节超声的典型特征（图15.32aa）：实性低回声结节，边界不清，微钙化，纵横比>1且血流信号增加[8]。

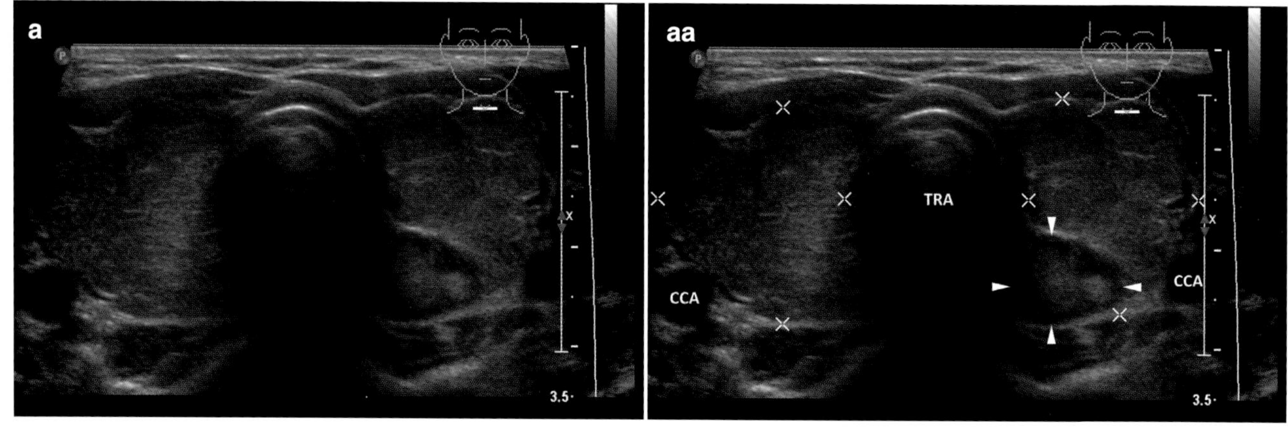

图15.32 （aa）32岁女性，Graves病（GD）并发小甲状腺乳头状癌——PTC在甲状腺左叶（►），大小为14mm×10mm×9mm，体积0.7mL：PTC——实性结节；圆形；实质回声均匀；低回声边界欠清；边缘光整；甲状腺——双叶回声均匀，仅腹侧不均匀，低回声微结节；Tvol 26mL，RL 14mL、LL 12mL；横切面。（bb）Graves病并发小甲状腺乳头状癌（►），彩色多普勒超声显示：腹部低回声部位血流信号增加，模式Ⅱ；横切面。（cc）Graves病并发小甲状腺乳头状癌左叶超声（►）：实性结节；圆形；实质回声均匀；低回声边界欠清；边缘光整；横切面。（dd）Graves病并发小甲状腺乳头状癌左叶（►），彩色多普勒超声显示：PTC——无血流结节，模式0；甲状腺——血流信号模式Ⅱ；横切面。（ee）Graves病并发小甲状腺乳头状癌左叶超声（►）：实性结节；圆形；实质回声均匀；低回声边界欠清；边缘光整；纵切面。（ff）Graves病并发小甲状腺乳头状癌左叶（►）彩色多普勒超声显示：PTC——无血流结节，模式0；甲状腺——血流信号模式Ⅱ；纵切面

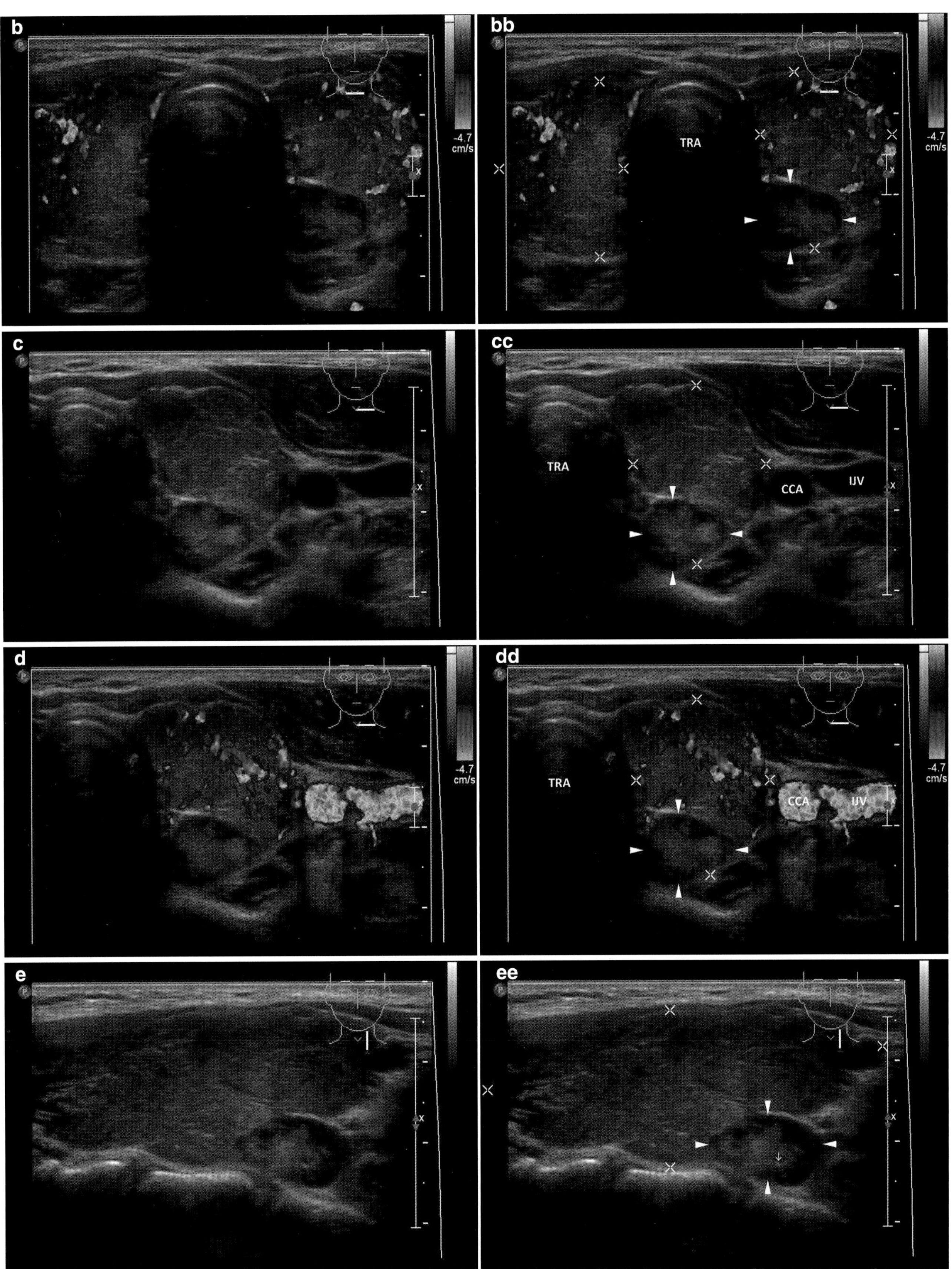

图15.32（续）

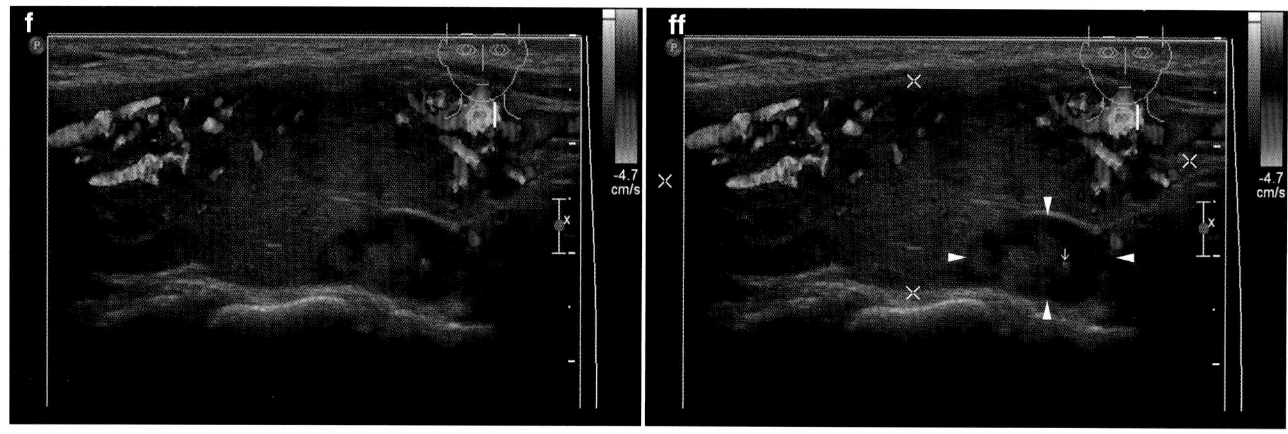

图15.32（续）

15.6.3 胺碘酮诱发的甲状腺毒症甲状腺乳头状癌的超声特征

• 高度可疑结节的典型超声特征（图15.33aa）：实性低回声结节，边界不清，微钙化，纵横比>1且血流信号增加[8]。

• 然而DTC大多是隐藏在多结节性甲状腺肿（MNG）或未被超声检查到的小而隐蔽的偶发瘤中[41–42]。

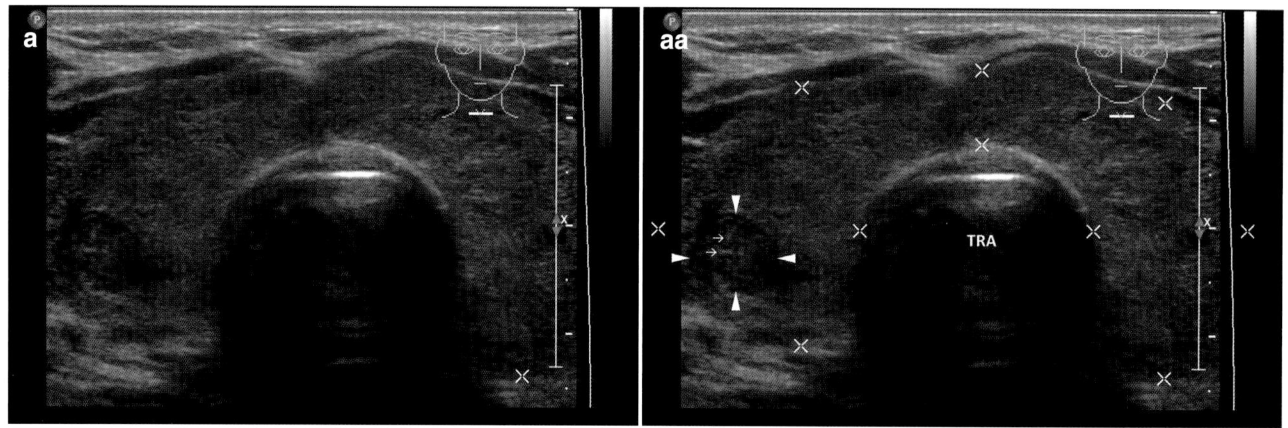

图15.33 （aa）55岁男性，患有2型胺碘酮诱发的甲状腺毒症（AIT）（TPO-Ab、Tg-Ab正常）且伴有右叶隐匿性甲状腺微小乳头状癌——PTMC（►），大小为9mm×8mm×8mm，体积为0.3mL：PTMC——实性结节；圆形；实质结构略不均；主要部位回声均匀，周围低回声；边缘光整；甲状腺——甲状腺肿大，实质均匀；等回声；Tvol 45mL，峡部9mm，RL 23mL、LL 21mL；横切面。（bb）2型胺碘酮诱发的甲状腺毒症且伴有甲状腺微小乳头状癌右叶（►）彩色多普勒超声：PTMC——无血流结节，模式0；甲状腺——极少血流信号，模式0；横切面。（cc）2型胺碘酮诱发的甲状腺毒症且伴有甲状腺微小乳头状癌右叶超声（►）：实性结节；圆形；实质结构略不均；主要部位回声均匀，周围低回声；偶有点状强回声（→）；边缘光整；纵切面。（dd）2型胺碘酮诱发的甲状腺毒症且伴有甲状腺微小乳头状癌右叶（►）彩色多普勒超声：PTMC——无血流结节，模式0；甲状腺——极少血流信号，模式0；纵切面

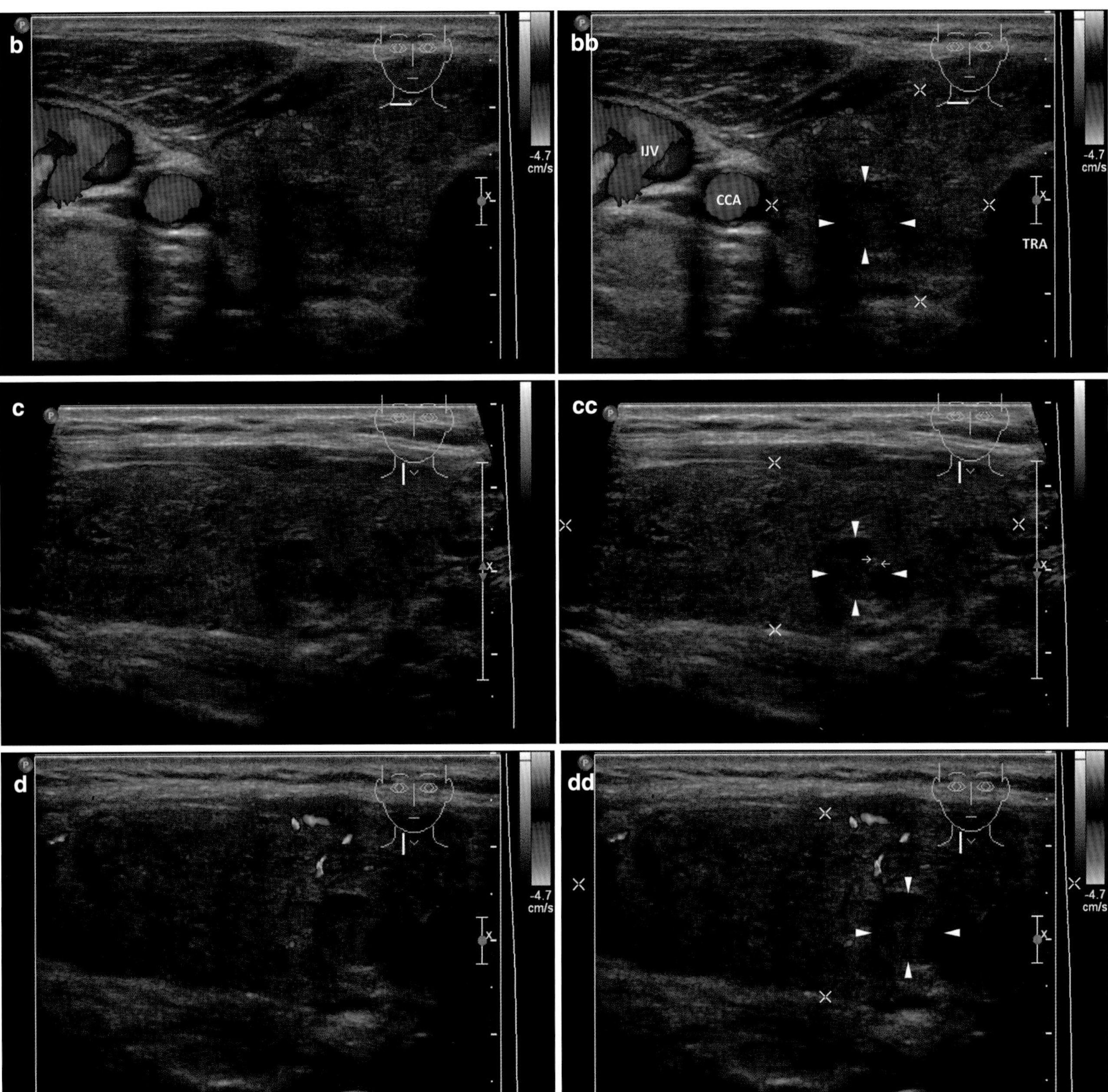

图15.33（续）

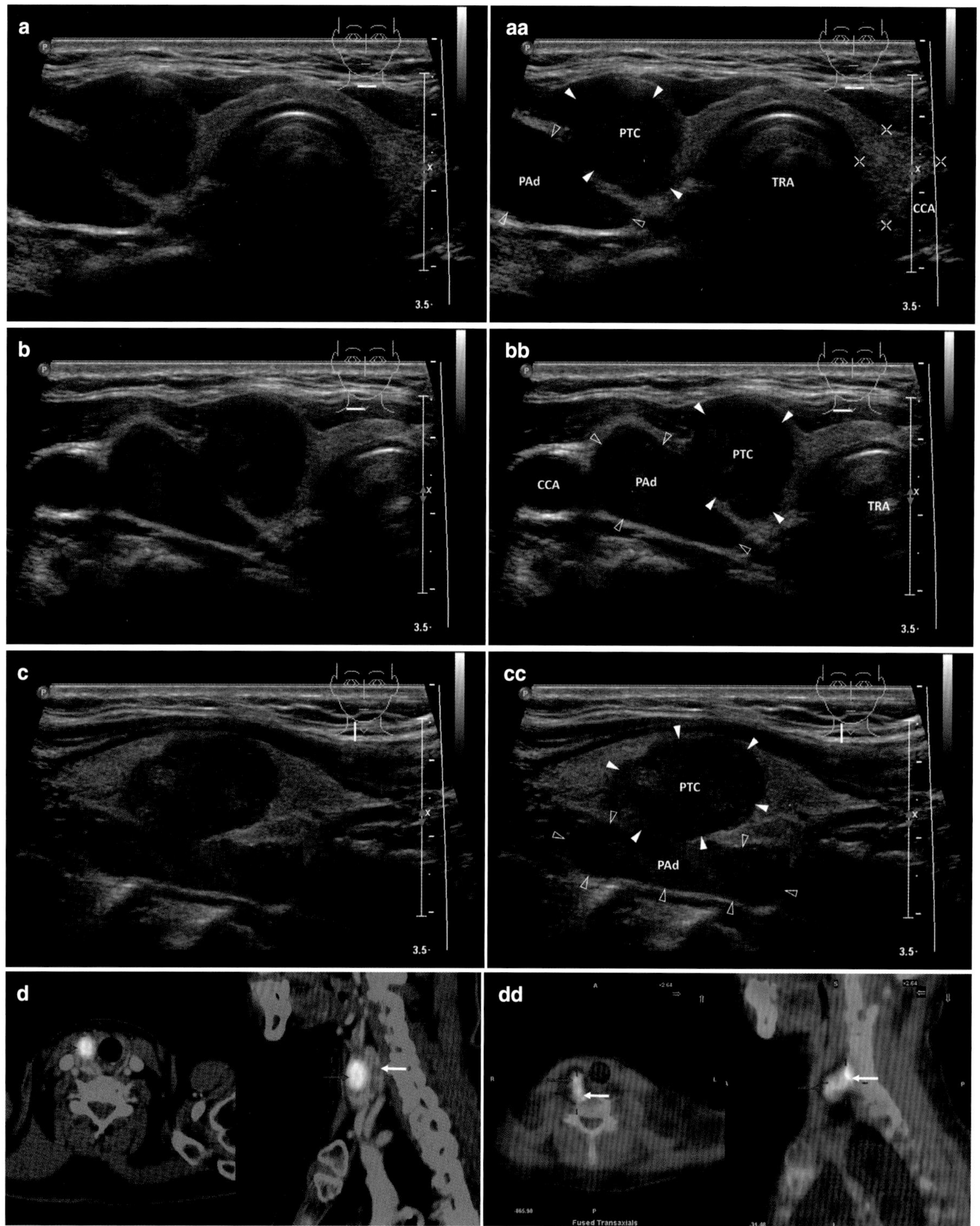

图15.34 （aa）患者，女性，57岁，甲状腺左叶孤立性甲状腺乳头状癌（PTC），大小21mm×17mm×14mm，体积3mL，右上侧甲状旁腺腺瘤（PAd），大小34mm×25mm×12mm，体积5mL。超声显示：PTC（►）——实性；纵横比>1；质地均匀；低回声；边缘微分叶状；PAd（▷）位于腺叶后面——呈楔形；实性；质地均匀；低回声；Tvol 12mL，RL 6mL、LL 6mL；横切面。（bb）孤立性甲状腺乳头状癌和右上侧PAd超声显示：PTC（►）——纵横比>1；质地均匀；低回声；边缘微分叶状；PAd（▷）位于右叶后方——呈楔形；质地均匀；低回声；横切面。（cc）孤立性甲状腺乳头状癌和右上侧甲状旁腺腺瘤超声显示：PTC（►）——卵形；质地均匀；低回声；边缘微分叶状；PAd（▷）——位于甲状腺右叶后方；形状明显变长；质地均匀；低回声；纵切面。（d）18F-FDGPET/CT横视图和矢状视图：甲状腺右叶处的PTC中18F-FDG摄取增加（→），在甲状腺右叶后方的PAd中（白色→）没有积累18F-FDG（图像由PavelKoranda，MD，PhD提供）。（dd）^{99m}Tc-MIBI SPECT/CT横视图和矢状视图：甲状腺右叶PTC中（→）和甲状腺右叶后方PAd中（白色→）^{99m}Tc-MIBI摄取均有增加（图像由PavelKoranda，MD，PhD提供）

15.7 甲状腺乳头状癌并发甲状旁腺腺瘤

15.7.1 基本要素

- 甲状腺疾病并发原发性甲状旁腺功能亢进症（pHPT）是被人熟知的。1999年Wagner等[44]对13 000名甲状腺疾病患者进行研究发现，pHPT的发病率为0.3%，而在2008年，Morita等[45]报道了326名患者中pHPT的发病率为3.1%。
- 相反，据报道，在pHPT患者中甲状腺病变发生率为17%～84%。pHPT人群中甲状腺恶性病变的发生率为2%～12%[46]。
- 在Milas的大型术前讨论中[47]，无论是在甲状旁腺切除术中（39%；327/845）还是在彩色多普勒超声中（43%；150/350），有40%（477/1195）的pHPT患者并发甲状腺疾病。胶质结节/甲状腺囊肿几乎占甲状腺疾病的一半，其次是滤泡腺瘤、乳头状癌、甲状腺炎和甲状腺内甲状旁腺[47]。
- 如今，微创、靶向甲状旁腺切除术（MIP）已获得内分泌外科医生的广泛接受。然而，对于MIP，外科医生可能无法检查整个甲状腺的相关病理。为了提高大多数甲状腺病理的诊断成功率，除了^{99m}Tc-MIBI扫描外，还应使用超声检查。2009年，Heizmann等评估了MIP在并发甲状腺检查结果方面的价值及其对pHPT术前检查的影响。本研究包括30例接受pHPT治疗的患者。发现10例（33%）患者同侧有甲状腺症状，需要进行额外的甲状腺手术。4例同侧有甲状腺和甲状旁腺病变的患者行单侧探查。2例（7%）定位结果阴性的患者进行了双侧颈部探查。18例（60%）患者符合实施MIP的标准[46]。
- 在接受手术治疗的pHPT患者中，甲状腺癌的发生率为2.1%～17.6%。Linos等于1982年和Milas等于2005年进行了两项研究，Linos等在2058例pHPT患者中发现甲状腺癌的发生率为2.5%[48]，而Milas等在1195例患者中发现甲状腺癌的发生率为4.6%。通常，癌在术前并不知道，仅通过切除的结节性甲状腺肿的组织学检查发现[47]。

15.7.2 甲状旁腺腺瘤和甲状腺乳头状癌的超声特征

- 超声结果是典型的甲状旁腺腺瘤（PAd）；详情见第22章[49]。
- 根据2015年ATA指南，高度怀疑恶性肿瘤的超声典型特征是实性结节，参见第24章表24.1[8]。
- 注意！PAd可能被误认为是转移性颈部淋巴结。
- 两个病灶（图15.34bb）都需要进行超声引导下细针穿刺活检（US-FNAB）。对吸出型PAd的甲状旁腺激素分析可能有助于诊断[50]。

15.8 分化型甲状腺癌与甲状腺外浸润

15.8.1 基本要素

- 高分化型甲状腺癌（DTC—PTC，FTC）最常见的表现为甲状腺内异位肿瘤。然而，6%～13%的患者发生甲状腺外浸润（ETE），并严重影响生存。10年生存率降至41%，而非ETE患者的10年生存率为91%[51]。
- 与非ETE的患者相比，有ETE的患者更有可能治疗失败并死于疾病（77% vs 34%和71% vs 13%）。局部、区域和远端衰竭在ETE患者中比在非ETE患者中更为突出（48% vs 9%，41% vs 16%，37% vs 11%）。非甲状腺乳头状癌、远端转移、年龄>45岁、肿瘤直径>4cm以及不完全切除等因素对患者的生存有不利影响。年龄分层后，老年患者的生存不受肿瘤大小或不完全切除的影响，而年轻患者的肿瘤大小或远端转移的出现对生存没有不利影响。年龄<45岁的切缘阴性的患者与非ETE的患者生存率相似[52]。
- McCaffrey对262例有创PTC患者进行回顾性研究，旨在更清楚地定义PTC并发ETE对患者生存的意义。PTC最常见的侵袭结构是：肌肉占53%；气管占37%；喉神经占47%；食道占21%；喉占12%；其他结构占30%。在这些病例中，56%的患者行肿瘤完全切除术，其5年总体存活率为79%，10年总体存活率为63%，15年总体存活率为54%[53]。

- Shah等进行了一项分析预后相关因素的回顾性研究，此研究调查了931例既往未接受治疗的DTC患者（其中女性630例，男性301例，整体平均年龄43岁，年龄<45岁的患者共有532例）。其中731例患有PTC，200例患有FTC，有153例肿瘤的病变>4cm，这些患者在50年的时间里接受了治疗。71例患者出现ETE，159例患者出现多灶性病变，451例患者出现局部淋巴结转移，45例患者出现远端转移，所有患者的10年生存率为87%。运用单变量分析得出的有利预后因素包括女性、多灶性原发肿瘤和局部淋巴结转移，不良预后因素包括年龄>45岁、FTC、ETE、肿瘤大小超过4cm和出现远端转移。在多变量分析中，影响预后的因素只有患者年龄、组织学、肿瘤大小、ETE和远端转移[54]。
- Papini等在其研究中，对连续494例未触及甲状腺结节（8～15mm）的患者采用将超声与US-FNAB结果和手术切除甲状腺癌的病理分期相关联的方式。其中，195例甲状腺单发性结节中有18例（9.2%）存在甲状腺恶性肿瘤，207例多结节性甲状腺肿中有13例（6.3%）存在甲状腺恶性肿瘤。在>10mm或<10mm的结节中，癌症患病率相似（9.1% vs 7.0%）。31例肿瘤病变中有11例（35.5%）存在ETE（TNM分期的pT4），其中>10mm或<10mm的肿瘤之间无显著差异（33.3% vs 36.8%）。31例肿瘤病变中有6例（19.4%）存在淋巴结受累[55]。
- PTC、FTC和HCC在显微镜下也有明显的微浸润颈部大静脉的特征[56-57]。
- 并发富血供肿瘤血栓形成的IJV侵袭在PTC中极为罕见[58-60]。
- 局部侵袭在间变性癌（图17.1aa和图17.2aa）、淋巴瘤和肉瘤中相对常见[61-62]。
- 有肿瘤血栓的患者发生肺转移的可能性高于无肿瘤血栓的患者（分别为33.3%和0.9%）[56]。

15.8.2 甲状腺外超声特征的延伸

- Kamaya等分析了62例PTC患者，其中16例病理证实为ETE：包膜毗邻的存在对ETE检测灵敏度为100%。相反，包膜毗邻缺失对排除ETE的阴性预测值100%[63]：
  - 轮廓膨出（图15.31cc）对ETE的预测灵敏度为88%，而其缺失的阴性预测值为87%。
  - 回声区丢失（图15.35aa、图17.1aa和图17.2aa）是诊断ETE的最佳预测指标，敏感性为75%，特异性为65%，阴性预测值为88%。
  - 囊外血管（图17.1cc、ee）的特异性为89%，但敏感性仅为25%。
- 颈内静脉肿瘤血栓表现为[55,60]：
  - 实性高回声肿块（图15.36aa）。
  - CFDS显示血管继续超出甲状腺癌假想边界，形成高回声血栓（图15.36bb）。
  - CFDS显示IJV管腔内残留血流（图15.36bb）。
  - 急性血栓形成时，增大的管腔内充满明显低回声肿块，无血流，探头挤压无变化（图17.2dd）。

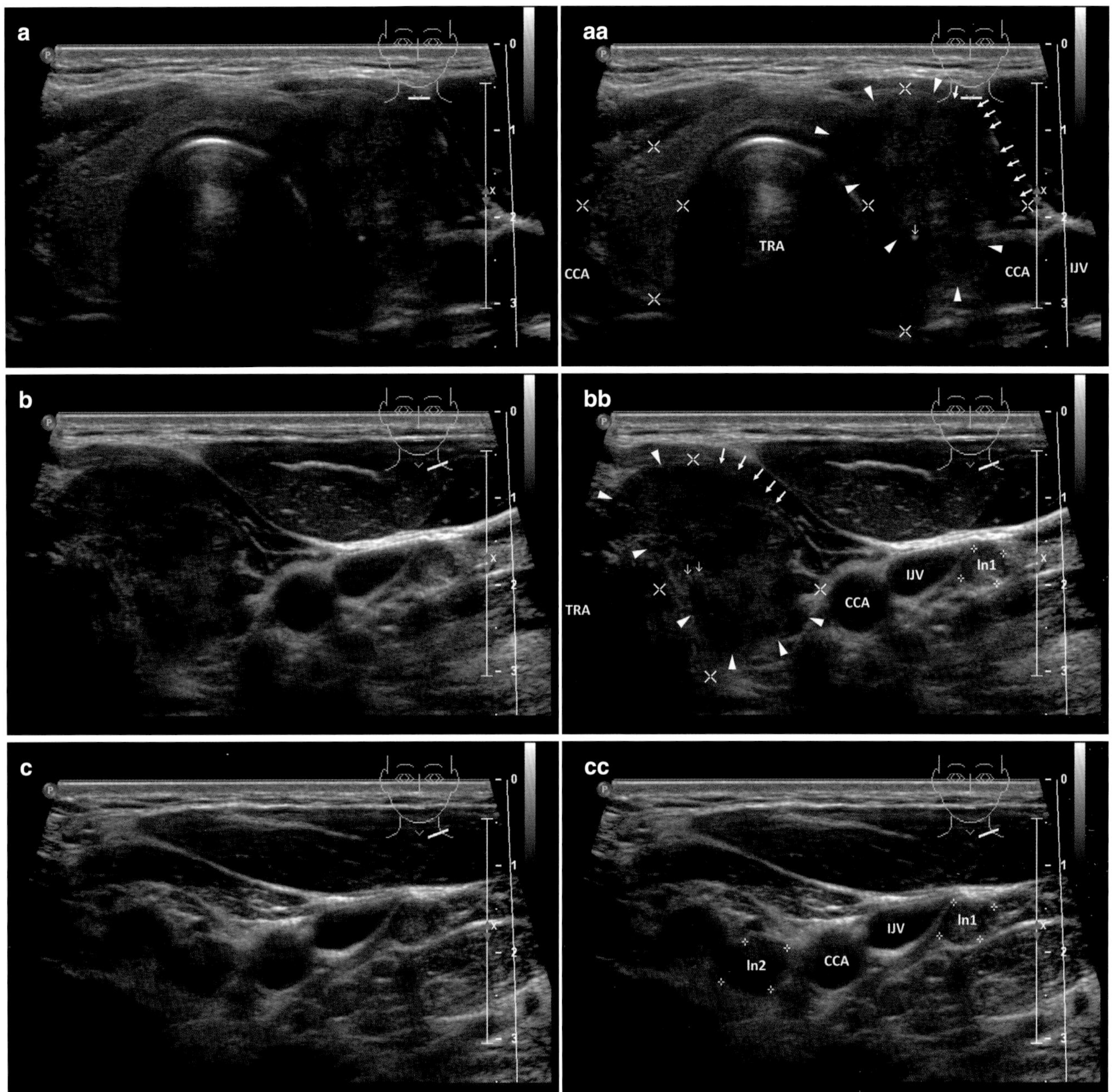

图15.35 （aa）患者，男，38岁，患有典型甲状腺乳头状癌——PTC位于左叶和峡部，大小为25mm×23mm×17mm，Tvol 5mL，ETE进入肌肉。此外，左下颈部有C-Ⅳ区微小的转移性淋巴结。超声显示：PTC（►）——实性结节；纵横比>1；结构粗糙；低回声为主；微钙化（→）；微小叶状边缘；肿瘤向腹侧突出，包膜连续性中断并侵入肌肉（➞）；Tvol 22mL，RL 8mL、LL 14mL；横切面。（bb）典型甲状腺乳头状癌（PTC）伴ETE进入肌肉和C-Ⅳ区转移性淋巴结的细节超声显示：PTC（►）——实性结节；纵横比>1；结构粗糙；低回声为主；微钙化（→）；肿瘤向腹侧突出，轮廓突出簇状分布（➞）；左侧颈内静脉（IJV）旁1级微小淋巴结（ln1）转移，大小为6mm×5mm——形状为圆形；实质均匀；强回声；未见淋巴门征；横切面。（cc）C-Ⅵ和Ⅳ区两个微小转移性淋巴结（ln1、ln2）的细节：左侧颈总动脉旁2级淋巴结转移，大小为7mm×6mm；左侧颈内静脉旁1级微小淋巴结转移，大小为6mm×5mm——圆形；实质均匀；强回声；未见淋巴门征；横切面。（dd）中等大小甲状腺乳头状癌ETE肌肉超声显示（►）：实性结节；结构粗糙；低回声为主；微钙化（→）；肿瘤向腹侧突出，轮廓膨出，中断包膜连续性（➞）；纵切面。（ee）中等大小甲状腺乳头状癌ETE肌肉（►），彩色多普勒超声显示：极少血流信号，模式Ⅰ；肿瘤向腹侧突出，轮廓膨出，中断连续性（➞）；纵切面。（ff）甲状腺乳头状癌ETE肌肉并发C-Ⅵ区转移性淋巴结（LN）超声显示（►）——实性结节；纵横比>1；粗糙结构；低回声为主；微钙化（→）；肿瘤向腹侧突出，轮廓膨出，中断包膜连续性（➞）；微小转移性淋巴结（ln2）（✣）在甲状腺左叶下部，大小为7mm×6mm——圆形；回声均匀；高回声；未见淋巴门征；纵切面

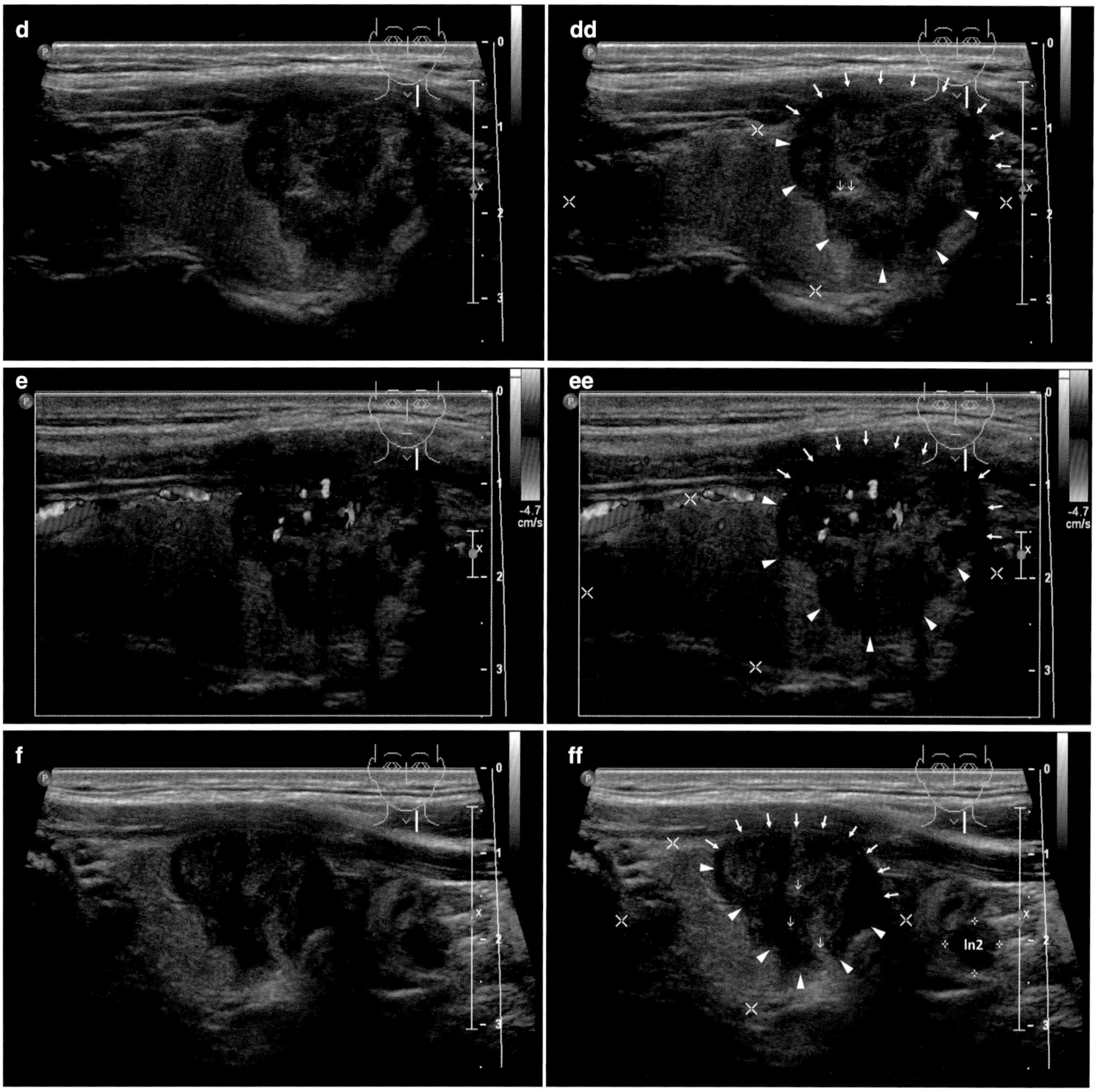

图15.35（续）

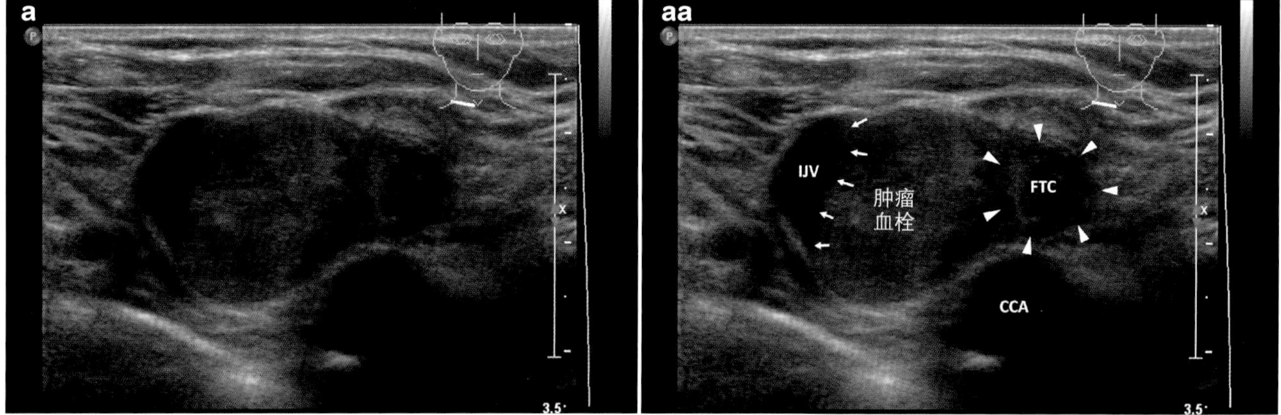

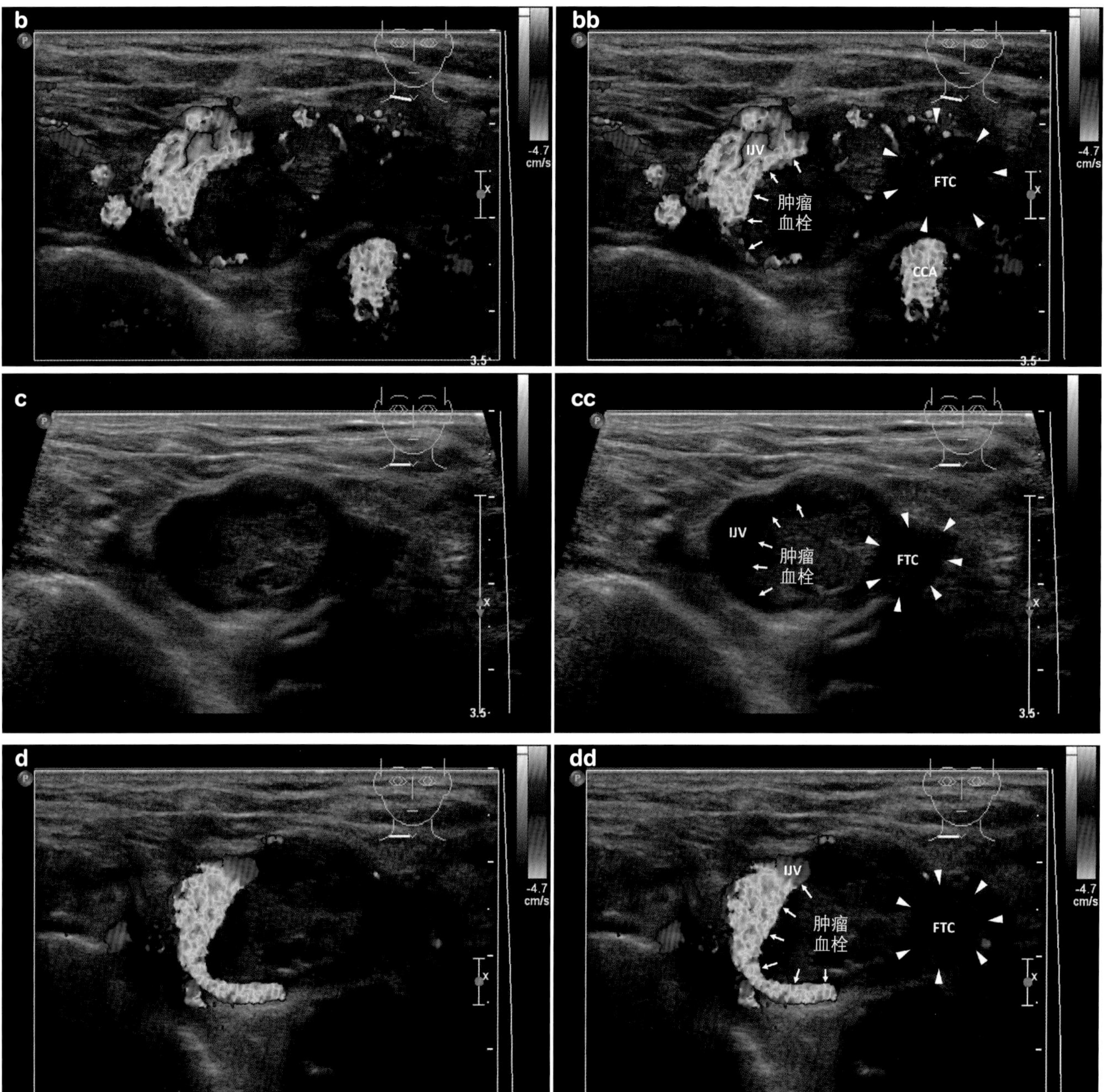

图15.36（续）

图15.36　（aa）一名87岁女性，因甲状腺滤泡癌（FTC）行甲状腺切除术后7年，颈部右前下方可触及肿块数周。超声扫描显示FTC复发（FNAB证实），大小为24mm×21mm×14mm，体积3.5mL，右侧IJV有血栓，大小为21mm×18mm×14mm，体积2.5mL：FTC复发（►）——不均匀，右侧甲状腺多为低回声病变，侵犯IJV管壁，高回声血栓；月牙形低回声腔（→）；横切面。（bb）右侧IJV、CFDS复发性FTC和肿瘤血栓的细节：低回声FTC（►）的血管增强继续超出图像边界，形成高回声血栓；月牙形管腔（→）；横切面。（cc）放疗后1年，右侧IJV复发性FTC及肿瘤血栓的详细情况：FTC大小16mm×15mm×13mm，体积1.5mL，血栓大小18mm×16mm×13mm，体积2mL：复发性FTC（►）——右侧甲状腺床清晰，均匀，低回声病变；明显的血栓——不均匀，多为高回声；月牙形低回声腔（→）；横切面。（dd）放疗后1年，右侧IJV复发性FTC和肿瘤血栓的详细情况，CFDS：血栓或复发性FTC无血管（►）；月牙形管腔仍有血流（→）；横切面

15.9 儿童和青少年甲状腺乳头状癌

15.9.1 基本要素

- 甲状腺癌（TC）是最常见的内分泌恶性肿瘤，但由于其在儿童中罕见，儿童甲状腺结节的癌变风险尚未完全确定，人们对有可疑结节儿童的最佳处理方式存在争议[64]。
- 最年轻（<20岁）组仅占所有甲状腺乳头状癌（PTC）的2%～3%[1]。
- 与成人甲状腺结节的5%～15%的癌症发病率相比，儿童甲状腺结节的癌症患病率报道差异很大，即使在最全面的队列中，也从3%～70%不等[64]。
- Gupta等进行的一项为期14年的研究结果显示，与成人（14%）相比，散发性甲状腺癌的风险在儿童中是其约1.6倍（22%；28/125活检结节）。疑似甲状腺结节在青少年（13～18岁）中比在年轻儿童中更常见，男女比例为5.2∶1。小儿结节在发病时较大，且多为孤立性结节。钙化和淋巴结异常的超声表现与癌症密切相关，但由于其罕见，敏感性较低（7%～36%）[64]。
- 可获得的小儿TC数据非常有限。Ho和Zacharin于2016年发表的最近25年回顾性研究确定了46例患者：39例（84.8%）患有PTC，5例（10.9%）患有FTC，2例（4.3%）患有MTC（MEN2B）。33例（71.7%）在儿童时期曾有放射性照射（17例女性），6～37年后发生甲状腺恶性肿瘤。监测发现甲状腺恶性肿瘤的最小结节为4mm。年龄<16岁的患者有22例（47.8%）出现TC。16例（32.6%）发生转移[65]。
- 在Babcock于2006年发表的研究中，80%的儿童甲状腺恶性肿瘤为PTC，5%～10%为家族性和常染色体显性遗传，17%为FTC，2%～3%为MTC，常诊断为MEN2A、2B综合征[66]。
- 儿童时期的辐射暴露（用于癌症治疗）与TC的风险明显相关。在Gow等进行的一项回顾性研究中，17例患者在接受急性淋巴细胞白血病（6例）治疗后出现TC作为第二肿瘤、霍奇金病（5例）、中枢神经系统肿瘤（2例）、肾母细胞瘤（1例）、视网膜母细胞瘤（1例）、非霍奇金淋巴瘤（1例）、神经母细胞瘤（1例）。继发性TC患者出现的中位年龄为21.5岁（15.3～42.6岁），原发癌诊断后的中位年龄为16.2岁（0.9～29.2岁）。与原发癌相比，儿童期癌症后继发TC的病变似乎具有相似的表现和结局，因此可以采用相同的方式进行治疗[67]。
- 与成人相比，儿童TC往往出现在更晚的阶段，淋巴结（LN）和肺转移的概率更高。远处转移较局部淋巴结转移少见，而肺是最常见的远处转移部位。小儿PTC患者预后良好。Grigsby等进行的一项研究观察了56例患有PTC的儿童和青少年（43名女孩和13名男孩，年龄4～20岁）。诊断时，15例（27%）患者有局限于甲状腺的疾病，34例（60%）患者有颈部或上纵隔的额外转移性LN（图15.37cc和图15.39），7例（13%）患者也有肺转移。总生存率为98%，10年无进展生存率为61%。19例患者（34%）的PTC复发时间为8个月至14.8年（平均5.3年）。局限于甲状腺的患者均未出现复发性疾病。转移性LN患者复发率为50%（17/34），肺转移患者复发率为29%（2/7）。肿瘤的特征，如甲状腺被膜浸润（图15.38aa，bb）、软组织浸润和肿瘤在诊断时的位置（仅在甲状腺中，在甲状腺与转移性淋巴结中，在甲状腺和转移性淋巴结以及肺转移中）对复发性疾病的发生具有重要意义。诊断时年龄<15岁的患者比≥15岁的患者更有可能出现更广泛的肿瘤[68]。
- 在Corrias等进行的一项研究中，观察到365例桥本氏甲状腺炎（HT）患儿同时患有甲状腺结节和TC的患病率分别为31.5%和3%。PTC是唯一检测到的组织型[69]。
- 在一项对228例HT患儿的研究中（Skarpa等），63例（28%）患儿有甲状腺肿，32例（14%）患儿有甲状腺结节，3例（1.3%）患儿有PTC[70]。

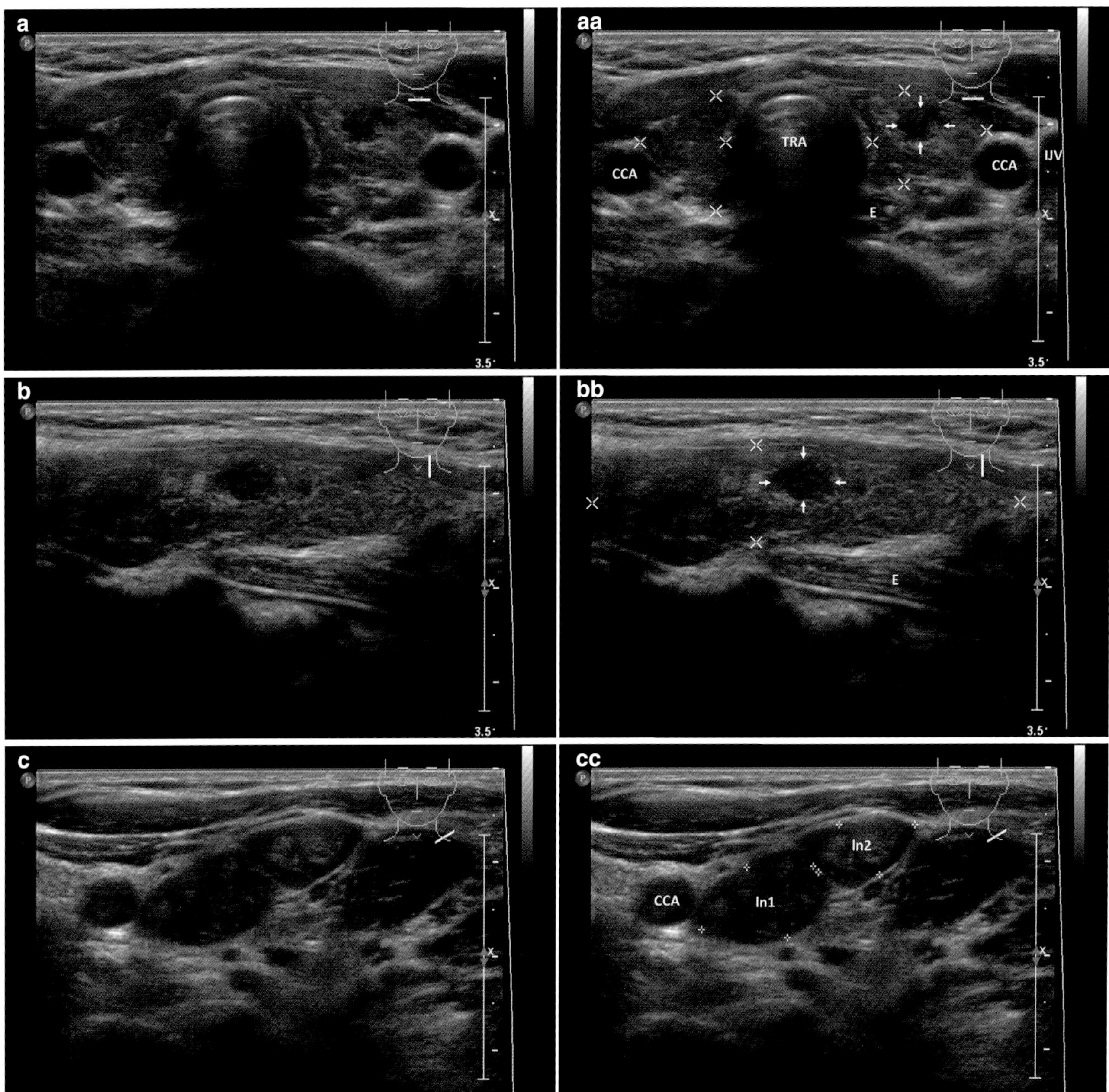

图15.37　（aa）一名15岁女孩患桥本氏甲状腺炎，左侧单发PTMC（➞），大小6mm×5mm×4mm，体积0.1mL。此外，C-Ⅳ区左侧CCA旁有转移性淋巴结。超声整体观：PTMC——质硬，圆形，不均匀结构，低回声；边缘微小分叶结构；甲状腺——微小分叶性，低回声结构。Tvol 8mL，RL 4mL、LL 4mL；横切面。（bb）孤立PTMC的细节（➞）：实性；圆形；不均匀结构；低回声；边缘微小分叶结构；纵切面。（cc）C-Ⅳ区左侧CCA旁两个20mm×12mm和16mm×10mm的转移性LN的细节：ln1、ln2（÷）椭圆形；不均匀结构；低回声结构；无淋巴门征，横切面

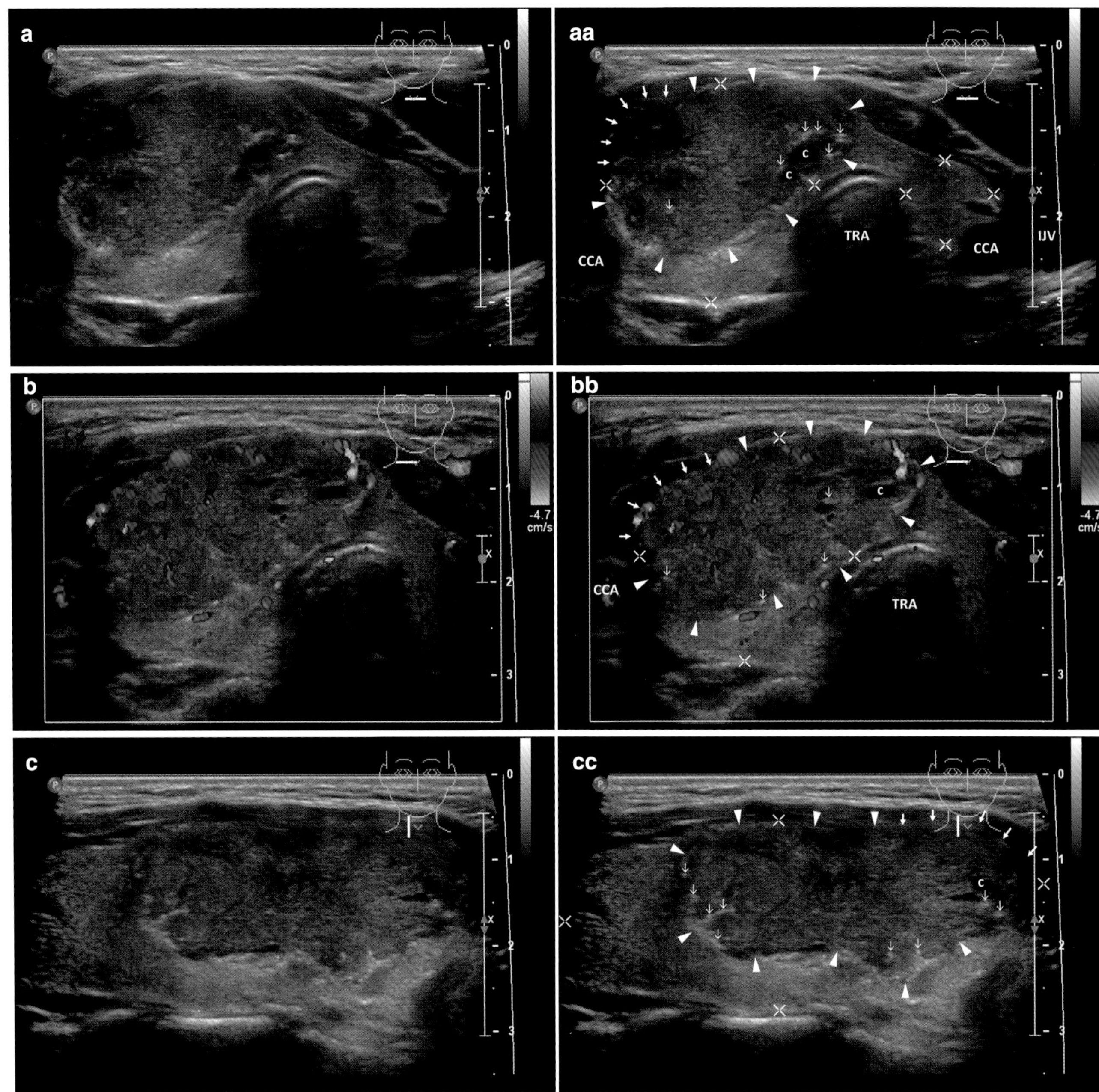

图15.38 （aa）16岁女孩，大孤立性甲状腺乳头状癌——PTC（►）位于RL和峡部，大小44mm×31mm×18mm，体积12mL，ETE：实性结节伴零星微小囊肿（≤体积的10%）——卵形；不均匀结构；主要是高回声；零星微钙化（→）；微小囊肿（c）；边缘有微小分叶；肿瘤腹侧突出，轮廓膨出，在局灶低回声区处囊膜呈中断连续性；Tvol 18mL，RL 13mL、LL 5mL；横切面。（bb）大孤立PTC（►）与ETE，CFDS：增加结节内血管，模式Ⅱ，继续越过中断的囊壁进入肌肉（➞）；横切面。（cc）大单发PTC（►）伴ETE的细节：实性结节伴散在的微小囊肿；卵圆形；不均匀结构；主要是高回声；零星微钙化（→）；微小囊肿（c）；边缘微小分叶；肿瘤腹侧突出，轮廓突出，在局灶性低回声区处囊膜短暂中断连续性（➞）；纵切面。（dd）大孤立性PTC（►）伴ETE、CFDS的细节：结节内血管增强，模式Ⅱ，持续超出中断的包膜进入肌肉（➞）

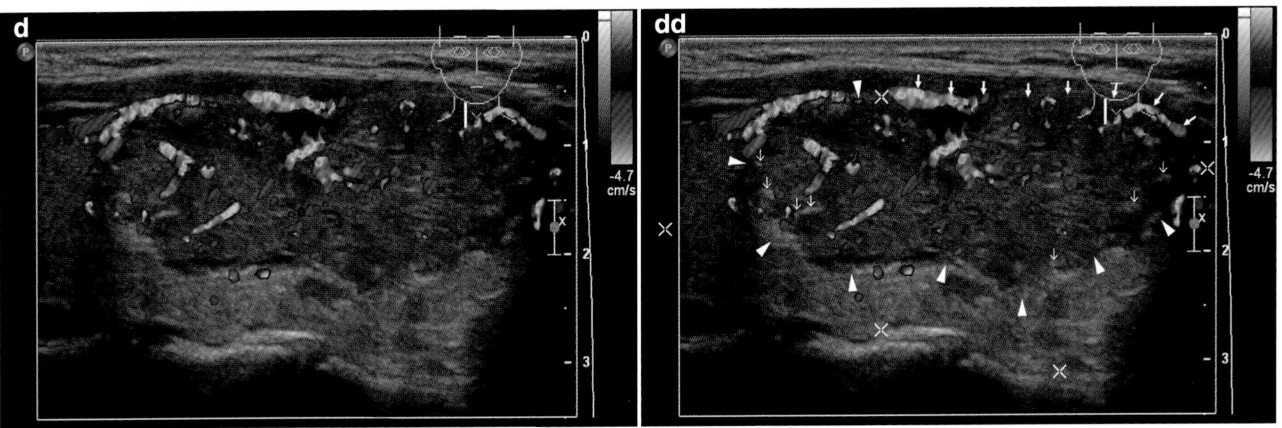

图15.38（续）

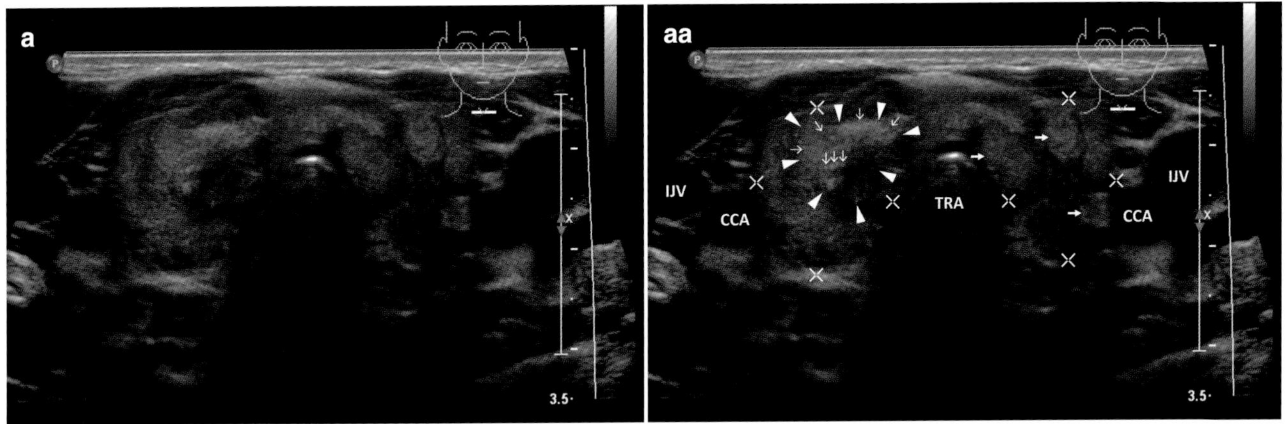

图15.39 （aa）一名16岁男孩患有桥本氏甲状腺炎（HT）和双叶多灶甲状腺乳头状癌（PTC）。此外，颈部C-Ⅱ、Ⅲ、Ⅳ区多发转移性淋巴结，双侧C-Ⅵ区。超声扫描：右侧结构内可疑实性结节（►），伴有密集的微钙化团簇和声影（→）；边缘不明确；左侧小实性高回声结节（➞）；双侧HT灶性微分叶低回声结构；Tvol 14mL，RL 9mL，LL 5mL；横切面。（bb）另一张HT和多灶PTC的横切面：RL可疑实性结节（►）——粗结构伴密集的微钙化簇（→）和声影；边缘不明确；左侧有可疑的小结节（➞），结构粗糙，伴有微钙化团；横切面。（cc）HT和多灶PTC的整体视图，CFDS：弥漫性血管增强，模式Ⅱ；横切面。（dd）RL的HT和多灶PTC细节：可疑实性结节（►），大小为12mm×9mm，结构粗糙，有密集的微钙化簇和声影；边缘不明确；纵切面。（ee）CFDS中RL的HT和多灶PTC：弥漫性血管增强，模式Ⅱ；可疑结节的局灶性血管充血（►）；横切面。（ff）右上颈C-Ⅱ区IJV和CCA旁边的两个转移性淋巴结（▻）：LN1椭圆形，大小18mm×12mm；LN2椭圆形，大小12mm×10mm；均匀结构；高回声；无淋巴门征；横切面。（gg）C-Ⅲ区右颈部中部靠近IJV和CCA的大转移性淋巴结：LN3（▻）椭圆形，大小30mm×27mm×12mm，体积5mL；均匀结构；高回声；无淋巴门征；横切面。（hh）C-Ⅱ和C-Ⅲ区右颈部靠近IJV的两个大转移灶（▻）：LN2椭圆形状，大小为25mm×13mm，LN3为27mm×12mm，L/S≈2（非病理）；均匀结构；高回声；无淋巴门征；纵切面。（ii）C-Ⅲ和C-Ⅳ区右颈部靠近IJV的两个大转移性LN（▻），CFDS：LN2、LN3增加的混合（外周和中央）血管；小静脉管腔（v）；纵切面。（jj）C-Ⅳ区左颈部下部靠近IJV和CCA的大转移性LN4（▻），大小31mm×26mm×18mm，体积8mL，呈椭圆形；均匀结构；高回声；无淋巴门征；扁平IJV；横切面。（kk）C-Ⅳ区左颈部下部靠近IJV和CCA的大转移性LN4（▻），CFDS：混合血管增加；压缩IJV最小流量；横切面。（ll）C-Ⅵ区颈下段气管前小转移性ln5～ln9链及左侧CCA旁大转移性LN10：外咽部圆形小转移性ln5～ln9；大小7～11mm；大转移性LN10（▻）——卵形，大小16mm×9mm；均匀结构；高回声；无淋巴门征；横切面

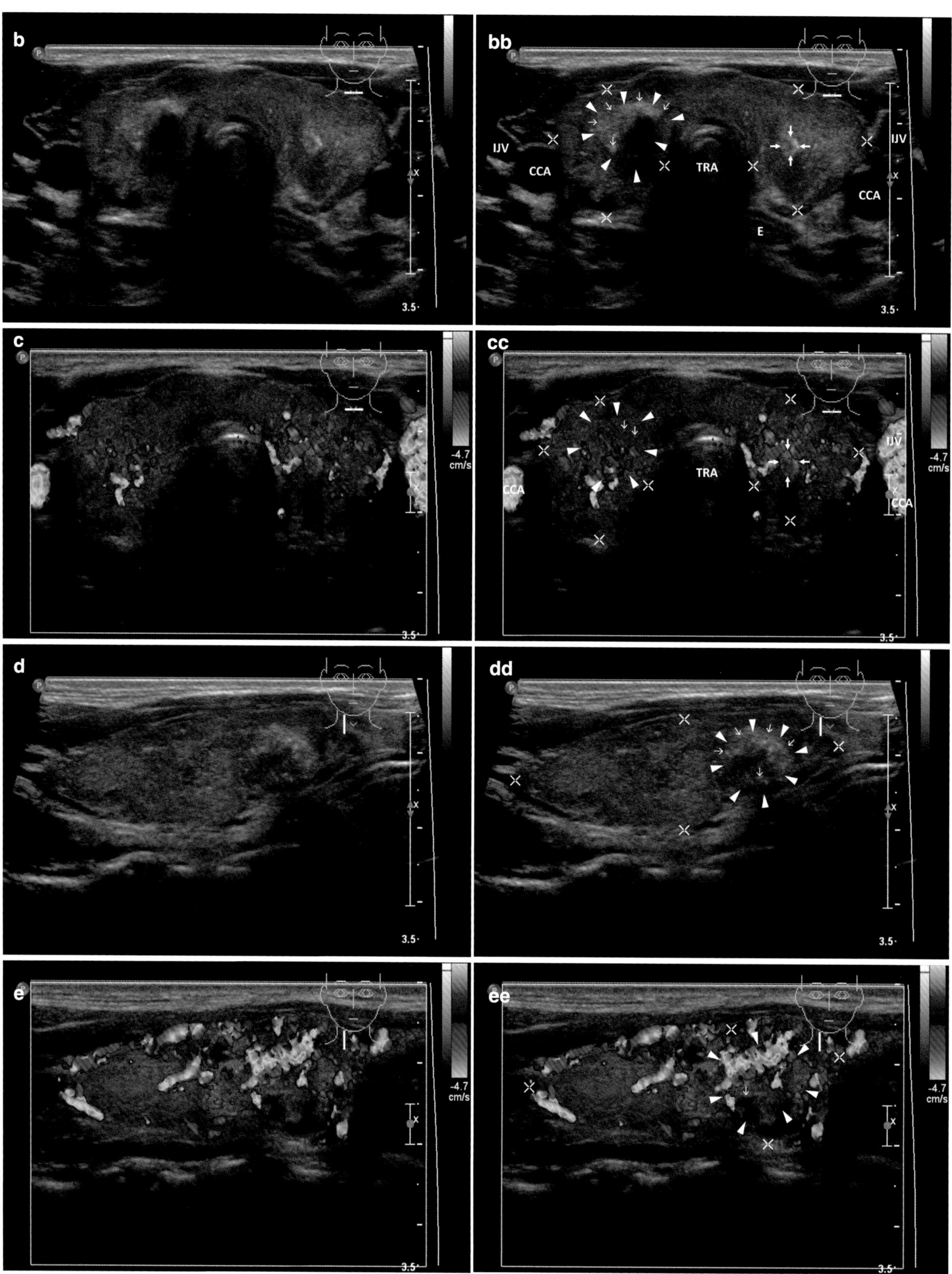

图15.39（续）

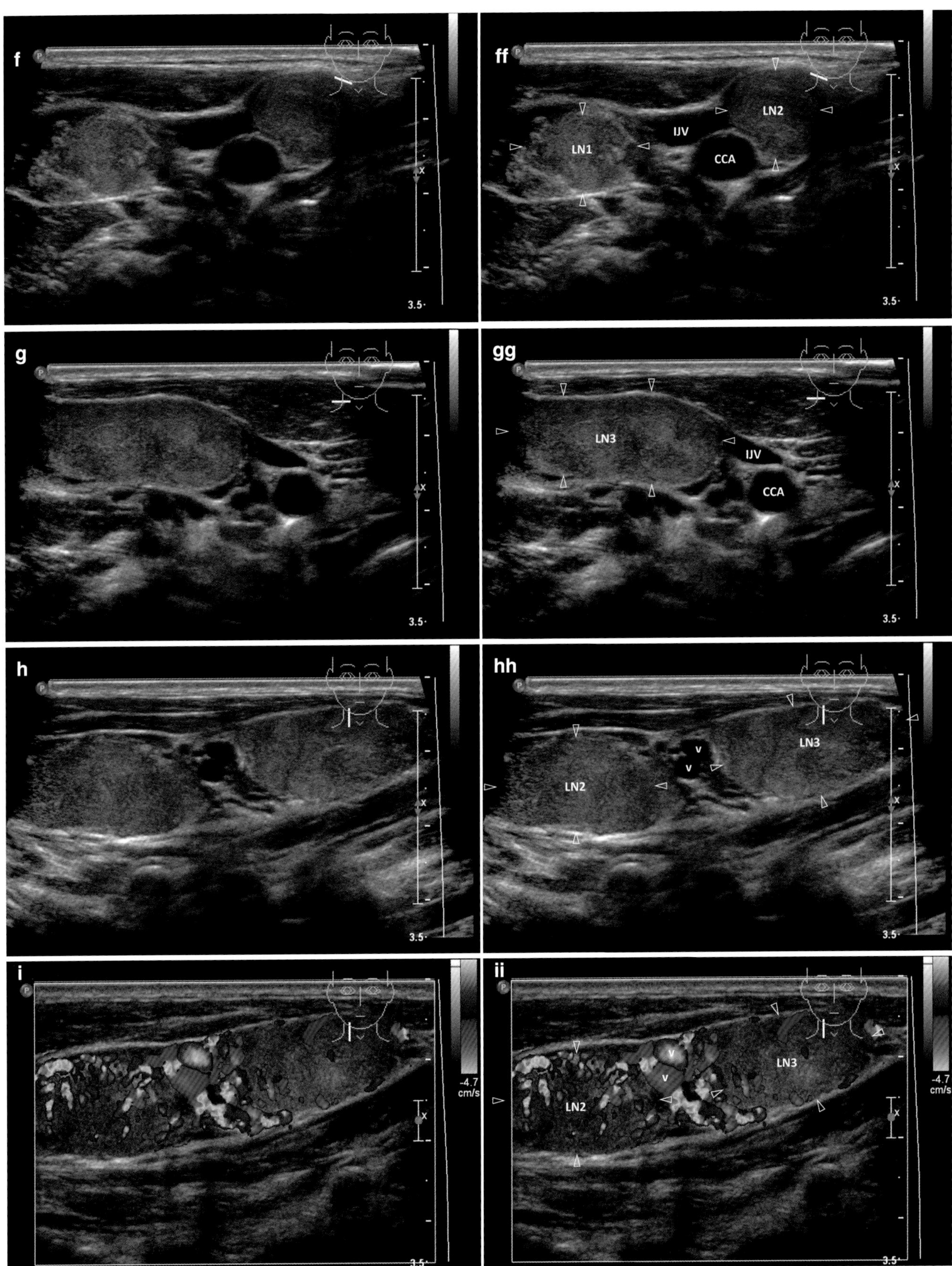
f
ff
LN1
LN2
IJV
CCA
g
gg
LN3
IJV
CCA
h
hh
LN2
LN3
V
V
i
ii
LN2
LN3
V
V
-4.7
cm/s
3.5

图15.39（续）

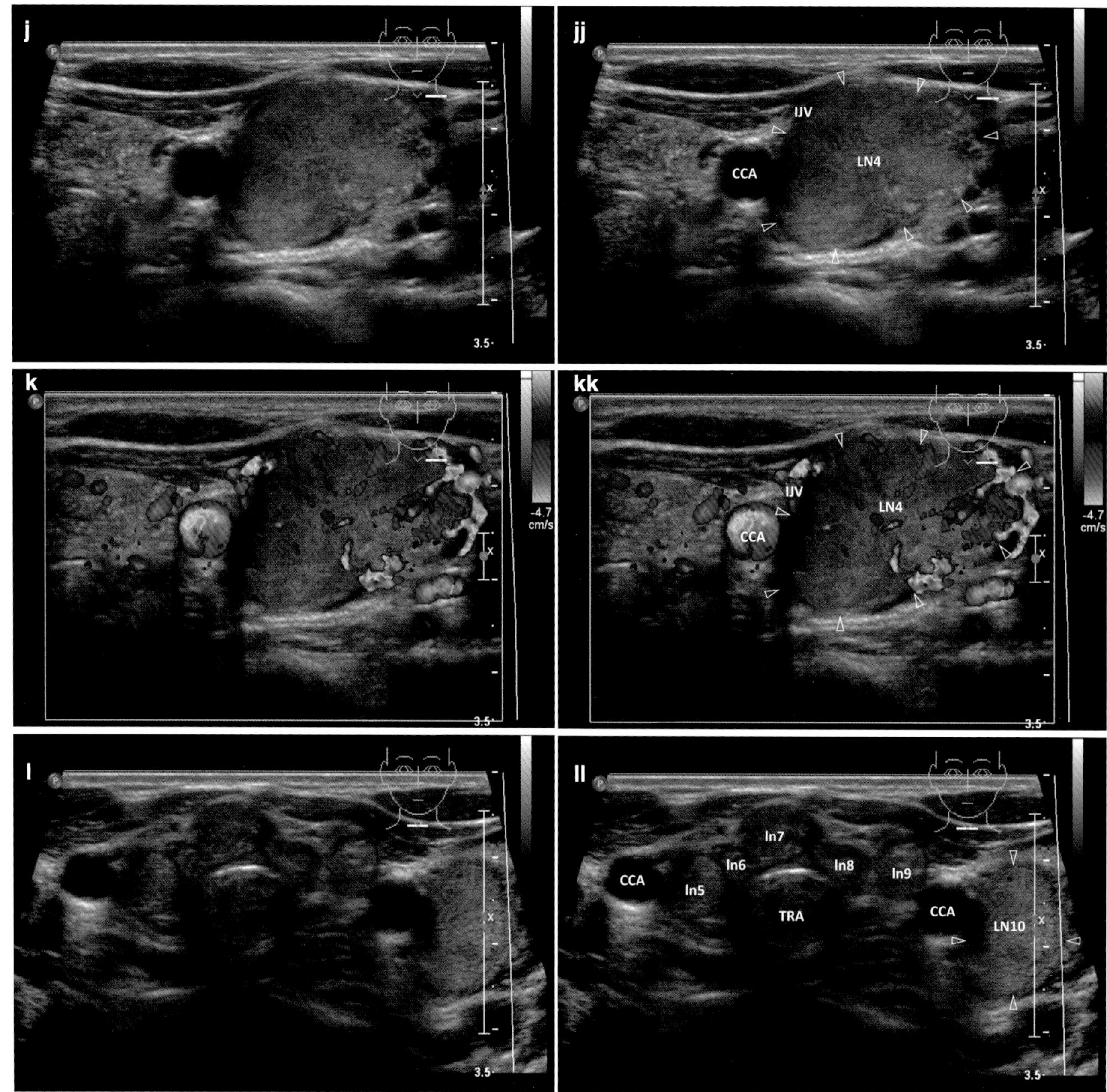

图15.39（续）

15.9.2 儿童甲状腺乳头状癌的超声特征

- 根据2015年ATA指南，超声典型的实体结节高度怀疑恶性的特征；参见第24章表24.1。
- 超声甲状腺结节的检查结果可分为3类：可疑良性、不确定性（未显示良性或恶性特征）或可疑恶性肿块。
- 韩国甲状腺放射学会提供的“甲状腺超声指南”（详见第四部分）[62]指出：
  - 具有一种或多种超声恶性特征（即：针状或微分叶边缘，明显低回声，“高过宽”形状或钙化）的实性甲状腺结节被认为是恶性的。
  - 甲状腺结节具有一个或两个良性的超声特征（即：完全囊肿，主要为囊性病变，囊性病变伴彗星尾伪影，或海绵状良性囊性病变）被认为可能是良性的。

- Koibuchi的一个小队列研究显示了儿童PTC的典型超声特征。可疑结节低回声，边缘有多个高回声点提示沙粒体。小结节形状相对规则，而大结节（或在超声随访期间增大）形状不规则。在大结节（长轴约3cm）中，CFDS显示低回声区域内有丰富的血流信号，并存在椭圆形颈部淋巴结，提示转移。此外，有病理证据表明HT是一种基础性的并发症[71]。
- 弥漫性浸润性PTC或FTC可能具有HT的所有特征（甲状腺肿大、低回声、不均匀性和血管充血）。此外，患者可能出现甲状腺毒症，这具有一定误导性。因此，患桥本氏甲状腺毒症可能被错误地认为有自身免疫性甲状腺疾病（HT或GD）[43]。

参考文献

[1] Enewold L, Zhu K, Ron E, Marrogi AJ, Stojadinovic A, Peoples GE, et al. Rising thyroid cancer incidence in the United States by demographic and tumor characteristics, 1980–2005. Cancer Epidemiol Biomarkers Prev. 2009;18(3):784–791.

[2] Ito Y, Miyauchi A, Kihara M, Higashiyama T, Kobayashi K, Miya A. Patient age is significantly related to the progression of papillary microcarcinoma of the thyroid under observation. Thyroid. 2014;24(1):27–34.

[3] Hughes DT, Haymart MR, Miller BS, Gauger PG, Doherty GM. The most commonly occurring papillary thyroid cancer in the United States is now a microcarcinoma in a patient older than 45 years. Thyroid. 2011;21(3):231–236.

[4] Hay ID, Hutchinson ME, Gonzalez-Losada T, McIver B, Reinalda ME, Grant CS, et al. Papillary thyroid microcarcinoma: a study of 900 cases observed in a 60-year period. Surgery. 2008;144(6):980–7. discussion 987–988.

[5] Mazzaferri EL. Management of low-risk differentiated thyroid cancer. Endocr Pract. 2007;13(5):498–512.

[6] Qu N, Zhang L, Ji QH, Chen JY, Zhu YX, Cao YM, et al. Risk factors for central compartment lymph node metastasis in papillary thyroid microcarcinoma: a meta-analysis. World J Surg. 2015;39(10):2459–2470.

[7] Karatzas T, Vasileiadis I, Kapetanakis S, Karakostas E, Chrousos G, Kouraklis G. Risk factors contributing to the difference in prognosis for papillary versus micropapillary thyroid carcinoma. Am J Surg. 2013;206(4):586–593.

[8] Haugen BR, Alexander EK, Bible KC, Doherty GM, Mandel SJ, Nikiforov YE, et al. 2015 American Thyroid Association Management Guidelines for adult patients with thyroid nodules and differentiated thyroid cancer: The American Thyroid Association Guidelines Task Force on thyroid nodules and differentiated thyroid cancer. Thyroid. 2016;26(1):1–133.

[9] Wang Y, Li L, Wang YX, Feng XL, Zhao F, Zou SM, Hao YZ, et al. Ultrasound findings of papillary thyroid microcarcinoma: a review of 113 consecutive cases with histopathologic correlation. Ultrasound Med Biol. 2012;38(10):1681–1688.

[10] Aschebrook-Kilfoy B, Ward MH, Sabra MM, Devesa SS. Thyroid cancer incidence patterns in the United States by histologic type, 1992–2006. Thyroid. 2011;21(2):125–134.

[11] Ito Y, Miyauchi A, Kobayashi K, Miya A. Prognosis and growth activity depend on patient age in clinical and subclinical papillary thyroid carcinoma. Endocr J. 2014;61(3):205–213.

[12] Tsushima Y, Miyauchi A, Ito Y, Kudo T, Masuoka H, Yabuta T, et al. Prognostic significance of changes in serum thyroglobulin antibody levels of pre- and post-total thyroidectomy in thyroglobulin antibody-positive papillary thyroid carcinoma patients. Endocr J. 2013;60(7):871–876.

[13] Falvo L, Catania A, D'Andrea V, Marzullo A, Giustiniani MC, De Antoni E. Prognostic importance of histologic vascular invasion in papillary thyroid carcinoma. Ann Surg. 2005;241(4):640–646.

[14] Conzo G, Docimo G, Pasquali D, Mauriello C, Gambardella C, Esposito D, et al. Predictive value of nodal metastases on local recurrence in the management of differentiated thyroid cancer. Retrospective clinical study. BMC Surg. 2013;13(Suppl 2):S3.

[15] Grant CS. Recurrence of papillary thyroid cancer after optimized surgery. Gland Surg. 2015;4(1):52–62.

[16] Chow SM, Law SC, Au SK, Leung TW, Chan PT, Mendenhall WM, et al. Differentiated thyroid carcinoma: comparison between papillary and follicular carcinoma in a single institute. Head Neck. 2002;24(7):670–677.

[17] Kamran SC, Marqusee E, Kim MI, Frates MC, Ritner J, Peters H, et al. Thyroid nodule size and prediction of cancer. J Clin Endocrinol Metab. 2013;98(2):564–570.

[18] Kim JH, Kim NK, Oh YL, Kim HJ, Kim SY, Chung JH, et al. The validity of ultrasonography-guided fine needle aspiration biopsy in thyroid nodules 4 cm or larger depends on ultrasonography characteristics. Endocrinol Metab (Seoul). 2014;29(4):545–552.

[19] Popowicz B, Klencki M, Lewiński A, Słowińska-Klencka D. The usefulness of sonographic features in selection of thyroid nodules for biopsy in relation to the nodule's size. Eur J Endocrinol. 2009;161(1):103–111.

[20] Napolitano G, Romeo A, Vallone G, Rossi M, Cagini L, Antinolfi G, et al. How the preoperative ultrasound examination and BFI of the cervical lymph nodes modify the therapeutic treatment in patients with papillary thyroid cancer. BMC Surg. 2013;13(Suppl 2):S52.

[21] Noguchi S, Noguchi A, Murakami N. Papillary carcinoma of the thyroid. I. Developing pattern of metastasis. Cancer. 1970;26(5):1053–1060.

[22] Machens A, Hinze R, Thomusch O, Dralle H. Pattern of nodal metastasis for primary and reoperative thyroid cancer. World J Surg. 2002;26(1):22–28.

[23] Tam AA, Özdemir D, Çuhacı N, Başer H, Aydın C, Yazgan AK, et al. Association of multifocality, tumor number, and total tumor diameter with clinicopathological features in papillary thyroid cancer. Endocrine. 2016;53(3):774–783.

[24] Zhu F, Shen YB, Li FQ, Fang Y, Hu L, Wu YJ. The effects of Hashimoto thyroiditis on lymph node metastases in

unifocal and multifocal papillary thyroid carcinoma: a retrospective Chinese cohort study. Medicine (Baltimore). 2016;95(6):e2674.

[25] Al Afif A, Williams BA, Rigby MH, Bullock MJ, Taylor SM, Trites J, et al. Multifocal papillary thyroid cancer increases the risk of central lymph node metastasis. Thyroid. 2015;25(9):1008–1012.

[26] So YK, Kim MW, Son YI. Multifocality and bilaterality of papillary thyroid microcarcinoma. Clin Exp Otorhinolaryngol. 2015;8(2):174–178.

[27] Dailey ME, Lindsay S, Skahen R. Relation of thyroid neoplasms to Hashimoto disease of the thyroid gland. AMA Arch Surg. 1955;70(2):291–297.

[28] Okayasu I, Fujiwara M, Hara Y, Tanaka Y, Rose NR. Association of chronic lymphocytic thyroiditis and thyroid papillary carcinoma. A study of surgical cases among Japanese, and white and African Americans. Cancer. 1995;76(11):2312–2318.

[29] Jeong JS, Kim HK, Lee CR, Park S, Park JH, Kang SW, et al. Coexistence of chronic lymphocytic thyroiditis with papillary thyroid carcinoma: clinical manifestation and prognostic outcome. J Korean Med Sci. 2012;27(8):883–889.

[30] Lee JH, Kim Y, Choi JW, Kim YS. The association between papillary thyroid carcinoma and histologically proven Hashimoto's thyroiditis: a meta-analysis. Eur J Endocrinol. 2013;168(3):343–349.

[31] Anderson L, Middleton WD, Teefey SA, Reading CC, Langer JE, Desser T, et al. Hashimoto thyroiditis: Part 2, sonographic analysis of benign and malignant nodules in patients with diffuse Hashimoto thyroiditis. AJR Am J Roentgenol. 2010;195(1):216–222.

[32] Gul K, Dirikoc A, Kiyak G, Ersoy PE, Ugras NS, Ersoy R, et al. The association between thyroid carcinoma and Hashimoto's thyroiditis: the ultrasonographic and histopathologic characteristics of malignant nodules. Thyroid. 2010;20(8):873–878.

[33] Durfee SM, Benson CB, Arthaud DM, Alexander EK, Frates MC. Sonographic appearance of thyroid cancer in patients with Hashimoto thyroiditis. J Ultrasound Med. 2015;34(4):697–704.

[34] Ohmori N, Miyakawa M, Ohmori K, Takano K. Ultrasonographic findings of papillary thyroid carcinoma with Hashimoto's thyroiditis. Intern Med. 2007;46(9):547–550.

[35] Lee J, Nam KH, Chung WY, Soh EY, Park CS. Clinicopathologic features and treatment outcomes in differentiated thyroid carcinoma patients with concurrent Graves' disease. J Korean Med Sci. 2008;23(5):796–801. doi:10.3346/jkms.2008.23.5.796.

[36] Taneri F, Kurukahvecioglu O, Ege B, Yilmaz U, Tekin EH, Cifter C, et al. Clinical presentation and treatment of hyperthyroidism associated with thyroid cancer. Endocr Regul. 2005;39(3):91–96.

[37] Van Sande J, Lejeune C, Ludgate M, Munro DS, Vassart G, Dumont JE, et al. Thyroid stimulating immunoglobulins, like thyrotropin activate both the cyclic AMP and the PIP2 cascades in CHO cells expressing the TSH receptor. Mol Cell Endocrinol. 1992;88(1–3):R1–5.

[38] Viglietto G, Romano A, Manzo G, Chiappetta G, Paoletti I, Califano D, et al. Upregulation of the angiogenic factors PlGF, VEGF and their receptors (Flt-1, Flk-1/KDR) by TSH in cultured thyrocytes and in the thyroid gland of thiouracil-fed rats suggest a TSH-dependent paracrine mechanism for goiter hypervascularization. Oncogene. 1997;15(22):2687–2698.

[39] Stocker DJ, Burch HB. Thyroid cancer yield in patients with Graves' disease. Minerva Endocrinol. 2003;28(3):205–212.

[40] Cappelli C, Braga M, De Martino E, Castellano M, Gandossi E, Agosti B, et al. Outcome of patients surgically treated for various forms of hyperthyroidism with differentiated thyroid cancer: experience at an endocrine center in Italy. Surg Today. 2006;36(2):125–130.

[41] Inaba H, Suzuki S, Takeda T, Kobayashi S, Akamizu T, Komatsu M. Amiodarone-induced thyrotoxicosis with thyroid papillary cancer in multinodular goiter: case report. Med Princ Pract. 2012;21(2):190–192.

[42] Saad A, Falciglia M, Steward DL, Nikiforov YE. Amiodarone-induced thyrotoxicosis and thyroid cancer: clinical, immunohistochemical, and molecular genetic studies of a case and review of the literature. Arch Pathol Lab Med. 2004;128(7):807–810.

[43] Hong HS, Lee EH, Jeong SH, Park J, Lee H. Ultrasonography of various thyroid diseases in children and adolescents: a pictorial essay. Korean J Radiol. 2015;16(2):419–429.

[44] Wagner B, Begic-Karup S, Raber W, Schneider B, Waldhäusl W, Vierhapper H. Prevalence of primary hyperparathyroidism in 13387 patients with thyroid diseases, newly diagnosed by screening of serum calcium. Exp Clin Endocrinol Diabetes. 1999;107(7):457–461.

[45] Morita SY, Somervell H, Umbricht CB, Dackiw AP, Zeiger MA. Evaluation for concomitant thyroid nodules and primary hyperparathyroidism in patients undergoing parathyroidectomy or thyroidectomy. Surgery. 2008;144(6):862–6. discussion 866–868.

[46] Heizmann O, Viehl CT, Schmid R, Müller-Brand J, Müller B, Oertli D. Impact of concomitant thyroid pathology on preoperative workup for primary hyperparathyroidism. Eur J Med Res. 2009;14(1):37–41.

[47] Milas M, Mensah A, Alghoul M, Berber E, Stephen A, Siperstein A, et al. The impact of office neck ultrasonography on reducing unnecessary thyroid surgery in patients undergoing parathyroidectomy. Thyroid. 2005;15(9):1055–1059.

[48] Linos DA, van Heerden JA, Edis AJ. Primary hyperparathyroidism and nonmedullary thyroid cancer. Am J Surg. 1982;143(3):301–303.

[49] Ulanovski D, Feinmesser R, Cohen M, Sulkes J, Dudkiewicz M, Shpitzer T. Preoperative evaluation of patients with parathyroid adenoma: role of high-resolution ultrasonography. Head Neck. 2002;24(1):1–5.

[50] Nozeran S, Duquenne M, Guyetant S, Rodien P, Rohmer V, Ronceray J, et al. Diagnosis of parathyroid cysts: value of parathyroid hormone level in puncture fluid. Presse Med. 2000;29(17):939–941.

[51] Price DL, Wong RJ, Randolph GW. Invasive thyroid cancer: management of the trachea and esophagus. Otolaryngol Clin North Am. 2008;41(6):1155–1168.

[52] Andersen PE, Kinsella J, Loree TR, Shaha AR, Shah JP. Differentiated carcinoma of the thyroid with extrathyroidal extension. Am J Surg. 1995;170(5):467–470.

[53] McCaffrey TV, Bergstralh EJ, Hay ID. Locally invasive papillary thyroid carcinoma: 1940–1990. Head Neck. 1994;16(2):165–172.

[54] Shah JP, Loree TR, Dharker D, Strong EW, Begg C, Vlamis V. Prognostic factors in differentiated carcinoma of the thyroid gland. Am J Surg. 1992;164(6):658–661.
[55] Papini E, Guglielmi R, Bianchini A, Crescenzi A, Taccogna S, Nardi F, et al. Risk of malignancy in nonpalpable thyroid nodules:predictive value of ultrasound and color-Doppler features. J Clin Endocrinol Metab. 2002;87(5):1941–1946.
[56] Kobayashi K, Hirokawa M, Yabuta T, Fukushima M, Kihara M, Higashiyama T, et al. Tumor thrombus of thyroid malignancies in veins: importance of detection by ultrasonography. Thyroid. 2011;21(5):527–531.
[57] Gross M, Mintz Y, Maly B, Pinchas R, Muggia-Sullam M. Internal jugular vein tumor thrombus associated with thyroid carcinoma. Ann Otol Rhinol Laryngol. 2004;113(9):738–740.
[58] Chakravarthy VK, Rao ND, Chandra ST. Study of papillary carcinoma of thyroid with uncommon sites of metastasis. Indian J Otolaryngol Head Neck Surg. 2010;62(2):198–201.
[59] Al-Jarrah Q, Abou-Foul A, Heis H. Intravascular extension of papillary thyroid carcinoma to the internal jugular vein: a case report. Int J Surg Case Rep. 2014;5(8):551–553.
[60] Dikici AS, Yıldırım O, Er ME, Kılıç F, Tutar O, Kantarcı F, Mihmanlı I. A rare complication of the thyroid malignancies: jugular vein invasion. Pol J Radiol. 2015;80:360–363.
[61] Sugimoto S, Doihara H, Ogasawara Y, Aoe M, Sano S, Shimizu N. Intraatrial extension of thyroid cancer: a case report. Acta Med Okayama. 2006;60(2):135–140.
[62] Moon WJ, Baek JH, Jung SL, Kim DW, Kim EK, Kim JY, et al. Korean Society of Thyroid Radiology (KSThR); Korean Society of Radiology. Ultrasonography and the ultrasound-based management of thyroid nodules: consensus statement and recommendations. Korean J Radiol. 2011;12(1):1–14.
[63] Kamaya A, Tahvildari AM, Patel BN, Willmann JK, Jeffrey RB, Desser TS. Sonographic detection of extracapsular extension in papillary thyroid cancer. J Ultrasound Med. 2015;34(12):2225–2230.
[64] Gupta A, Ly S, Castroneves LA, Frates MC, Benson CB, Feldman HA, et al. A standardized assessment of thyroid nodules in children confirms higher cancer prevalence than in adults. J Clin Endocrinol Metab. 2013;98(8):3238–3245.
[65] Ho WL, Zacharin MR. Thyroid carcinoma in children, adolescents and adults, both spontaneous and after childhood radiation exposure. Eur J Pediatr. 2016;175(5):677–683.
[66] Babcock DS. Thyroid disease in the pediatric patient: emphasizing imaging with sonography. Pediatr Radiol. 2006;36(4):299–308.
[67] Gow KW, Lensing S, Hill DA, Krasin MJ, McCarville MB, Rai SN, et al. Thyroid carcinoma presenting in childhood or after treatment of childhood malignancies: an institutional experience and review of the literature. J Pediatr Surg. 2003;38(11):1574–1580.
[68] Grigsby PW, Gal-or A, Michalski JM, Doherty GM. Childhood and adolescent thyroid carcinoma. Cancer. 2002;95(4):724–729.
[69] Corrias A, Cassio A, Weber G, Mussa A, Wasniewska M, Rapa A, et al. Study Group for Thyroid Diseases of Italian Society for Pediatric Endocrinology and Diabetology (SIEDP/ISPED). Thyroid nodules and cancer in children and adolescents affected by autoimmune thyroiditis. Arch Pediatr Adolesc Med. 2008;162(6):526–531.
[70] Skarpa V, Kousta E, Tertipi A, Anyfandakis K, Vakaki M, Dolianiti M, et al. Epidemiological characteristics of children with autoimmune thyroid disease. Hormones (Athens). 2011;10(3):207–214.
[71] Koibuchi H, Omoto K, Fukushima N, Toyotsuji T, Taniguchi N, Kawano M. Coexistence of papillary thyroid cancer and Hashimoto thyroiditis in children: report of 3 cases. J Ultrasound Med. 2014;33(7):1299–1303.

（曹洪、刘梦友、罗瑜、雍伟、郭凤娟、孙超、伊桐凝、邵欣然　译）

第16章 甲状腺髓样癌

16.1 基本要素

- 甲状腺髓样癌（MTC）占所有甲状腺恶性肿瘤的2%~5%，但在甲状腺癌死亡总数中占13.4%。男性和女性的患病率大致相同[1]。
- 它是一种分化良好的肿瘤，起源于甲状腺滤泡旁细胞（C细胞），属于神经内分泌肿瘤[1]。
- 甲状腺滤泡旁细胞分泌降钙素。几乎所有甲状腺髓样癌患者的血清降钙素都显著升高。降钙素水平与甲状腺髓样癌累及甲状腺的程度似乎有直接相关性。
- 在80%的患者中，由于仅涉及体细胞的突变，甲状腺髓样癌是散发的。散发性甲状腺髓样癌在中老年患者中更为常见（就诊时的平均年龄约为47岁）[1]。
- 大约20%的患者患有家族性甲状腺髓样癌，由RET原癌基因种系突变引起。遗传性甲状腺髓样癌在年轻患者中更为常见。
- 甲状腺髓样癌被认为不如甲状腺未分化癌具有攻击性，但比甲状腺乳头状癌和甲状腺滤泡癌更具杀伤力。
- 虽然大多数甲状腺髓样癌患者通常表现为在甲状腺叶上极可触及的结节，但有些患者可能会出现与远处转移相关的全身症状[1]。
- Kebebew在对104名患者的回顾性分析中描述了两种形式的甲状腺髓样癌的临床病程；56%的患者为散发性甲状腺髓样癌，22%为家族性甲状腺髓样癌，15%患有多发性内分泌瘤2A（MEN2A）[1]。7%患有多发性内分泌肿瘤2B（MEN2B）[2]。
  - 32%的遗传性甲状腺髓样癌患者通过筛查（遗传和/或生化）得到诊断。与未筛查患者相比，这些患者颈部淋巴结转移发生率较低，末次随访治愈率为94.7%。
  - 有全身症状（腹泻、骨痛或潮红）的散发性甲状腺髓样癌患者有广泛转移性甲状腺髓样癌，其中33.3%的患者在5年内死亡。
  - 总体治愈率为49.4%。此外，12.3%为复发性MTC，38.3%为持续性MTC。持续性或复发性甲状腺髓样癌患者死于甲状腺髓样癌的平均存活时间为3.6年。
  - 甲状腺髓样癌筛查和早期治疗（甲状腺全切除术并清除中央区淋巴结）的治愈率接近100%。
- 5年无复发生存率为20%~73%，与转移性淋巴结的数量（图16.3hh）以及术后降钙素和CEA倍增时间有关[3]。

16.2 甲状腺髓样癌的超声特征

- 2015 ATA指南[4]对于可疑节点是有效的；更多详情见第24章。
- 此外，还强调[5]：
  - 内部实性成分（图16.1aa）。
  - 卵形至圆形（图16.1aa）。
  - 明显低回声（52%）（图16.3aa）或低回声实性病变（43%）（图16.1aa）。

M. Halenka, Z. Fryšák, *Atlas of Thyroid Ultrasonography*, DOI 10.1007/978-3-319-53759-7_16

–钙化（52%～95%）（图16.1dd、图16.2bb和图16.3bb）。

• 淀粉样沉积物可能与反应性纤维化和钙化沉积物有关，钙化沉积物在整个肿瘤中形成特征性致密、不规则的病灶。在Kim等的一项研究中，在52%的受试者中观察到结节内钙化。与Gorman等（83.3%）和small等（95%）的研究结果相比，Kim等发现钙化率较低[6–7]。

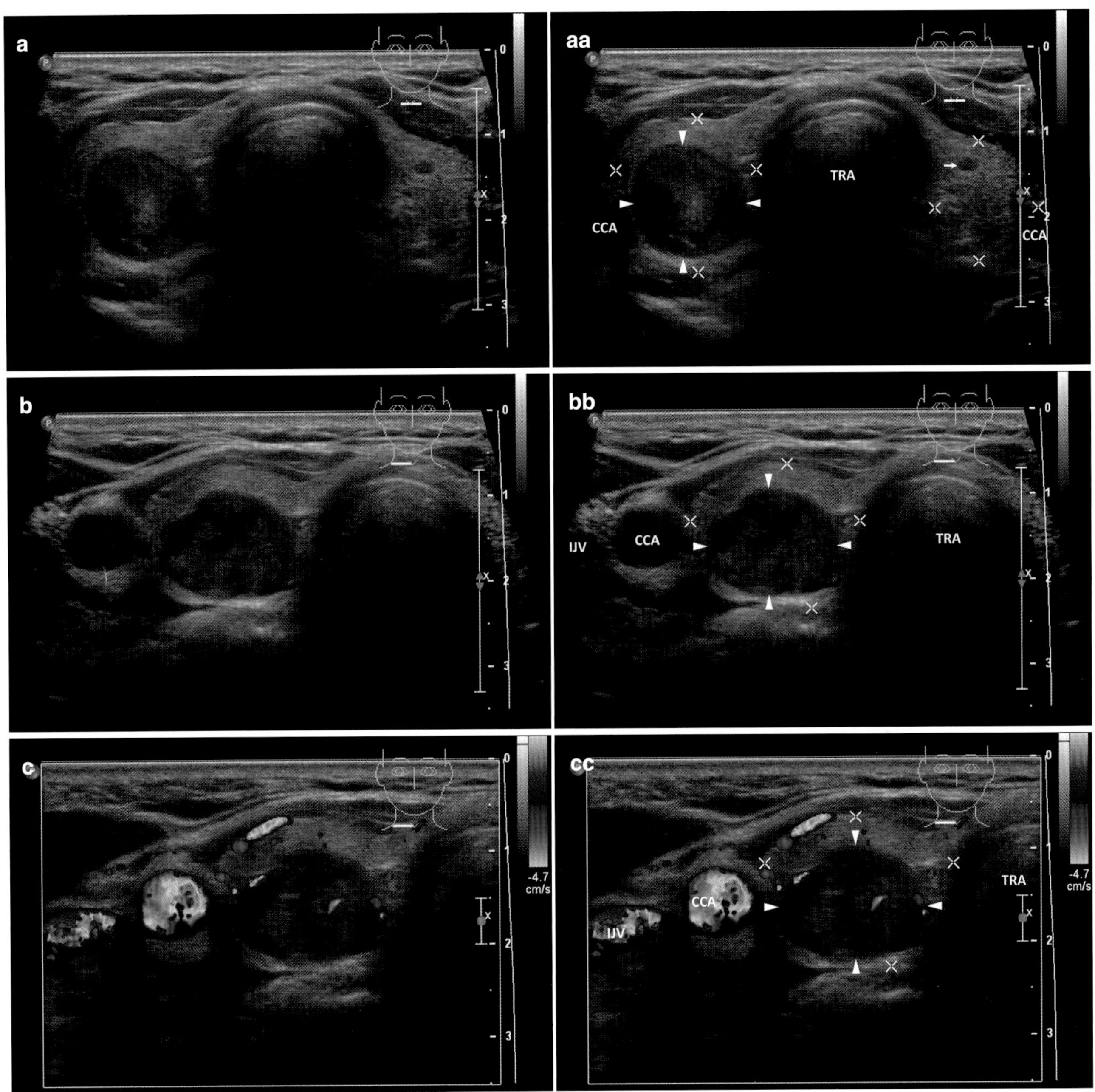

图16.1　（aa）一名39岁女性，患有孤立性小甲状腺髓样癌——位于右叶的甲状腺髓样癌（►），大小22mm×16mm×12mm，体积2mL，无转移性颈部淋巴结。实验室检查：血清降钙素1248ng/L（正常<11.5ng/L）。超声整体视图：实性结节；圆形；结构不均匀；混合回声，中央等回声，周边低回声；边界清楚；不规则薄晕征；Tvol 13mL，RL 8mL、LL 5mL；横切面。（bb）甲状腺髓样癌的细节（►）：圆形；混合回声；边界清楚；横切面。（cc）小甲状腺髓样癌的细节（►），彩色多普勒超声：最小外周和中央血管，模式Ⅰ；横切面。（dd）甲状腺髓样癌的细节（►）：卵形；结构不均匀；大部分是等回声的；周围有3个微钙化（→）；边界清楚；不规则薄晕征；纵切面。（ee）小甲状腺髓样癌的细节（►），彩色多普勒超声：外周和中央血管极少，模式Ⅰ；纵切面

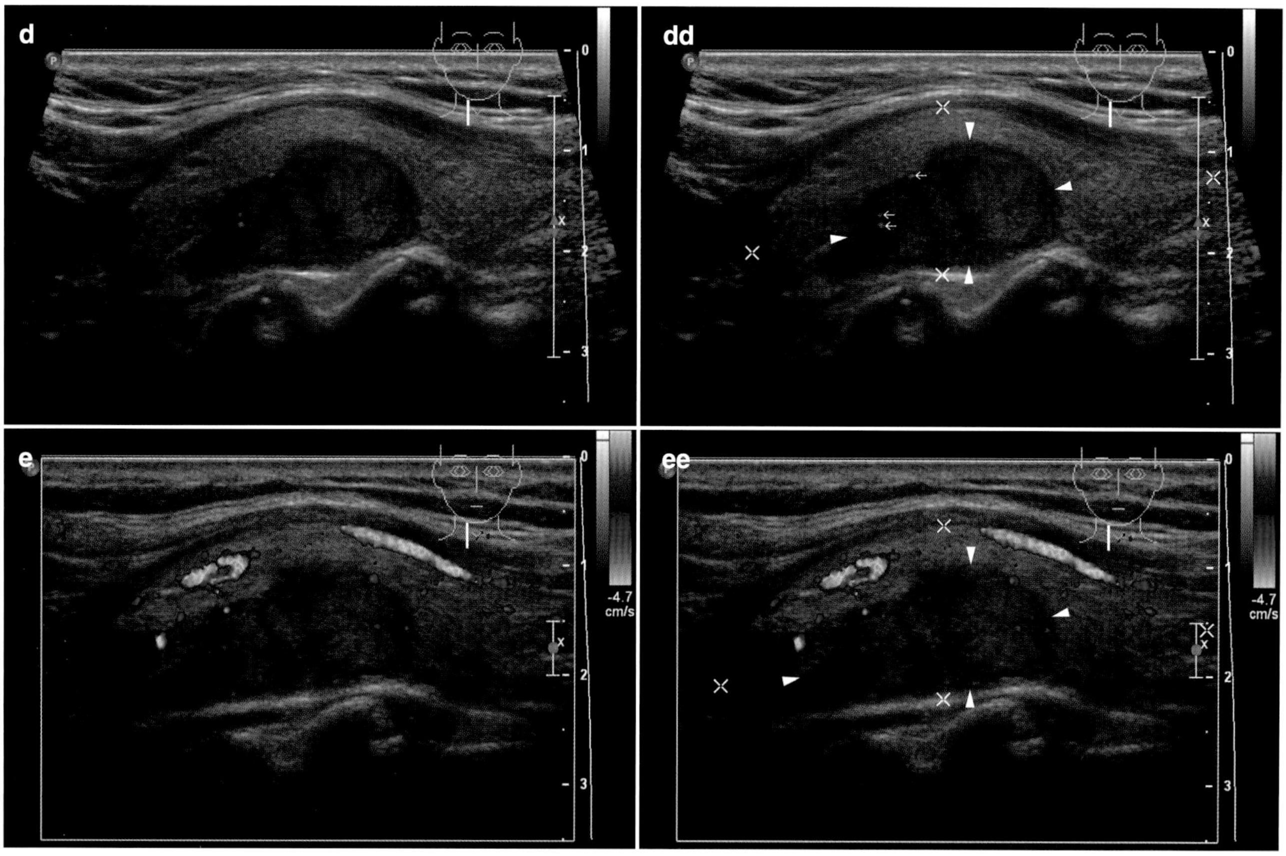

图16.1（续）

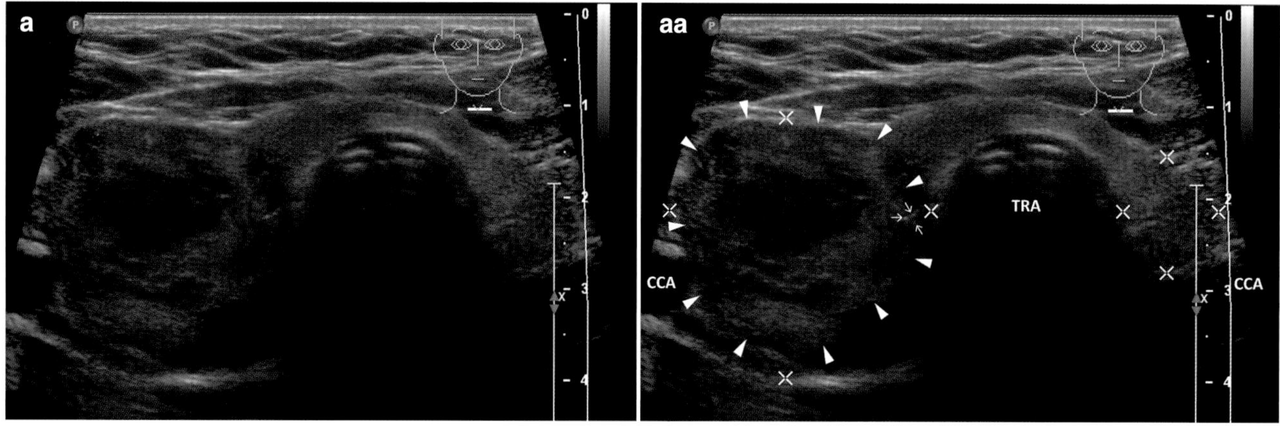

图16.2 （aa）一名57岁男性，患有孤立性大甲状腺髓样癌——位于右叶的甲状腺髓样癌（►），大小36mm×33mm×28mm，体积17mL，无转移性颈淋巴结。实验室检查：血清降钙素1858ng/L（正常<11.5ng/L）。超声整体视图：实性结节；圆形；粗结构；大部分为高回声，中心为不明确的低回声区；微钙化（➞）；边界不清；Tvol 35mL，RL 28mL、LL 7mL；横切面。（bb）甲状腺髓样癌的细节（►）：圆形；粗结构；高回声；微钙化（➞）；边界不清；不规则薄晕征；横切面。（cc）甲状腺髓样癌的细节（►）：外周和中央血管极少，模式Ⅰ；横切面。（dd）甲状腺髓样癌的细节（►）：卵形；粗结构；大部分为高回声，中央低回声区边界不清；微钙化（➞）；边界不明确；不规则薄晕征；纵切面。（ee）甲状腺髓样癌的细节（►），彩色多普勒超声：外周和中央血管极少，模式Ⅰ；纵切面

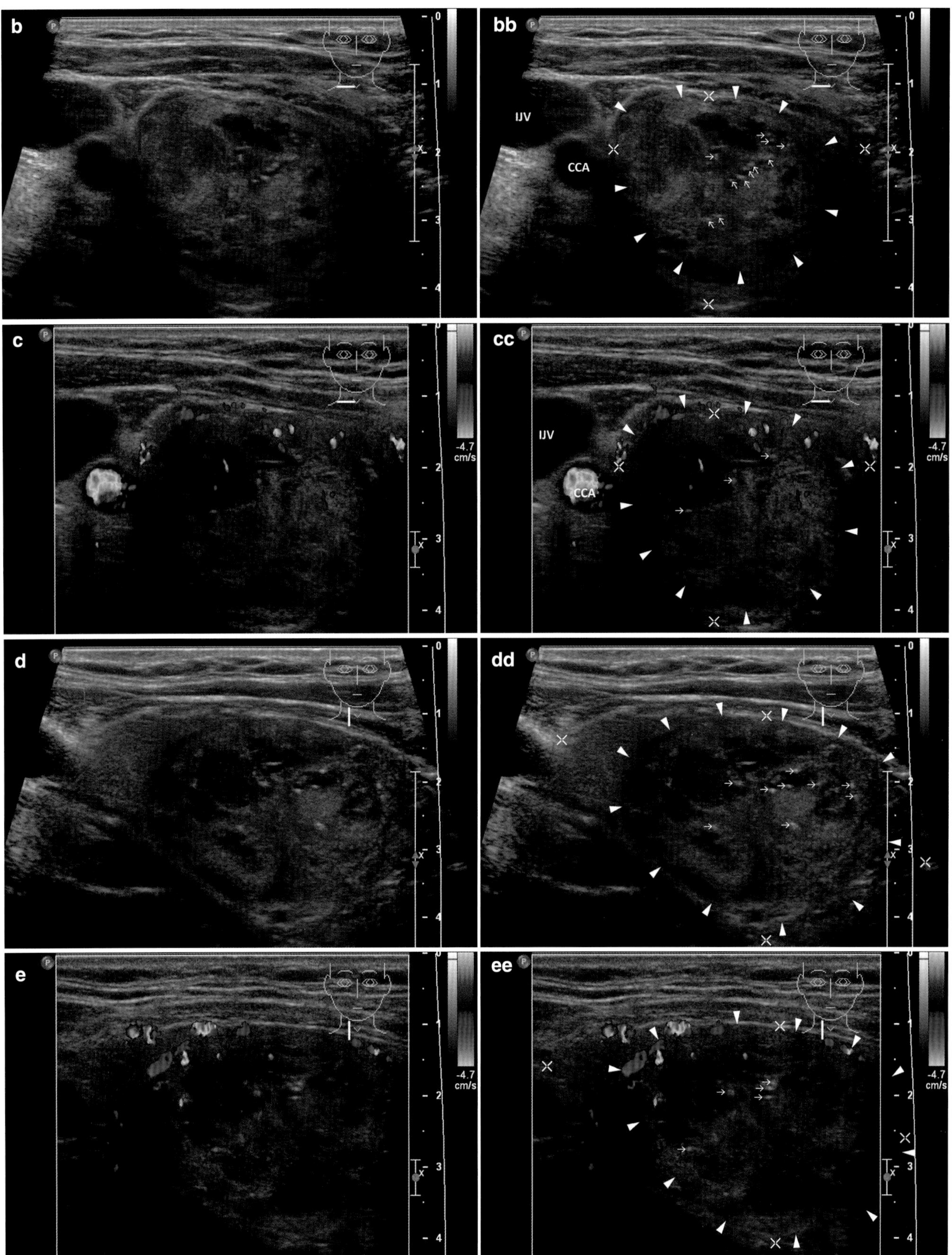

图16.2（续）

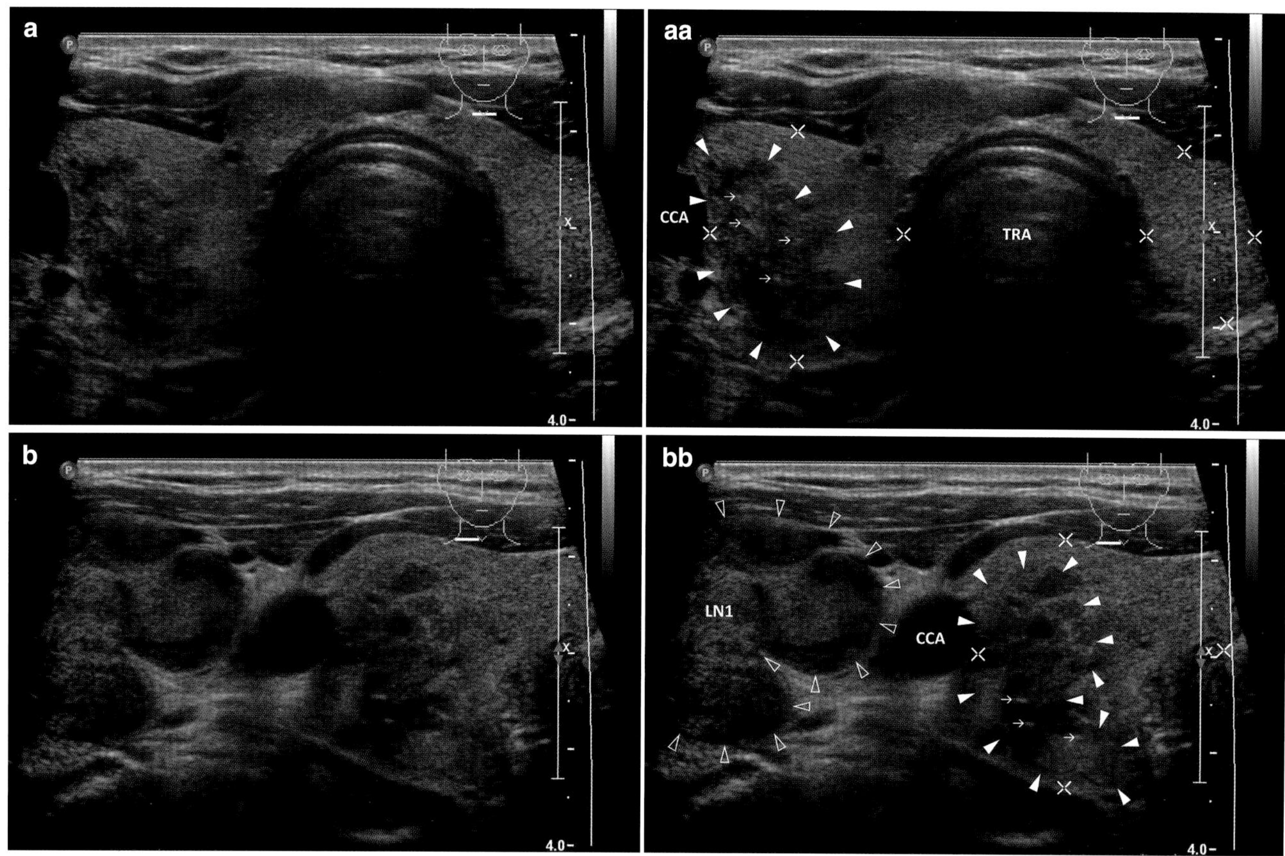

图16.3 （aa）一名43岁男性，患有孤立性中型甲状腺髓样癌——位于右叶的甲状腺髓样癌（►），大小27mm×20mm×19mm，体积5mL。此外，右侧颈内静脉和颈总动脉之间C-Ⅲ区、C-Ⅳ区可见转移性颈淋巴结。实验室检查：血清降钙素>2000ng/L（正常<11.5ng/L）。超声整体视图：实性结节；不规则形状；粗结构；混合回声，伴有小的、边界不清的低回声区；零星微钙化（➞）；边缘模糊；Tvol 33mL，RL 19mL、LL 14mL；横切面；穿透深度4cm。（bb）C-Ⅳ区中型甲状腺髓样癌和大型转移性淋巴结LN1的细节：可疑结节（►）——形状不规则；粗结构；混合回声、小而边界不清的低回声区；零星微钙化（➞）；转移性淋巴结LN1（▻），大小36mm×31mm×27mm，体积16mL——椭圆形；结构不均匀；混合回声，中央大部分为高回声，周边为低回声；无淋巴门征；边缘模糊；横切面。（cc）中型甲状腺髓样癌细节（►）：不规则形状；粗结构；混合回声伴小范围低回声；零星微钙化（➞）；边缘模糊；纵切面。（dd）体积为16mL的大转移性淋巴结LN1和C-Ⅳ区其他小淋巴结ln的细节：大转移性淋巴结LN1（▻）——卵形；结构不均匀；大多为高回声；沿颈内静脉后面2个小的转移性淋巴结ln2、淋巴结ln3（÷）——呈圆形；大小约10mm，L/S≈1.0；结构均匀；无淋巴门征；横切面。（ee）大转移性淋巴结LN1的细节（▻），体积16mL，C-Ⅳ区：卵圆形；大小36mm×27mm，L/S≈1.6（病理性）；结构不均匀；大多为高回声；无淋巴门征；纵切面。（ff）大转移性淋巴结LN1的细节（▻），体积16mL，彩色多普勒超声：混合性（门和外周）血管丰富；纵切面。（gg）C-Ⅲ区大转移性淋巴结LN4的细节，大小40mm×26mm×18mm，体积9mL：大转移性淋巴结LN4（▻）——卵形；结构不均匀；高回声；无淋巴门征；压迫的右侧颈内静脉后面的另一枚小转移性淋巴结ln5（÷）；横切面。（hh）体积为9mL的大转移性淋巴结LN4和在C-Ⅲ区压迫右侧颈内静脉的5枚小转移性淋巴结的细节：较大淋巴结LN4（▻）——椭圆形；大小40mm×18mm，L/S≈2（非病理性）；5枚小淋巴结ln5～ln9——圆形或椭圆形；高回声；无淋巴门征；纵切面。（ii）甲状腺切除术和根治性淋巴结切除术治疗甲状腺髓样癌术后3年。实验室检查：血清降钙素1248ng/L（正常<11.5ng/L）。疾病复发——沿颈总动脉右侧C-Ⅳ区有5枚小转移性淋巴结，左侧颈内静脉旁C-Ⅳ区有1枚小转移性淋巴结，大小为5～7mm。超声扫描：2个转移性淋巴结ln1、ln2（÷）——圆形，L/S≈1.0；结构均匀；高回声；无淋巴门征；横切面。（jj）甲状腺髓样癌复发细节，右侧C-Ⅳ区另外2个小转移性淋巴结：ln3、ln4（÷）——圆形，L/S≈1.0；结构均匀；高回声；无淋巴门征；横切面。（kk）甲状腺髓样癌复发细节，左侧颈内静脉旁有1个小转移性淋巴结：淋巴结ln5（÷）——圆形，L/S≈1.0；结构均匀；高回声；无淋巴门征；横切面

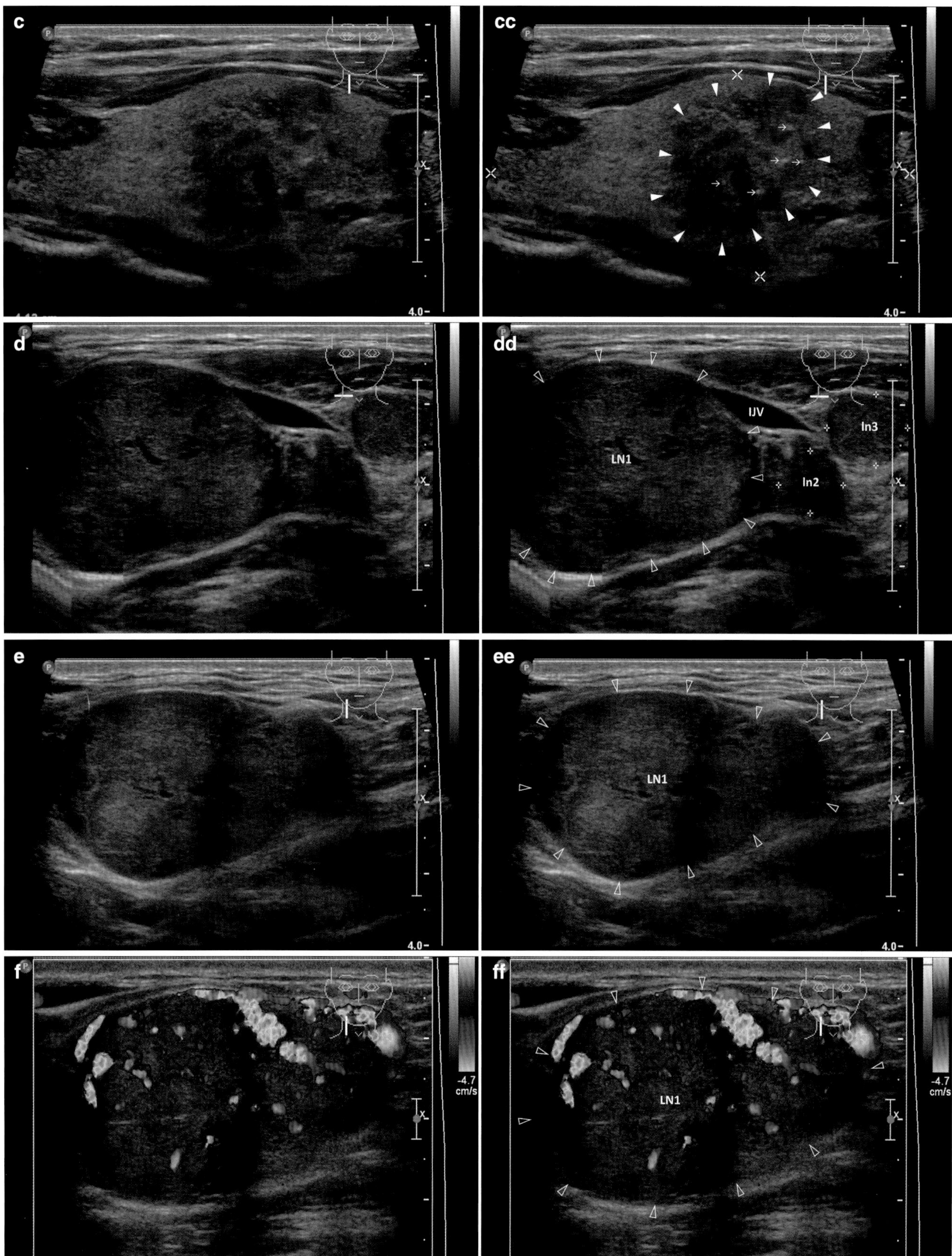

图16.3（续）

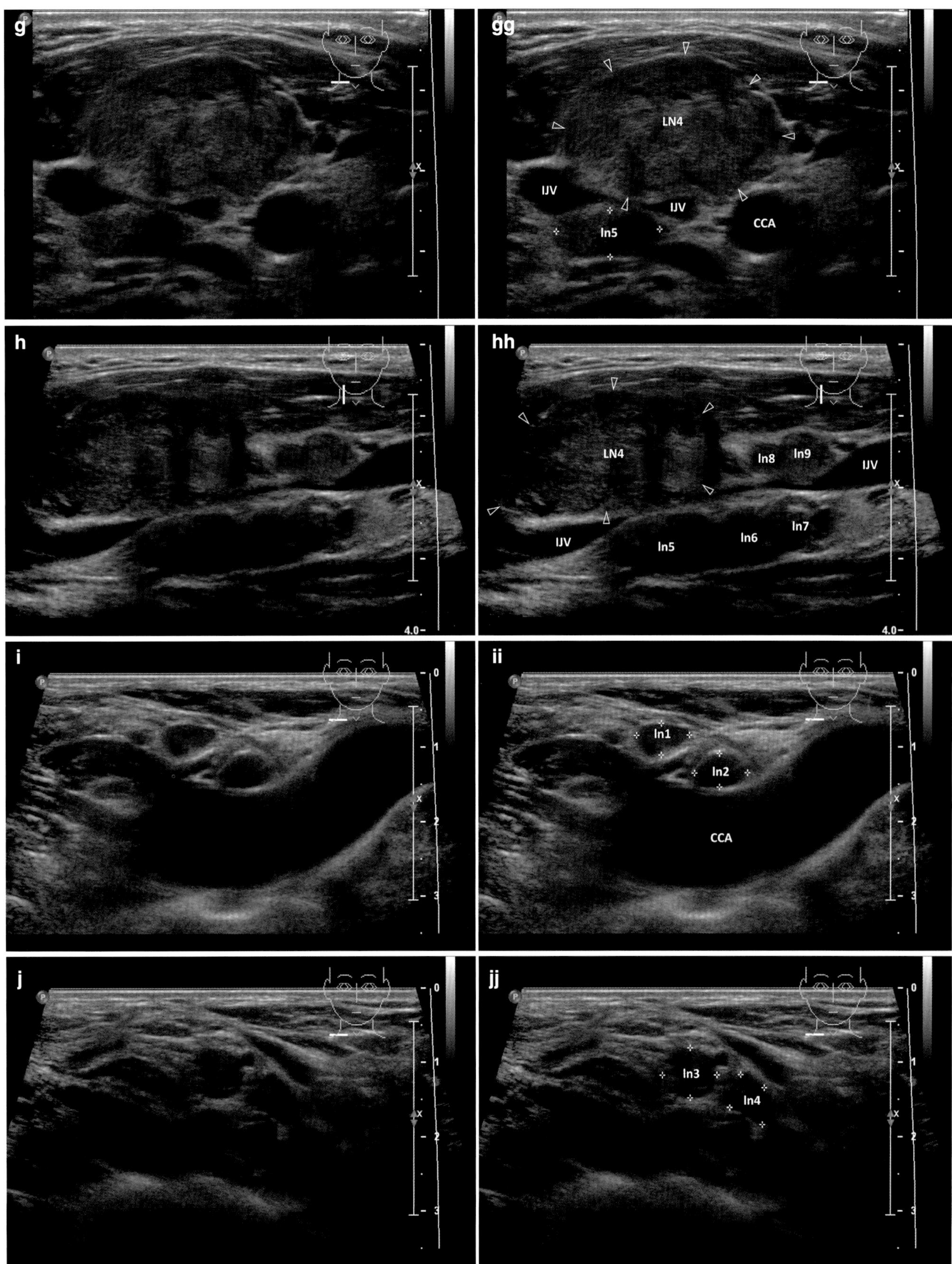
g
gg
LN4
IJV
IJV
ln5
CCA
h
hh
LN4
ln8
ln9
IJV
IJV
ln5
ln6
ln7
i
ii
ln1
ln2
CCA
j
jj
ln3
ln4

图16.3（续）

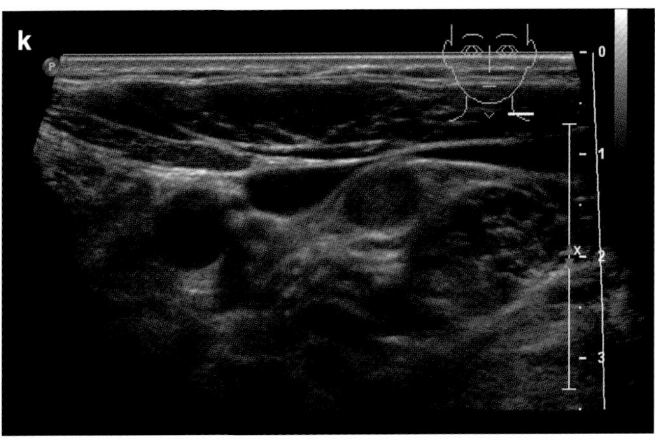

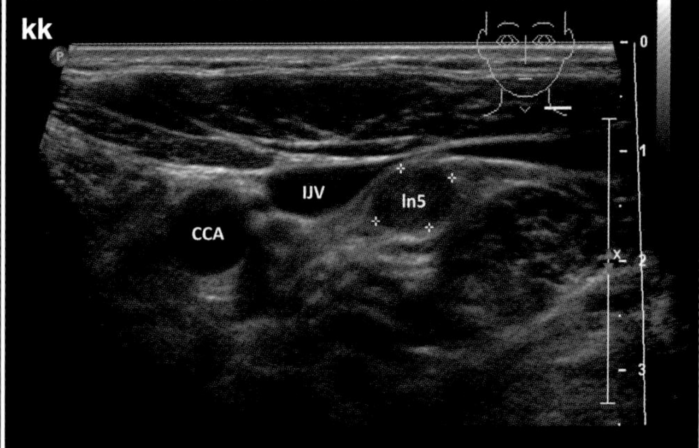

图16.3（续）

- Kim等的最新研究比较了美国21例甲状腺髓样癌病例和114例甲状腺乳头状癌病例的结果。甲状腺髓样癌结节的平均尺寸明显大于甲状腺乳头状癌结节［（19 ± 13.9）mm vs （11 ± 7.5）mm］。在美国研究结果的比较中，57%的甲状腺髓样癌和25%的甲状腺乳头状癌呈卵圆形至圆形，其中甲状腺髓样癌结节的比例明显更高。然而，甲状腺髓样癌和甲状腺乳头状癌之间的内部钙化含量、边界、回声强度和频率无显著差异。大多数甲状腺髓样癌（80.9%）和甲状腺乳头状癌（93.9%）结节被归类为可疑恶性结节[5]。
- Saller等之前的一项研究纳入19例新诊断甲状腺髓样癌患者：19例患者中有17例（89%）病灶呈低回声，包含结节内部钙化，无“晕征”。在甲状腺髓样癌患者中，14例中有11例（79%）发现结节内血流信号，14例中有7例（50%）发现结节周围有血流信号。Saller将长度＞2mm的钙化定义为大钙化灶，并在他们的研究中报道了53%的甲状腺髓样癌患者存在大钙化灶。总之，常规超声显示绝大多数甲状腺髓样癌表现为低回声、结内钙化和无“晕征”的特征[7]。

参考文献

[1] Sajid-Crokett S, Hershman J. Thyroid nodules and cancer in the elderly. In: De Groot LJ, Beck-Peccoz P, Chrousos G, Dungan K, Grossman A, Hershman JM, Koch C, et al., editors. Endotext[Internet]. South Dartmouth, MA: MDText.com, Inc.; 2015.

[2] Kebebew E, Ituarte PH, Siperstein AE, Duh QY, Clark OH. Medullary thyroid carcinoma: clinical characteristics, treatment, prognostic factors, and a comparison of staging systems. Cancer. 2000;88(5):1139–1148.

[3] Meijer JA, le Cessie S, van den Hout WB, Kievit J, Schoones JW, Romijn JA, Smit JW. Calcitonin and carcinoembryonic antigen doubling times as prognostic factors in medullary thyroid carcinoma: a structured meta-analysis. Clin Endocrinol (Oxf). 2010;72(4):534–542.

[4] Haugen BR, Alexander EK, Bible KC, Doherty GM, Mandel SJ, Nikiforov YE, et al. 2015 American Thyroid Association Management guidelines for adult patients with thyroid nodules and differentiated thyroid cancer: The American Thyroid Association Guidelines Task Force on thyroid nodules and differentiated thyroid cancer. Thyroid. 2016;26(1):1–133.

[5] Kim SH, Kim BS, Jung SL, Lee JW, Yang PS, Kang BJ, et al. Ultrasonographic findings of medullary thyroid carcinoma: a comparison with papillary thyroid carcinoma. Korean J Radiol. 2009;10(2):101–105.

[6] Gorman B, Charboneau JW, James EM, Reading CC, Wold LE, Grant CS, et al. Medullary thyroid carcinoma: role of high-resolution US. Radiology. 1987;162(1 Pt 1):147–150.

[7] Saller B, Moeller L, Görges R, Janssen OE, Mann K. Role of conventional ultrasound and color Doppler sonography in the diagnosis of medullary thyroid carcinoma. Exp Clin Endocrinol Diabetes. 2002;110(8):403–407.

（刘伟、曲义坤　译）

第17章　甲状腺未分化癌

17.1　基本要素

- 甲状腺未分化癌（ATC）仅占所有甲状腺癌的1%～2%。
- 这是一种侵袭性很强、恶性程度很高的肿瘤，最常见于老年人。ATC的发病高峰是在70岁，超过2/3的ATC患者为65岁以上的人群。
- 女性比男性更易患此病，比例约为1.5：1。
- 临床表现：颈部出现快速生长的肿块，吞咽困难，声音嘶哑，呼吸困难，颈部疼痛，喉咙痛和咳嗽。颈部检查时通常会发现一个固定、大而坚硬的肿块[1]。
- 以下几种情况下可以发现ATC：①分化型甲状腺癌（DTC）患者，间隔数年后病情突然暴发性加重；②长期存在甲状腺肿的患者，肿块突然快速长大；③无既往甲状腺疾病的患者，颈部肿块迅速增长；④病理切片显示甲状腺标本中有ATC病灶的患者；⑤广泛转移的患者，可触及的转移灶活检提示ATC。Aldinger等对84例ATC患者进行了回顾性研究，发现21%的患者有分化型甲状腺癌病史，37%有长期甲状腺肿大伴肿块突然快速增长，30%既往无甲状腺疾病，6%存在广泛性转移。93%的患者为Ⅲ期和Ⅳ期。5年生存率仅为7.1%，平均生存期为6.2个月（从确诊时算起）和11.8个月（从症状出现时算起）[2]。
- 在38例ATC患者中，46%的患者在就诊时出现了全身转移，68%的患者在病程中出现了转移[3]。
- 在另一项涉及39名ATC患者的回顾性队列研究中，82%的患者在长达10年的随访期间死亡，其中75%的患者在确诊时已发生肺、骨、纵隔和腹膜的远处转移[4]。
- 在Kebebew等对516名患者进行的队列研究中发现，8%的患者存在甲状腺内肿瘤，38%的患者存在甲状腺外肿瘤和/或淋巴结侵犯，43%的患者存在远处转移。肿瘤平均大小为6.4cm（范围1～15cm）。诊断ATC时年龄是预后的强预测因子。年龄<60岁和>60岁患者的死亡率的差异为28%。他们还报道了有远处转移的患者与仅有甲状腺内ATC的患者在1年随访中死亡率的差异为45%[5]。

17.2　甲状腺未分化癌的超声特征

- 在Suh等对18例ATC病例进行的队列研究中（其中17例进行了超声扫查）发现，最常见的超声特征（图17.1aa和图17.2aa）包括：实性肿块（17例中有11例，占64.7%），边缘不规则（17例中有15例，占88.2%），颈部淋巴结受累（17例中有13例，占76.5%），宽大于高的形状（17例中有12例，占70.6%），显著低回声（17例中有9例，占52.9%），内部钙化（17例中有9例，占52.9%）。但除淋巴结受累外，每组的超声检查结果与其他类型的侵袭性甲状腺癌均无统计学差异。18例病例中9例（50%）初次超声引导下细针抽吸活检（US-FNAB）诊断为ATC[6]。

M. Halenka, Z. Fryšák, *Atlas of Thyroid Ultrasonography*, DOI 10.1007/978-3-319-53759-7_17

- 9例ATC患者的计算机断层扫描表现为：大体积肿块（平均4.6cm），实性占比100%，边界不清89%，肿块伴坏死100%，结节状钙化44%，直接侵犯邻近器官约56%，颈部淋巴结受累约78%[7]。
- 考虑到超声在较大肿块评估方面的局限性，CT或MRI更有助于获取肿瘤坏死的范围和位置、肿瘤内钙化的部位以及检测淋巴结转移的信息。通过对FNAB适应证的把握，有助于降低假阴性诊断。但当临床怀疑ATC时，首先行超声引导下的FNAB，确诊后再行CT或MRI检查[8]。
- 在113例ATC的FNAB中，3例（2.7%）诊断不足，3例（2.7%）诊断欠佳，107例（94.7%）诊断为恶性肿瘤。复查时，107例中有96例（89.7%）诊断为ATC，6例（5.6%）诊断为分化型甲状腺癌，5例（4.6%）未明确诊断为恶性肿瘤。ATC的细针抽吸活检（FNAB）的主要诊断效能与样本质量有关[9]。

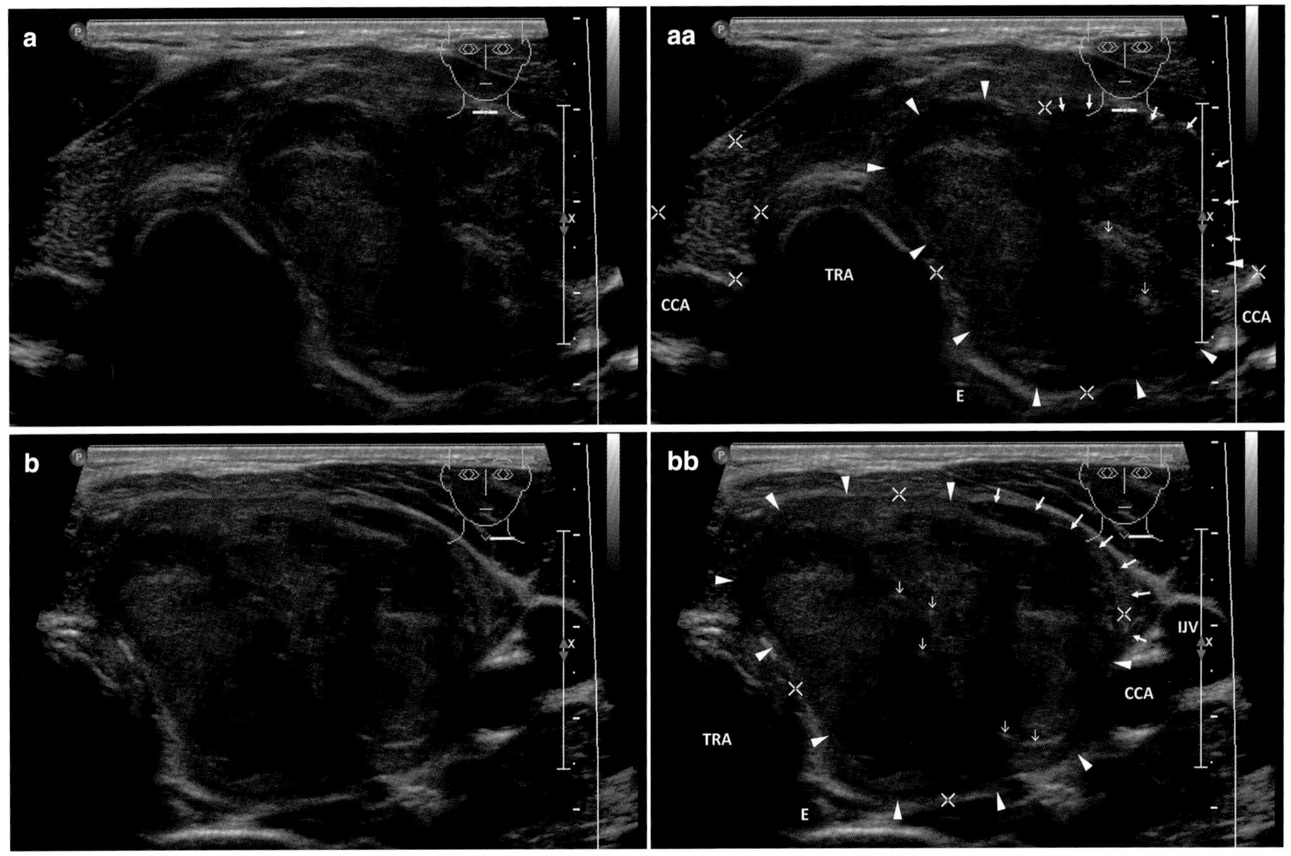

图17.1 （aa）41岁男性，甲状腺左叶（LL）及峡部巨大甲状腺未分化癌（ATC），甲状腺外浸润（ETE）至肌肉，大小43mm×38mm×31mm，体积26mL；无淋巴结转移：ATC（►）——实性结节；圆形；粗结构；混合性回声，伴粗细不等的低回声区和高回声纤维带及散在的微钙化（→）；微分叶边缘；肿瘤向腹侧和外侧突出，包膜连续性中断并侵入肌肉（➞）；气管向右偏斜；Tvol 50mL，体积不对称——RL 8mL、LL 42mL；横切面；穿透深度5cm。（bb）另一个巨大ATC（►）伴甲状腺外浸润（ETE）至肌肉整体观：肿瘤向腹侧和外侧突出，包膜连续性中断并侵入肌肉（➞）；横切面。（cc）伴有ETE的巨大ATC（►）的细节，CFDS：结节内血供丰富，模式Ⅲ，越过中断的包膜侵入肌肉（➞）；横切面。（dd）伴有ETE的巨大ATC（►）的细节：卵圆形；实性结节；粗结构；混合性回声，伴有粗细不均的低回声区和散在的微钙化（→）；肿瘤向腹侧突出，包膜连续性中断并侵入肌肉（➞）；上极另有一个小的复杂性结节（➞）；纵切面。（ee）伴有ETE的巨大ATC（►）的细节，CFDS：结节内血供丰富，模式Ⅲ，越过中断的包膜侵入肌肉；纵切面

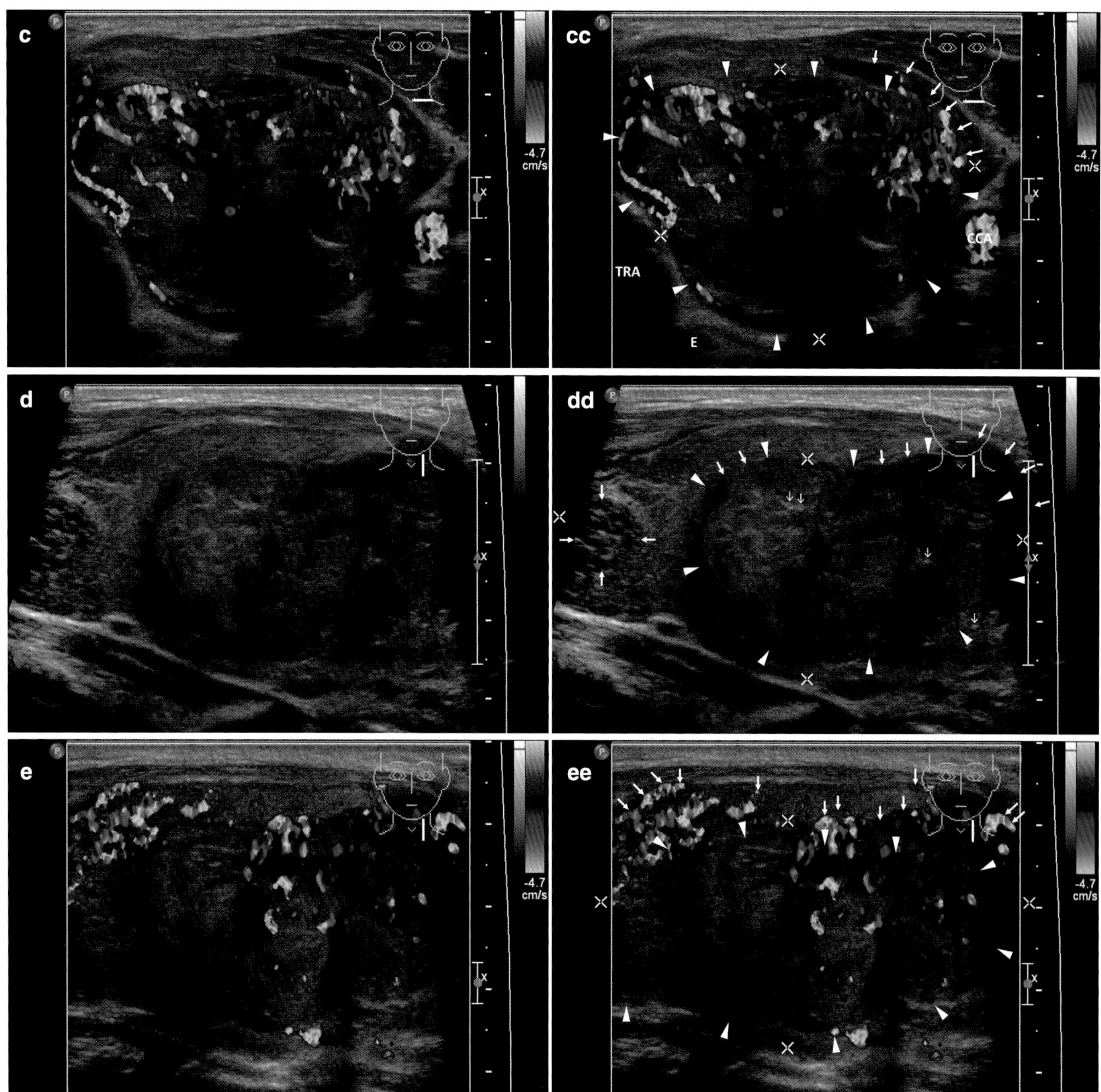

图17.1（续）

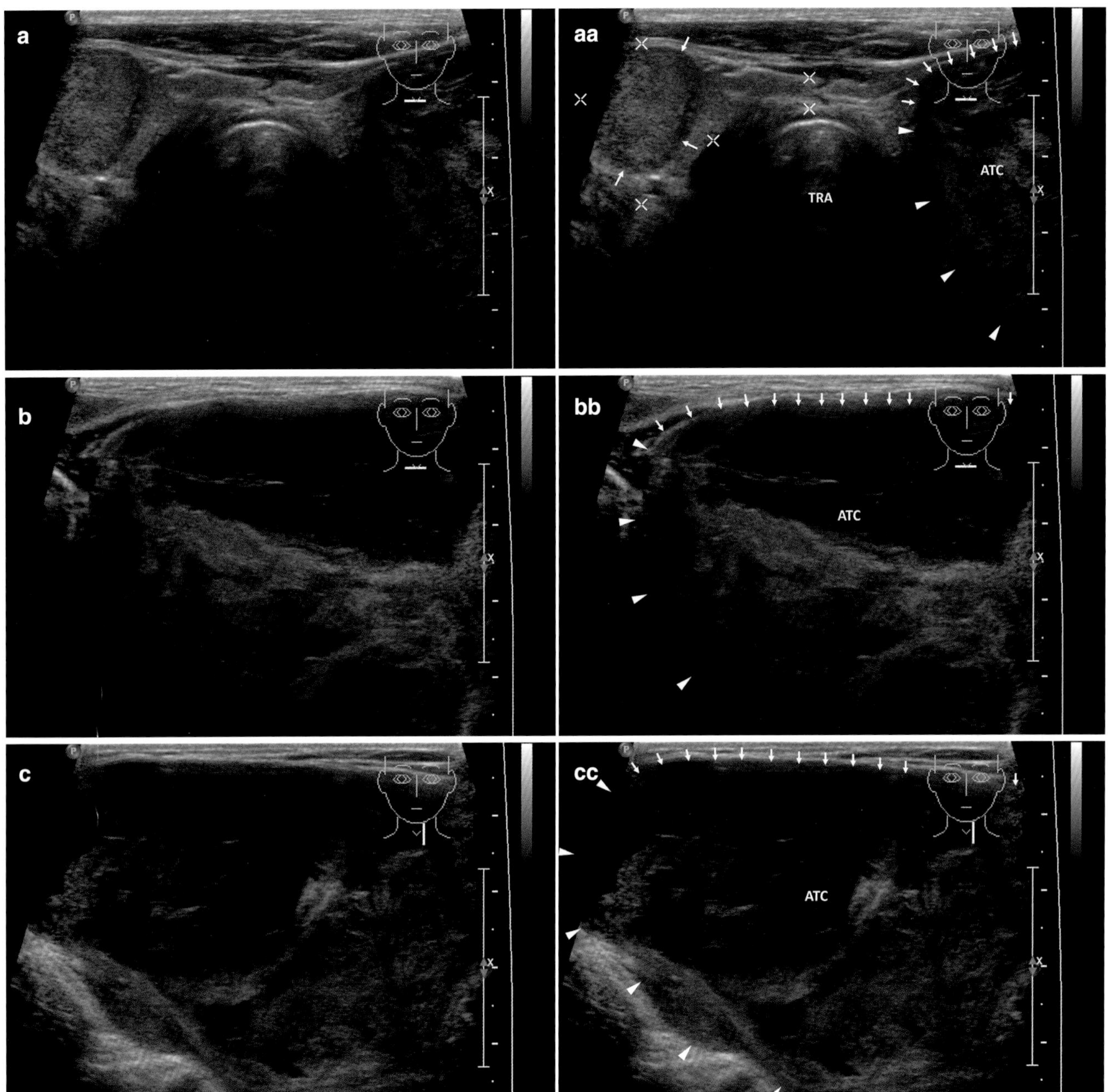

图17.2　（aa）56岁男性，累及整个左叶（LL）及峡部的巨大甲状腺未分化癌（ATC）（►），甲状腺外浸润（ETE）至肌肉，大小为67mm×56mm×47mm，体积为90mL，并发左侧颈内静脉（IJV）急性血栓形成；无淋巴结转移：ATC——甲状腺左叶（LL）明显增大；粗结构；混合性回声，伴有粗细不等的低回声区和强回声纤维带；边缘不清，肿瘤向腹侧突起，包膜的连续性中断并侵入肌肉（→）；甲状腺左叶（LL）中无可疑实性结节（→）；气管向右偏斜；Tvol 106mL，体积不对称——RL 16mL、LL 90mL；横切面，穿透深度5cm。（bb）伴甲状腺外浸润（ETE）至肌肉的巨大甲状腺未分化癌（ATC）（►）细节：实性；粗结构；混合性回声，腹侧有大的低回声区伴高回声间隔（坏死可能），背侧有低回声区；肿瘤向腹侧突出，包膜连续性中断并侵入肌肉（→）；横切面。（cc）伴甲状腺外浸润（ETE）至肌肉的巨大甲状腺未分化癌（ATC）（►）细节：实性；粗结构；混合性回声，腹侧有大的低回声区伴高回声间隔（坏死可能），背侧有低回声区；肿瘤向腹侧突出，包膜连续性中断并侵入肌肉（→）；纵切面。（dd）甲状腺左叶（LL）甲状腺未分化癌（ATC）（►）和左侧IJV急性血栓形成的细节：ATC边界清晰未侵及IJV；IJV——扩张的管腔内充满明显低回声肿块；探头不可压缩；横切面。（ee）左侧IJV急性血栓形成的细节：扩张的管腔内充满明显的低回声肿块；探头不可压缩；纵切面

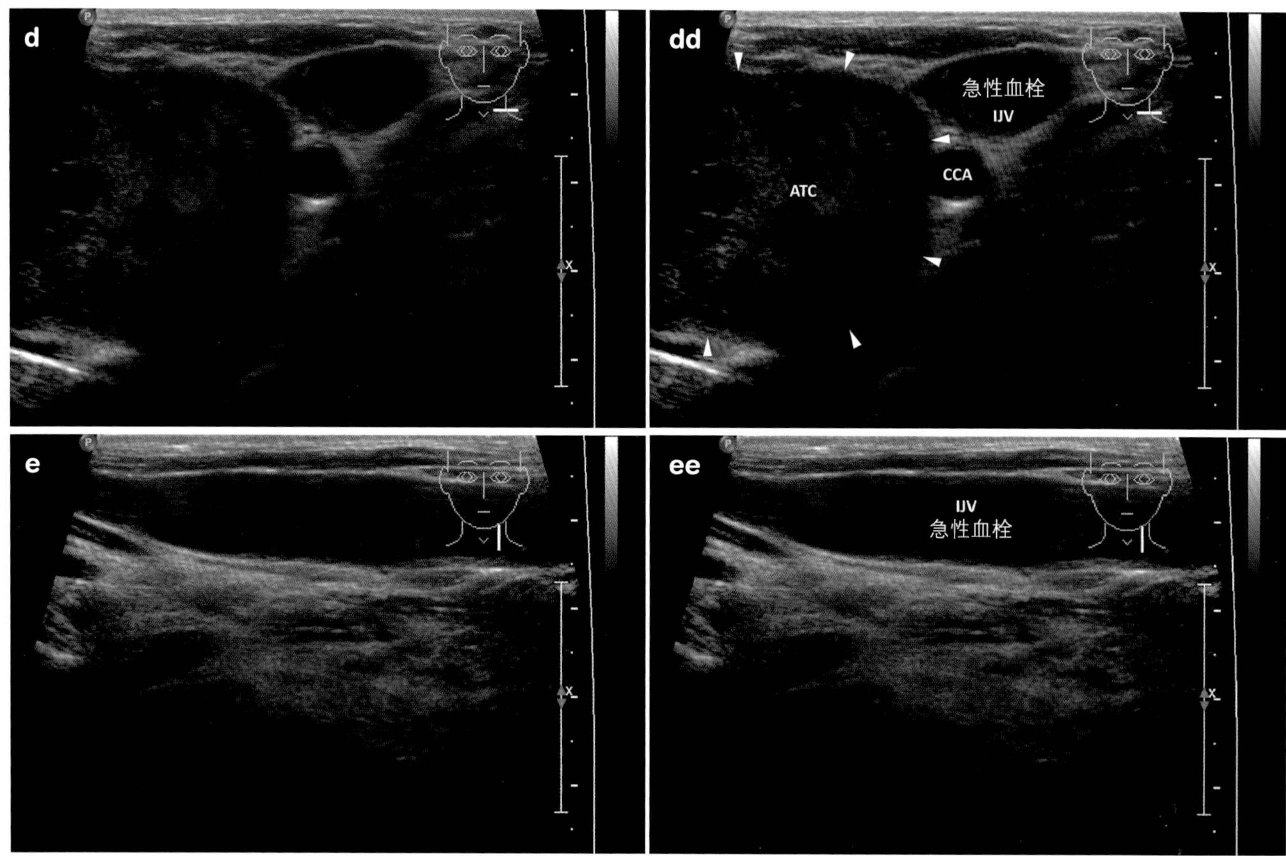

图17.2（续）

参考文献

[1] Sajid-Crokett S, Hershman J. Thyroid nodules and cancer in the elderly. In: De Groot LJ, Beck-Peccoz P, Chrousos G, Dungan K, Grossman A, Hershman JM, et al., editors. Endotext [Internet]. South Dartmouth, MA: MDText.com, Inc.; 2015.

[2] Aldinger KA, Samaan NA, Ibanez M, Hill Jr CS. Anaplastic carcinoma of the thyroid: a review of 84 cases of spindle and giant cell carcinoma of the thyroid. Cancer. 1978;41(6):2267–2275.

[3] Lam KY, Lo CY, Chan KW, Wan KY. Insular and anaplastic carcinoma of the thyroid: a 45-year comparative study at a single institution and a review of the significance of p53 and p21. Ann Surg. 2000;231(3):329–338.

[4] Lin JD, Chao TC, Chen ST, Weng HF, Lin KD. Characteristics of thyroid carcinomas in aging patients. Eur J Clin Investig. 2000;30(2):147–153.

[5] Kebebew E, Greenspan FS, Clark OH, Woeber KA, McMillan A. Anaplastic thyroid carcinoma. Treatment outcome and prognostic factors. Cancer. 2005;103(7):1330–1335.

[6] Suh HJ, Moon HJ, Kwak JY, Choi JS, Kim EK. Anaplastic thyroid cancer:ultrasonographic findings and the role of ultrasonography-guided fine needle aspiration biopsy. Yonsei Med J. 2013;54(6):1400–1406.

[7] Lee JW, Yoon DY, Choi CS, Chang SK, Yun EJ, Seo YL, et al. Anaplastic thyroid carcinoma: computed tomographic differentiation from other thyroid masses. Acta Radiol. 2008;49(3):321–327.

[8] Green LD, Mack L, Pasieka JL. Anaplastic thyroid cancer and primary thyroid lymphoma: a review of these rare thyroid malignancies. J Surg Oncol. 2006;94(8):725–736.

[9] Us-Krasovec M, Golouh R, Auersperg M, Besic N, Ruparcic-Oblak L. Anaplastic thyroid carcinoma in fine needle aspirates. Acta Cytol. 1996;40(5):953–958.

（阮婷、岳媛媛　译）

第18章　甲状腺及颈部淋巴结的其他恶性肿瘤

18.1　甲状腺及颈部淋巴结的其他恶性肿瘤：原发性甲状腺淋巴瘤

18.1.1　基本要素

- 在瑞典的一项大型回顾性研究（1959—1981年）中，829名慢性淋巴细胞性甲状腺炎（CLT）患者患恶性甲状腺淋巴瘤的风险大大增加，估计相对风险度为67（观察到4例，预期为0.06例），胶体性甲状腺肿患者的风险没有增加[1]。
- 原发性甲状腺淋巴瘤（PTL）是一种罕见的恶性肿瘤，占甲状腺恶性肿瘤的5%以下和结外淋巴瘤的2%以下，每年估计发病率为2/1000000。女性比男性更容易受到影响［（2~8）：1］。患者通常出现在生命的第6~7个10年，男性发病年龄通常低于女性发病年龄[2]。
- 大多数甲状腺淋巴瘤是B细胞起源的非霍奇金淋巴瘤。与没有HT的患者相比，患有桥本氏甲状腺炎（HT）的患者发生PTL的风险更大，相对风险度为67[2]。
- 从HT到PTL的转变发生在大约0.5%的病例中。60%~90%的PTL病例发生在HT背景下[2]。
- 众所周知，PTL的临床表现是在中老年期出现的一种快速增长的肿块，出现在迄今为止有长期HT病史的无症状女性患者中[3]。
- 尽管PTL可能因突然生长导致气道阻塞而危及生命，但早期发现和诊断，然后进行适当的治疗，可以带来良好的预后[2-3]。
- 在Graff-Baker等的一项回顾性研究中，经过32年的随访，1408名PLT患者中共有88%患有Ⅰ~Ⅱ期疾病；中位生存期为9.3年，5年生存率为90%[4]。

18.1.2　原发性甲状腺淋巴瘤的超声特征[3,5]

- PTL根据内部回声、边界和后方回声可分为3种类型：结节型、弥漫型或混合型。
- 3种类型都有后方回声增强，有助于区分淋巴瘤和其他类型的甲状腺病变。
  - 结节型甲状腺肿（图18.1aa）通常为单侧、均匀低回声、假性囊肿。边界清晰这一点将淋巴瘤与非淋巴瘤病变区分开来。
  - 在弥漫型甲状腺肿中，甲状腺肿为双侧、弥漫性、非均匀性极低回声、极低回声间有分隔。与结节型相比，淋巴瘤和非淋巴瘤组织之间的边界不能清楚地识别。
  - 混合型淋巴瘤表现为多发斑片状低回声。
- 典型的长期HT的超声表现表明甲状腺萎缩或较小，薄壁组织不均匀。
- Ota等根据上述US特征对疑为PTL的165名患者进行了一项前瞻性研究，约48%患者病理证实为淋巴瘤。结节型和混合型的超声检查的阳性预测值分别为约65%和约63%，高于弥漫型的阳性预测值约34%，这可能是由于弥漫型与HT的超声表现非常相似[5]。
- Nam等[3]对13名PTL患者的超声表现进行了15年的回

M. Halenka, Z. Fryšák, *Atlas of Thyroid Ultrasonography*, DOI 10.1007/978-3-319-53759-7_18

顾性研究，发现15%的患者表现为结节型，77%为弥漫型，8%为混合型，3例患者有继发性甲状腺淋巴瘤。

- 几项研究报道，PTL并发颈部淋巴结和纵隔相关疾病的发生率分别为69%和73%[6,7]。相反，在Nam等[3]的研究中，任何PTL患者都有明显的颈部淋巴结病。
- 注意！弥漫型PLT的超声表现也是严重HT和甲状腺功能减退的典型超声表现。只有当临床症状出现快速扩大的肿块时，才能考虑PTL。无症状患者的超声表现使甲状腺淋巴瘤的鉴别变得困难[3]。
- 注意！继发性甲状腺淋巴瘤表现为明显的低回声肿块，类似PTC。在这两种情况下，FNAB都是必要的[3]。
- 注意！有时PTL可能表现得非常激进，例如表现出快速生长和侵袭邻近结构。超声显示占据整个甲状腺叶的不均匀低回声肿块，内部可见小的钙化，边缘不规则。有时，可能会发生甲状腺外侵犯、延伸到气管壁或发生颈总动脉闭塞。这些发现提示ATC有气管和血管侵犯[8]。

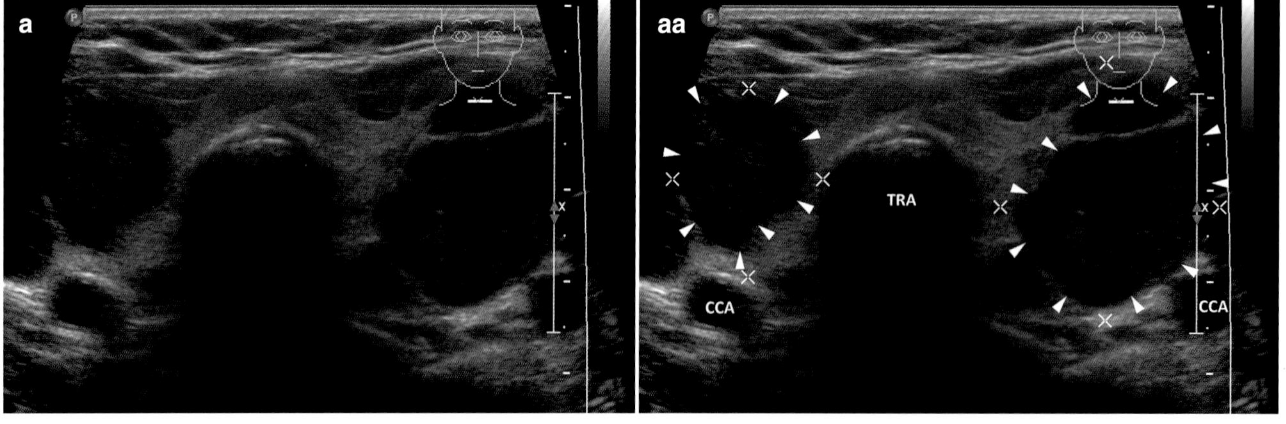

图18.1 （aa）70岁女性，患有甲状腺继发性非霍奇金淋巴瘤和颈部恶性淋巴结：甲状腺右叶（RL）中的可疑实性结节（►），大小为20mm×18mm×16mm，体积3mL——圆形；非均匀结构；极低回声；微小分叶状边缘；甲状腺左叶（LL）中的可疑实性结节（►），大小33mm×24mm×20mm，体积8mL——卵形；非均匀结构；极低回声；微小分叶状边缘；Tvol 48mL，RL 21mL、LL 27mL；横切面；深度4.5cm。（bb）甲状腺左叶（LL）可疑结节及邻近颈内静脉（IJV）旁的C-Ⅲ区恶性淋巴结细节：实性结节（►）——不均匀结构；极低回声；微小分叶状边缘；恶性LN1（▻）——椭圆形；大小23mm×20mm；回声粗糙；混合回声，多为高回声和低回声；横切面。（cc）甲状腺左叶（LL）可疑结节及邻近颈内静脉（IJV）旁的C-Ⅲ区恶性淋巴结细节，CFDS：实性结节（►）——血流稀少，模式0；恶性LN1（▻）——混合血流；横切面。（dd）尺寸大的恶性LN2（▻）的细节：大小40mm×27mm×19mm，体积11mL，邻近左侧颈内静脉（IJV）旁的C-Ⅱ区；椭圆形；均匀结构；极低回声，伴有横向纤维带；横切面。（ee）邻近左侧颈内静脉（IJV）旁的C-Ⅱ区的恶性LN2（▻）的细节，CFDS：中心区域血供增加；横切面。（ff）邻近左侧颈内静脉（IJV）旁的C-Ⅱ区的恶性LN2（▻）的细节：椭圆形；大小40mm×19mm，L/S≈2（非病理性）；均匀结构；极低回声；旁边是另外两个大小分别为11mm和12mm的圆状低回声ln3、ln4；纵切面。（gg）甲状腺右叶（RL）中可疑结节（►）细节：圆形；非均匀结构；低回声；微小分叶状边缘；横切面。（hh）甲状腺右叶（RL）中可疑结节（►）的细节，CFDS：外周血供增加，模式Ⅱ；横切面。（ii）化疗成功1年后，甲状腺内大的低回声结节和恶性颈部淋巴结均消失。超声显示甲状腺双侧叶内小的多结节性甲状腺肿：体积小、实性、低回声结节（➞）；大小5~8mm；Tvol 18mL，RL 9mL、LL 9mL；横切面。（jj）甲状腺右叶（RL）细节：体积小、实性、高回声结节（➞）；纵切面。（kk）甲状腺左叶（LL）细节：体积小、实性、高回声结节（➞）；纵切面

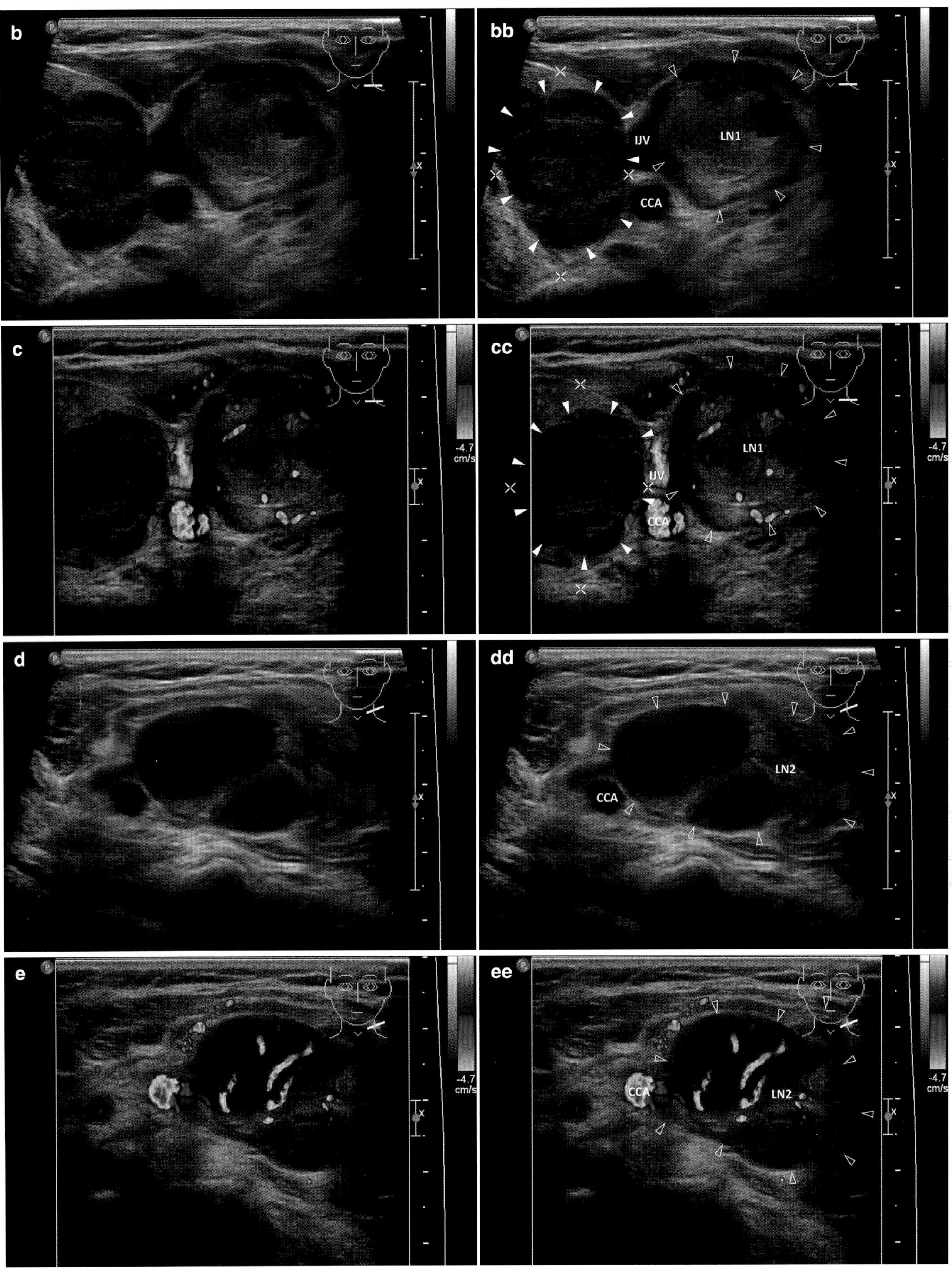

图18.1（续）

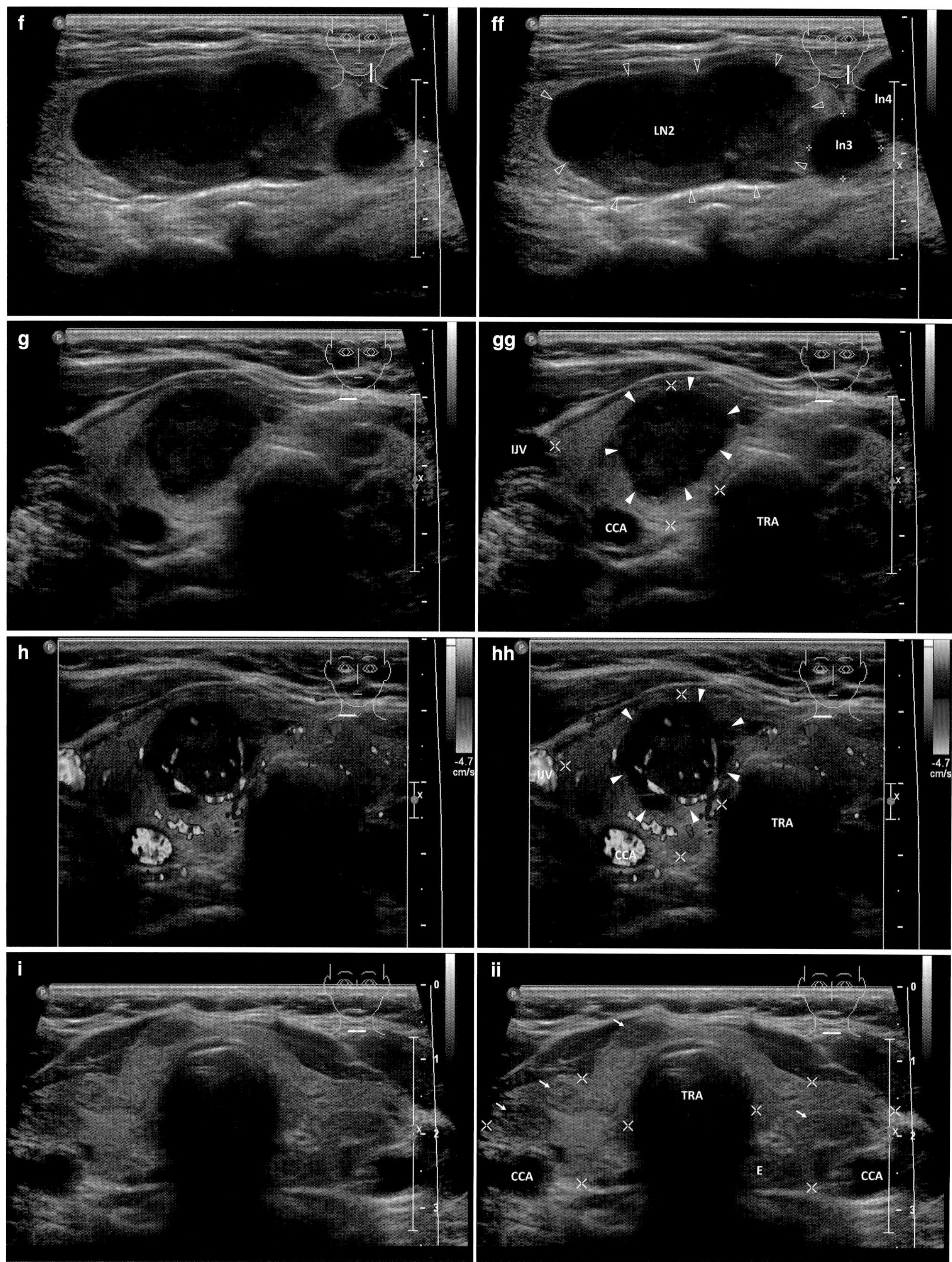
f
ff
LN2
ln3
ln4
g
gg
IJV
CCA
TRA
h
hh
-4.7
cm/s
IJV
CCA
TRA
i
ii
TRA
CCA
E
CCA

图18.1（续）

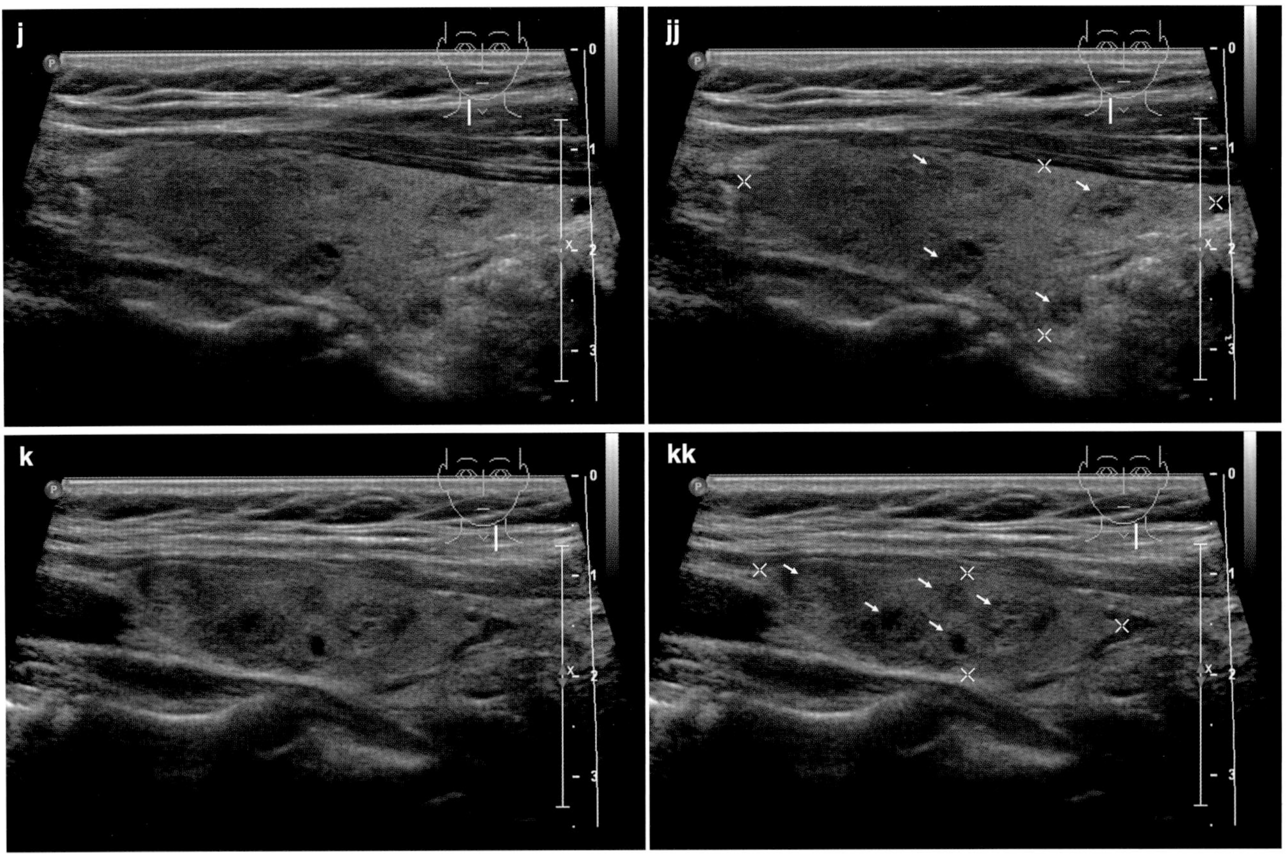

图18.1（续）

18.2　甲状腺及颈部淋巴结的其他恶性肿瘤：髓外浆细胞瘤

18.2.1　基本要素

- Bachar等对1960—2000年间68例头颈部髓外浆细胞瘤（EMP）患者进行的回顾性分析报道称，5年局部无复发率为81%，5年复发率为5%，23%的患者发展为多发性骨髓瘤，5年生存率为76%[9]。
- 在Galieni等对46名EMP患者的研究中，EMP最常见的发病部位在上呼吸道（80%）。其他部位是淋巴结、甲状腺、皮肤、胃和大脑。临床症状与发病部位有关；从发病到诊断的中位时间为7.5个月。诊断时的中位年龄为55岁（16～80岁）。男性的发病率大约是女性的2倍。21%的患者有单克隆成分。治疗策略为手术或局部放疗。85%的患者病情可以达到完全缓解。局部复发或其他部位复发的发生率分别为7.5%和10%。15年生存率为78%。15%的患者出现多发性骨髓瘤[10]。
- 甲状腺EMP（图18.2）是一种非常罕见的疾病，占EMP的1.4%[11]。
- EMP在所有浆细胞瘤中所占比例<5%。确定孤立性EMP（包括甲状腺EMP）正确诊断的一个基本条件是排除多发性骨髓瘤。因此，正常骨髓活检、骨骼溶解性病变的缺失和单克隆免疫球蛋白峰的缺失才能确诊EMP[12]。

18.2.2　甲状腺髓外浆细胞瘤的超声特征

- 我们对这一主题的了解是基于罕见的案例报道。在超声扫查中，可疑结节超声无明显特异性表现（详见第24章），典型的超声表现是病灶表现为极低回声和血供丰富。超声诊断应参照临床和实验室检查。

- 病例1：一名52岁女性，有6个月进行性无痛性甲状腺肿病史，无毒性甲状腺肿或压迫症状。颈部超声证实甲状腺肿大，峡部有一个18mm的孤立性结节，不均质，低回声，血供丰富，左侧颈部有一个20mm的淋巴结。进行FNAB的细胞学检查与淋巴浆细胞淋巴瘤或浆细胞瘤一致[12]。
- 病例2：一名60岁男性，颈部肿块，声音嘶哑，吞咽困难持续3个月。在临床检查中，甲状腺弥漫性增大，右叶更明显，质实，无痛。甲状腺功能减退。超声检查显示双侧叶桥本氏甲状腺炎背景下有大的

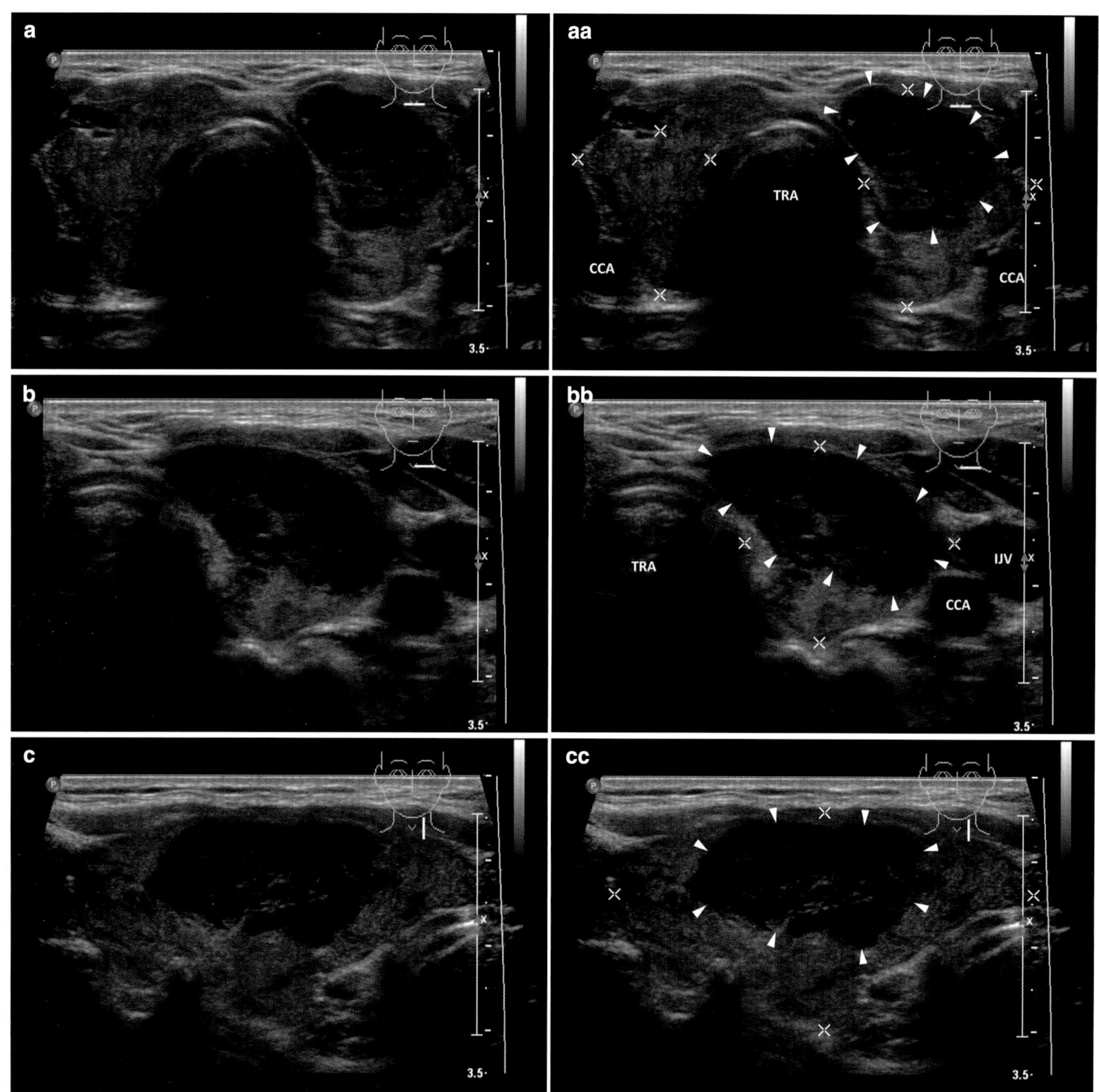

图18.2 （aa）58岁女性，患有桥本氏甲状腺炎（HT），甲状腺左叶（LL）可见一个可疑的中等大小的实性结节（►），大小23mm×28mm×17mm，体积8mL。细胞学显示为髓外浆细胞瘤。超声图像整体观：纵横比>1；实性；非均匀结构；极低回声伴高回声纤维分隔；微小分叶状边缘；并发HT的甲状腺回声——不均匀，有散在低回声；Tvol 23mL，RL 9mL、LL 14mL；横切面。（bb）可疑中等大小实性结节（►）细节：不均匀结构；极低回声伴高回声纤维分隔；微小分叶状边缘；横切面。（cc）可疑中等大小实性结节（►）细节：不均匀的结构；极低回声伴高回声纤维分隔；微小分叶状边缘；纵切面

低回声病变。FNAB显示淀粉样蛋白背景下的非典型上皮细胞，提示髓样癌（MTC）。甲状腺全切除术后病理显示，在桥本氏甲状腺炎的背景下伴有异型Hürthle细胞，有广泛的肿瘤性浆细胞浸润[11]。

- 这两个EMP病例都表明细胞学检查具有挑战性，并且可能存在误解。淀粉样物质可能与MTC有关。然而，必须考虑其他可能的情况，如淋巴增生性病变和浆细胞瘤[11-12]。
- 当一个颈部肿块在FNAB检查中出现失黏附细胞同时伴淀粉样物质时，鉴别诊断中应该考虑EMP[13]。

18.3　甲状腺及颈部淋巴结的其他恶性肿瘤：原发于甲状腺外的颈部恶性淋巴结

18.3.1　基本要素

- 颈部恶性淋巴结（LN）既可见于血液系统恶性肿瘤中，也可见于头颈部肿瘤（包括甲状腺癌症）的转移[14]。
- 在头颈部恶性肿瘤患者中，单侧转移性LN的存在可使5年生存率降低50%，而双侧转移性LN则可使5年生存率降低25%[15]。
- 口腔癌症是头颈部最常见的肿瘤类型之一（38%），约40%的患者发生局部转移性LN[16]。
- 淋巴瘤（图18.7和图18.8）是头颈部第二常见的肿瘤，该区域的鉴别诊断中应该予以考虑。由于治疗方案不同，准确识别原发疾病就显得尤为重要[14,17]。
- 在Jones等的一项研究中，约76%的患者继发性颈淋巴结转移的主要部位在头颈部。除头颈部外的部位发生率约为11%，约13%的患者中未发现原发性肿瘤[18]。
- 对于放疗后颈部纤维化的患者，与临床检查相比，超声检查是非常有益的，敏感性分别为约97%和73%[19]。
- 超声对可疑LN的检查表现为高敏感性约97%，低特异性约32%。然而，当US与FNAB联合时，特异性高达93%[20]。
- PET/CT评估颈部转移性淋巴结转移，敏感性约92%，特异性约99%，准确率约97%。对于淋巴结的病理分型，PET/CT相比临床检查和PET而言，准确率分别为约85%、约68%、约70%[21]。
- 头颈部肿瘤常见的原发性LN转移的部位有[14]：
  - 沿颈内静脉：甲状腺癌；咽、喉和食道肿瘤。
  - 下颌骨以下：舌头和扁桃体的口腔鳞状细胞癌。
  - 上颈部和颈后三角区：鼻咽癌。
- 锁骨上方和胸锁乳突肌后方（颈后三角）：胸腹腔腺癌—乳腺（图18.4）、肺部（图18.6）、胃肠道（图18.3）和泌尿系统（图18.5）。

18.3.2　转移性淋巴结的超声特征[14]

- 大小：
  - 淋巴结（LN）越大，恶性风险越高。
  - 警惕！反应性淋巴结可以和转移性淋巴结一样大。
  - 据报道，为了区分反应性淋巴结和转移性淋巴结，对淋巴结大小进行了不同的阈值设定（5mm、8mm、10mm）。
  - 淋巴结（LN）大小的随访在以下两种临床情况下是有用的：①在已知癌症患者的系列检查中，淋巴结增大，可高度怀疑有转移；②淋巴结逐渐变小是监测患者对治疗反应的有用指标。
- 形状：
  - 转移性淋巴结（LN）为球形，横纵比（S/L）约为1.0[14]，或纵横比（L/S）约为1.0（图18.4bb）[22,23]。
  - 淋巴结（LN）皮质偏心性增厚，为肿瘤在其内局灶性浸润所致。
  - 警惕！下颌下良性和反应性淋巴结（LN）通常也是椭圆形或球形的。
- 边界：
  - 转移性淋巴结往往具有清晰的边界（图18.4bb）。
  - 肿瘤晚期淋巴结可能表现为边界不清，表明有包膜外扩散。
- 回声：
  - 与邻近的肌肉组织相比，转移性淋巴结（LN）回

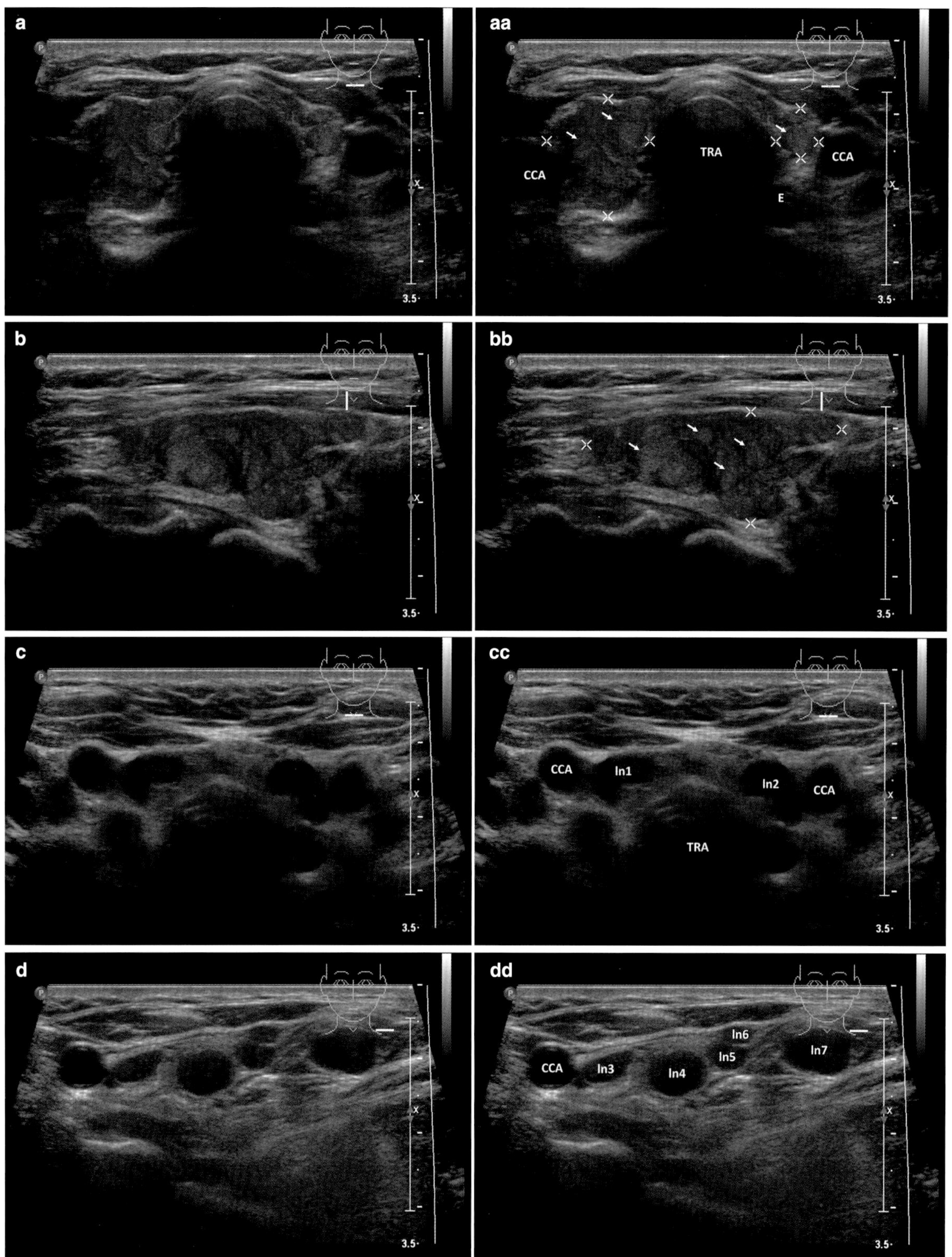

图18.3 （aa）57岁女性患者，胃癌伴颈部和锁骨上窝淋巴结转移。桥本氏甲状腺炎（HT）伴非可疑实性结节的超声表现（未行FNAB）：不均匀的低回声小结节样结构；散在小的、实性、高回声结节（➡）；Tvol 7mL，体积不对称性——RL 5mL、LL 2mL；横切面。（bb）伴有桥本氏甲状腺炎（HT）和结节的甲状腺右叶（RL）的细节：散在小的、实性、高回声结节（➡），大小5～10mm；纵切面。（cc）颈部C-Ⅶ区两个转移性淋巴结的细节：ln1、ln2——椭圆形；均匀结构；低回声；无淋巴门征；大小分别为9mm×6mm和9mm×7mm；横切面。（dd）左锁骨上区5个转移性淋巴结的细节：ln3～ln6——椭圆形；均匀结构；低回声，无淋巴门征；大小分别为9mm×6mm和9mm×7mm；横切面

声明显偏低（图18.4bb）。

- 注意！来自PTC的转移性淋巴结（LN）通常是高回声的。

• 淋巴门征：

- 转移性淋巴结通常不显示任何门样结构（图18.4bb）。

- 注意！在恶性淋巴结（LN）中也可发现淋巴门。因此，淋巴门的存在与否不能作为评估颈部淋巴结（LN）的唯一标准。

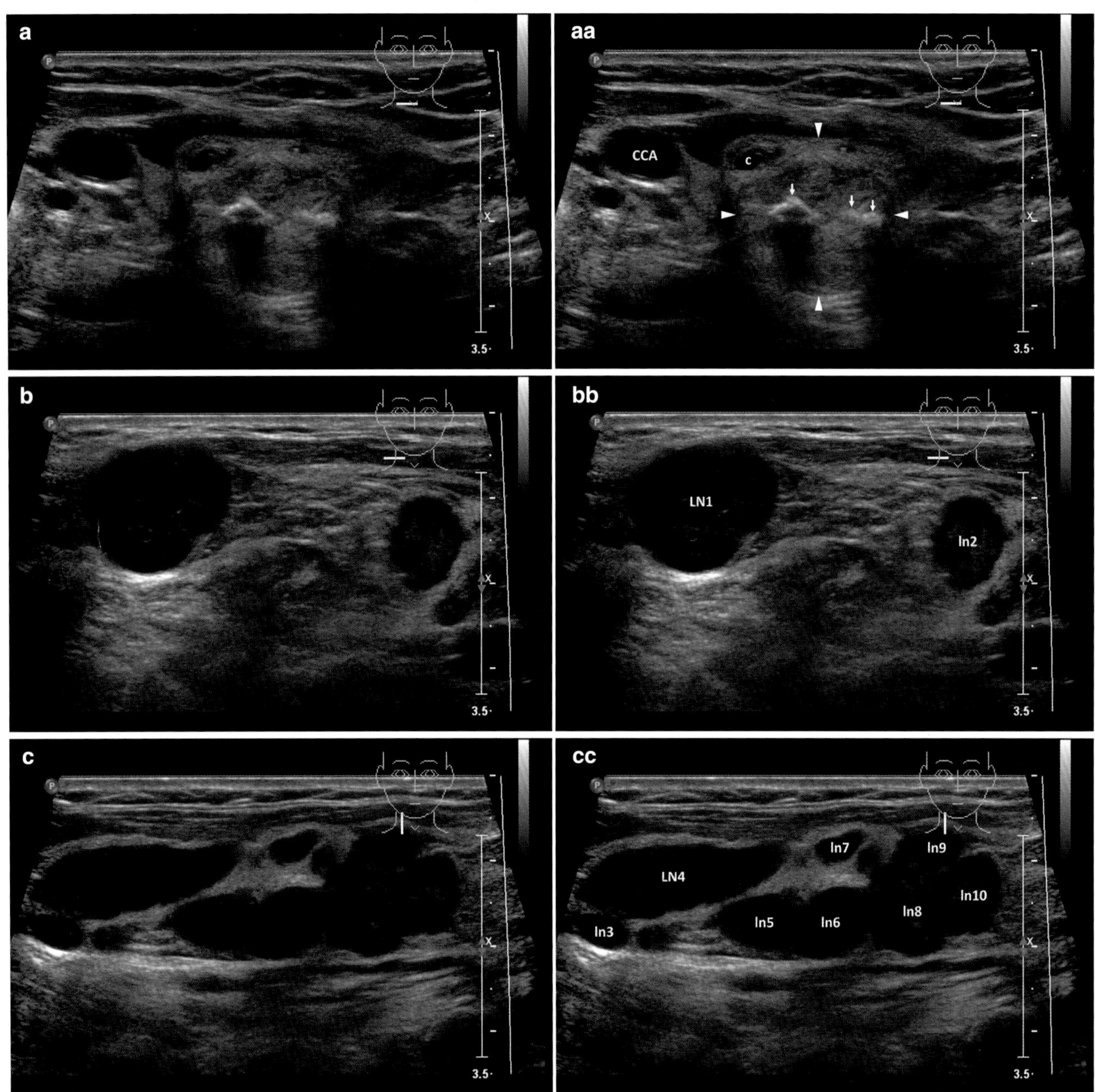

图18.4　（aa）57岁女性患者，右侧乳腺切除术后，右侧颈部出现转移性淋巴结。超声显示甲状腺右叶（RL）中可见一个实性的非可疑的混合回声结节，内部可见钙化（►），大小17mm×17mm×16mm，体积2mL（FNAB细胞学显示为良性）：圆形；回声粗糙；高回声；结节内曲线样钙化（➞）后方伴声影；横切面。（bb）两个转移性淋巴结的细节：大的LN1大小22mm×18mm×15mm，体积3mL，小的ln2大小11mm×7mm，C-Ⅴ区：椭圆形；均匀结构；低回声；无淋巴门征；横切面。（cc）C-Ⅱ、Ⅲ、Ⅳ区大约有8个转移性淋巴结的细节：大小为5~25mm：ln3、LN4、ln5~ln10——椭圆形；非均匀结构；低回声，无淋巴门征；纵切面

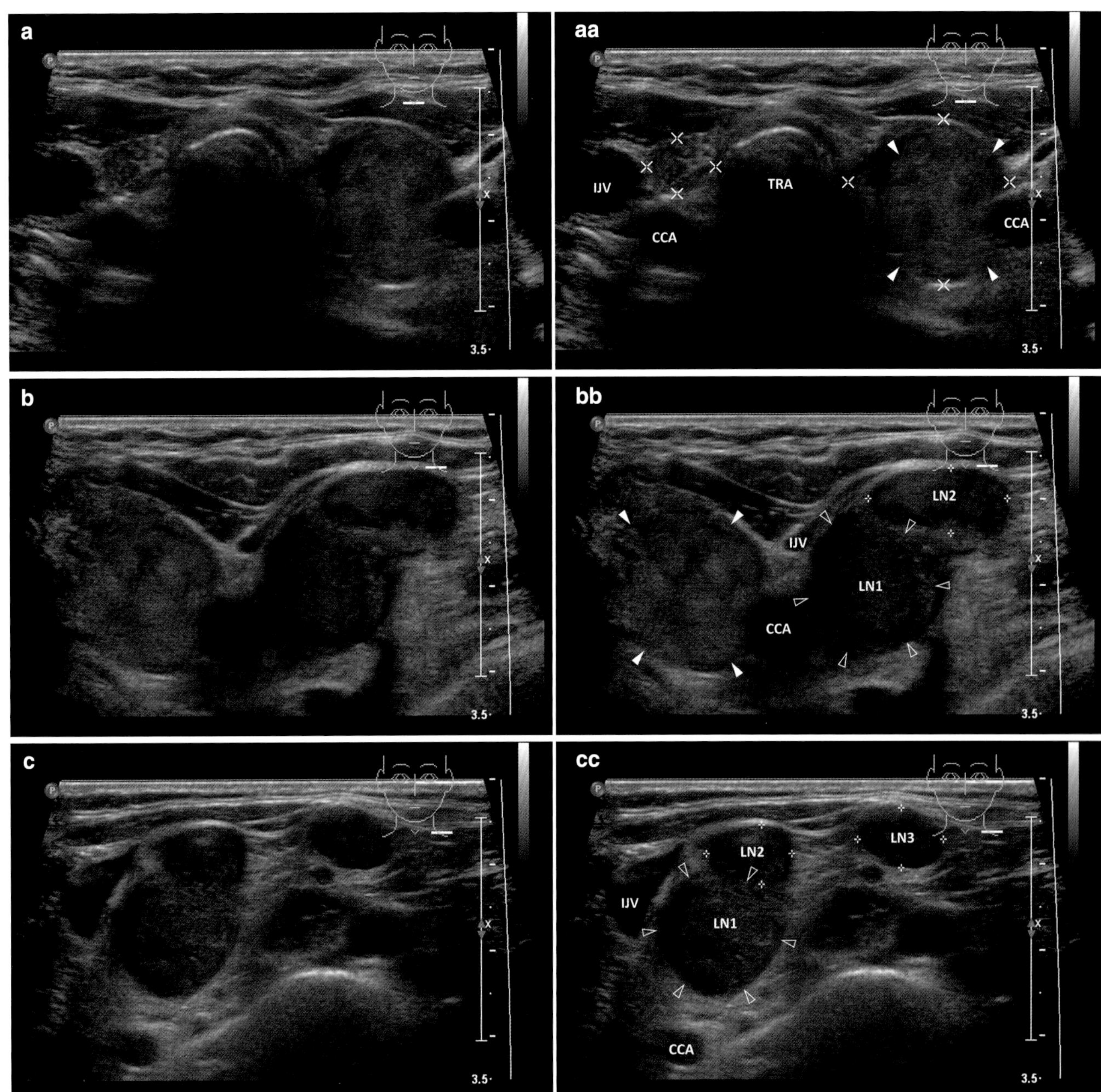

图18.5 （aa）66岁女性患者因右侧肾癌行右肾切除术后，左下颈部C-Ⅳ区和锁骨上区出现转移性淋巴结。甲状腺左叶（LL）桥本氏甲状腺炎（HT）并发一个实性非可疑的中等大小的结节（►）的超声表现：大小27mm×16mm×15mm，体积3.5mL（FNAB细胞学显示为良性）：圆形；回声粗糙；高回声，不规则薄晕；右叶（RL）——萎缩性桥本氏甲状腺炎（HT）的结构；Tvol 11mL，体积不对称性——RL 3mL、LL 8mL；横切面。（bb）甲状腺左叶（LL）中等大小的结节和两个近左侧颈总动脉（CCA）和颈内静脉（IJV）的转移性淋巴结（LN）细节：实性结节（►）——回声粗糙；高回声，不规则薄晕；转移性淋巴结（LN1）（▻）——圆形，大小16mm×15mm；转移性淋巴结（LN2）（÷）——椭圆形，大小16mm×7mm；均匀结构；稍低回声；无淋巴门征；两个淋巴结都压迫左侧颈内静脉（IJV）；横切面。（cc）3个转移性淋巴结——位于左侧C-Ⅳ区的LN1、LN2和位于左侧锁骨上窝水平的LN3的细节：椭圆形；LN1（▻）高回声，LN2（÷）稍低回声；无淋巴门征；小的LN3（÷），大小10mm×7mm——椭圆形；均匀结构；低回声；无淋巴门征；横切面

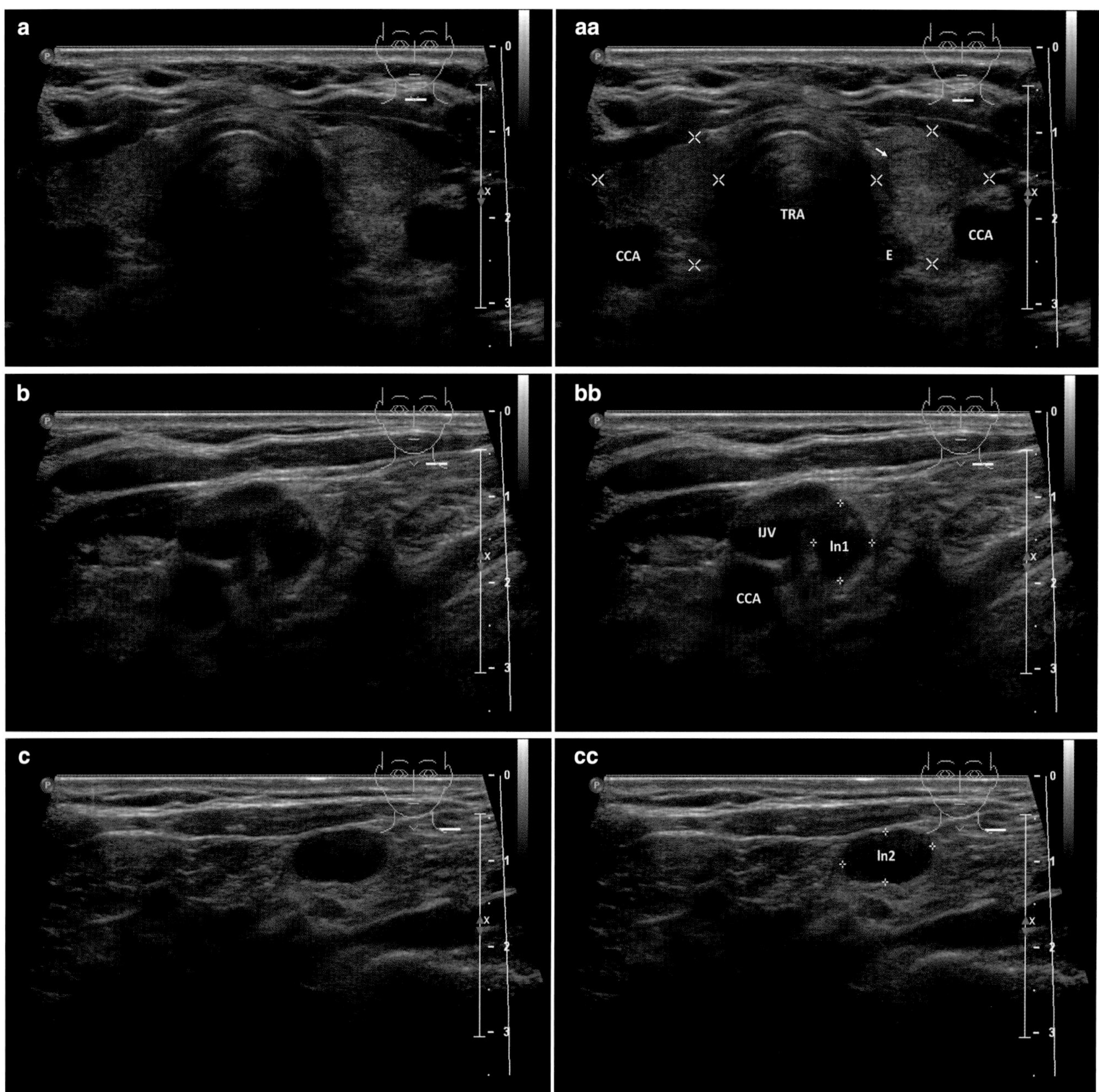

图18.6　（aa）63岁女性，患有左支气管癌，左下颈部C-Ⅳ区和锁骨上区域有转移性淋巴结。甲状腺左叶（LL）一个非可疑实性小结节（→），大小12mm×10mm×8mm，体积0.5mL（FNAB细胞学显示为良性）：圆形；均匀结构；高回声，薄晕；Tvol 10mL，RL 5mL、LL 5mL；横切面。（bb）转移性小淋巴结细节，大小9mm×7mm×5mm，体积0.2mL，位于左侧颈内静脉（IJV）旁C-Ⅳ区：ln1（✣）——椭圆形；均匀结构；低回声；无淋巴门征；横切面。（cc）左锁骨上区转移性小淋巴结细节，大小12mm×10mm×6mm，体积0.4mL：ln2（✣）——椭圆形；均匀结构；低回声；无淋巴门征；横切面

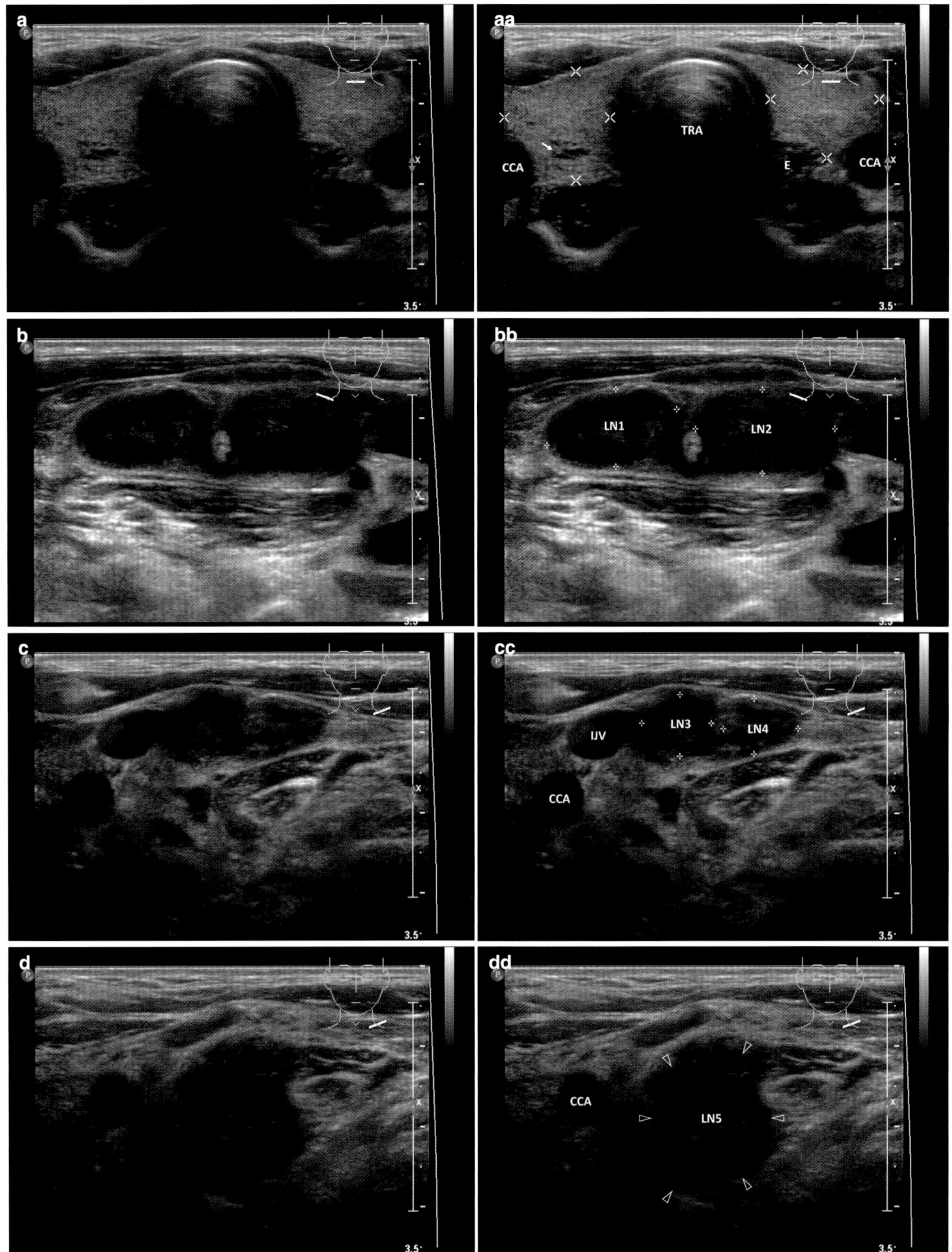

图18.7 （aa）35岁女性霍奇金淋巴瘤患者，双侧下颈部C-Ⅳ区和锁骨上窝区域有恶性淋巴结。甲状腺右叶（RL）一个实性非可疑实性小结节（➞）的超声图像，大小为7mm×6mm×4mm，体积0.1mL（未进行FNAB）：卵圆形；不均匀结构；高回声；散在的微小囊肿；薄晕；Tvol 14mL、RL 7mL、LL 7mL；横切面。（bb）右锁骨上窝两个恶性淋巴结细节：椭圆形；LN1（÷）大小为18mm×10mm，L/S＞2，LN2（÷）大小为21mm×12mm，L/S＞2（非病理性）；均匀结构；低回声；无淋巴门征；横切面。（cc）左锁骨上窝两个恶性淋巴结的细节：椭圆形，LN3（÷）大小11mm×10mm，LN4（÷）大小9mm×7mm；均匀结构；低回声；无淋巴门征；横切面。（dd）另外一个位于左侧颈动脉（CCA）旁C-Ⅶ区的恶性淋巴结（LN5）（▷）的细节：卵形，大小18mm×15mm；非均匀结构；低回声；无淋巴门征；微小分叶状边缘；横切面

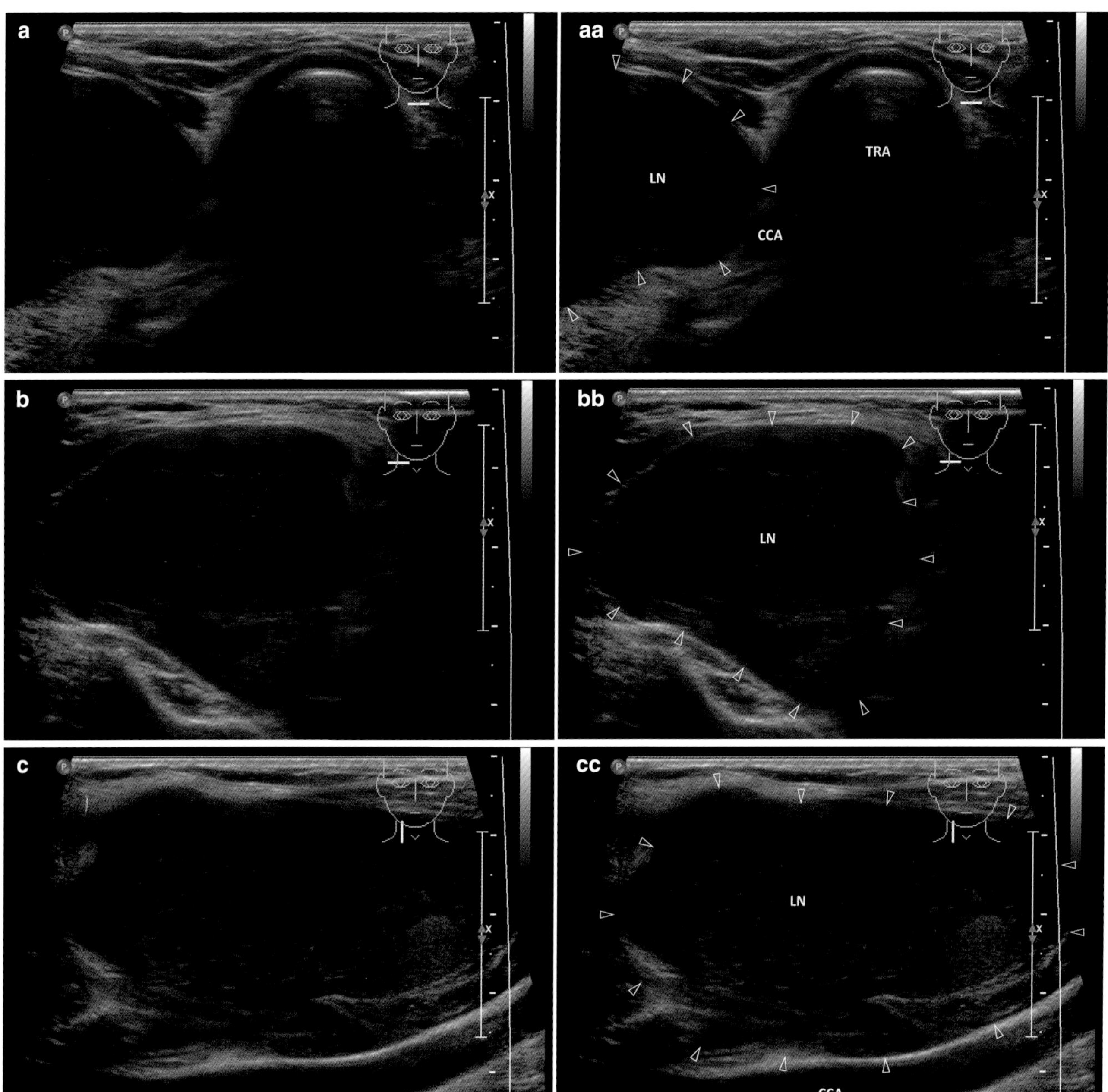

图18.8　（aa）64岁女性，非霍奇金淋巴瘤患者，右下颈部触及包块约2周。患者病史：因结节性甲状腺肿行甲状腺全切除术后26年。巨大恶性淋巴结（LN）（▷），大小69mm×44mm×37mm，体积60mL，位于右侧颈总动脉（CCA）前方C-Ⅲ、Ⅳ区，延伸至右侧甲状腺床直至气管：椭圆形；实性；非均匀结构；多为低回声；无淋巴门征；左侧甲状腺空虚，无甲状腺残留；横切面。（bb）由右侧颈总动脉（CCA）前方延伸至右侧甲状腺区域的巨大恶性淋巴结（LN）（▷）细节：椭圆形；实性；非均匀结构；多为低回声；无淋巴门征；横切面。（cc）由右侧颈总动脉（CCA）前方延伸至右侧甲状腺区域的巨大恶性淋巴结（LN）（▷）细节：椭圆形；实性；非均匀结构；多为低回声；散在纤维带；无淋巴门征；纵切面

- 淋巴结内坏死：
  - –囊性坏死（图15.21ff、图19.5和图19.10）最常见，表现为淋巴结（LN）内的无回声区。
  - –凝固性坏死不常见，表现为淋巴结（LN）内的回声灶，无声影。
  - –淋巴结内坏死可见于转移性或结核性淋巴结（LN）。
- 钙化：
  - –淋巴结（LN）内钙化并不常见。
  - –注意！来自PTC的颈部转移性淋巴结往往有微钙化（点状钙化），钙化位于声影的外围（图15.16bb）。MTC的转移性淋巴结可能也显示钙化，但其发生率明显较低（图16.3bb）。
- 血流：
  - –外周型。
  - –混合型（同时存在门型和外周型）；混合型在肿瘤晚期会消失。

18.3.3 恶性淋巴结在淋巴瘤中的超声特征[14]

- 淋巴结往往增大，横径至少为10mm或更大。淋巴结的大小进行性和实质性缩小是治疗反应良好的有用指标。
- 淋巴结往往呈圆形，边界清晰，表现为低回声，通常没有淋巴门。
- 这些特征与大多数转移性淋巴结（LN）相似。因此，淋巴结形状、边界的清晰度、回声和有无淋巴门可能不是区分淋巴瘤和转移性淋巴结的有用超声指标。
- 淋巴结很少表现为囊性坏死，除非患者之前接受过放射治疗、化疗或疾病处于晚期。
- 淋巴结内钙化在淋巴结中并不常见。然而，钙化可能出现在治疗后；这些钙化通常在后方伴有声影。
- 淋巴结往往同时具有淋巴门（62%）和外周型血管（90%）。
- 注意！上述标准都不能单独用于区分反应性淋巴结（LN）和转移性淋巴结（LN）。
- 淋巴结（LN）内的线样淋巴门不能作为良性的征象。收集46例线样淋巴门患者的资料：恶性占59%，结核占15%，良性占26%。因此，线样淋巴门不应作为良性的唯一标准[24]。
- 上面提到的淋巴结（LN）的超声标准对颈部淋巴结（LN）的鉴别诊断是有用的。在Takeuchi等的一项研究中，该标准的敏感性、特异性和准确率分别为约97%、100%和约99%。假阳性率和假阴性率分别为0和1.4%。转移性淋巴结较非转移性淋巴结而言，短轴直径更大，形状更圆。在转移性淋巴结中，69%为低回声，31%为等回声，78%有点状高回声。在非转移性淋巴结中，92%为低回声，8%为等回声，均无点状高回声。在转移性淋巴结中均未出现淋巴门，但在58%的非转移性淋巴节中可见淋巴门。有19%的转移性淋巴结中出现囊性区域，非转移性淋巴结中均未出现囊性[25]。
- Ahuja和Ying通过研究286例颈部淋巴结病患者的资料发现，转移性淋巴结、淋巴瘤和结核性淋巴结（LN）中63%～94%呈圆形，57%～91%无淋巴门征。转移性淋巴结和淋巴瘤中56%～100%呈现清晰的边界，但在结核性淋巴结中并不常见，仅占49%。外周型或混合型血流在转移性淋巴结、淋巴瘤和结核性淋巴结（LN）中很常见，但在反应性淋巴结（LN）中并未出现。除来自PTC的转移性淋巴结（LN）表现为低阻力外，转移性（LN）的血管阻力高于反应性淋巴结（LN）。淋巴瘤内可见小的结节样回声。高回声和点状钙化是来自PTC的转移性淋巴结（LN）的典型特征。结节内囊性坏死、邻近软组织水肿、消光和门样血流消失是结核病的常见特征[26]。
- 颈部淋巴结的位置——数字分类系统[27]；详见第19章。
- 超声（US）引导的FNAB是一种精确的颈部淋巴结评估方法，敏感性为89%～98%，特异性为95%～98%，总体准确率为95%～97%[28]。

参考文献

[1] Holm LE, Blomgren H, Löwhagen T. Cancer risks in patients with chronic lymphocytic thyroiditis. N Engl J Med. 1985;312(10):601–604.

[2] Stein SA, Wartofsky L. Primary thyroid lymphoma: a clinical review. J Clin Endocrinol Metab. 2013;98(8):3131–3138.

[3] Nam M, Shin JH, Han BK, Ko EY, Ko ES, Hahn SY, et al. Thyroid lymphoma: correlation of radiologic and pathologic features. J Ultrasound Med. 2012;31(4):589–594.

[4] Graff-Baker A, Roman SA, Thomas DC, Udelsman R, Sosa JA. Prognosis of primary thyroid lymphoma: demographic, clinical, and pathologic predictors of survival in 1,408 cases. Surgery. 2009;146(6):1105–1115.

[5] Ota H, Ito Y, Matsuzuka F, Kuma S, Fukata S, Morita S, et al. Usefulness of ultrasonography for diagnosis of malignant lymphoma of the thyroid. Thyroid. 2006;16(10):983–987.

[6] Belal AA, Allam A, Kandil A, El Husseiny G, Khafaga Y, Al Rajhi N, et al. Primary thyroid lymphoma: a retrospective analysis of prognostic factors and treatment outcome for localized intermediate and high grade lymphoma. Am J Clin Oncol. 2001;24(3):299–305.

[7] Skarsgard ED, Connors JM, Robins RE. A current analysis of primary lymphoma of the thyroid. Arch Surg. 1991;126(10):1199–1203. discussion 1203–1204.

[8] Kim EH, Kim JY, Kim TJ. Aggressive primary thyroid lymphoma: imaging features of two elderly patients. Ultrasonography. 2014;33(4):298–302.

[9] Bachar G, Goldstein D, Brown D, Tsang R, Lockwood G, Perez-Ordonez B, et al. Solitary extramedullary plasmacytoma of the head and neck—long-term outcome analysis of 68 cases. Head Neck. 2008;30(8):1012–1019.

[10] Galieni P, Cavo M, Pulsoni A, Avvisati G, Bigazzi C, Neri S, et al. Clinical outcome of extramedullary plasmacytoma. Haematologica. 2000;85(1):47–51.

[11] Bhat V, Shariff S, Reddy RA. Extramedullary plasmacytoma of thyroid—a mimicker of medullary carcinoma at fine needle aspiration cytology: a case report. J Cytol. 2014;31(1):53–56.

[12] Ridal M, Ouattassi N, Harmouch T, Amarti A, Alami MN. Solitary extramedullary plasmacytoma of the thyroid gland. Case Rep Otolaryngol. 2012;2012:282784.

[13] Bourtsos EP, Bedrossian CW, De Frias DV, Nayar R. Thyroid plasmacytoma mimicking medullary carcinoma: a potential pitfall in aspiration cytology. Diagn Cytopathol. 2000;23(5):354–358.

[14] Ahuja AT, Ying M, Ho SY, Antonio G, Lee YP, King AD, et al. Ultrasound of malignant cervical lymph nodes. Cancer Imaging. 2008;25(8):48–56.

[15] Som PM. Detection of metastasis in cervical lymph nodes: CT and MR criteria and differential diagnosis. AJR Am J Roentgenol. 1992;158(5):961–969.

[16] Noguti J, De Moura CF, De Jesus GP, Da Silva VH, Hossaka TA, Oshima CT, et al. Metastasis from oral cancer: an overview. Cancer Genomics Proteomics. 2012;9(5):329–335.

[17] DePeña CA, Van Tassel P, Lee YY. Lymphoma of the head and neck. Radiol Clin N Am. 1990;28(4):723–743.

[18] Jones AS, Cook JA, Phillips DE, Roland NR. Squamous carcinoma presenting as an enlarged cervical lymph node. Cancer. 1993;72(5):1756–1761.

[19] Bruneton JN, Normand F. Cervical lymph nodes. In: Bruneton JN, editor. Ultrasonography of the neck. Berlin: Springer-Verlag; 1987. p. 81.

[20] Baatenburg de Jong RJ, Rongen RJ, Laméris JS, Harthoorn M, Verwoerd CD, Knegt P. Metastatic neck disease. Palpation vs ultrasound examination. Arch Otolaryngol Head Neck Surg. 1989;115(6):689–690.

[21] Jeong HS, Baek CH, Son YI, Ki Chung M, Kyung Lee D, Young Choi J, et al. Use of integrated 18F-FDG PET/CT to improve the accuracy of initial cervical nodal evaluation in patients with head and neck squamous cell carcinoma. Head Neck. 2007;29(3):203–210.

[22] Solbiati L, Rizzatto G, Bellotti E, Montali G, Cioffi V, Croce F. High-resolution sonography of cervical lymph nodes in head and neck cancer: criteria for differentiation of reactive versus malignant nodes. Radiology. 1988;169(P):113–116.

[23] Steinkamp HJ, Cornehl M, Hosten N, Pegios W, Vogl T, Felix R. Cervical lymphadenopathy: ratio of long- to short-axis diameter as a predictor of malignancy. Br J Radiol. 1995;68(807):266–270.

[24] Evans RM, Ahuja A, Metreweli C. The linear echogenic hilus in cervical lymphadenopathy—a sign of benignity or malignancy? Clin Radiol. 1993;47(4):262–264.

[25] Takeuchi Y, Suzuki H, Omura K, Shigehara T, Yamashita T, Okumura K, et al. Differential diagnosis of cervical lymph nodes in head and neck cancer by ultrasonography. Auris Nasus Larynx. 1999;26(3):331–336.

[26] Ahuja A, Ying M. An overview of neck node sonography. Investig Radiol. 2002;37(6):333–342.

[27] Chong V. Cervical lymphadenopathy: what radiologists need to know. Cancer Imaging. 2004;4(2):116–120.

[28] Ying M, Bhatia KS, Lee YP, Yuen HY, Ahuja AT. Review of ultrasonography of malignant neck nodes: greyscale, Doppler, contrast enhancement and elastography. Cancer Imaging. 2014;13(4):658–669.

（岳媛媛、阮婷　译）

第19章　甲状腺癌全甲状腺切除术后的颈部转移性淋巴结

19.1　基本事实

- 影响甲状腺乳头状癌初次手术后复发的危险因素包括男性、甲状腺外侵、转移性淋巴结（LN）、远处转移、肿瘤＞2cm、甲状腺次全切除术以及术后未接受放射性^{131}I治疗（RIT）[1]。
- 甲状腺乳头状癌的复发可能以3种形式发生：远处转移、“真正的”局部复发以及转移性淋巴结内的疾病。据估计，甲状腺乳头状癌中90%的疾病复发是转移性淋巴结。由于该病的典型惰性性质，通常在最初的3～4年发现复发[2]。
- 在随访期间检测到的甲状腺乳头状癌患者中，持续性或复发性转移性疾病的比例为20%～28%[3]。
- Mazzaferri和Jhiang在20世纪90年代中期的一项研究中发现，甲状腺乳头状癌患者治疗后随访，5年以上复发率为43.3%，10年以上复发率为19.3%[4]。
- Durante等[2]后来的一项研究报道称，23%的患者在手术后5年以上复发（图19.6、图19.7和图19.10）。这两项研究结果之间的差异很大程度上反映了分化型甲状腺癌人口统计学上的变化。与20世纪60年代至90年代的治疗相比，今天的甲状腺乳头状癌更有可能在亚临床阶段被诊断出来。
- 对低风险甲状腺乳头状癌患者的随访仍有问题。常进行的检查有颈部超声、血清甲状腺球蛋白（Tg）检查，停用甲状腺素后进行全身扫描。
- Torlontano等报道，高达50%的转移性淋巴结＜1cm且不可触及，首次随访时甲状腺球蛋白和超声均为阴性的预测值为98.8%[5]。

19.2　转移性淋巴结的超声特征

- 有关US特性的详细描述，请参见第18章第18.3节。
- 转移性淋巴结往往呈圆形（图19.2和图19.8）、低回声（图19.1和图19.9）、血管丰富（图19.6），并伴有肺门结构缺失（本章所有图），不同的甲状腺癌——PTC、FTC（图19.2aa、bb）还可能表现出特定特征，例如高回声标点（图19.3和图19.4）或微钙化和囊性外观（图19.5和图19.7）[3]。
- 据报道，圆形LN的特异性为86%，但敏感性较低，为53%（可能部分或最初累及LN不会改变LN的形状）。此外，一些正常的淋巴结可能是圆形的，特别是在腮腺和下颌下区域[3]。
- 与圆形淋巴结相比，无回声肺门是一种敏感性较高的超声征象，出现率为92%，但特异性较低，为52%[6]。
- 淋巴结高回声肺门的存在通常被认为是良性淋巴结的强有力的诊断标准。然而，据报道，84%～92%的良性淋巴结和不到5%的转移性淋巴结有高回声肺门[6]。
- 最近的一项研究通过将结果与样本病理学相关联，比较了超声、CT和PET-CT在分化型甲状腺癌在宫颈复发评估中的作用。美国的US敏感性、特异性和准确性分别约为69%、90%和80%，CT约为63%、95%和80%，PET-CT约为54%、79%和67%，超声和CT

M. Halenka, Z. Fryšák, *Atlas of Thyroid Ultrasonography*, DOI 10.1007/978-3-319-53759-7_19

的敏感性和特异性高于PET-CT[7]。

• PET-CT是碘扫描诊断碘阴性病变的有效方式[8]。

• 颈部淋巴结的位置——数字分类系统[9]：

 –C-ⅠA：颏下淋巴结。

 –C-ⅠB：颌下淋巴结。

 –C-Ⅱ：从颅底到舌骨下缘的颈内静脉（颈深部）链。

 –C-Ⅲ：从舌骨到环状软骨弓下缘的颈内静脉（颈深部）链。

 –C-Ⅳ：从环状软骨弓下缘和锁骨上窝之间的颈内静脉（颈深部）链。

 –C-Ⅴ：后三角或脊髓副淋巴结。

 –C-Ⅵ：从舌骨到胸骨上切迹的中央区淋巴结。

 –C-Ⅶ：胸骨上切迹下方的上纵隔淋巴结。

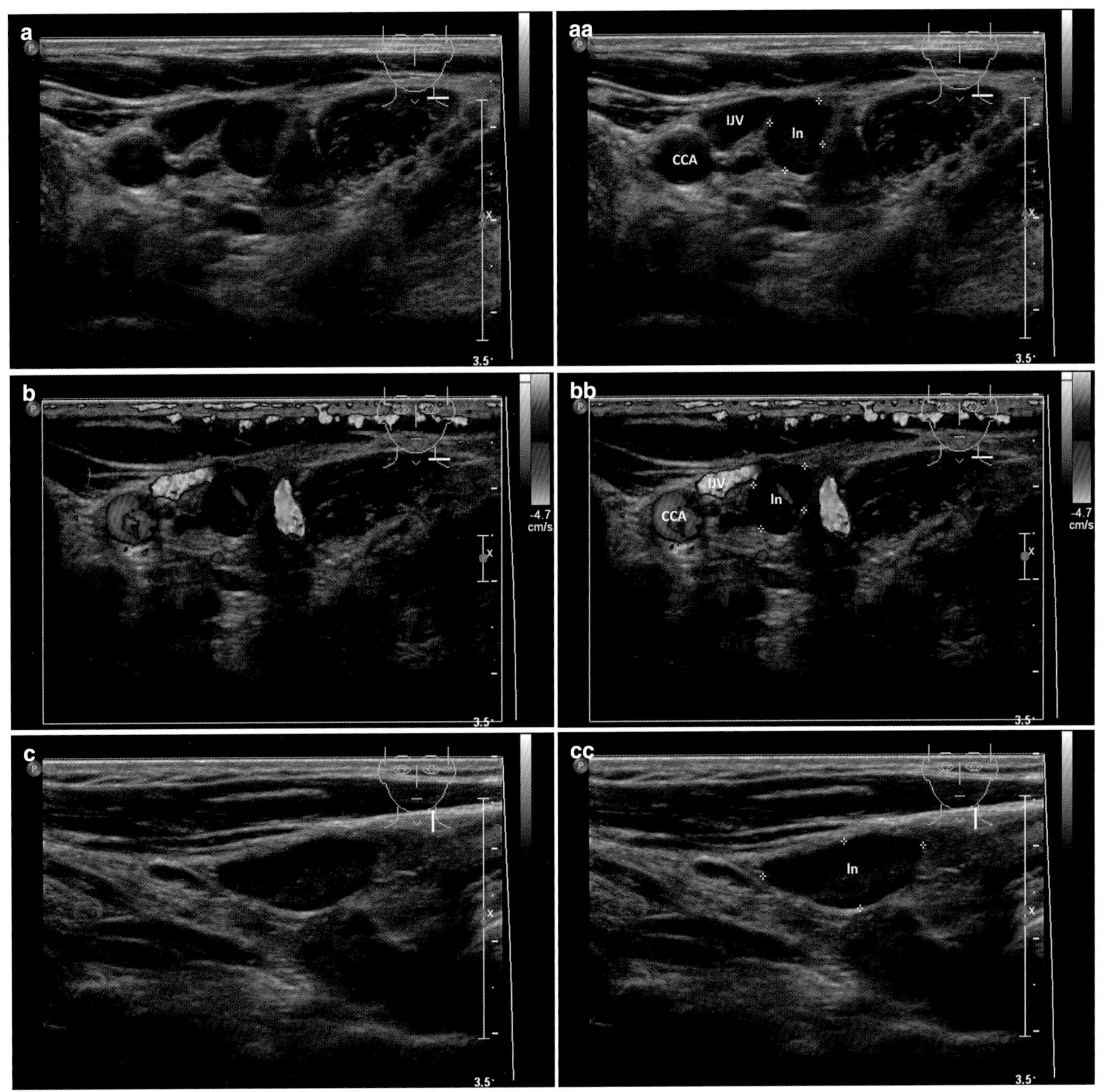

图19.1　（aa）一名39岁女性，因甲状腺乳头状癌（PTC）进行甲状腺切除术后10年。左颈内静脉旁C-Ⅳ区的小孤立性转移性淋巴结，大小18mm×8mm×6mm，体积0.5mL。超声扫描：ln（✣）——椭圆形；结构均匀；低回声；无淋巴门征；横切面。（bb）孤立性转移性淋巴结的细节，彩色多普勒超声：ln（✣）——门脉血管分布，一个中央血管分支；横切面。（cc）孤立性转移性淋巴结细节：ln（✣）——椭圆形，大小18mm×8mm，L/S>2（非病理性）；无淋巴门征；纵切面

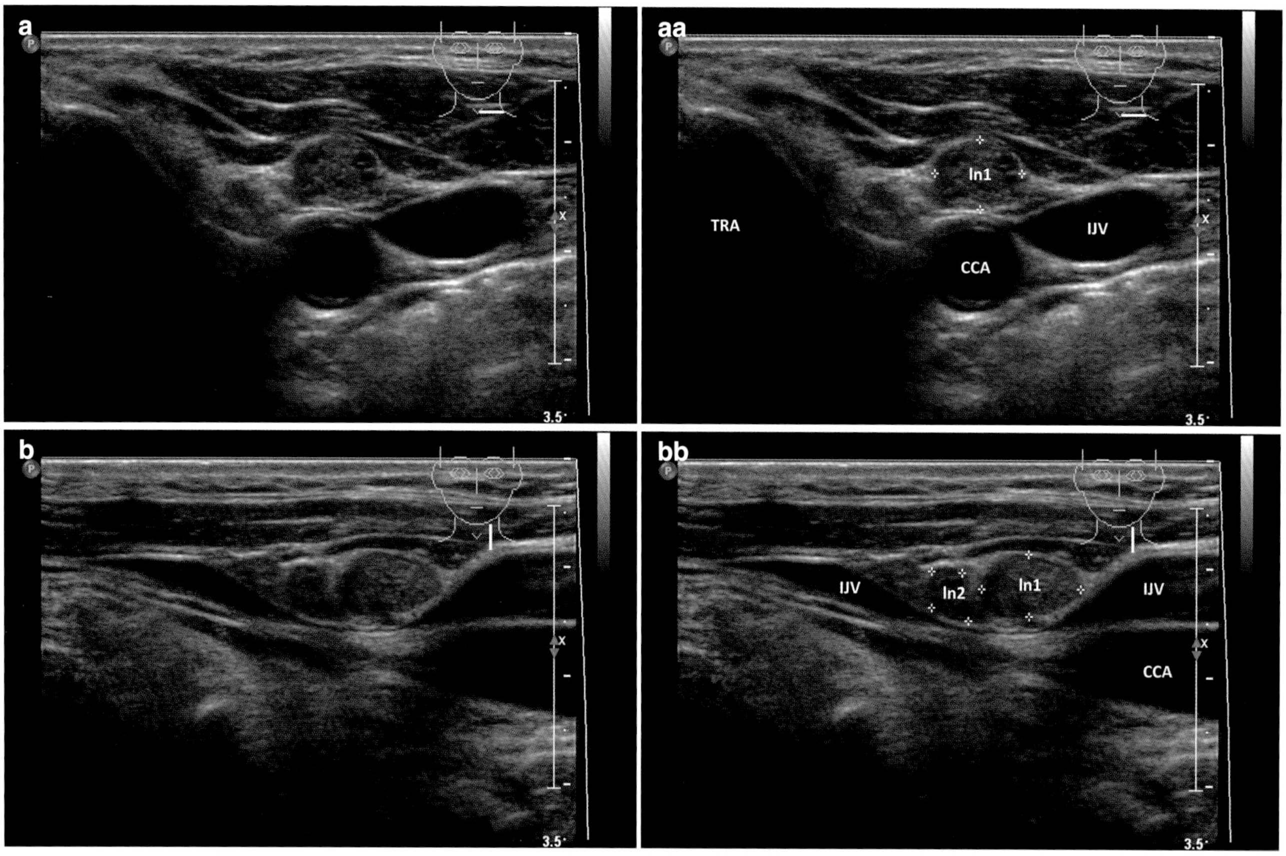

图19.2 （aa）一名83岁男性，甲状腺乳头状癌进行甲状腺切除术后13年。左颈内静脉旁C-Ⅲ区2枚小转移性淋巴结——小淋巴结大小10mm×9mm×6mm，体积0.3mL，小淋巴结大小6mm×5mm。超声扫描：ln1（✣）——圆形；结构均匀；高回声；无淋巴门征；横切面。（bb）2枚转移性淋巴结的细节：ln1、ln2（✣）——圆形，L/S≈1.0；结构均匀；高回声；无淋巴门征；超声探头压迫静脉；纵切面

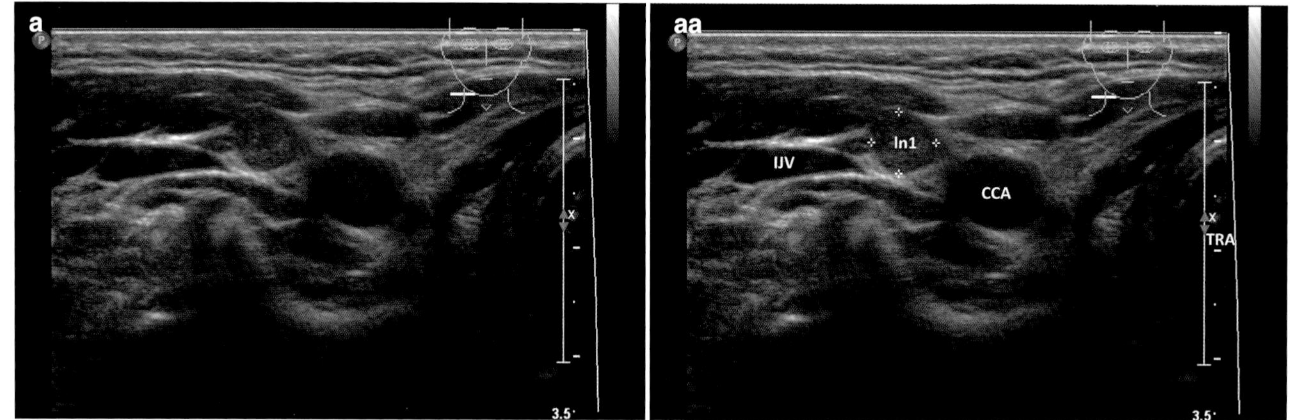

图19.3 （aa）一名36岁女性，甲状腺乳头状癌（PTC）进行甲状腺切除术后2年。左侧颈内静脉旁C-Ⅱ区和C-Ⅲ区可见2枚微小的转移性淋巴结。超声扫描C-Ⅱ区微小转移性淋巴结，大小6mm×6mm，体积<0.1mL：ln1（✣）圆形，L/S≈1.0；结构均匀；高回声；无淋巴门征；横切面。（bb）C-Ⅱ区微小转移性淋巴结的细节，彩色多普勒超声：ln1（✣）——最小外周血管分布；横切面。（cc）C-Ⅲ区微小转移性淋巴结细节，大小6mm×5mm，体积<0.1mL：ln2（✣）——圆形，L/S≈1.0；结构均匀；高回声；无淋巴门征；横切面。（dd）C-Ⅲ区微小转移性淋巴结的细节，彩色多普勒超声：ln2（✣）——无血管；横切面

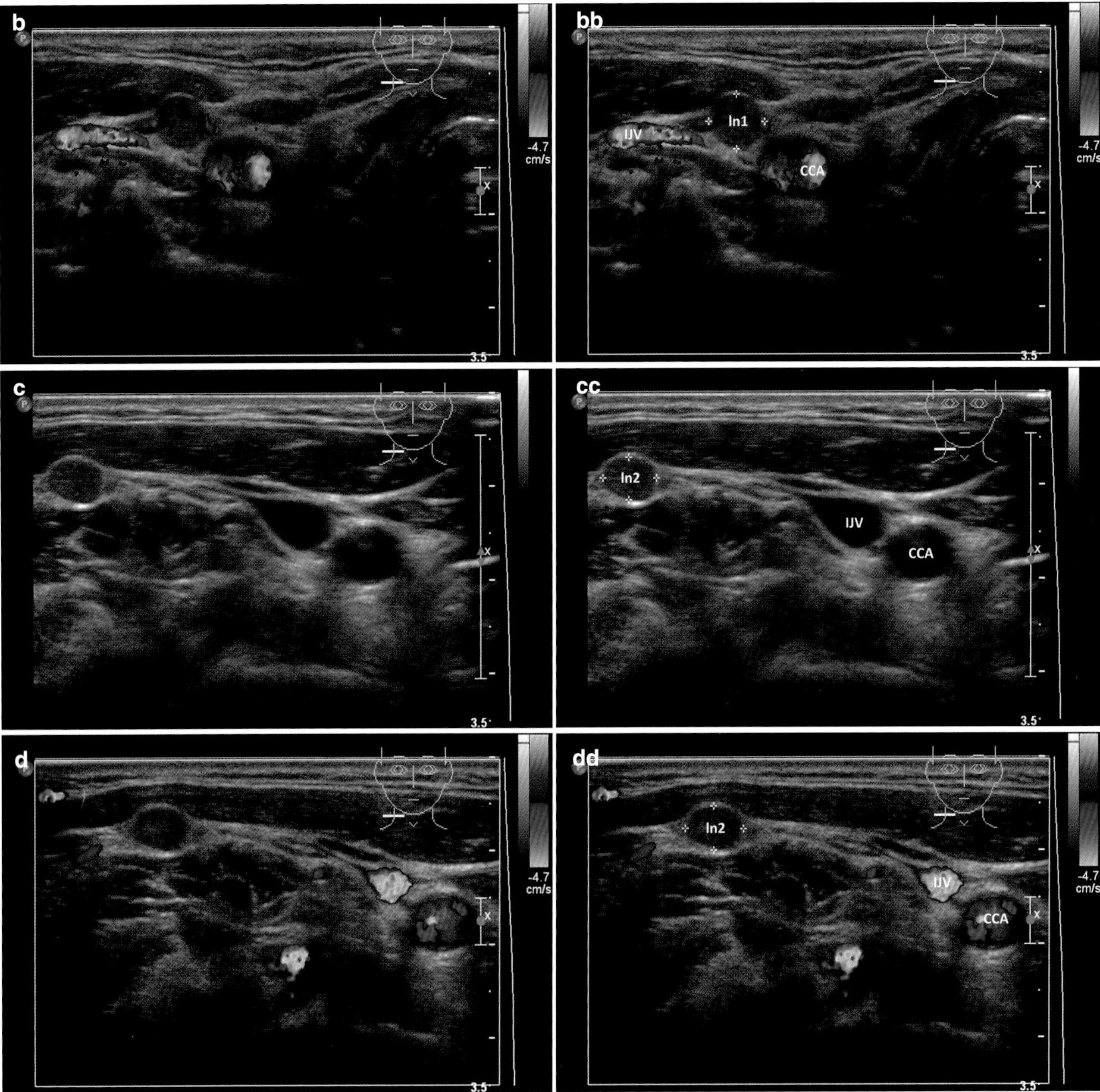

图19.3（续）

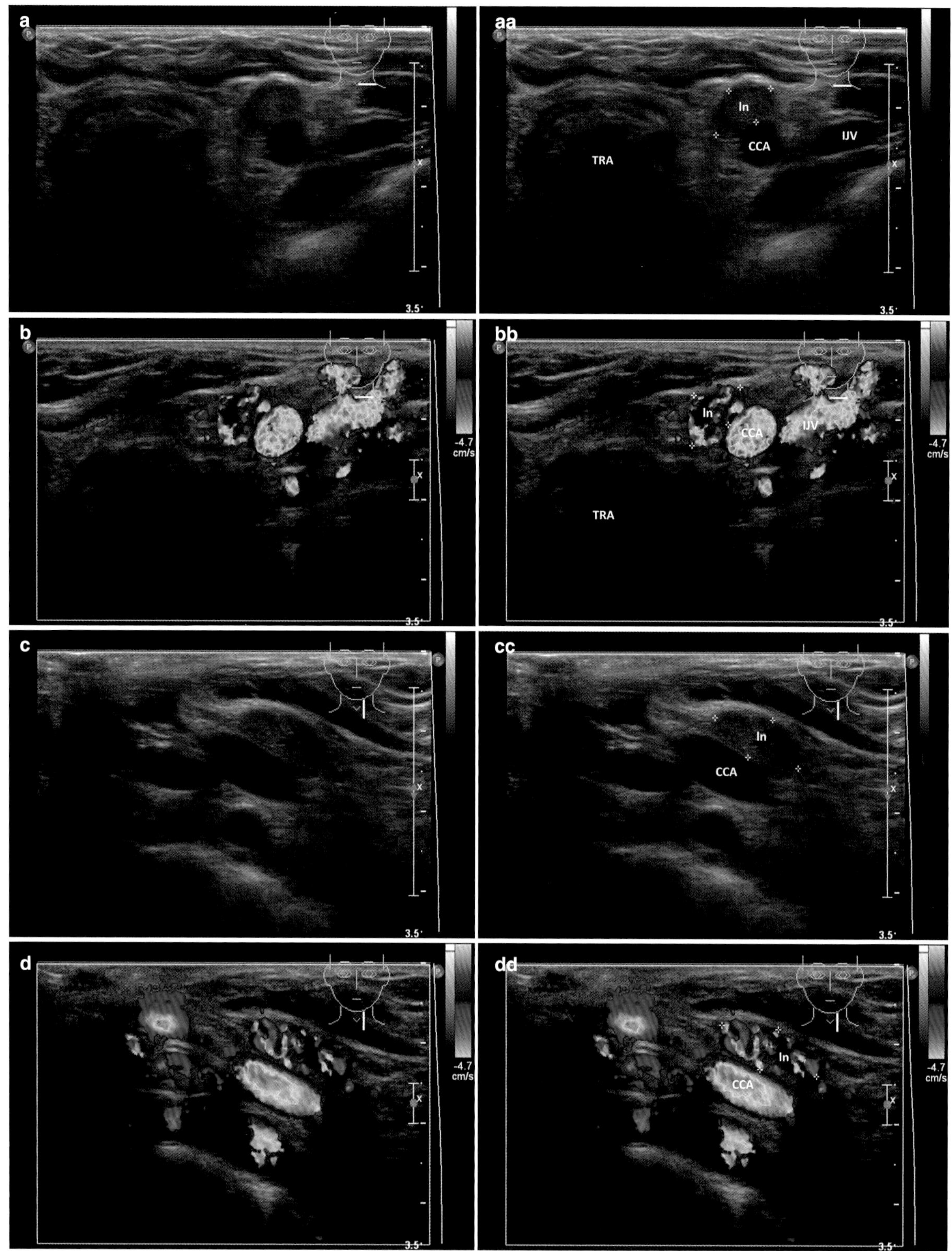

图19.4 （aa）一名38岁女性，甲状腺髓样癌（MTC）进行甲状腺切除术后10年，转移性淋巴结切除术后8年。左侧颈总动脉前C-Ⅵ区可见小转移性淋巴结复发，大小15mm×8mm×5mm，体积0.3mL。超声扫描：ln（✣）——椭圆形；结构均匀；高回声；无淋巴门征；横切面。（bb）C-Ⅵ区小转移性淋巴结的细节，彩色多普勒超声：ln（✣）——混合性（门和外周）血管丰富；横切面。（cc）C-Ⅵ区小转移性淋巴结的细节：ln（✣）——椭圆形，大小15mm×8mm，L/S≈2（非病理性）；无淋巴门征；纵切面。（dd）C-Ⅵ区小转移性淋巴结的细节，彩色多普勒超声：ln（✣）——混合性（门和外周）血管丰富；纵切面

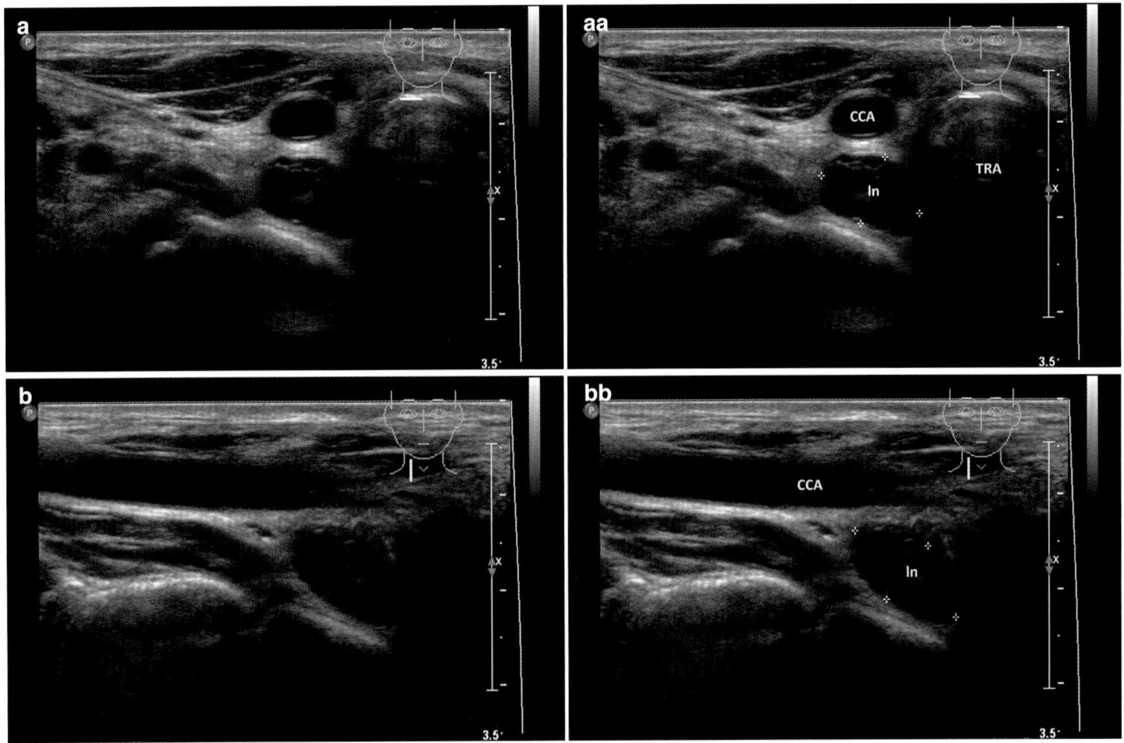

图19.5　（aa）一名26岁女性，因甲状腺乳头状癌（PTC）进行甲状腺切除术后8年。位于右侧颈总动脉后方深处C-Ⅳ区小孤立性转移性淋巴结，伴有囊性坏死，大小15mm × 12mm × 8mm，体积0.7mL。超声扫描：ln（✣）——椭圆形；结构不均匀；具有短高回声间隔的无回声区域；无淋巴门征；横切面。（bb）C-Ⅳ区小转移性淋巴结的细节：ln（✣）——椭圆形，大小15mm × 8mm，L/S≈2（非病理性）；无淋巴门征；纵切面

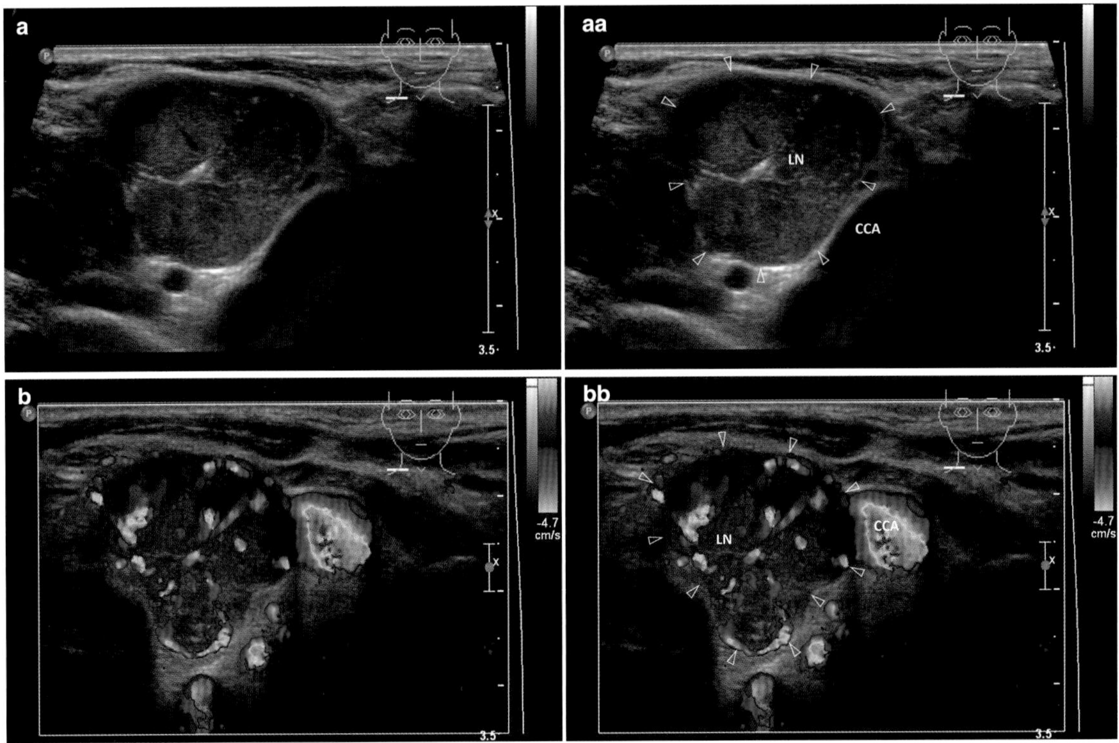

图19.6　（aa）一名70岁男性，因甲状腺乳头状癌（PTC）进行甲状腺切除术后16年，两个月内可触及阻力。右侧颈总动脉旁C-Ⅳ区的孤立性大转移性淋巴结，大小25mm × 23mm × 22mm，体积6mL。超声扫描：LN（▻）——圆形，L/S≈1.0；粗结构；中央部横隔高回声；无淋巴门征；横切面。（bb）C-Ⅳ区孤立性大转移性淋巴结的细节，彩色多普勒超声：淋巴结（▻）——混合性（门和外周）血管丰富；纵切面

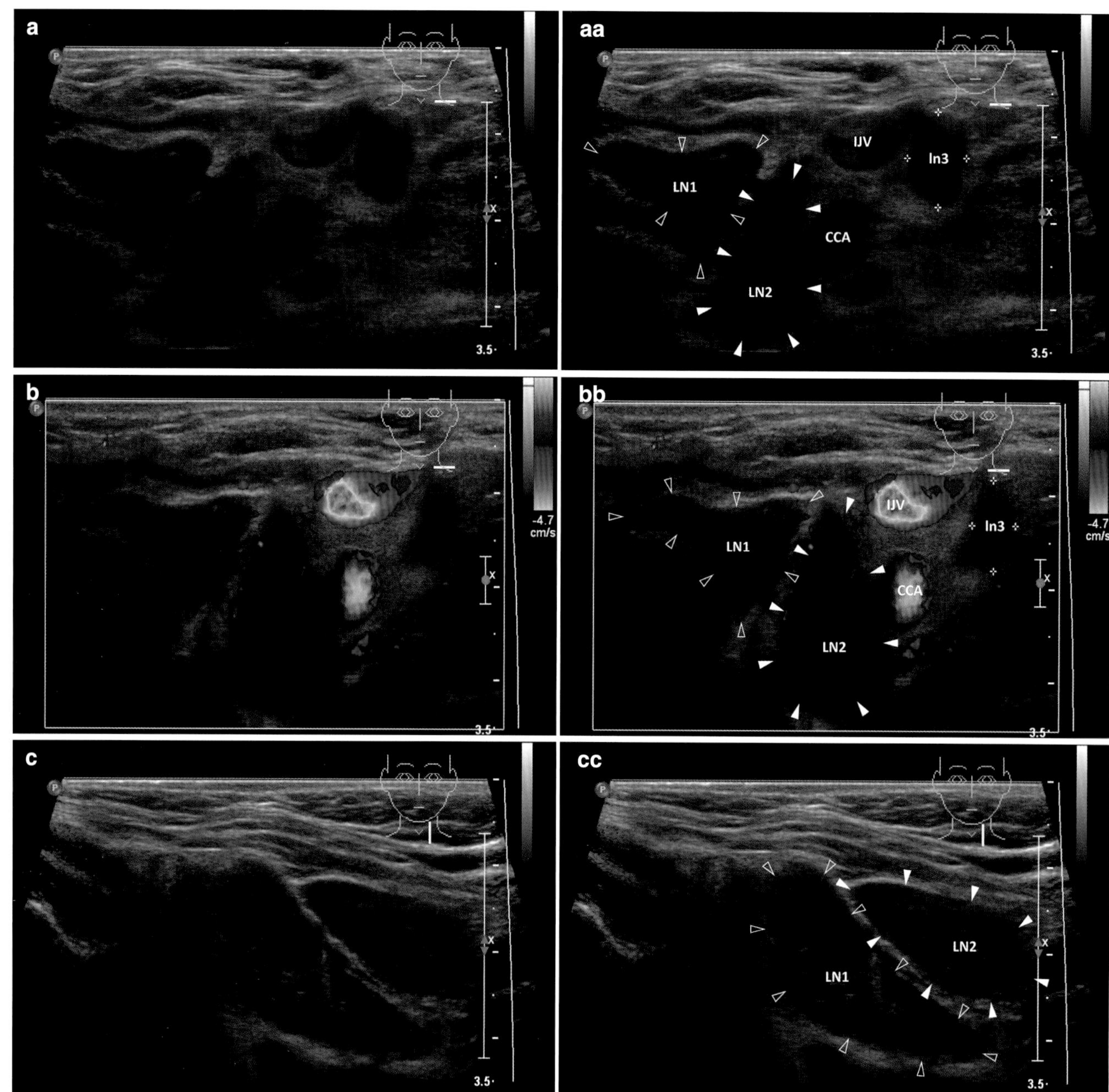

图19.7 （aa）一名83岁女性，因甲状腺乳头状癌（PTC）进行甲状腺切除术后15年。左侧有3枚转移性淋巴结。2枚在气管和颈总动脉之间C-Ⅵ区：LN1（▻）大小31mm×20mm×12mm，体积4.5mL；LN2（►）大小26mm×21mm×11mm，体积3mL。还有颈内静脉旁C-Ⅳ区一枚小ln3（✣），大小10mm×6mm×6mm，体积0.2mL。超声扫描：所有淋巴结都有相同的囊肿样形态——椭圆形；结构均匀；明显低回声；无淋巴门征；横切面。（bb）C-Ⅵ区中大转移性淋巴结和C-Ⅳ区小转移性淋巴结的细节，彩色多普勒超声：LN1（▻）和LN2（►）最小外周血管分布；ln3（✣）无血管；横切面。（cc）C-Ⅵ区2枚大转移性淋巴结的细节：2枚淋巴结均为椭圆形，LN1（▻）大小31mm×12mm，LN2（►）大小26mm×11mm，L/S>2（非病理性）；结构不均匀；大部分是低回声，有小纤维区域；无淋巴门征；纵切面

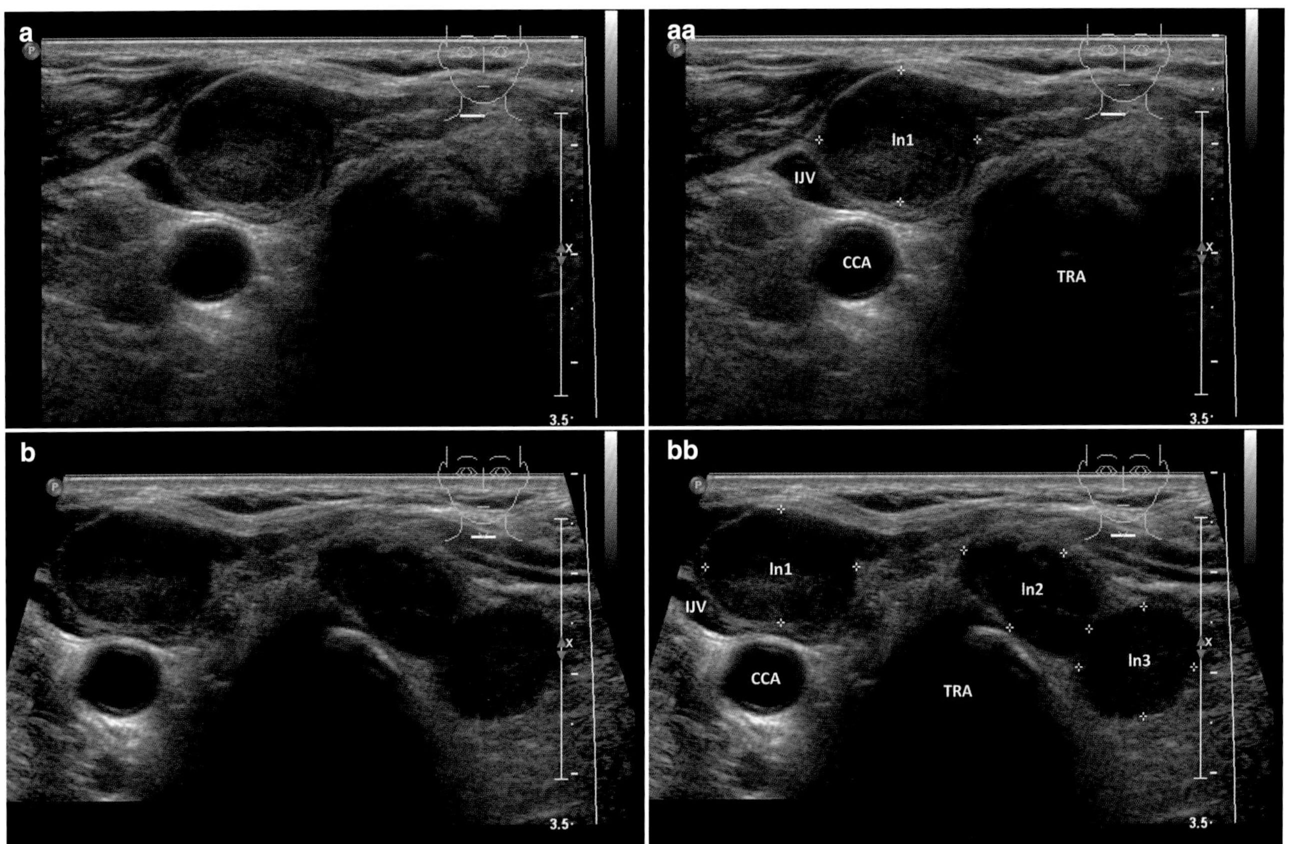

图19.8　（aa）一名76岁男性，因甲状腺乳头状癌（PTC）进行甲状腺切除术后3年。颈部深处3枚转移性淋巴结。1枚位于右侧颈总动脉前方，2枚位于左侧气管前方C-Ⅵ区。第一枚转移性淋巴结超声扫描，大小14mm×12mm：ln1（÷）——圆形，L/S≈1.0；粗结构；大多为高回声；无淋巴门征；导致右侧颈内静脉受压；横切面。（bb）所有转移性淋巴结的整体视图，2枚位于气管前方，ln2（÷）——大小14mm×10mm，ln3（÷）——大小12mm×10mm：圆形，L/S≈1.0；粗结构；混合回声；无淋巴门征；横切面

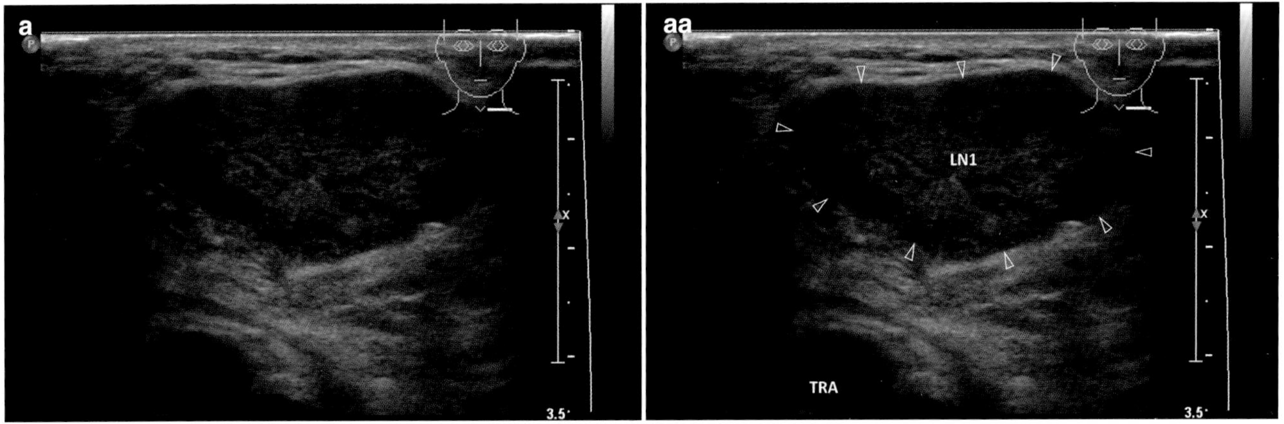

图19.9　（aa）一名79岁男性，因甲状腺未分化癌（ATC）进行甲状腺切除术后1年。左侧多发转移性淋巴结，最大者位于气管前下颈部C-Ⅵ区，其他位于颈总动脉外C-Ⅳ区，并向下延伸至左锁骨上区，共7枚淋巴结。C-Ⅵ区最大的转移性LN，大小32mm×31mm×17mm，体积9mL：LN1（▻）——椭圆形，L/S≈2（非病理性）；结构不均匀；大部分为低回声并伴有纤维化区域；无淋巴门征；横切面。（bb）左侧颈总动脉旁C-Ⅳ区和内侧锁骨上区域的3枚转移性淋巴结的细节，ln2、ln3、ln4（÷）大小，最大直径为19mm、8mm和27mm，ln2导致左侧颈内静脉受压：圆形或椭圆形，L/S≈1.0；结构不均匀；大部分为低回声并伴有纤维化区域；无淋巴门征；横切面。（cc）左侧锁骨上区3枚转移性淋巴结的细节，ln5～ln7（÷）最大直径15mm、25mm、15mm：圆形或椭圆形，L/S≈1.0；结构均匀；低回声；无淋巴门征；横切面

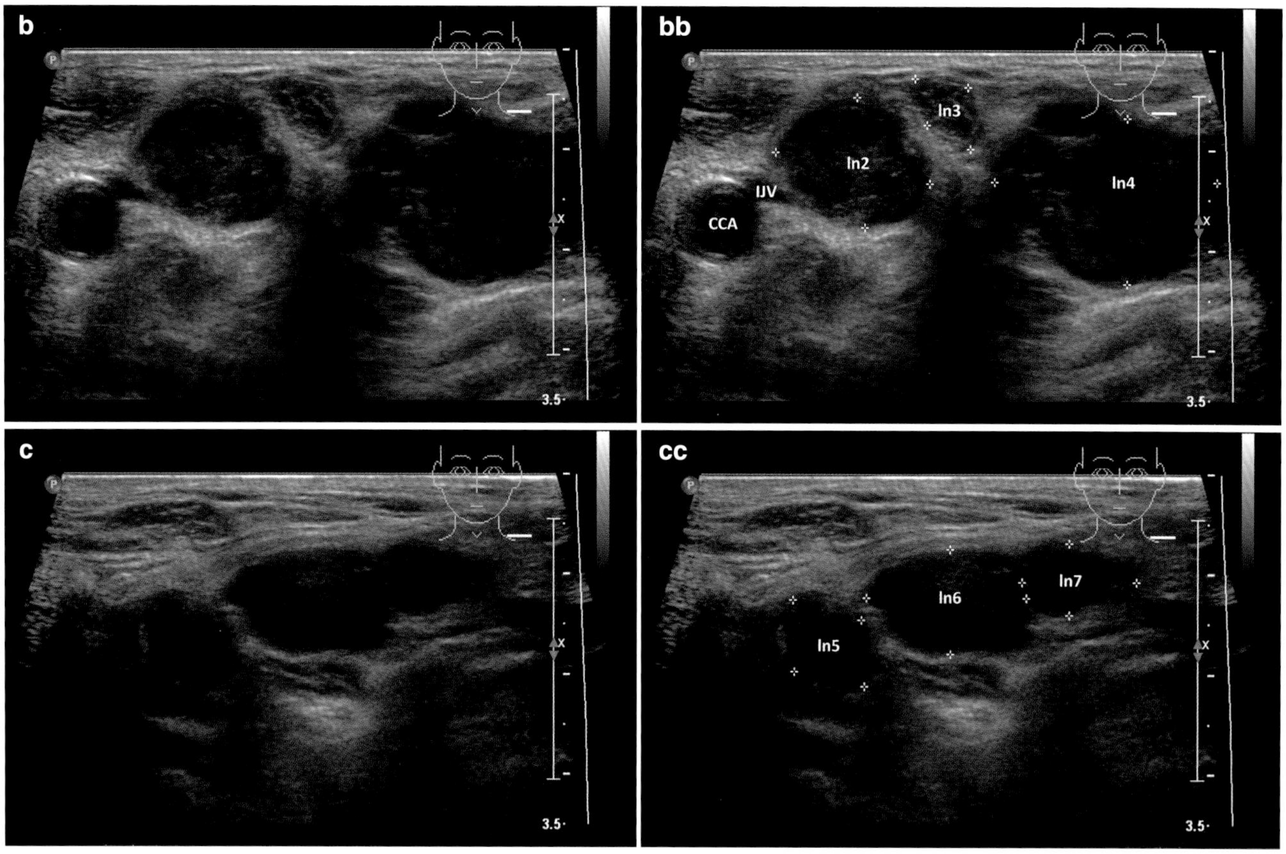

图19.9（续）

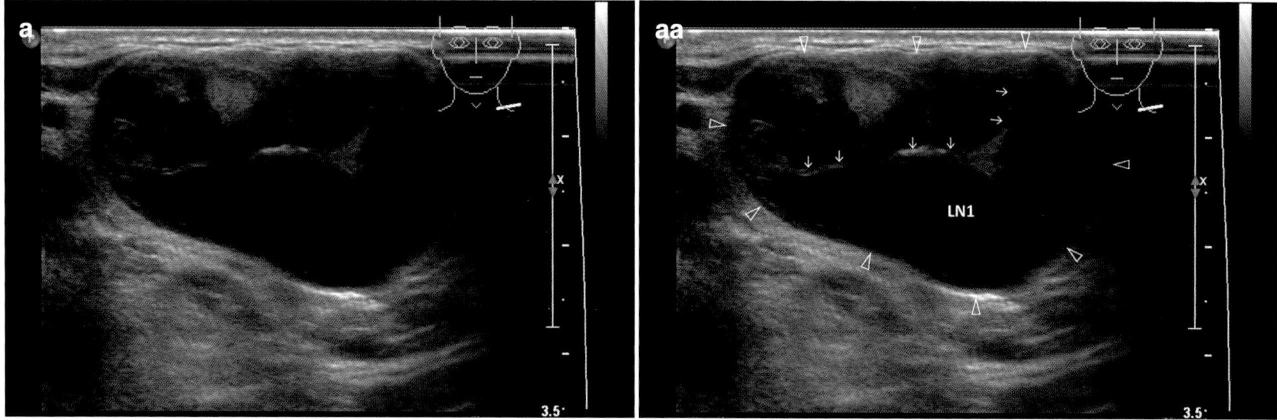

图19.10 （aa）一名73岁女性，因甲状腺乳头状癌（PTC）进行甲状腺切除术后8年。双侧前颈深部多发转移性淋巴结。左侧颈内静脉旁C-Ⅳ区有囊性坏死的大转移性淋巴结，大小36mm×33mm×22mm，体积14mL；LN1（▻）——椭圆形；含有碎片的无回声内容物；内部厚的高回声间隔和薄的间隔（→）；横切面。（bb）细针穿刺活检和抽液后左侧C-Ⅳ区大转移性淋巴结的细节：剩余实心部分，大小31mm×19mm LN1（▻）——椭圆形；粗结构；回声并伴有微小囊肿（c）；无淋巴门征；旁边另有一个小的转移性ln2（÷），大小为8mm×7mm——圆形；高回声；无淋巴门征；横切面。（cc）右侧颈总动脉旁C-Ⅳ区3枚小转移性淋巴结（÷）的细节：ln3大小16mm×12mm、ln4大小10mm×8mm和ln5大小12mm×8mm——椭圆形；质硬；结构不均匀；轻度高回声；无淋巴门征；横切面

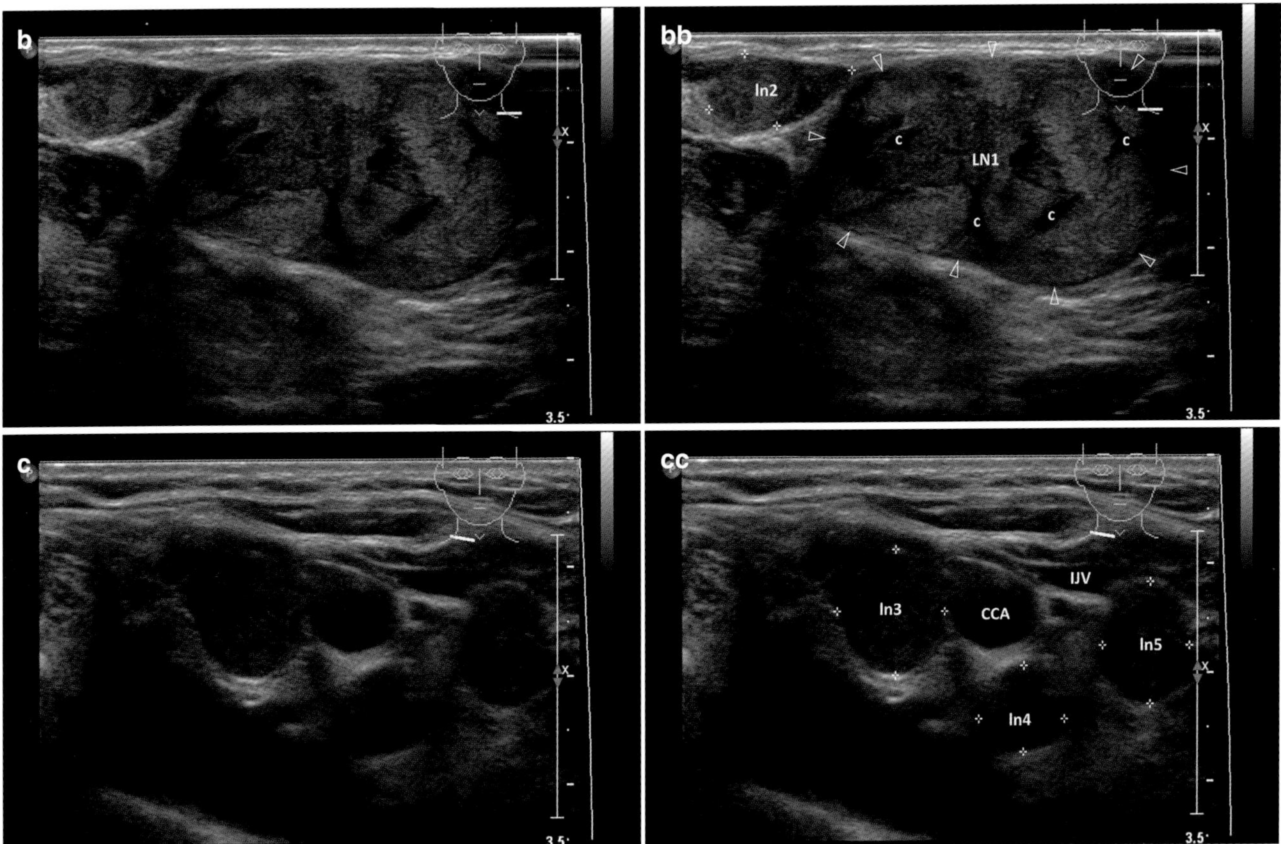

图19.10（续）

参考文献

[1] Guo K, Wang Z. Risk factors influencing the recurrence of papillary thyroid carcinoma: a systematic review and meta-analysis. Int J Clin Exp Pathol. 2014;7(9):5393–5403.

[2] Durante C, Montesano T, Torlontano M, Attard M, Monzani F, Tumino S, et al. PTC Study Group. Papillary thyroid cancer: time course of recurrences during postsurgery surveillance J Clin Endocrinol Metab. 2013; 98(2): 636–642.

[3] Napolitano G, Romeo A, Vallone G, Rossi M, Cagini L, Antinolfi G, et al. How the preoperative ultrasound examination and BFI of the cervical lymph nodes modify the therapeutic treatment in patients with papillary thyroid cancer. BMC Surg. 2013;13 Suppl 2:S52.

[4] Mazzaferri EL, Jhiang SM. Differentiated thyroid cancer long-term impact of initial therapy. Trans Am Clin Climatol Assoc. 1995;106:151–170.

[5] Torlontano M, Attard M, Crocetti U, Tumino S, Bruno R, Costante G, et al. Follow-up of low risk patients with papillary thyroid cancer: role of neck ultrasonography in detecting lymph node metastases. J Clin Endocrinol Metab. 2004;89(7):3402–3407.

[6] Reginelli A, Pezzullo MG, Scaglione M, Scialpi M, Brunese L, Grassi R. Gastrointestinal disorders in elderly patients. Radiol Clin N Am. 2008;46(4):755–771, vi.

[7] Seo YL, Yoon DY, Baek S, Ku YJ, Rho YS, Chung EJ, et al. Detection of neck recurrence in patients with differentiated thyroid cancer: comparison of ultrasound, contrast-enhanced CT and (18) F-FDG PET/CT using surgical pathology as a reference standard:(ultrasound vs. CT vs. (18) F-FDG PET/CT in recurrent thyroid cancer). Eur Radiol. 2012;22(10):2246–2254.

[8] Razfar A, Branstetter 4th BF, Christopoulos A, Lebeau SO, Hodak SP, Heron DE, et al. Clinical usefulness of positron emission tomography-computed tomography in recurrent thyroid carcinoma. Arch Otolaryngol Head Neck Surg. 2010;136(2):120–125.

[9] Chong V. Cervical lymphadenopathy: what radiologists need to know. Cancer Imaging. 2004;4(2):116–120.

（曲义坤、刘伟　译）

第五部分
杂记

第20章　甲状腺切除术后残余的甲状腺组织

20.1　基本要素

- 全甲状腺切除术（Total thyroidectomy，TT）在甲状腺恶性肿瘤和甲状腺双叶良性疾病患者的治疗中具有重要作用。这种方法避免了疾病的复发及二次手术相关疾病发病率风险的增加。TT并发症的发生率与其他技术（次全和近全甲状腺切除术）相似。因此，TT被认为是甲状腺外科手术的金标准[1]。
- Bron等在1988—2002年进行了834例（706例女性，128例男性）临床良性病例的全甲状腺切除术。手术适应证为730例（88%）甲状腺功能正常的多结节性甲状腺肿（multinodular goiter，MNG）、57例（7%）毒性多结节性甲状腺肿（toxic MNG）和47例（6%）Graves病。共有74例患者曾接受过甲状腺部分切除术。暂时性喉返神经麻痹的发生率为2.3%，暂时性喉返神经功能减退的发生率为14.4%。永久性喉返神经麻痹的发生率为1.1%，2.4%的患者发生永久性甲状旁腺功能减退。最初的临床诊断和既往手术史对并发症发生率的影响均无显著意义。除偶然的显微镜下乳头状癌外，其他恶性肿瘤的发生率为4.6%[2]。
- 在Graves病（GD）中，甲状腺切除术的范围仍存在争议。行TT的患者需要在一生中进行甲状腺素替代治疗。甲状腺次全切除术的目的是维持长期的甲状腺功能正常，无须进行甲状腺素替代治疗。然而，这些残余物势必造成甲状腺功能亢进复发的风险。Sugino等的手术结果显示：甲状腺残余量为7g、6g、5g的患者复发率分别为14.1%、12.6%和10.9%。残余量＜2g的患者均未出现复发性甲状腺功能亢进。甲状腺次全切除术留下3～4g残余组织是GD避免永久性甲状腺功能减退的合适手术选择，复发率低，风险为4%[3]。
- 这种强化的方法在所有病例中包括TT和中央淋巴结切除术，通过经改良的侧位淋巴结切除完成。对于绝大多数患者，残余甲状腺放射性碘消融术是常规给予，如果不是全部，DTC患者也要破坏每一个摄取来源。无论如何，放射性碘消融是辅助而不是替代全甲状腺切除术[4]。
- 在完全或近甲状腺切除术后的1个月内，超声可以看到体积＜2mL的甲状腺残余。＜2g（＜2mL）的甲状腺残余有利于术后放射性碘消融术[5-6]。
- 腺叶切除术（图20.3）以前用于治疗孤立性良性结节。内镜治疗甲状旁腺和甲状腺手术分别于1996年和1997年由Gagner和Huscher提出。这种方法目前被称为微创视频辅助技术（MIVAT）。一般来说，甲状腺内镜手术被认为适用于良性甲状腺疾病。最初适用于≤3cm的结节、良性或低级别滤泡性病变和乳头状癌，并且有既往颈部手术禁忌证、大甲状腺肿、局部转移、既往颈部放疗、甲状腺炎和甲状腺功能亢进。这些适应证在这项技术的发展过程中略有变化。如今可用于≥5cm的结节、Graves病和甲状腺炎。内镜检查在癌症治疗中的作用仍有争议[7]。

M. Halenka, Z. Fryšák, *Atlas of Thyroid Ultrasonography*, DOI 10.1007/978-3-319-53759-7_20

- 术前超声精确测量甲状腺、腺叶以及结节的体积，并进行FNAB和细胞学检查，对手术方式的选择至关重要。

20.2 残余甲状腺组织的超声特征

- 甲状腺切除术后，颈动脉和颈静脉向内侧滑入以前被甲状腺占据的空间。正常情况下术后的甲状腺床是均匀回声结构的纤维-脂肪结缔组织（图20.2）。左侧甲状腺床常被食管占据[8]。
- TT和近全甲状腺切除术（"近"TT）后的复发率较低。甲状腺次全切除术，其中一部分甲状腺被故意留在甲状腺床上，有一个相当高的复发率。TT和"近"TT后的并发症发生率与其他手术技术相似。然而，尽管外科医生有一个激进的意图，一个真正的TT并不总是被实施。使用TT完全切除所有的甲状腺组织并不标准，微观/宏观的残余几乎总是存在。D'Andrea等在超声与彩色多普勒超声的研究中发现，102例良性甲状腺疾病进行TT的患者中有34例（约33%）甲状腺区有明显的甲状腺组织残余。因此，在102例所谓的"全甲状腺切除术"中，只有68例（约67%）是实际全甲状腺切除术，而12例（约12%）进行了甲状腺近全切除术，留下组织残余<1cm，22例（约22%）进行了甲状腺次全切除术，组织残余≥1cm[1]。
- 所有患者术后6个月应用超声及彩色多普勒超声在甲状腺区进行重新检查，并根据组织残余进行如下重新分类：
  - 全甲状腺切除术（TT）：无肉眼可见的甲状腺组织残余（图20.1）。
  - 近全甲状腺切除术（"近"TT）：存在甲状腺组织残余<1cm（图20.4、图20.5和图20.7）。
  - 甲状腺次全切除术：存在甲状腺组织残余≥1cm（图20.6和图20.8）。

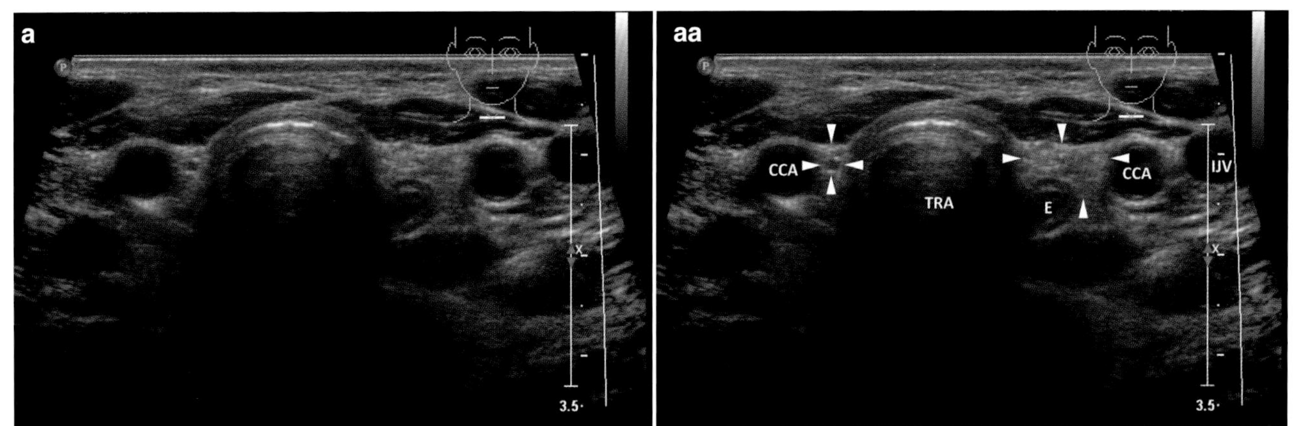

图20.1 PTC全甲状腺切除术后2年甲状腺床超声：双侧甲状腺床回声均匀结构（►）；无甲状腺残余；右侧颈总动脉靠近气管；左侧甲状腺床被食管占据；横切面

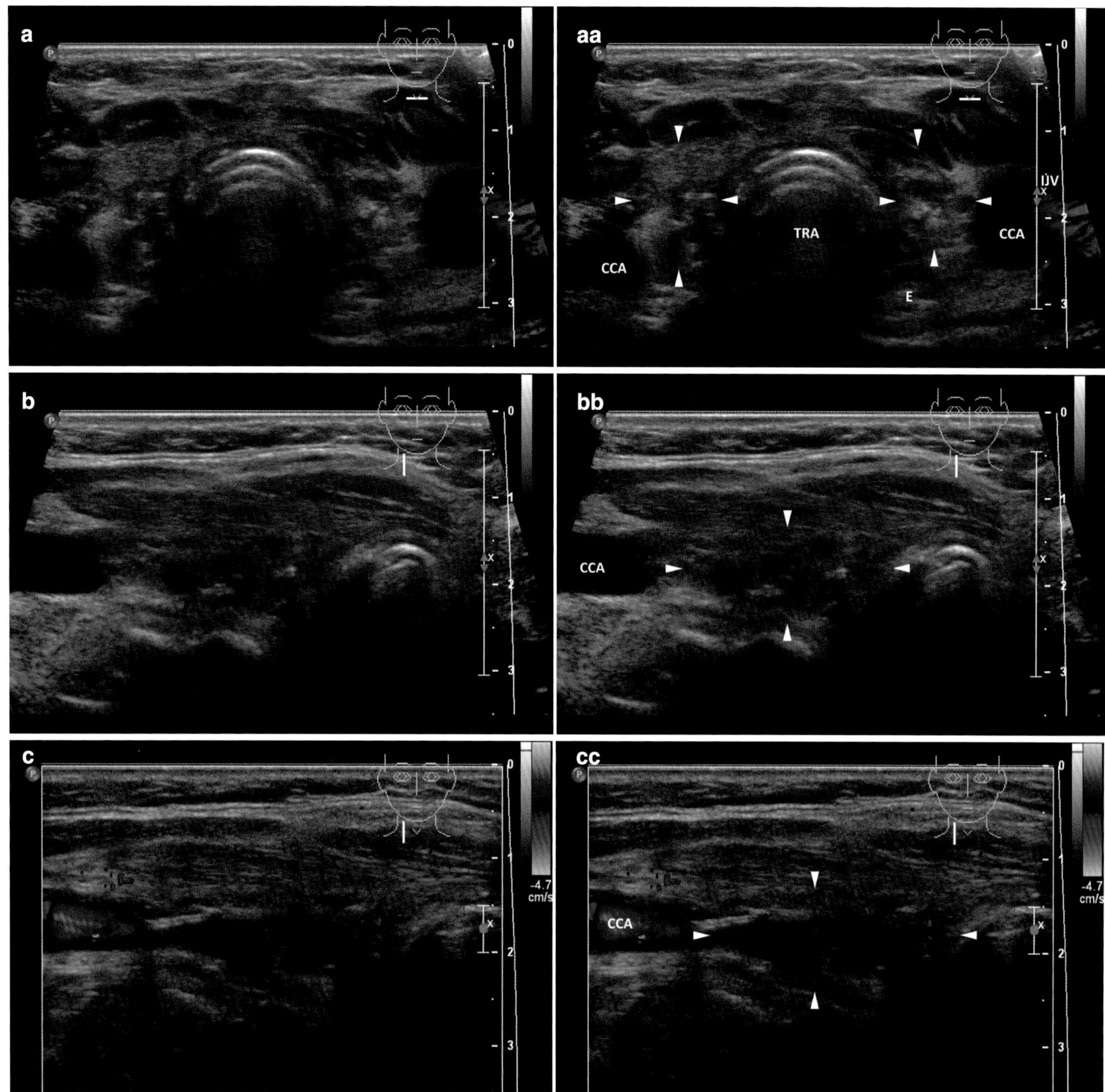

图20.2 （aa）甲状腺切除术后1个月甲状腺床超声，甲状腺切除术后血肿吸收，纤维脂肪结缔组织形成，可能类似甲状腺残余（►）：肿块不均匀；混合回声伴小高回声（纤维化）区域；边缘模糊；横切面。（bb）右侧甲状腺床细节（►）：定义不明确的纤维脂肪结缔组织；纵切面。（cc）右侧甲状腺床细节（►），CFDS：无血管组织；纵切面。（dd）左侧甲状腺床的细节（►）：定义不明确的纤维脂肪结缔组织；纵切面。（ee）左侧甲状腺床细节（►），CFDS：无血管组织；纵切面

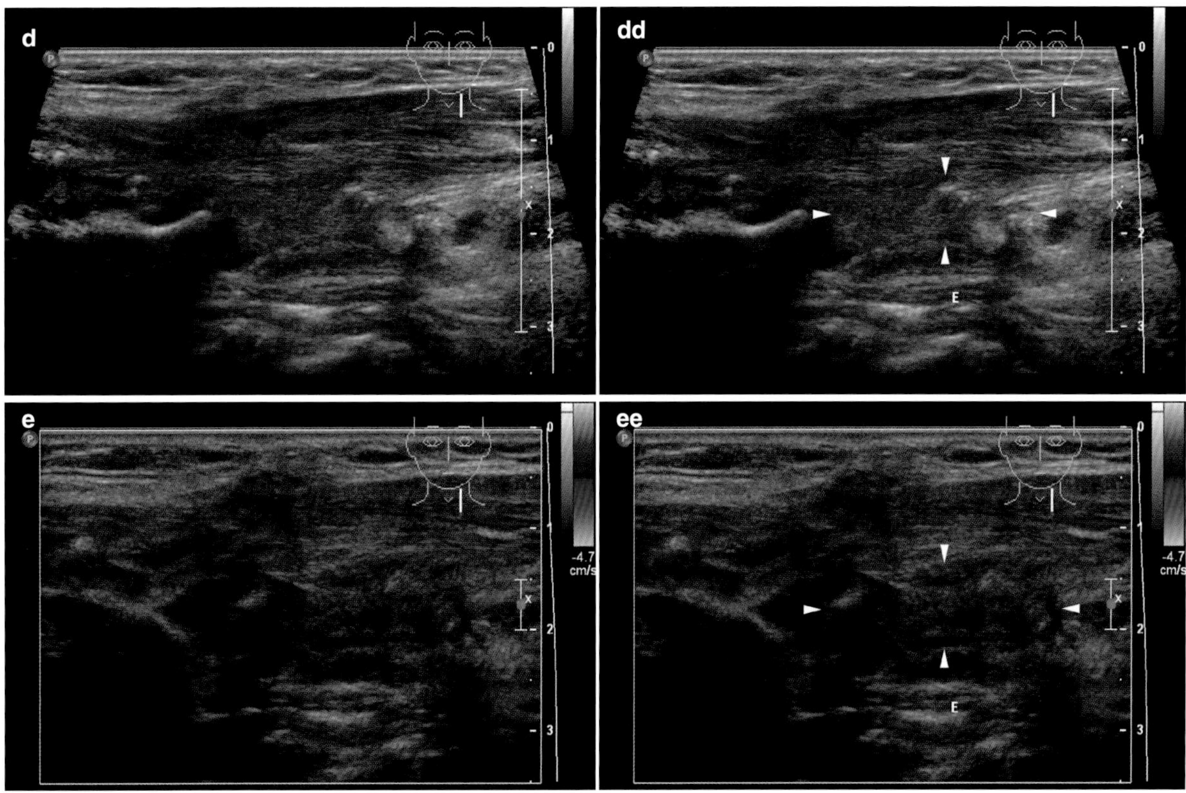

图20.2（续）

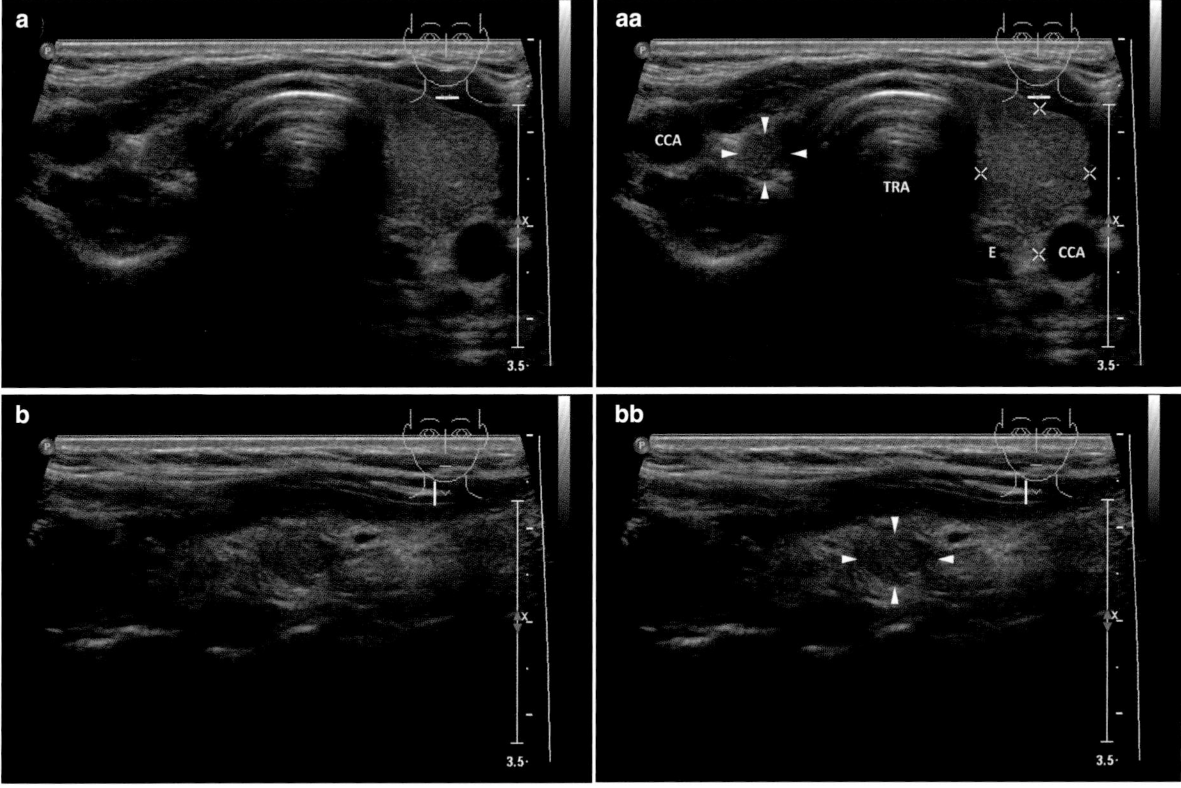

图20.3　（aa）一个复杂单发结节腺叶切除术后3年，在右侧甲状腺床上有微小的残余物（►），大小9mm × 7mm × 5mm，体积0.2mL，圆形，均匀结构，等回声，清晰的边缘，正常的左叶约6mL，横切面。（bb）微小残余部分的细节（►）：椭圆形，均匀结构，等回声，有清晰的边缘，纵切面

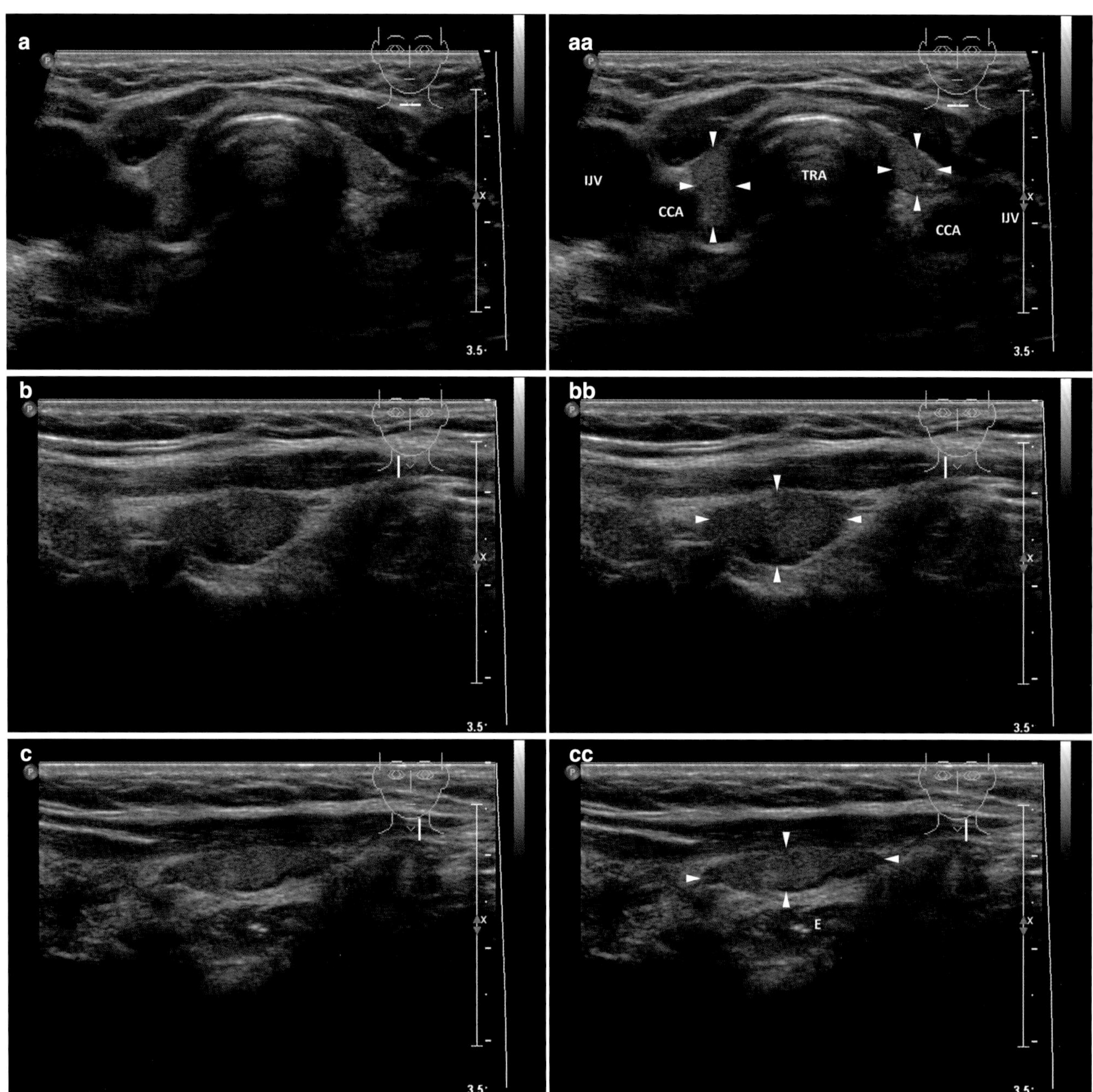

图20.4 （aa）多结节性甲状腺肿近全甲状腺切除术后3年，甲状腺床上有微小残余（►），右侧甲状腺床残留17mm × 9mm × 7mm，体积0.5mL，左侧甲状腺床残留15mm × 8mm × 6mm，体积0.3mL，椭圆形，均匀结构，等回声，横切面。（bb）右侧甲状腺床微小残余部分的细节（►）：卵圆形；均匀结构；等回声；清晰的边缘；纵切面。（cc）左侧甲状腺床微小残余部分（►）的细节：椭圆形；均匀结构；等回声；清晰、背部小分叶状边缘；纵切面

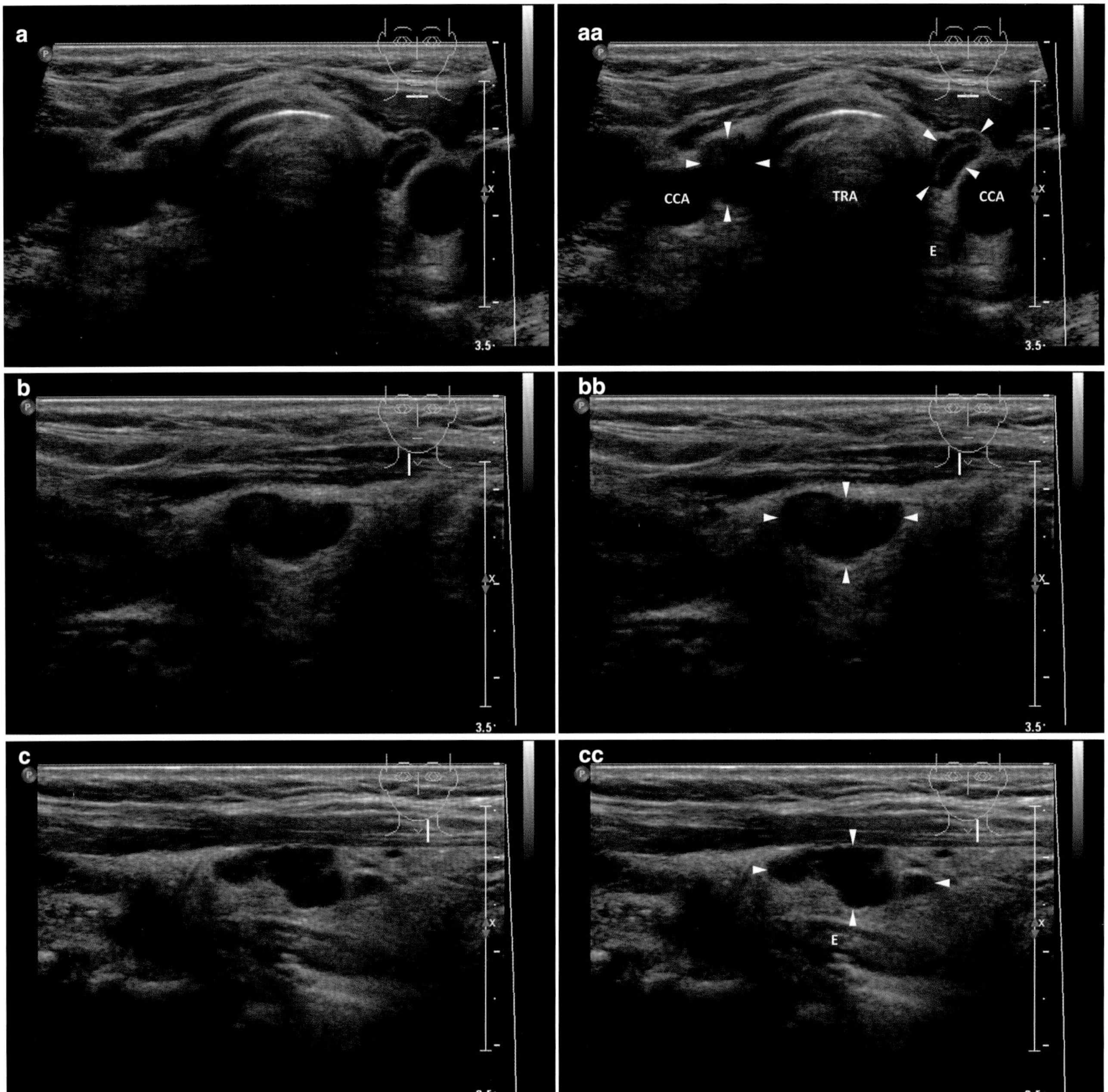

图20.5　（aa）桥本氏甲状腺炎近全甲状腺切除术12年，甲状腺床残余部分（►）：右侧甲状腺床小残余，大小17mm × 11mm × 9mm，体积0.8mL，不均匀的低回声结构；左侧甲状腺床微小残余，大小14mm × 9mm × 7mm，体积0.5mL，不均匀低回声结构，粗回声纤维分隔；横切面。（bb）右侧甲状腺床上的小残余细节（►）：不均匀低回声结构，微分叶状边缘；纵切面。（cc）左侧甲状腺床的微小残余细节（►）：不均匀的低回声微结节结构，具有高回声的纤维分隔；微分叶状边缘；纵切面

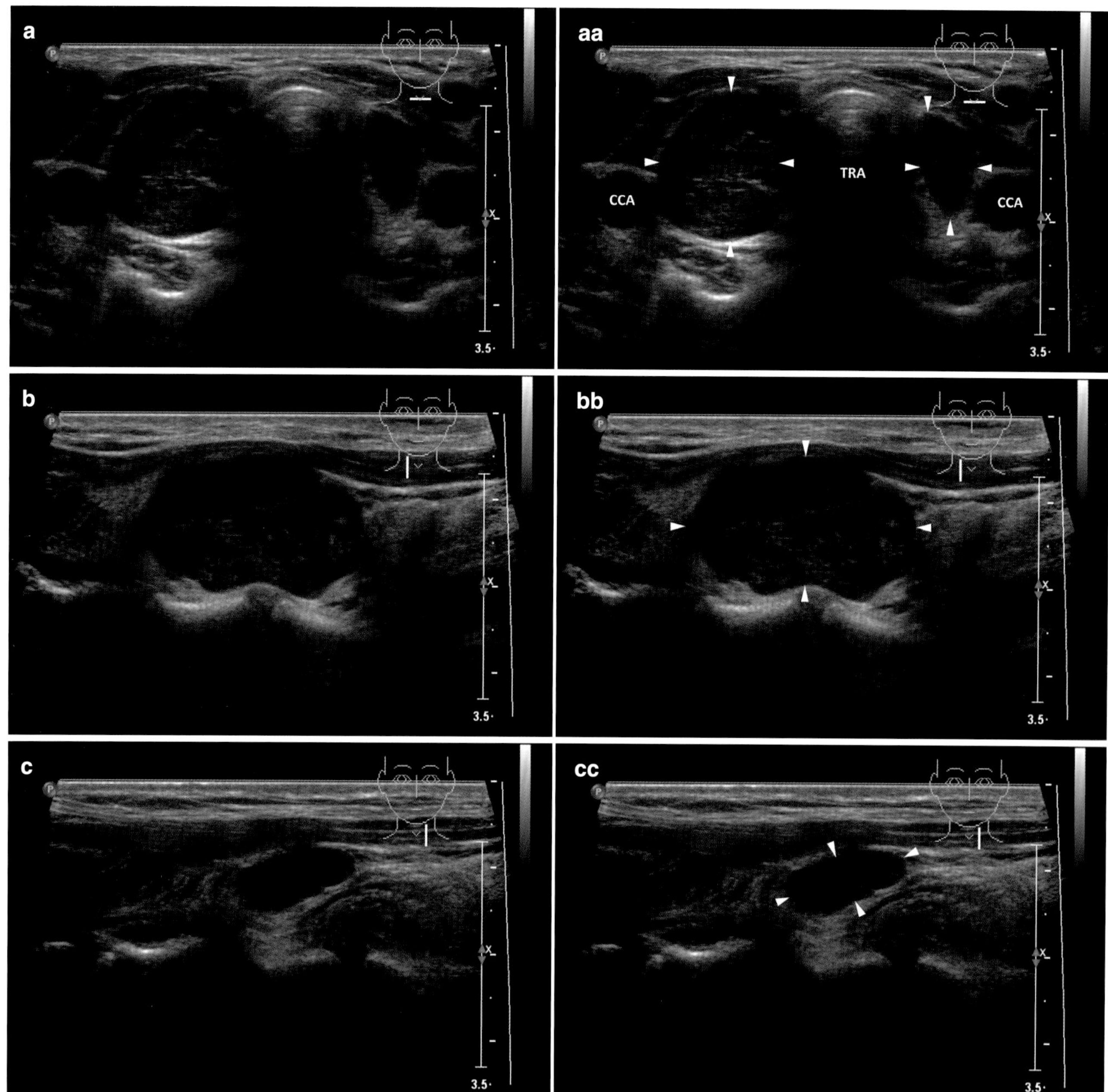

图20.6 （aa）桥本氏甲状腺炎行甲状腺次全切除术后14年，甲状腺床残余：右甲状腺床大残余（►），大小29mm × 17mm × 16mm，体积4mL，不均匀低回声微结节结构，高回声纤维分隔；左侧甲状腺床小残余（►），大小12mm × 12mm × 5mm，体积1mL，均匀的极低回声结构，横切面。（bb）右侧甲状腺床大残余（►）细节：不均匀的低回声微结节结构，具有高回声纤维分隔；微分叶状边缘；纵切面。（cc）左侧甲状腺床小残余（►）细节：均匀的极低回声结构；边缘光滑；纵切面

图20.7 （aa）Graves病（GD）近全甲状腺切除术4年，左侧甲状腺床小残余（►），大小18mm × 8mm × 7mm，体积0.6mL；椭圆形；低回声不均匀小结节结构，有纤维分隔回声；轮廓清晰；右侧CCA靠近气管；横切面。（bb）左侧甲状腺床的小残余（►）的细节，CFDS：血流稀少，模式0；横切面。（cc）左侧甲状腺床小残余（►）细节：椭圆形；不均匀的低回声微结节结构，有纤维分隔回声；清晰的边缘；纵切面。（dd）左侧甲状腺床小残余（►）细节，CFDS：极少的周围血管分布，模式Ⅰ；纵切面

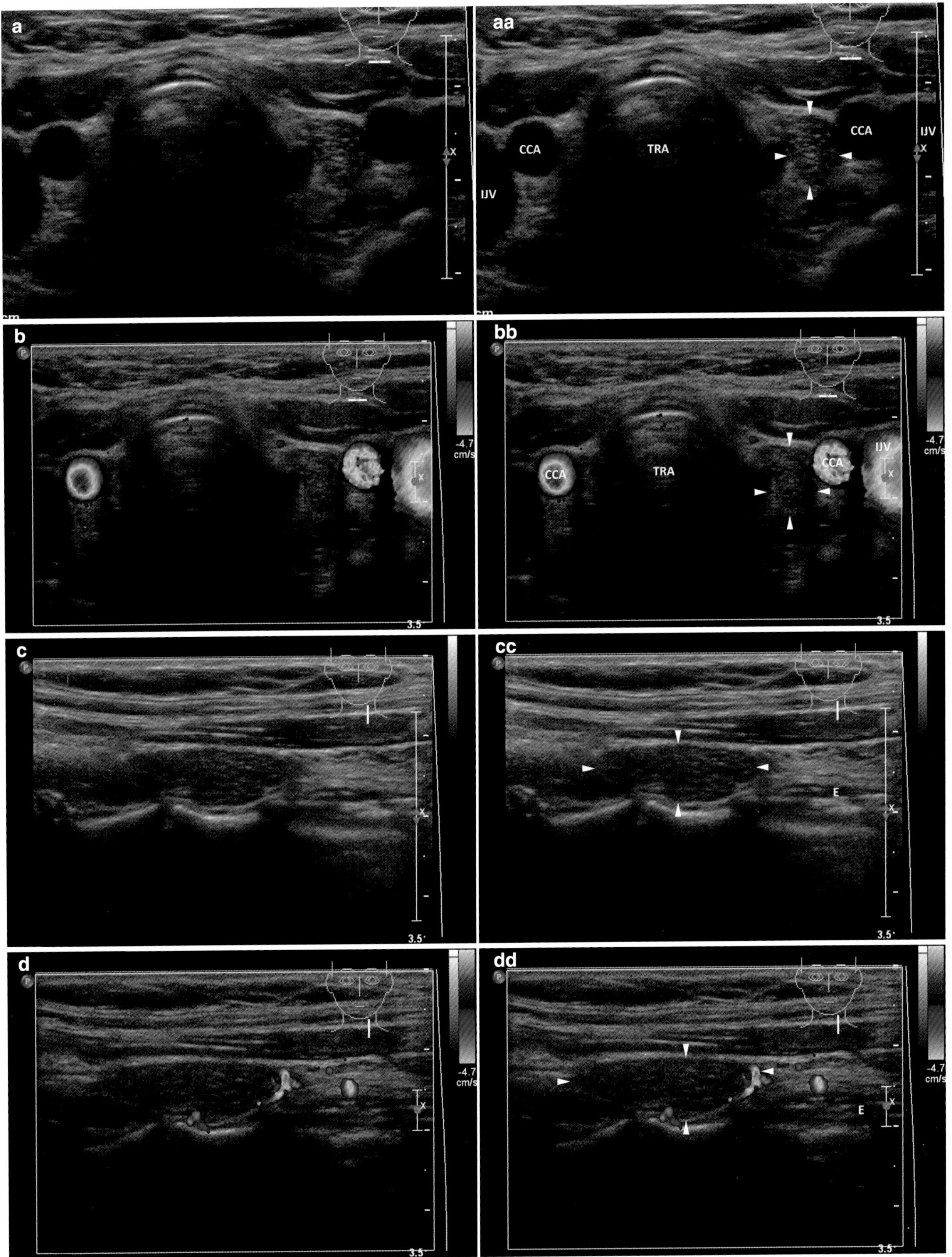
a
aa
CCA
TRA
CCA
IJV
IJV
b
bb
CCA
TRA
CCA
IJV
c
cc
E
d
dd
E

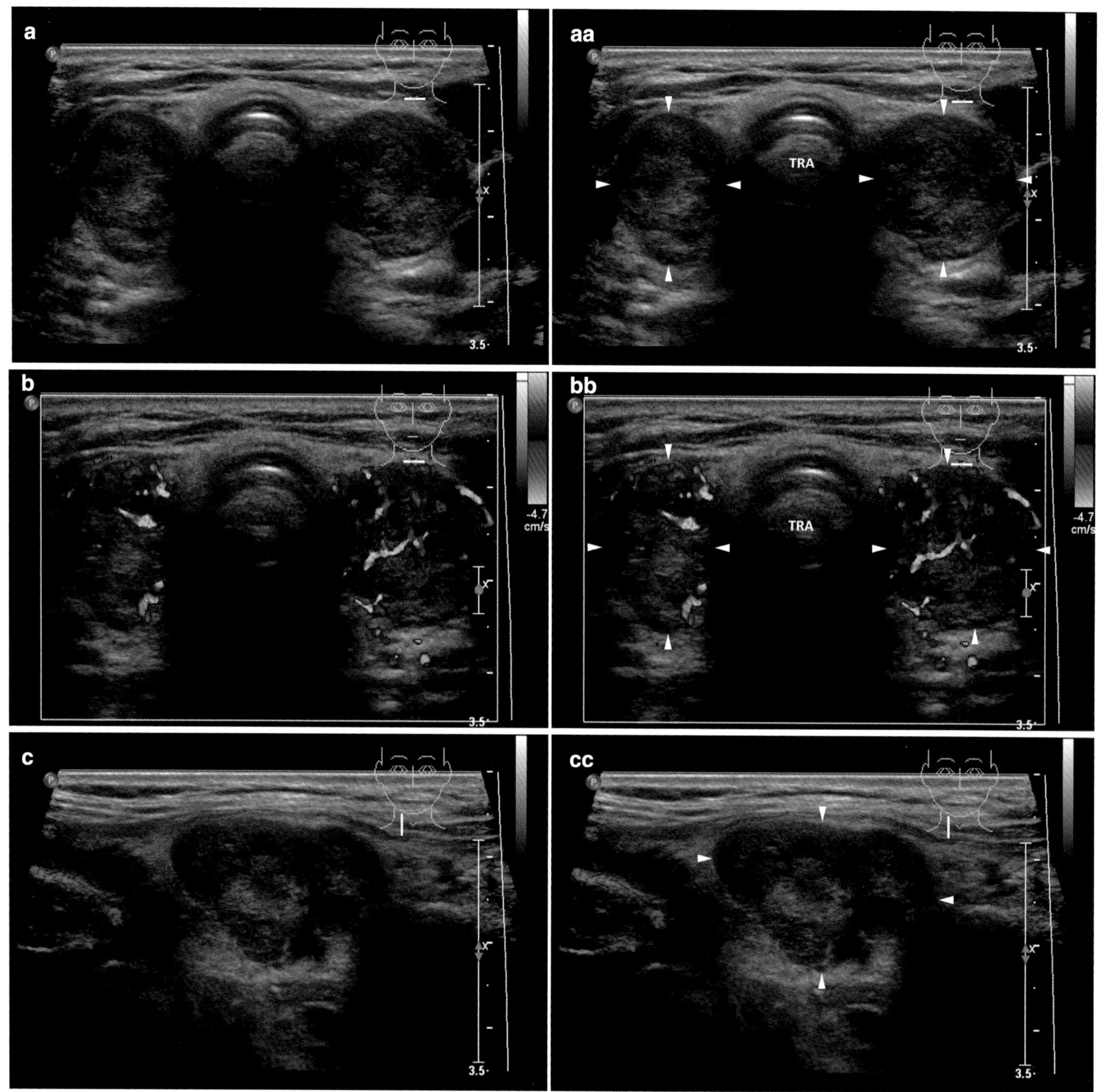

图20.8 （aa）Graves病（GD）甲状腺次全切除术后20年；甲状腺床有大残余，右侧大小27mm × 19mm × 18mm，体积约5mL，左侧大小31mm × 22mm × 20mm，体积约7mL，微结节结构，混合回声；横切面。（bb）两个残余部分（►）整体视图，CFDS：血管增多，模式Ⅲ；横切面。（cc）右侧甲状腺床残余部分的细节（►）：卵圆形，粗糙的小结节结构，混合性回声；纵切面。（dd）右侧甲状腺床残余物的细节（►），CFDS：血流增多，模式Ⅲ；纵切面。（ee）左侧甲状腺床残余物部分的细节（►）：卵圆形，粗糙的微结节结构，混合回声；纵切面。（ff）左侧甲状腺床残余部分的细节（►），CDFS：血流增多，模式Ⅲ；纵切面

参考文献

[1] D'Andrea V, Cantisani V, Catania A, Di Matteo FM, Sorrenti S, Greco R, et al. Thyroid tissue remnants after "total thyroidectomy". G Chir. 2009;30(8–9):339–344.

[2] Bron LP, O'Brien CJ. Total thyroidectomy for clinically benign disease of the thyroid gland. Br J Surg. 2004;91(5):569–574.

[3] Sugino K, Ito K, Nagahama M, Kitagawa W, Shibuya H, Ito K. Surgical management of Graves' disease—10-year prospective trial at a single institution. Endocr J.

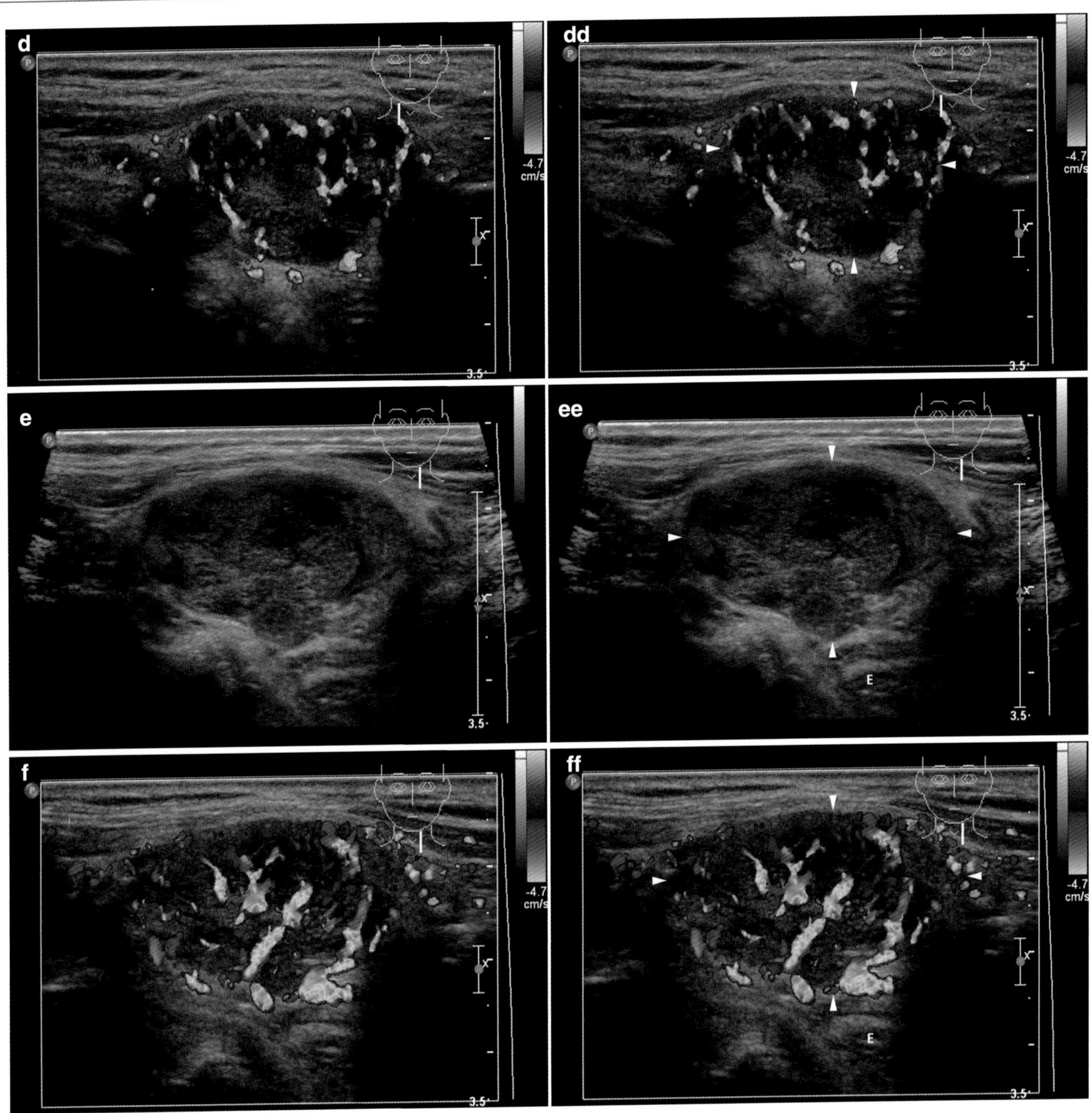

图20.8（续）

2008;55(1):161–167.

[4] Jarzab B, Handkiewicz-Junak D, Wloch J. Juvenile differentiated thyroid carcinoma and the role of radioiodine in its treatment: a qualitative review. Endocr Relat Cancer. 2005;12(4):773–803.

[5] Maxon HR. Quantitative radioiodine therapy in the treatment of differentiated thyroid cancer. Q J Nucl Med. 1999;43(4):313–323.

[6] Mazzaferri EL, Kloos RT. Clinical review 128: current approaches to primary therapy for papillary and follicular thyroid cancer. J Clin Endocrinol Metab. 2001;86(4):1447–1463.

[7] Irawati N. Endoscopic right lobectomy axillary-breast approach: a report of two cases. Int J Otolaryngol. 2010;2010:958764.

[8] Zaheer S, Tan A, Ang ES, Loke KS, Kao YH, Goh A, et al. Post-thyroidectomy neck ultrasonography in patients with thyroid cancer and a review of the literature. Singap Med J. 2014;55(4):177–182.

（洪林巍、安静 译）

第21章　甲状腺及类甲状腺肿病变超声的罕见表现

21.1　基本要素

• 甲状腺发育不全（图21.1aa）是一种罕见的先天性甲状腺异常，特征是单叶缺失。这种先天性异常的实际发病率尚不清楚，因为甲状腺单叶缺失通常无临床症状。2000年，Shabana等在比利时对2845名正常学生的甲状腺体积进行了系统研究，评估他们是否缺碘，结果发现有6名儿童（4名女孩和2名男孩）左叶缺失，与甲状腺畸形或功能障碍无关。由此得出甲状腺发育不全的患病率为0.2%，并且女性占多数，左叶发育不全的发生率较高[1]。

• De Sanctus等从1970—2010年在西西里岛进行了一项大型回顾性研究发现，在随机选择的24 032名11～14岁的学龄儿童中，有329名（1.4%）患有甲状腺发育不全。值得注意的是左叶发育不全占大多数（80%），接着是峡部发育不全（44%～50%），男女比为1.4：1，与那些女性患病率更高的研究结果相反。单侧腺叶缺失常被诊断为残余叶或者腺叶病变。孤立的腺叶类似于正常发育的甲状腺出现了病变[2]。

• 脂肪瘤占所有软组织肿瘤的50%。颈部脂肪瘤是一种少见肿瘤，表现为颈部外侧无痛性肿块，生长缓慢[3]。

• 鳃裂残余，由任何鳃道（鳃弓和鳃裂闭锁不全）的不完全闭塞引起，是导致鳃裂异常的最主要原因。有多种临床表现：70%为舌下管窦和囊肿，25%为鳃裂和鳃窦，5%为囊性软瘤[4]。

• 临床上，鳃裂囊肿（BCC）通常发生在儿童或

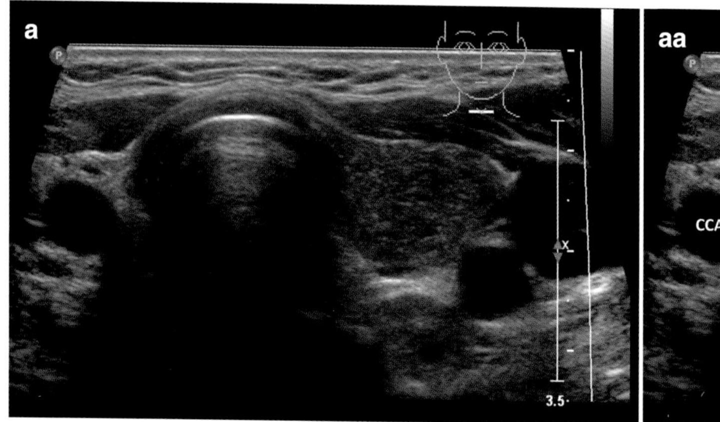

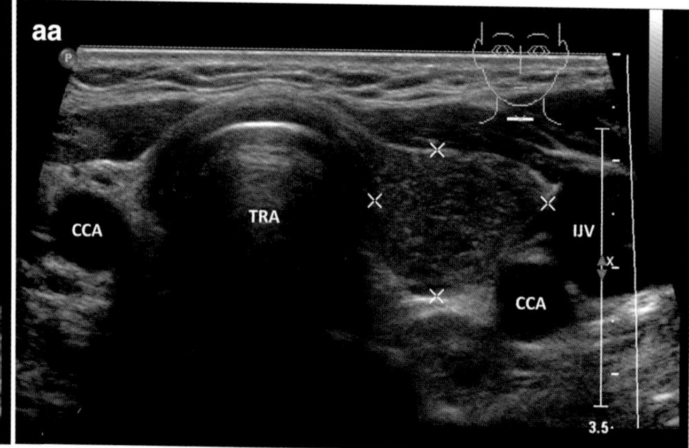

图21.1　（aa）71岁女性，桥本氏甲状腺炎（孤立性淋巴细胞性甲状腺肿）伴右叶和峡部发育不全。患者确诊时为中年，并出现甲状腺功能减退和抗甲状腺抗体阳性的症状。超声表现：右侧甲状腺床空白；左叶低回声小结节状结构，纤维分隔薄，体积5mL；横切面

M. Halenka, Z. Fryšák, *Atlas of Thyroid Ultrasonography*, DOI 10.1007/978-3-319-53759-7_21

20～40岁的成年人中。临床表现为光滑、圆形的囊性肿块，位于颈部外侧，下颌骨角后面，胸锁乳突肌前面[5-6]。

- 皮样囊肿（DC）是一种良性病变，从组织学上来说是起源于外胚层和中胚层，而非内胚层。大约7%的皮样囊肿位于头颈部［是骶尾部（44%）和卵巢（42%）之后的第三大常见部位］，而且最常好发于浅表的皮下组织。皮样囊肿可发生于任何年龄，没有性别区分，但50%以上的患者是在6岁左右的时候确诊的。皮样囊肿通常无症状，除非它们长得巨大，出现美观问题或者造成压迫症状。先天性囊肿起源于残余的胚胎上皮，如支气管裂囊肿是由于创伤后皮肤进入深层组织导致的。囊肿内含有无定形物质，有几根毛发[7]。
- 其他非甲状腺颈部囊性肿块包括淋巴管畸形、肉芽肿和甲状旁腺囊肿（图22.10aa）。超声引导下的硬化疗法（应用96%无水乙醇或OK-432）是所有良性的非甲状腺囊肿的颈部囊性包块的治疗方法之一[8]。
- 肿瘤通过直接腔内扩散引起的血管侵袭在间变性甲状腺癌中常见。甲状腺癌侵及颈内静脉（IJV）表明预后差。分化型甲状腺癌（DTC）和常见的滤泡性癌以及Hürthle细胞癌具有明显的颈静脉微侵犯的镜下特征。分化型甲状腺癌直接侵犯管腔外血管非常少见。颈部及手臂的水肿和疼痛是颈内静脉血栓形成的常见症状[9-10]。
- 蜂窝织炎和浅表脓肿表现为颈部急性肿胀。临床上，两者是有区别的。与浅表脓肿的局限性疼痛相比，蜂窝织炎引起的疼痛更严重、更广泛。蜂窝织炎常表现为受累区域的红肿、发热和压痛，等同于拉丁语的“肿”“热”“红”“痛”。蜂窝织炎的炎性表现为从质软至质硬。蜂窝织炎通常范围大，表面光滑，边界不清，不含脓液。脓肿通常边界清楚，有炎症的迹象，触诊时质软或有波动感，说明形成脓腔了。全身感染的患者通常伴有发热[11]。
- 软组织脓肿和蜂窝织炎的鉴别很重要，因为每种疾病需要不同的治疗方法。全身性抗感染治疗对蜂窝织炎有效，但脓肿需要进行手术引流。脓肿通常因蜂窝织炎引起，这两种情况经常并存，这使得诊断变得复杂[12]。
- Squire等对135例软组织感染患者进行调查（76例脓肿，59例蜂窝织炎）。单纯临床检查与超声检查对浅表脓肿的诊断进行比较，敏感性分别为86%和98%，特异性分别为70%和88%，阳性预测值分别为81%和93%，阴性预测值分别为77%和97%。有18例超声诊断与临床诊断不一致，但其中有17例（94%）超声诊断是正确的。另外，有3例通过超声检查诊断为脓肿的假阳性患者最后确诊为血肿。由此得出结论：床旁超声提高了浅表脓肿检测的准确性[12]。
- 术后出血是甲状腺手术的常见并发症。特别需要注意的是，由于深部血肿会造成急性呼吸道阻塞，危及生命。现有报道，甲状腺切除术后出血的发生率为0.36%～4.3%。导致甲状腺切除术后出血的病因有大血管结扎线脱落，止血后的静脉出血（烧灼静脉重新开放），患者在恢复期间恶心呕吐、Valsalva动作，导致血压升高和甲状腺术区渗出。颈部肿胀是甲状腺手术术后出血的常见临床表现。瘀斑常见于浅表血肿，少见于深部血肿[13]。

21.2 类甲状腺病变在颈前间隙的超声图像

- 鳃裂囊肿的超声表现（图21.5bb）：边界清楚的囊性肿块[6]。
- 皮样和表皮样囊肿的超声表现（图21.6aa）：囊内有回声，实性，后方仅有轻微或无回声增强。囊肿内充满角化层鳞状上皮的无定形角质碎片。注意！脂肪瘤与这些囊肿难以区分。超声引导下细针穿刺活检，可明确为囊性，细胞学检查可见良性鳞状细胞和无定形细胞碎片[14]。
- 脂肪瘤的超声表现（图21.3bb）：皮下组织中的细长等回声或高回声团块（与皮下脂肪组织非常相似）。肿瘤内与隔膜相对应的条纹状回声提示脂肪瘤可能性大。超声有助于了解病变的性质、大小和深度以及与邻近血管和其他结构的关系，尤其是对甲状腺[3]。注意！超声可以发现脂肪瘤和同时存在的多结节性甲状腺肿（图21.4aa）。

• 颈内静脉血栓的超声表现（图21.7aa）：静脉扩张，内含异质、以高回声为主的血栓[15]。

• 颈内静脉癌栓的超声表现（图15.36aa）：甲状腺癌癌肿（通常伴有多个坏死区）外侵并侵犯颈静脉壁。在彩色多普勒超声中，癌肿和血栓血运丰富。此外，超声显示颈内静脉血流完全或部分消失[9]。

• 浅表脓肿的超声表现：边界不清的球形，内容物回声不均，无回声的肿块或者含有大量内部回声的低回声肿块。利用探头挤压肿块可见脓液流动或者呈现“漩涡”图像[12]。

• 蜂窝织炎的超声表现（图21.9aa）：皮下脂肪增厚，弥漫性强回声，脂肪和真皮之间的界面消失，通常被称为“鹅卵石样”改变。局部淋巴结反应性增多。彩色多普勒超声下，炎症区域弥漫性多血管的表现有助于软组织感染的鉴别[12]。

• 血肿的超声表现（图21.8dd）：血肿内血液的回声是可变的，很大程度上取决于血液停滞的时间。最初，血液看似无回声，但几小时后，随着血液凝固，它变得有回声。脓肿也有回声，但由于脓液的异质性，其回声与凝固的血液表现不同。凝固的血液表现为均匀的回声，而脓液表现为不同的回声形式[12]。浅表血肿是指位于颈阔肌和带状肌肉之间的血肿，而深部血肿是指带状肌和甲状腺床之间的血肿[13]。

• 气管切开术后的超声表现（图21.11aa和图23.2cc）：一种峡部及气管连续性中断并伴有管壁凹陷的表现[16]。

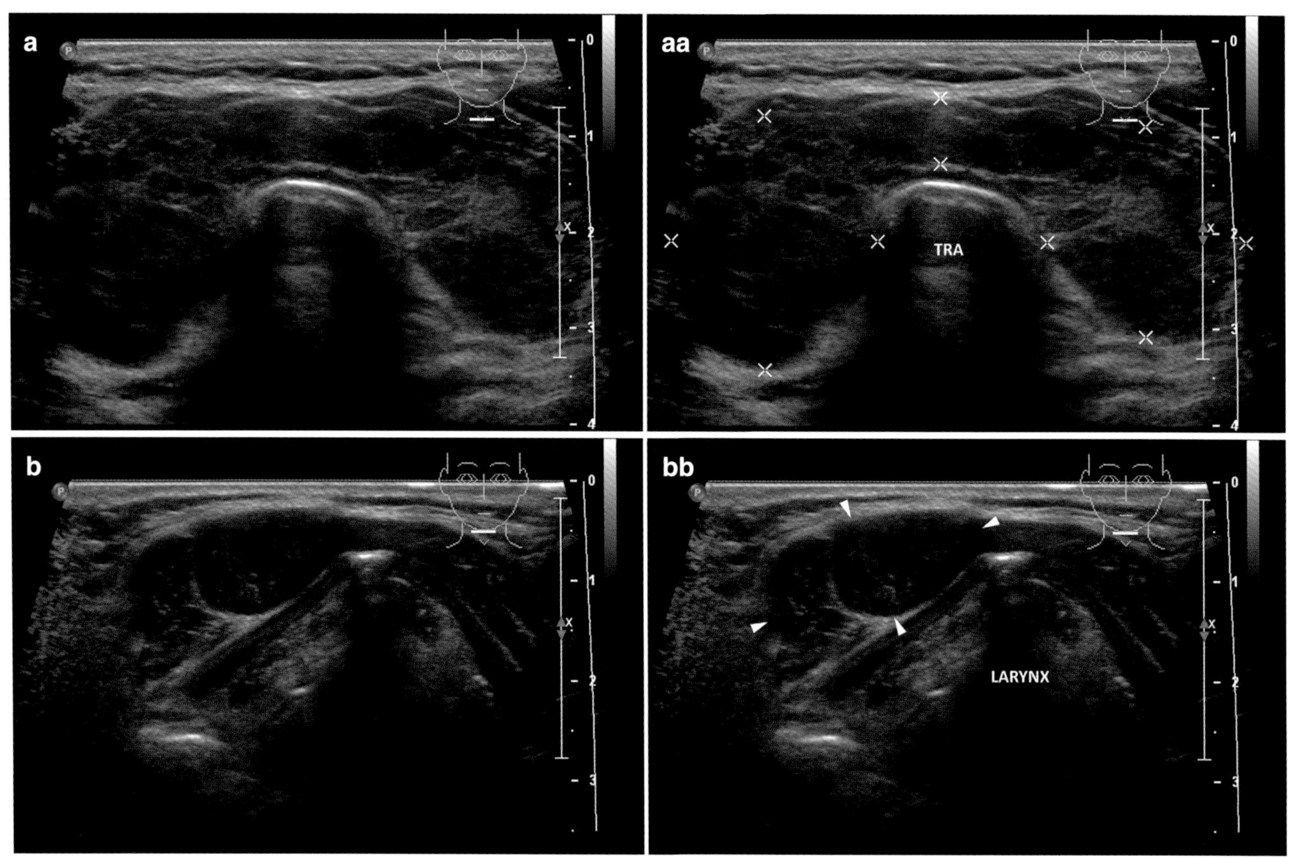

图21.2 （aa）一位65岁的女性在喉软骨旁右侧出现可触及的无痛肿块，5年。自中年以来，她一直接受甲减和桥本氏甲状腺炎的治疗。超声显示有大的锥状叶，大小25mm × 23mm × 12mm，体积3.5mL，桥本氏甲状腺炎：肿大的甲状腺——结构粗糙；混合回声；低回声的微结节结构，有厚的高回声纤维分隔和区域；边缘微分叶；Tvol 37mL，RL 20mL、LL 17mL；横切面。（bb）锥状叶的细节（►），超声引导下细针穿刺活检确认：不均匀低回声微结节结构伴纤维回声；超声下表现类似桥本氏甲状腺肿；横切面。（cc）锥状叶的细节（►）：锥状叶和右叶上极之间的可见空间；纵切面。（dd）锥状叶的细节（►），彩色多普勒超声：锥状叶和右叶两侧的血管弥漫性增加，模式Ⅱ；纵切面。LARYNX：喉

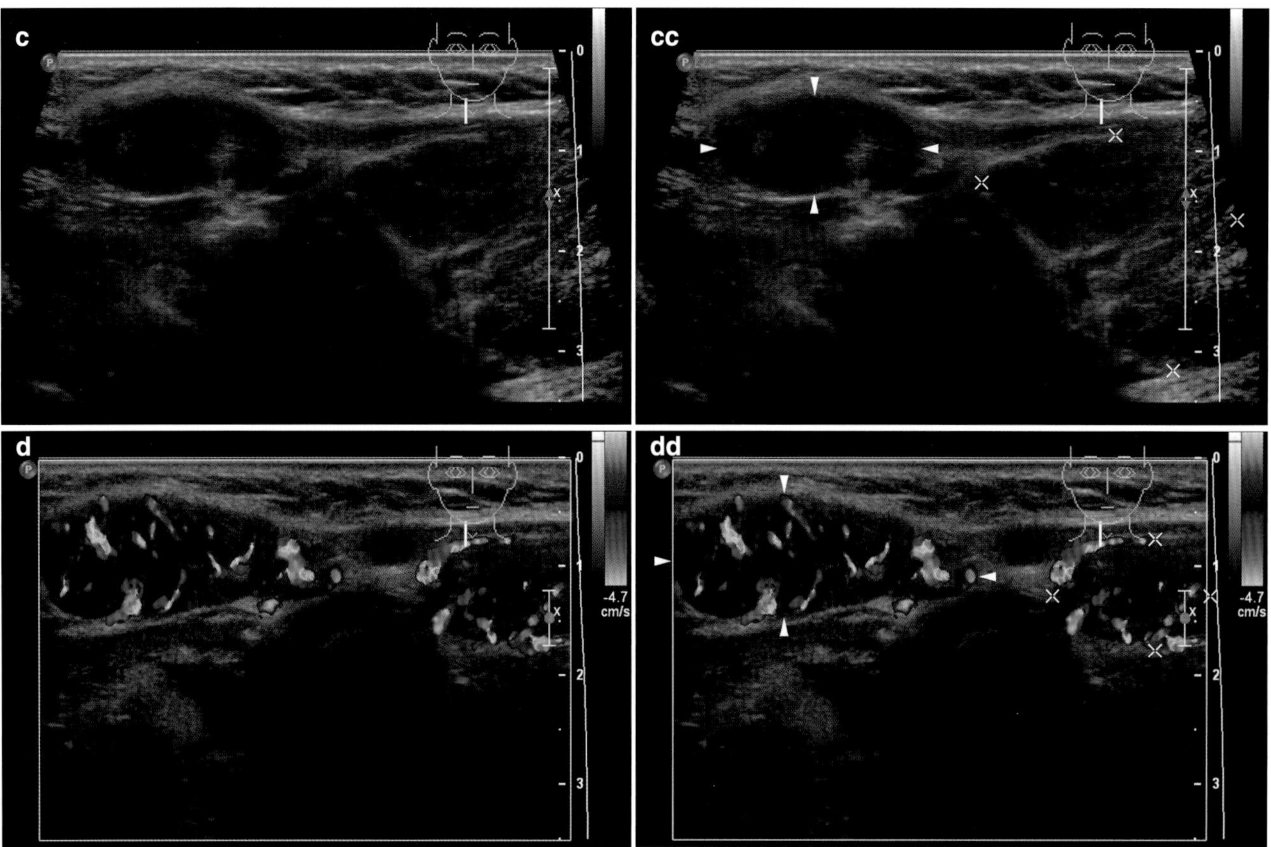

图21.2（续）

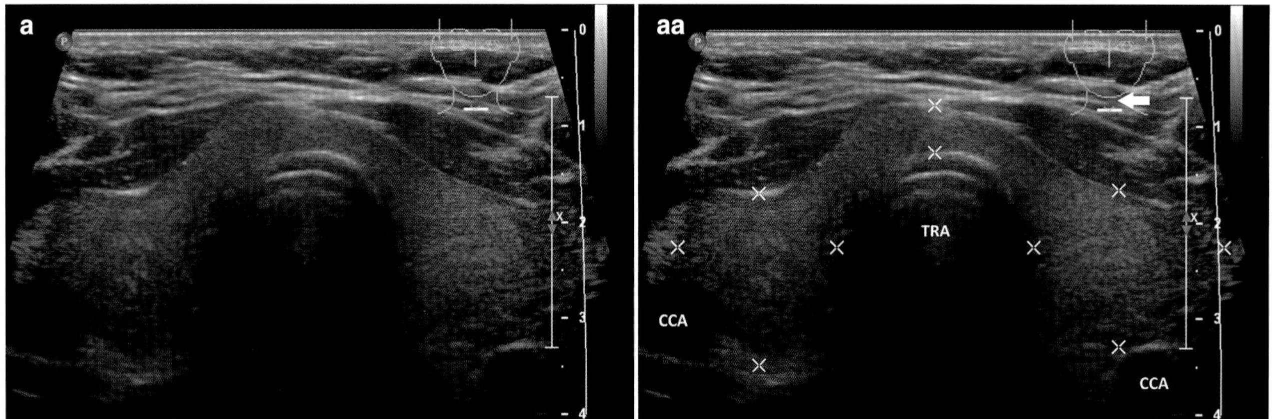

图21.3　（aa）男患，66岁，喉软骨旁左侧可见无痛性肿块，1年。超声显示为分离性脂肪瘤（超声引导下细针穿刺活检确认），体积4mL，局限于左叶上极前腹侧。甲状腺整体超声视图：正常甲状腺；Tvol 20mL，RL 9mL、LL 11mL；横切面。注：象形图——➡指示脂肪瘤的位置（未显示）——从当前探头位置开始。（bb）脂肪瘤细节（►）：左叶上极前腹侧；实性；结构均质；高回声；横切面。（cc）脂肪瘤（►）和甲状腺的整体视图：脂肪瘤通过一薄层肌肉与左叶上极有明显的界线（➞）；这里展示了甲状腺腺叶的两个上极，左叶推向背侧；横切面。（dd）脂肪瘤细节（►）：脂肪瘤通过薄层肌肉与左叶前部明显分离（➞）；纵切面

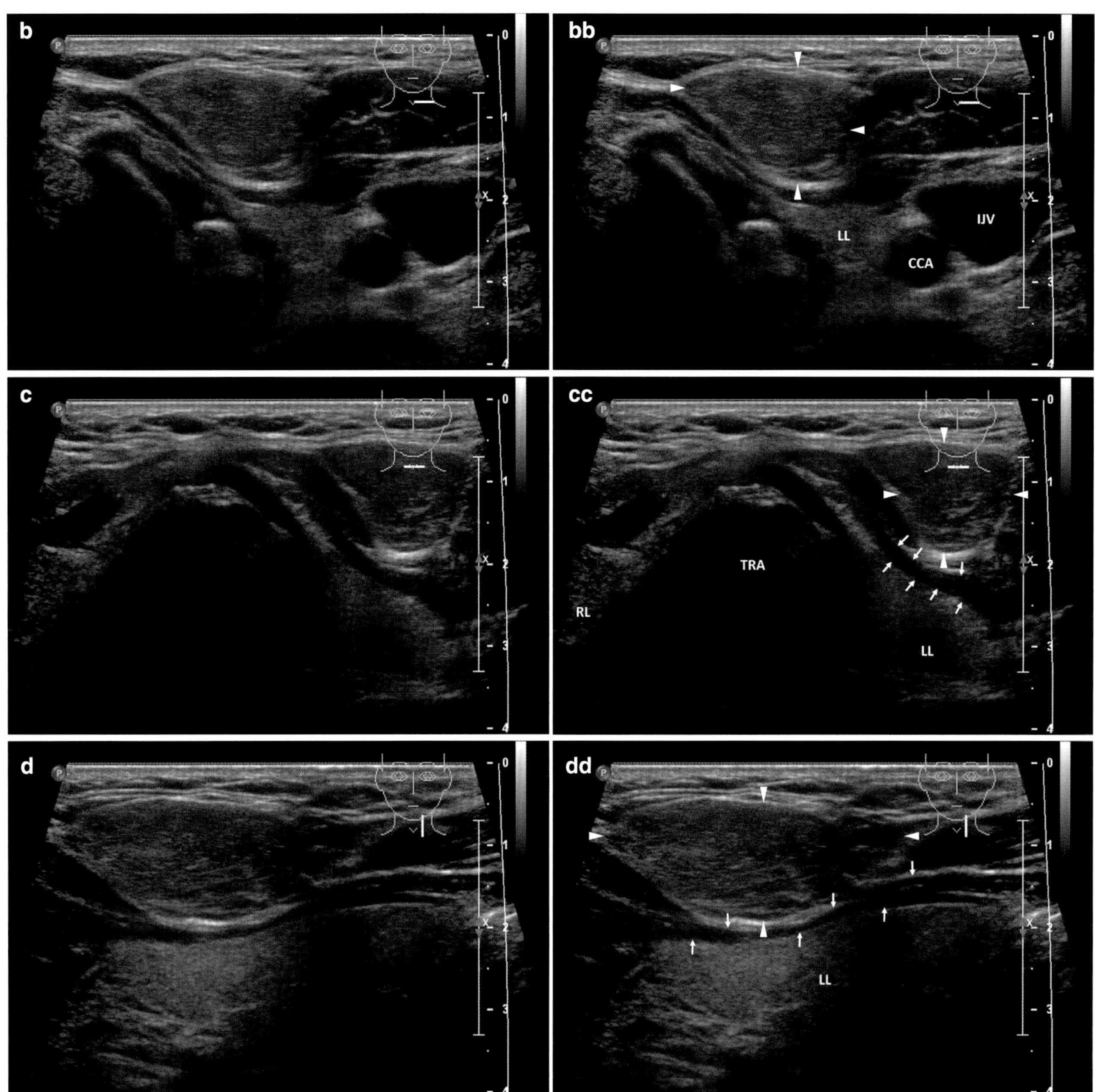

图21.3（续）

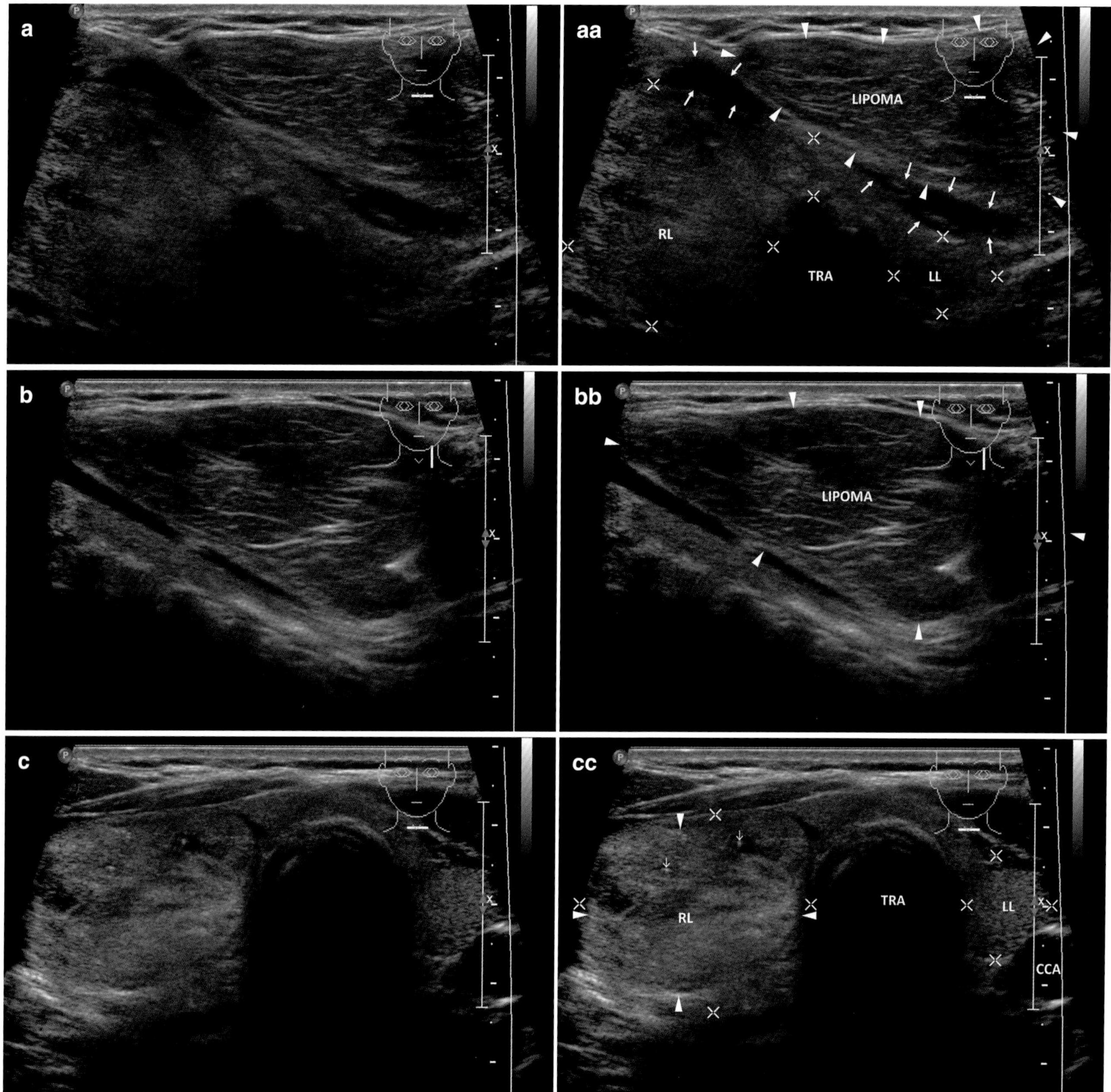

图21.4 （aa）一位72岁的男性，在中线和左侧的喉软骨下有可触及的无痛肿块，5年。多年来可触及的肿块被认为是甲状腺肿。超声显示右侧可触及的多结节性甲状腺肿和大小为51mm × 50mm × 24mm、体积为32mL的大脂肪瘤（经超声引导下细针穿刺活检证实）共存，左侧可触及并似甲状腺肿。脂肪瘤（►）和甲状腺的整体视图：脂肪瘤位于左叶的前腹侧，通过薄层肌肉（➞）与前部明显分离，并将左叶推向背侧；共存的多发性结节性甲状腺肿——增大的右叶；结构粗糙；高回声；Tvol 39mL，不对称性——RL 32mL、LL 7mL；横切面。（bb）脂肪瘤细节（►）：实性，高回声；纵切面。（cc）甲状腺大实性结节的细节（►），右叶大小36mm × 33mm × 30mm，体积为17mL：圆形；宽大于高（无可疑）；结构粗糙；高回声；散发性微小囊肿（c）和微钙化（→）；边缘清晰，有薄晕征；横切面。LIPOMA：脂肪瘤

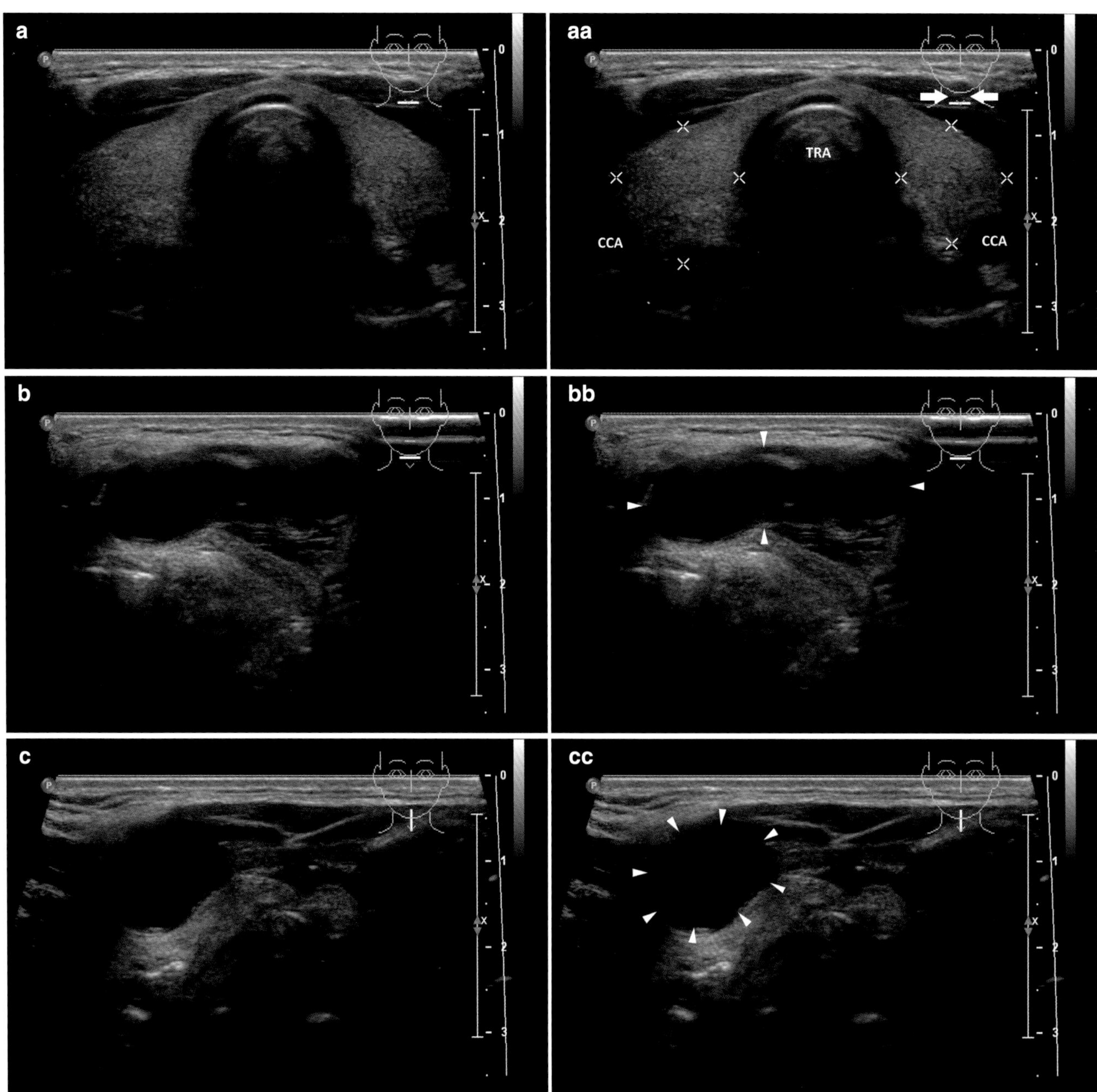

图21.5 （aa）一位23岁的女性，患有鳃裂囊肿（BCC），11岁确诊。进行了一次细针穿刺活检和抽液，但囊肿复发。现在表现为喉软骨上方颈部中央可触及肿块。超声显示囊肿大小33mm×17mm×10mm，体积3mL；甲状腺正常；Tvol 11mL，RL 6mL、LL 5mL；横切面。注：象形图——➡指示鳃裂囊肿的位置（未显示）——从当前探头位置开始。（bb）鳃裂囊肿的细节（►）：边界清楚的横向细长病变，无回声，壁薄；横切面。（cc）鳃裂囊肿的细节（►）：卵圆形病变，无回声，壁薄；纵切面

图21.6 （aa）一名50岁的男子，喉软骨上方颈部中央有一10多年可见和可触及的肿块。为了掩饰肿块，他留着浓密的胡子。超声显示实性病变（►），大小36mm×35mm×23mm，体积15mL；卵圆形，质地均匀，高回声团块；区别于正常甲状腺（未显示）；横切面。超声最初诊断认为是大脂肪瘤。但进行了细针穿刺活检，抽出15mL咖啡色液体。最终细胞学诊断为皮样囊肿。（bb）皮样囊肿的细节（►）：均匀的高回声；纵切面。（cc）抽液1个月后皮样囊肿细节（►）：囊肿复发至3.5mL；高回声厚壁（➞）；无回声；横切面。（dd）经皮无水乙醇注射疗法成功治疗后6个月缩小的皮样囊肿（►）的细节：实性，不均匀低回声肿块，大小19mm×12mm×12mm，体积1.5mL；中心点状纤维区（➞）；纵切面

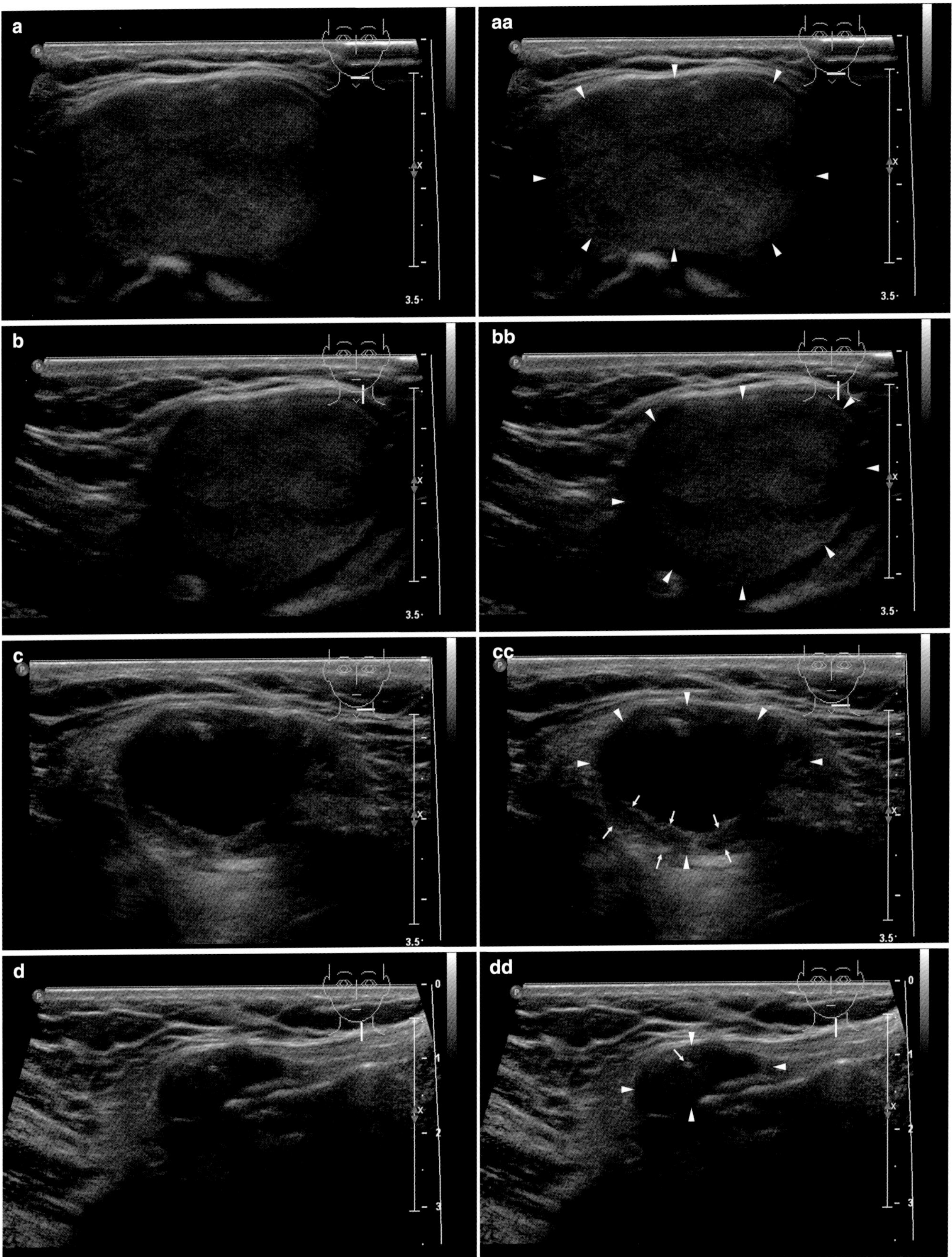
a
aa
b
bb
c
cc
d
dd

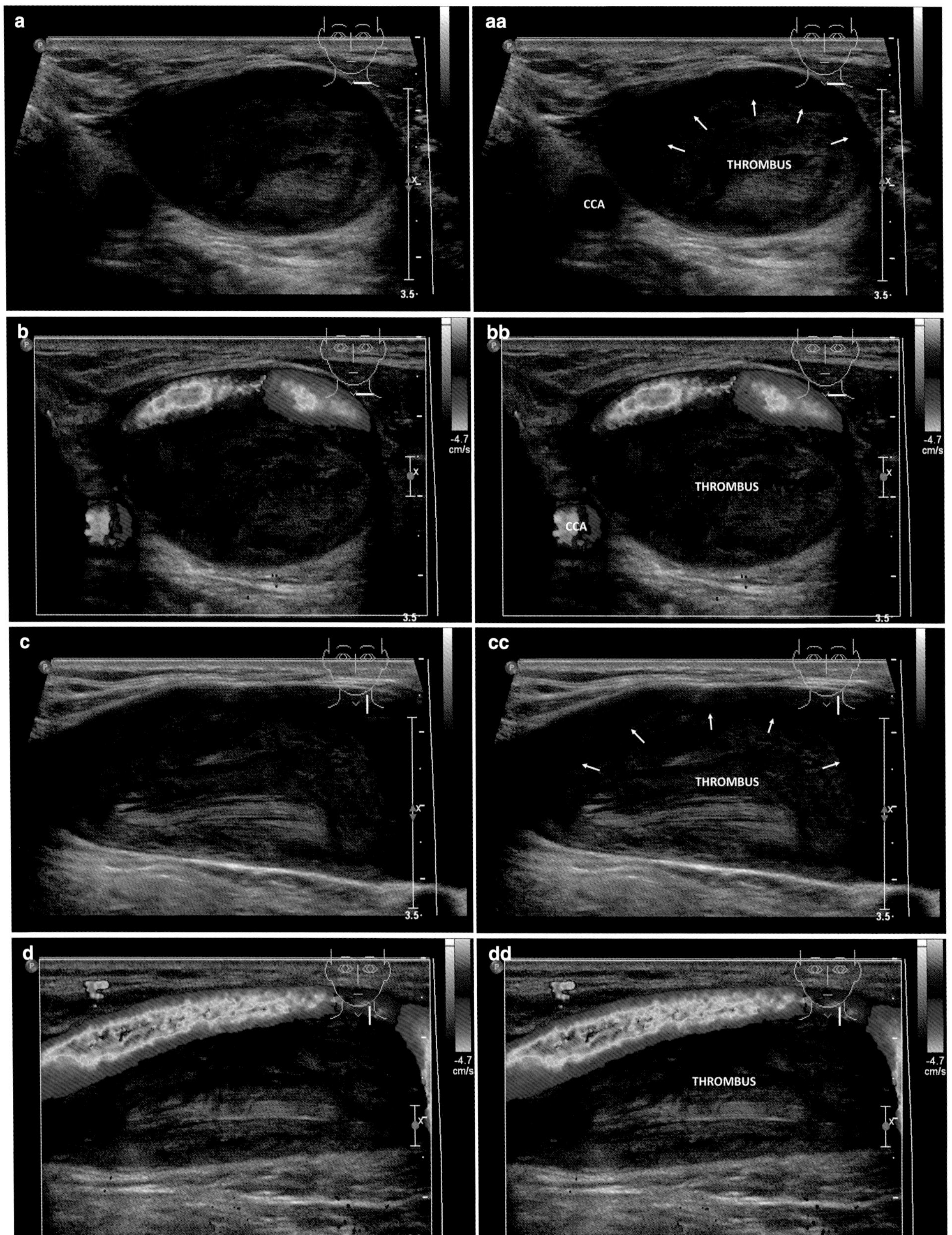

图21.7 （aa）一位58岁女性，甲状腺乳头状癌切除术后7年，左叶异常1个月。考虑甲状腺乳头状癌转移。但是超声检查发现左侧颈内静脉有血栓：静脉扩张，大部分为高回声实性肿块，几乎充满整个管腔；沿颈内静脉管壁的无回声新月形管腔（➞）；甲状腺无残留；横切面。（bb）高回声血栓的细节，彩色多普勒超声：血流经过新月形管腔；横切面。（cc）左侧颈内静脉血栓细节：多为高回声血栓和沿着前壁存在的无回声管腔（➞）；纵切面。（dd）高回声血栓的细节，彩色多普勒超声：血流经过新月形管腔；纵切面。THROMBUS：血栓

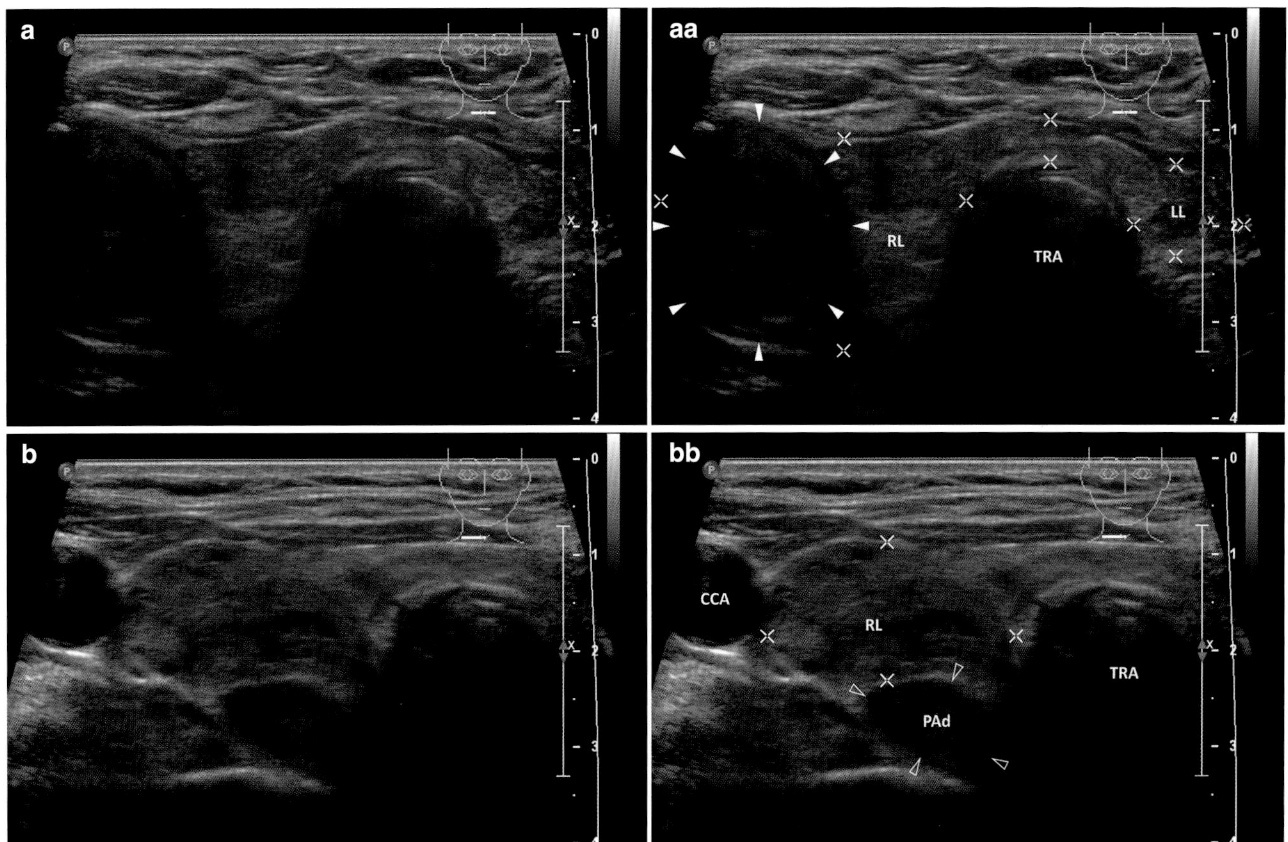

图21.8　（aa）甲状腺、甲状旁腺全切除术后急性大出血1例。一位69岁男性，患有多种基础疾病，有心肌梗死病史，永久性房颤，接受抗凝治疗，终末期肾病，肾脏替代治疗引起继发性甲状旁腺功能亢进，右颈静脉血流阻力增大。术前超声：多结节性甲状腺肿伴有大而复杂的结节（►），右叶大小为31mm×26mm×23mm，体积为10mL：结构不均匀；囊肿内分隔；Tvol 32mL，非对称——RL 22mL、LL 10mL；横切面。（bb）术前超声——右叶后上方甲状旁腺腺瘤细节（▻）：大小23mm×17mm×9mm，体积1.8mL：椭圆形；同质结构；低回声；横切面。（cc）术前超声——复杂结节（►）和前述甲状旁腺腺瘤（▻）细节：右叶中部的复杂结节和右叶后方的椭圆形甲状旁腺腺瘤；纵切面。（dd）术后10天，术区张力增大。术前1周停止长期抗凝治疗，术后开始应用低分子肝素。超声显示甲状腺切除术后术区（经计算机断层扫描证实）有一急性血肿（►）。超声整体视图：双侧甲状腺床不均匀肿块；混合性回声；右侧甲状腺床可见液平面（→）；右侧甲状腺床血肿——大小52mm×47mm×36mm，体积46mL，左侧甲状腺床血肿——大小44mm×25mm×25mm，体积14mL；横切面。（ee）甲状腺切除术后右侧甲状腺床急性血肿的细节（►）：肿块明确；结构不均匀；多为高回声；中央可见伴有无回声的液平面（→）及高回声血块；横切面。（ff）甲状腺切除术后右侧甲状腺床急性血肿的细节（►）：肿块明确；结构不均匀；多为高回声；中央可见伴有无回声的液平面（→）及高回声血块；纵切面。（gg）甲状腺切除术后左侧甲状腺床急性血肿的细节（►）：肿块明确；结构不均匀；多为高回声；中央可见伴有无回声的液平面（→）及高回声血块；横切面。（hh）甲状腺切除术后左侧甲状腺床急性血肿的细节（►）：肿块明确；结构不均匀；多为高回声；中央可见伴有无回声的液平面（→）及高回声血块；纵切面

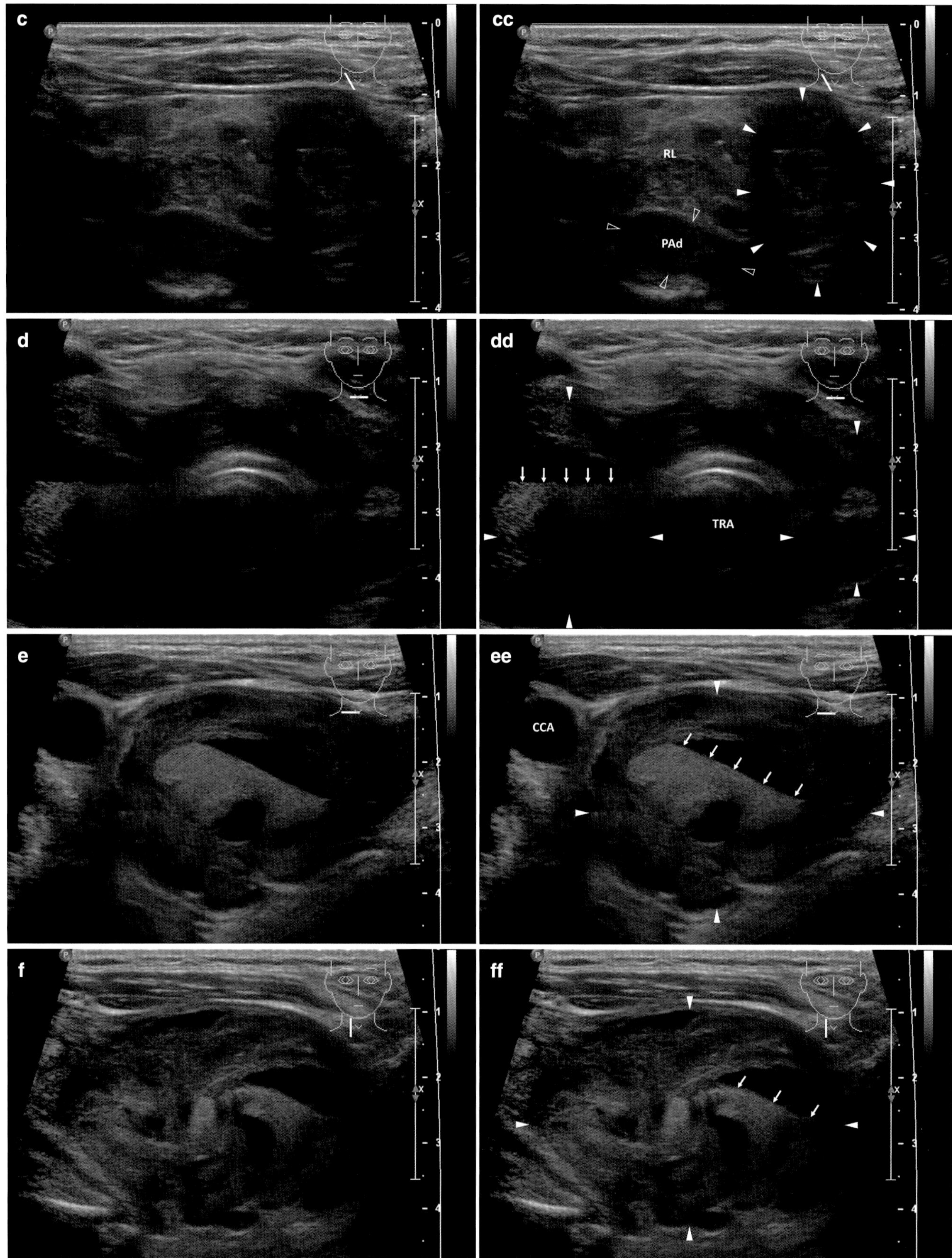

图21.8（续）

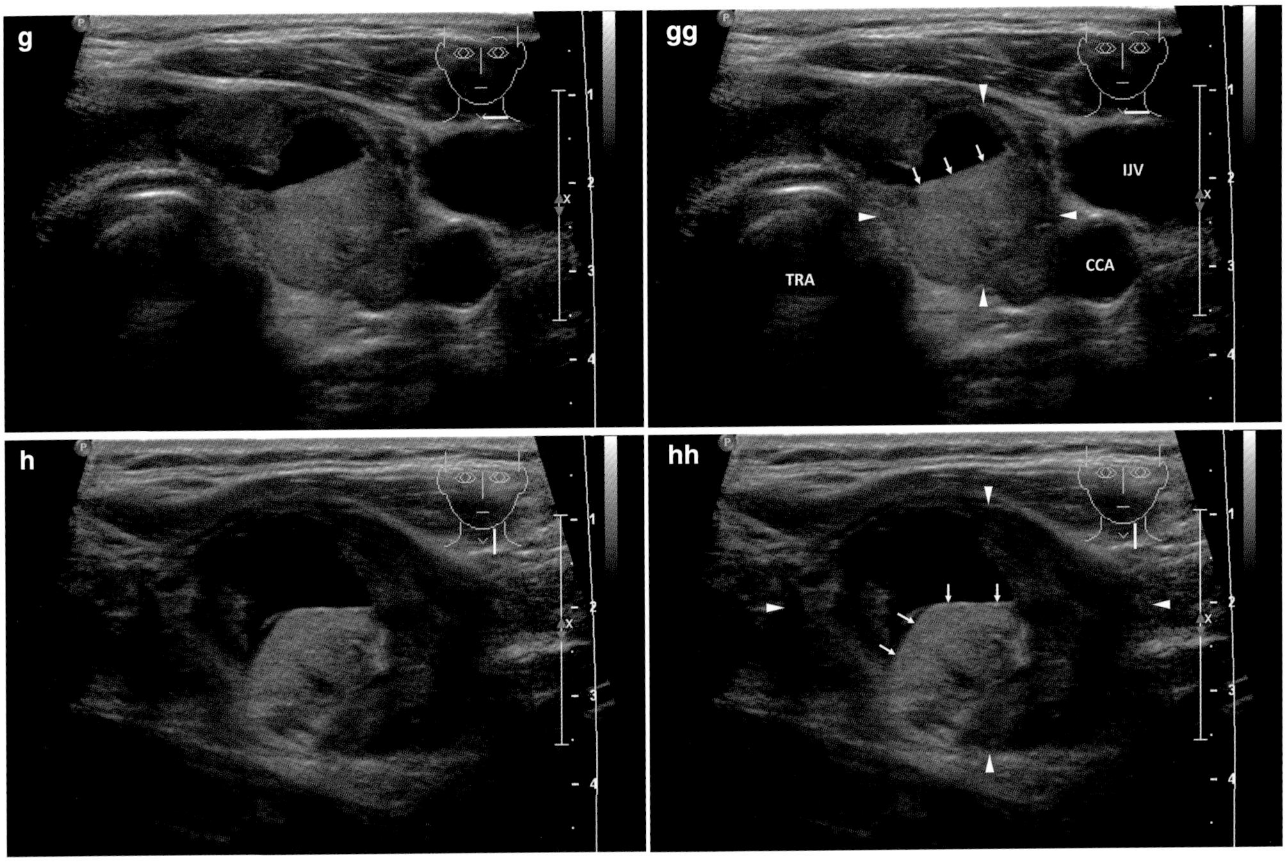

图21.8（续）

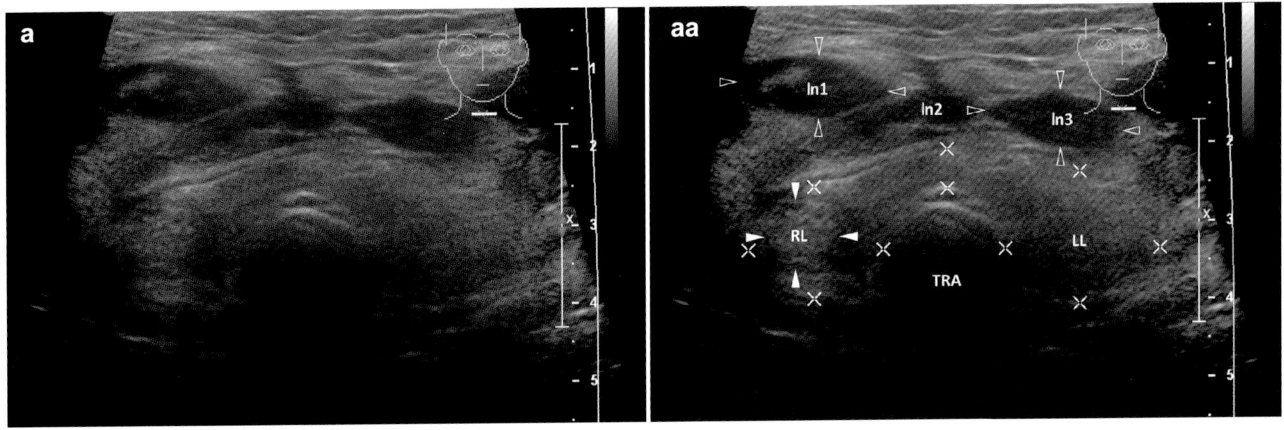

图21.9　（aa）69岁女性，急性髓系白血病患者。她出现了包括甲状腺区域在内的颈前红肿及疼痛并持续高热4天。临床表现类似急性甲状腺炎。超声示颈前黏液水肿——皮下明显增厚，达20～25mm；非均质性；多为伴有薄低回声带的高回声；几个反应性淋巴结——在ln1、ln2、ln3中（▻）；椭圆形；低回声；淋巴结1高回声门征；甲状腺——小结节状甲状腺肿向背侧靠近；右叶可见实性小的低回声结节（►）；总体积10mL、RL 4mL、LL 6mL；横切面。（bb）黏液层和左叶的细节：实性小的高回声结节（➞）；无甲状腺脓肿征象；横切面

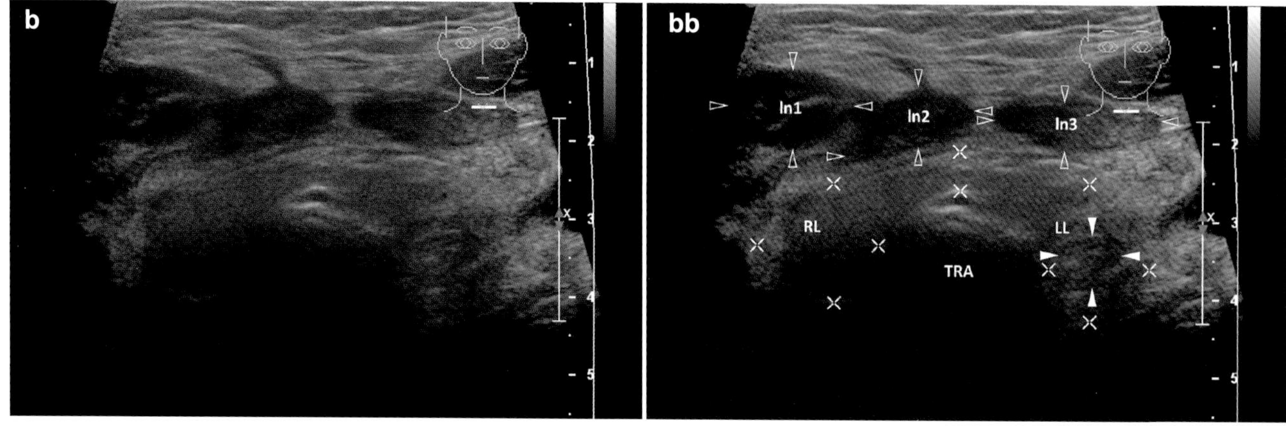

图21.9（续）

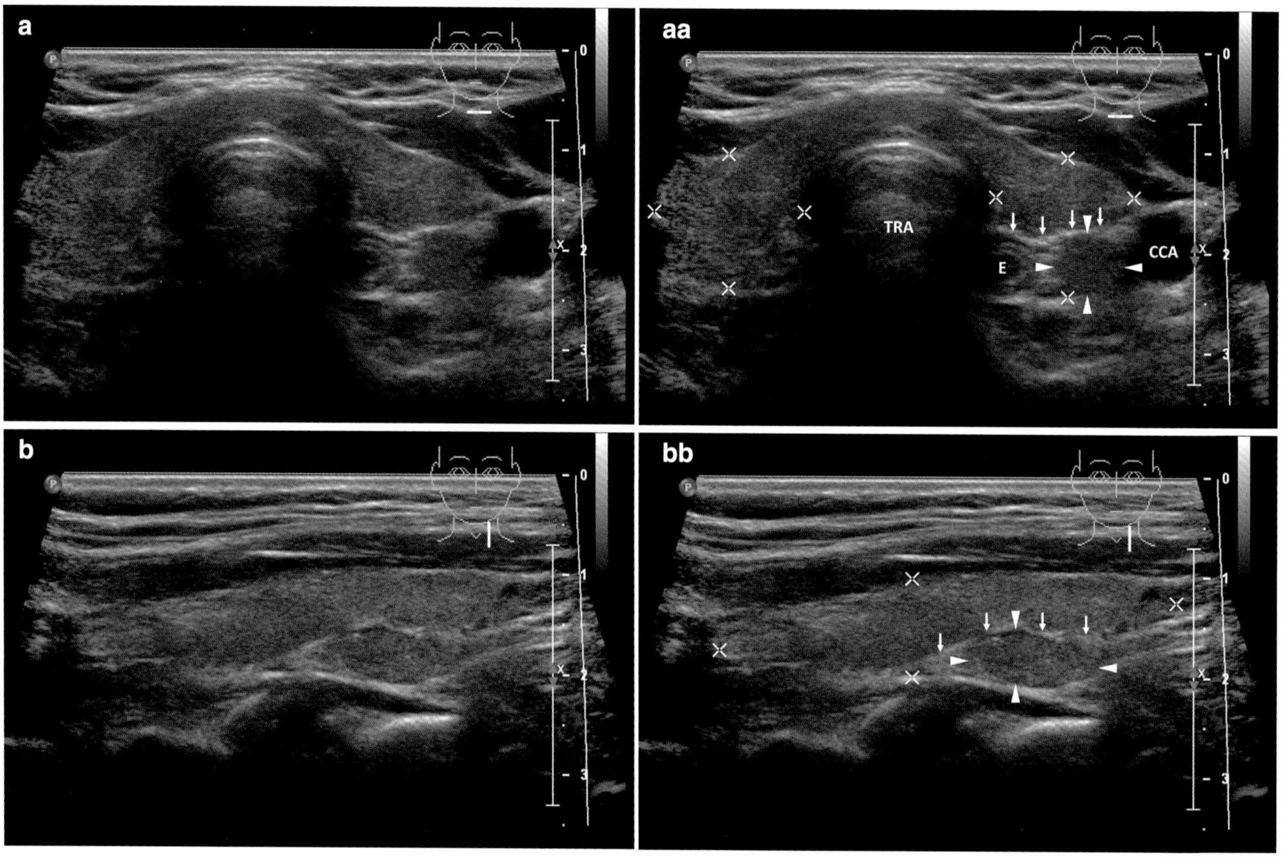

图21.10 （aa）甲状腺后间隔高回声所致的假性病变：左叶后部横切面间隔（➞）形成一个实性等回声结节，即所谓的“假性结节”；Tvol 10mL，RL 5mL、LL 5mL；横切面。（bb）纵切面上的甲状腺间隔细节（➞）：假性病变可能被误诊为“假性结节”或“甲状旁腺腺瘤”，但该组织与甲状腺等回声

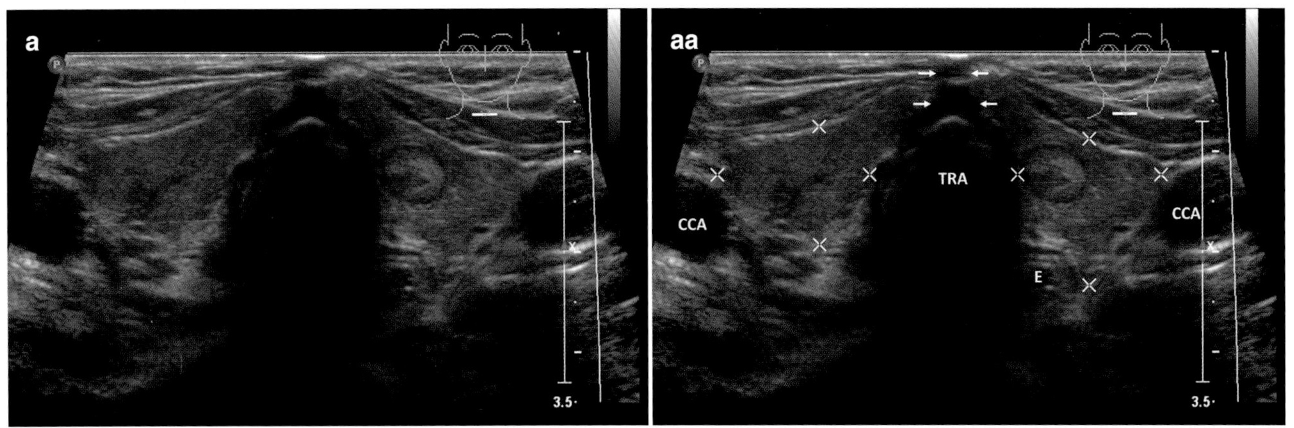

图21.11　（aa）气管切开后瘢痕的超声图：中线处，峡部连续性中断（➞）和气管畸形伴管壁凹陷。另外，左叶中伴有薄晕征的实性等回声小结节；Tvol 12mL，RL 6mL、LL 6mL；横切面

21.3　伪影的超声图像[17]

- 切线角度的甲状腺囊性病变的边缘阴影——“耳朵”（类似肝囊肿，胆囊）；更多详情见第7章（图7.10cc）。
- 所谓的“彗星尾”是明亮的高回声混响伪影（凝聚的胶体蛋白）；更多详情见第7章（图7.9aa）。
- 囊后部声学增强（类似肝囊肿、胆囊）；更多详情见第7章（图7.4aa）。
- 当有一个高反射率的表面时，就会出现“镜像”伪影。典型的肝囊肿是被反射回高反射面，例如，膈膜。类似的情况可能发生在峡部中线的囊性结节（图21.12aa），在气管壁外可以看到一个“镜像”（强回声弧形线是气管壁与管腔内空气的交界处）。

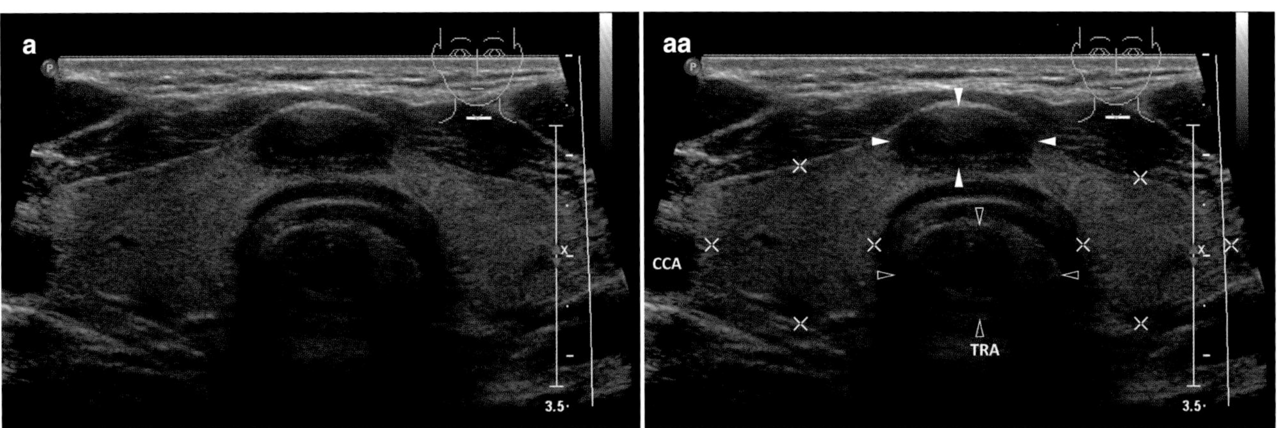

图21.12　（aa）“镜像”伪影返到气管壁上：囊壁增厚、无回声内容物的复杂囊变（➞），大小16mm×14mm×7mm，体积1mL，位于峡部中部；囊肿镜像进入气管的略微增大的“镜像”伪影（▻）；Tvol 23mL，RL 11mL、LL 10mL；横切面

21.4 类甲状腺病变的正常解剖结构的超声图像[18]

- 甲状腺内两个常见的正常结构有可能会影响检查，并可能类似病理损伤。
- 大约40%的患者有一个从峡部向舌骨延伸的锥状叶（图21.2cc）。当它增大时，可能被误诊为病理性肿块。
- 甲状腺内的回声间隔。间隔在腺叶的后部延伸，横切面形成“假性结节”（图21.10aa），纵切面常形成分离的“舌头”（图21.10bb）。间隔形成后方阴影，导致后方“低回声病变”。该表现可能被误诊为甲状旁腺病变或可疑的甲状腺结节。

参考文献

[1] Shabana W, Delange F, Freson M, Osteaux M, De Schepper J. Prevalence of thyroid hemiagenesis: ultrasound screening in normal children. Eur J Pediatr. 2000;159(6):456–458.

[2] De Sanctis V, Soliman AT, Di Maio S, Elsedfy H, Soliman NA, Elalaily R. Thyroid hemiagenesis from childhood to adulthood:review of literature and personal experience. Pediatr Endocrinol Rev. 2016;13(3):612–619.

[3] Grecchi F, Zollino I, Candotto V, Gallo F, Rubino G, Bianchi R, et al. A case of lipoma of lateral anterior neck treated with surgical enucleation. Dent Res J (Isfahan). 2012;9(Suppl 2):S225–S228.

[4] Panchbhai AS, Choudhary MS. Branchial cleft cyst at an unusual location: a rare case with a brief review. Dentomaxillofac Radiol. 2012;41(8):696–702.

[5] Choo MJ, Kim YJ, Jin HR. A case of second branchial cleft cyst with oropharyngeal presentation. J Korean Med Sci. 2002;17(4):564–565.

[6] Chauhan A, Tiwari S, Pathak N. Primary branchiogenic carcinoma:report of a case and a review of the literature. J Cancer Res Ther. 2013;9(1):135–137.

[7] Yigit N, Karslioglu Y, Yildizoglu U, Karakoc O. Dermoid cyst of the parotid gland: report of a rare entity with literature review. Head Neck Pathol. 2015;9(2):286–292.

[8] Kim JH. Ultrasound-guided sclerotherapy for benign non-thyroid cystic mass in the neck. Ultrasonography. 2014;33(2):83–90.

[9] Dikici AS, Yıldırım O, Er ME, Kılıç F, Tutar O, Kantarcı F, Mihmanlı I. A rare complication of the thyroid malignancies: jugular vein invasion. Pol J Radiol. 2015;80:360–363.

[10] Taib NA, Hisham AN. Follicular thyroid carcinoma with direct tumour extension into the great cervical veins and right atrium: is transcervical thrombectomy a safe option? Asian J Surg. 2007;30(3):216–219.

[11] Shah A, Ahmed I, Hassan S, Samoon A, Ali B. Evaluation of ultrasonography as a diagnostic tool in the management of head and neck facial space infections: a clinical study. Natl J Maxillofac Surg. 2015;6(1):55–61.

[12] Squire BT, Fox JC, Anderson C. ABSCESS: applied bedside sonography for convenient evaluation of superficial soft tissue infections. Acad Emerg Med. 2005;12(7):601–606.

[13] Lee HS, Lee BJ, Kim SW, Cha YW, Choi YS, Park YH, et al. Patterns of post-thyroidectomy hemorrhage. Clin Exp Otorhinolaryngol. 2009;2(2):72–77.

[14] Yasumoto M, Shibuya H, Gomi N, Kasuga T. Ultrasonographic appearance of dermoid and epidermoid cysts in the head and neck. J Clin Ultrasound. 1991;19(8):455–461.

[15] Yoshikawa H, Suzuki M, Nemoto N, Hara H, Hashimoto G, Otsuka T, et al. Internal jugular thrombophlebitis caused by dermal infection. Intern Med. 2011;50(5):447–450.

[16] Shih JY, Lee LN, Wu HD, Yu CJ, Wang HC, Chang YL, et al. Sonographic imaging of the trachea. J Ultrasound Med. 1997;16(12):783–790.

[17] Kremkau FW, Taylor KJ. Artifacts in ultrasound imaging. J Ultrasound Med. 1986;5(4):227–237.

[18] Choi SH, Kim EK, Kim SJ, Kwak JY. Thyroid ultrasonography:pitfalls and techniques. Korean J Radiol. 2014;15(2):267–276.

（张颖、江玉霞　译）

第22章　甲状旁腺腺瘤与甲状腺旁腺癌

22.1　基本要素

- 原发性甲状旁腺功能亢进症（pHPT）是第三大常见的内分泌疾病，其检出率逐渐增加。根据2009年的数据，全球患病率为0.1%～0.7%[1]。
- 目前pHPT以无症状病例为主。它的定义是血清钙水平（s-Ca）中度升高，血清甲状旁腺激素（s-PTH）水平常处于边缘或轻微升高状态，缺乏临床症状。10年随访（无特异性药物治疗）显示，25%的患者出现显性疾病，符合甲状旁腺切除术的指征标准。其余患者的实验室值和骨密度保持不变[2]。
- 在美国和其他发达国家，在过去的30年里，无症状的pHPT占所有确诊病例的3/4，男女比例为3：1，50～60岁年龄段发病率最高[2]。
- 80%的pHPT病例是由单发甲状旁腺腺瘤（PAd）引起的，2%～4%的pHPT病例是由多发甲状旁腺腺瘤引起的，15%的pHPT病例是由所有4个甲状旁腺增生引起的，约0.5%的pHPT病例是由甲状旁腺癌（PCa）引起的[2]。
- 与前列腺癌相反，前列腺癌的临床症状和实验室结果通常是严重和令人印象深刻的。在前列腺癌中，s-PTH水平是正常人水平的3～10倍，而在前列腺癌中，s-PTH水平是正常人水平的2倍。至于血钙水平，PCa患者通常为3.5～3.75mmol/L，而PAd患者的血清钙水平并不高，通常仅比正常水平高0.25～0.5mmol/L[3]。
- 在各种研究中，最便携且侵入性最小的超声成像在PAd的准确定位中敏感性为56%～100%，特异性为40%～99%。^{99m}Tc-MIBI SPECT/CT敏感性为56%～100%，特异性83%～99%。在Noda的一项研究中，US扫描、^{99m}Tc-MIBI平面扫描和^{99m}Tc-MIBI SPECT/CT的准确定位率分别为77.0%（47/61）、75.4%（46/61）和88.5%（46/52）。US和^{99m}Tc-MIBI SPECT/CT的结合通过指示单个PAd的正确定位无疑有助于术前计划[4]。
- 术前影像学检查有助于识别异位甲状旁腺病变。在这些病例中，超声扫描的敏感性为22.2%，而超声扫描的敏感性为22.2%，^{99m}Tc-MIBI SPECT/CT的敏感性为100%[4]。
- 术前对异常甲状旁腺进行定位的成功率为83.7%，MIBI为67.3%，SPECT为72.4%，而MRI仅为61.2%。
- US、MIBI、SPECT和MRI的敏感性、特异性和诊断准确性分别为87.2%、25.0%和83.0%，70.2%、50.0%和69.4%，75.5%、50.0%和74.5%，63.8%、50.0%和63.3%[5]。
- 联合US和MIBI作为pHPT术前影像学检查方法，往往能获得更满意的结果。虽然US在异位定位中的准确性相对较低，但病变的大小可能是影响MIBI准确性的重要因素。当US联合MIBI时，其敏感性、特异性和诊断准确性分别为94.9%、25.0%和91.1%[5]。
- 异位甲状旁腺（图22.9cc）是由胚胎发育早期的异常迁移引起的，缺乏成功的识别可能导致甲状旁腺手术失败。它们是一种常见的持续性或复发性甲状旁腺功能亢进，在最初诊断时容易被遗漏。其在解剖

M. Halenka, Z. Fryšák, *Atlas of Thyroid Ultrasonography*, DOI 10.1007/978-3-319-53759-7_22

学系列中的患病率为2%～43%，在原发性和继发性甲状旁腺功能亢进症（sHPT）患者中患病率分别高达16%和14%。下甲状旁腺异位最常见于前纵隔，与胸腺或甲状腺有关，而上甲状旁腺异位最常见于气管食管沟和食管后区[6]。

- 在目前656例患者的大系列中，异位PAd的发生率为1.4%，低于先前报道。11例患者^{99m}Tc-MIBI显示疑似PAd异位摄取。7例CT确诊为异位PAd，2例MRI显示为PAd。手术和组织病理学结果证实了9例患者的诊断为异位PAd。US的敏感性为11%，特异性为100%。^{99m}Tc-MIBI的敏感性为100%，特异性为86%，阳性预测值为98%，阴性预测值为65%。^{99m}Tc-MIBI联合CT或MRI对所有病例的诊断均正确，敏感性和特异性均为100%[7]。
- 在231例因pHPT而手术的患者中，37例（16%）患有异位PAd。异位下位PAd 23例（62%）：胸腺内PAd 7例（30%）；前上纵隔5例（22%）；甲状腺内5例（22%）；甲状腺韧带内4例（17%）；下颌下2例（9%）。异位上位PAd 14例（38%）：气管食管沟6例（43%），食管后位3例（21%）；后上纵隔2例（14%）；甲状腺内1例（7%）；颈动脉鞘1例（7%）；食管旁1例（7%）。^{99m}Tc-MIBI扫描显示，16个胸骨后腺中有13个为真阳性，占81%，假阴性占19%。16%的异位PAd和100%的sestamibi扫描阳性预测值强调了sestamibi显像在pHPT患者中的重要性[8]。
- 在尸检系列中，有多余甲状旁腺的占5%，有超过5个甲状旁腺的占1.25%。在pHPT系列中，与多余甲状旁腺相关的病例很少见，据报道约为0.7%。约60%的甲状旁腺位于纵隔处，多数位于胸腺[9]。

22.2 甲状旁腺的超声特征

- 正常甲状旁腺的定位[10]：
  - 甲状旁腺位于甲状腺腺叶的后侧面，位于囊外位置。
  - 有4个腺体，两边各2个。
  - 上位甲状旁腺位于上1/3至1/2腺叶的水平（图22.1aa）。
  - 下位甲状旁腺位于腺叶的下极（图22.1cc）。
  - 正常的甲状旁腺很小（3/4/5mm），只能用高频探头识别（图22.1aa、cc）。
- 典型的甲状旁腺腺瘤（PAd）的超声表现（图22.2aa）[11]：
  - PAd位于上位甲状旁腺（图22.2cc）或下位甲状旁腺（图22.3cc）区域。
  - 实性。
  - 均匀。
  - 低回声。
  - 平均大小16～19mm（范围4～63mm）。
  - CFDS证实血管增生（图22.6ee）。
  - 卵圆形（图22.9aa和图22.11bb）、椭圆形（图22.3aa）或豆样形状（图22.4aa和图22.5cc）、细长形（图22.6dd和图22.7bb）、扁豆样形状（图22.7和图22.8）、三角形（图22.13）。
- 甲状旁腺癌与甲状旁腺腺瘤[12]鉴别的超声扫描（图22.12，2010年老一代超声设备；图22.17，2017年最新一代超声设备）：
  - 大小通常约为3cm。
  - 非均匀结构。
  - 常见的退行性改变——PCa的假性囊肿和钙化回声可以是高回声，也可以是低回声，这取决于是否存在出血或坏死区域。
  - 不规则边界。
- 然而，很少见到大的退化性PAd（图22.11bb）也可能是高回声的超声图像，因此在这种情况下建议使用FNAB。在横向超声扫描中，大多数PCa的纵横比≥1，与PAd的纵横比＜1的特征相反[12]。
- 对于大的或非典型PAd，或甲状旁腺囊肿的超声扫描（图22.10aa），点状PTH分析对于确定诊断至关重要[13-14]。
- 尿毒症并发sHPT患者的超声检测甲状旁腺的临界大小[15]：
  - 弥漫性增生：PAd大小＜0.5mL或＜1cm（图22.13和图22.16aa）。
  - 结节性增生：PAd大小＞0.5mL或＞1cm（图22.14和图22.15）；通常对药物治疗有抵抗力。

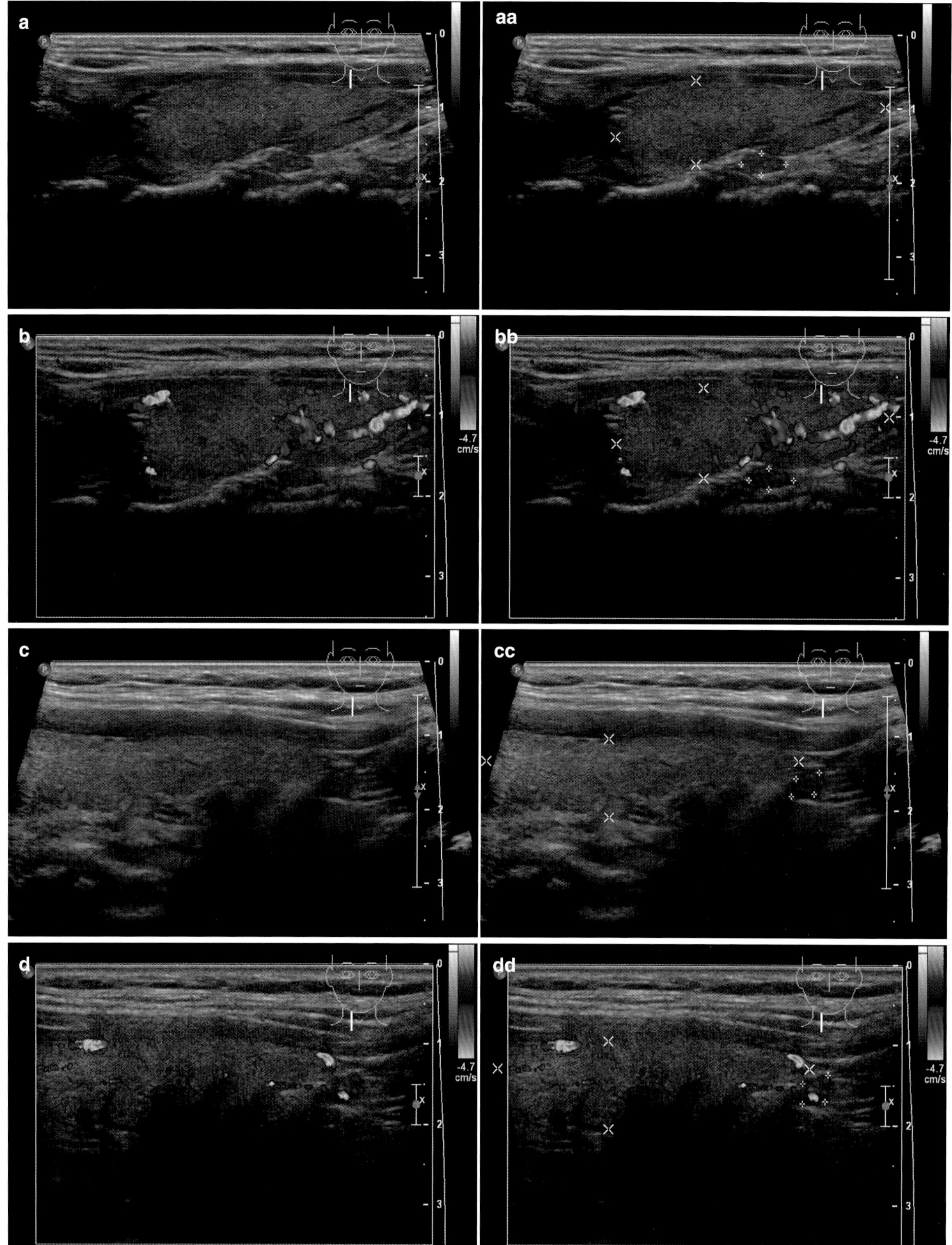

图22.1　（aa）正常右上甲状旁腺（÷）位于右叶正中后方，纵切面清晰可见：扁豆状；小尺寸6mm×3mm；齐次结构；甲状腺等回声。（bb）正常右上甲状旁腺（÷），CFDS：门静脉血管；纵切面。（cc）正常右下甲状旁腺（÷）位于右叶下极后方，纵切面清晰，呈扁豆状；小尺寸5mm×3mm；齐次结构；甲状腺等回声。（dd）正常右下甲状旁腺（÷），CFDS：门静脉血管；纵切面

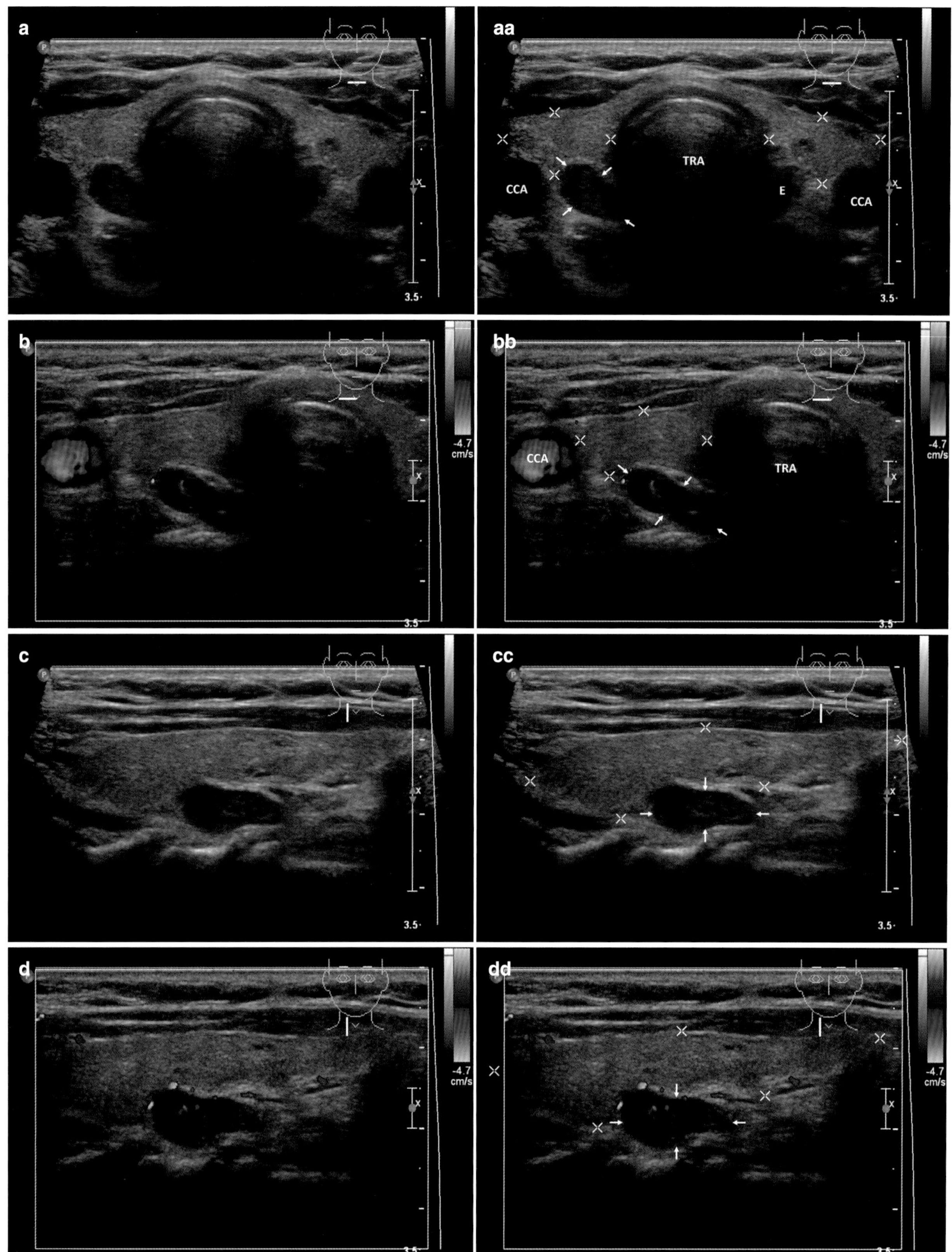

图22.2 （aa）63岁无症状pHPT女性，实验室检查：轻度高钙血症，s-Ca 2.6mmol/L（正常：2.15～2.55mmol/L），甲状旁腺激素s-PTH轻度升高，82ng/L（正常：12～65ng/L）。右上甲状旁腺小腺瘤——PAd（➞），大小15mm×11mm×5mm，体积0.4mL，豆状；稍不均匀；正常甲状腺；横切面。（bb）上侧PAd细节（➞），CFDS：中心血管平坦；横切面。（cc）上旁腺细节（➞）：位于右甲状腺叶中间后方；豆状；纵切面。（dd）上侧PAd（➞），CFDS：平坦的中央血管；纵切面

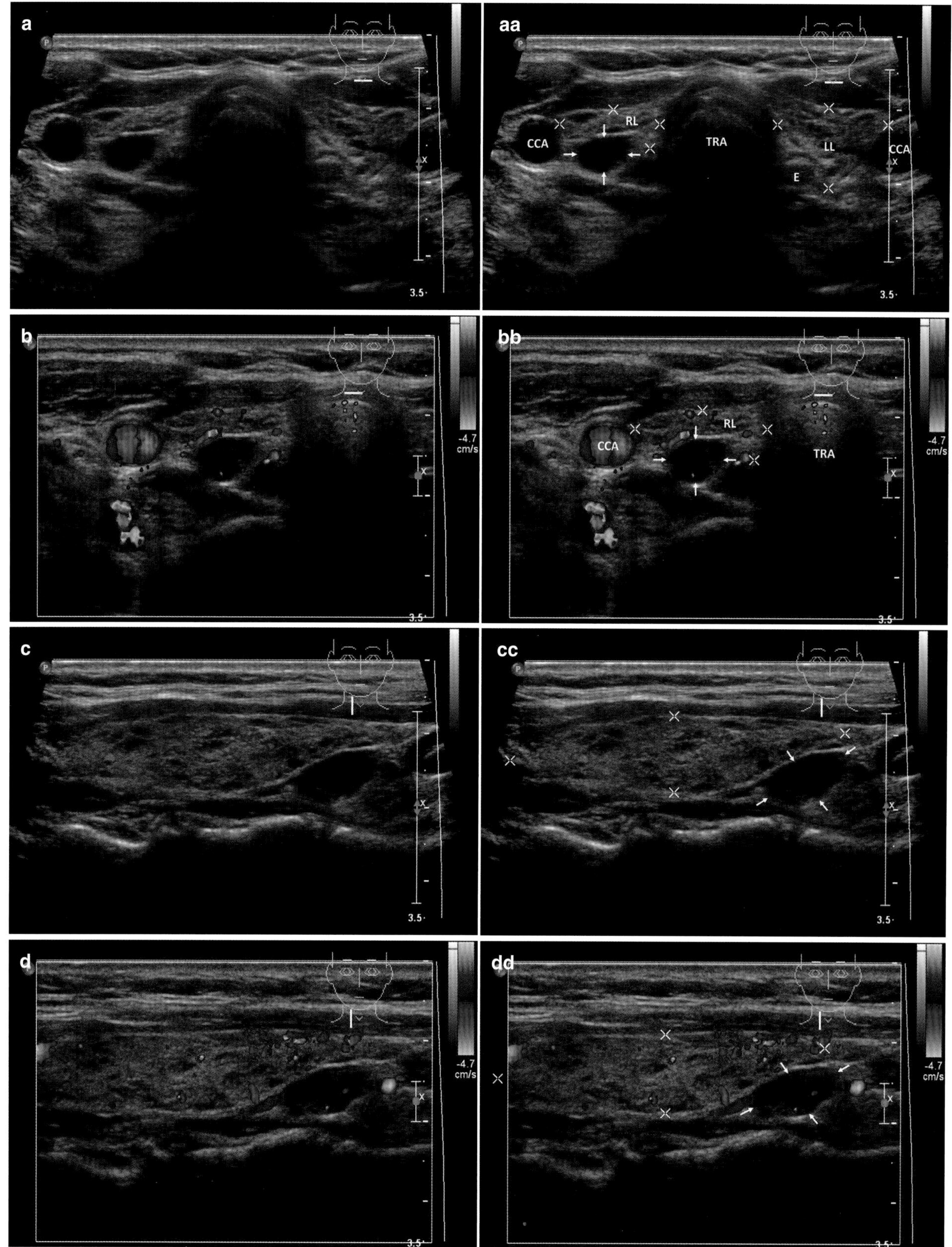

图22.3　（aa）一名无症状pHPT的50岁女性，实验室检查：轻度高钙血症，s-Ca 2.67mmol/L（正常：2.15～2.55mmol/L），甲状旁腺激素s-PTH 103ng/L，中度升高（正常：12～65ng/L）。小右下位甲状旁腺腺瘤——PAd（➞），大小12mm×8mm×7mm，体积0.4mL；椭圆形状；均匀；甲状腺——桥本氏甲状腺炎；Tvol 14mL，RL 7mL、LL 7mL；横切面。（bb）小的下位PAd（➞）细节，CFDS：平坦的肺门血管；横切面。（cc）微小下垫细节（➞）：椭圆形；纵切面。（dd）小的下位PAd（➞），CFDS：平行的中央血管分布；纵切面

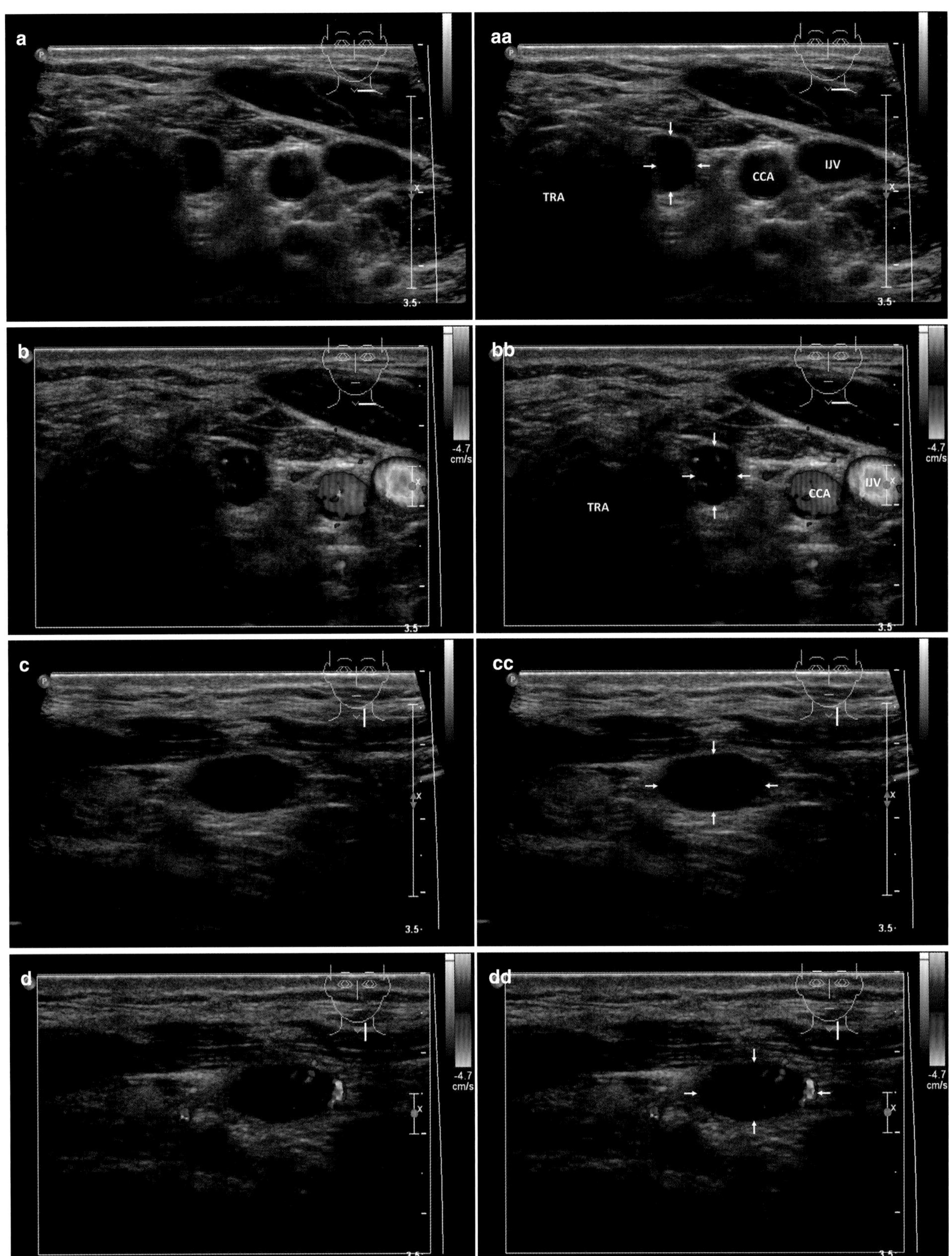

图22.4 （aa）43岁男性无症状pHPT，实验室检查：中度高钙血症，s–Ca 3.04mmol/L（正常：2.15～2.55mmol/L），甲状旁腺激素升高，s–PTH 255ng/L（正常：12～65ng/L）。个人病史：甲状腺乳头状癌全甲状腺切除术后20年。左侧小甲状旁腺瘤——PAd（➞），大小15mm×8mm×5mm和体积0.4mL，^{99m}Tc–MIBI证实为左侧甲状腺床可疑病变：豆状；齐次结构；显著性；横切面。（bb）左PAd（➞）细节，CFDS：周围血管增强；横切面。（cc）左PAd细节（➞）：椭圆形；纵切面。（dd）左PAd（➞），CFDS：周边血管局部增大；纵切面

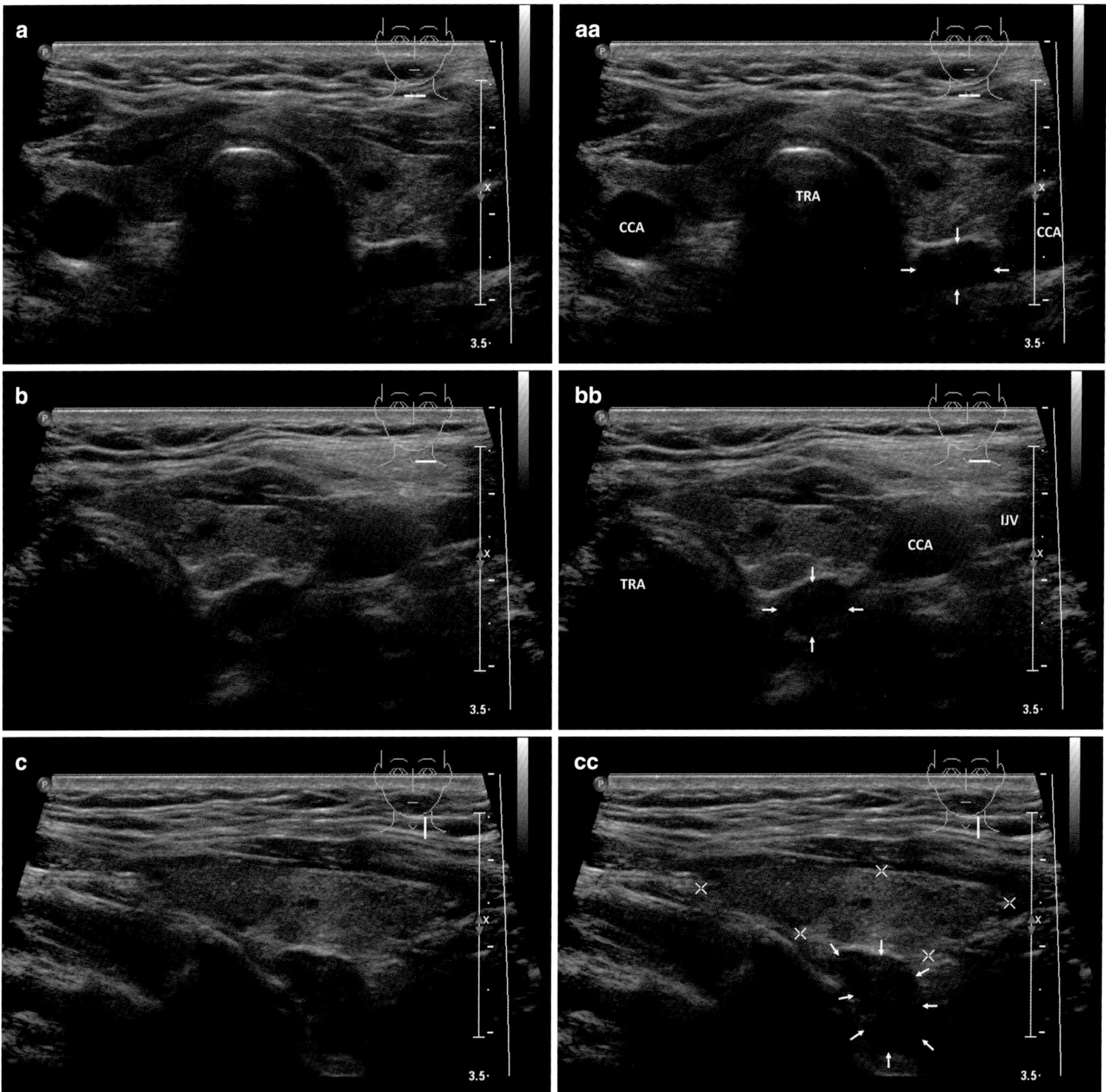

图22.5　（aa）75岁pHPT女性，实验室检查：中度高钙血症，s-Ca 2.86mmol/L（正常：2.15～2.55mmol/L），甲状旁腺激素中度升高，s-PTH 110ng/L（正常：12～65ng/L）。个人病史：严重骨质疏松。左侧小的下甲状旁腺腺瘤（PAd），大小15mm×14mm×7mm，体积0.7mL，朝向椎前间隙，整体超声显示：椭圆形；不均匀，横切面。（bb）小的下位PAd细节：豆状；指向椎前间隙。（cc）小的下位PAd细节：豆状；指向椎前间隙；纵切面

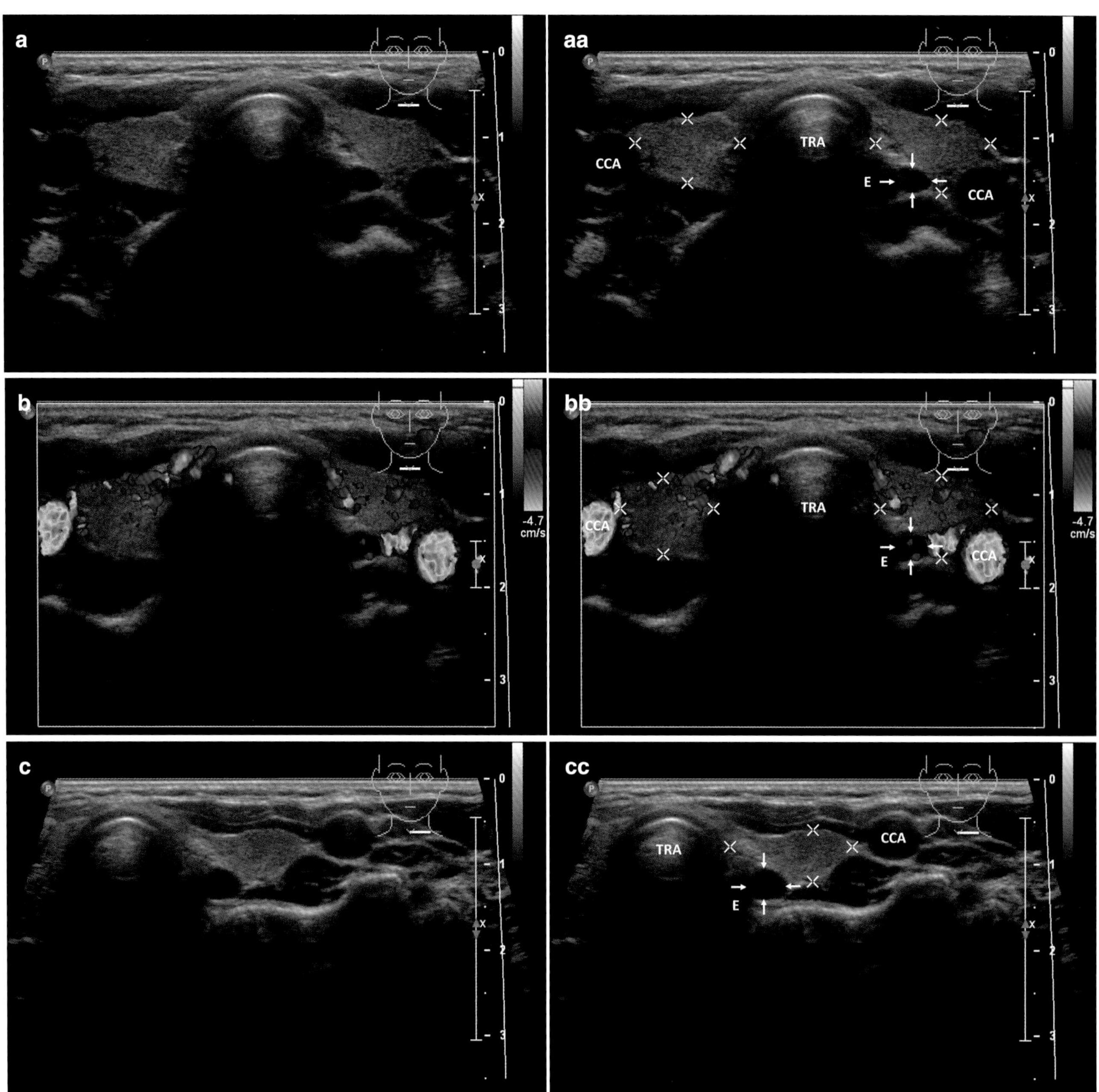

图22.6 （aa）一名患有pHPT的10岁男孩，实验室检查：严重高钙血症，s-Ca 2.86mmol/L（正常：2.15 ~ 2.55mmol/L），甲状旁腺激素中度升高，s-PTH 110ng/L（正常：12 ~ 65ng/L）。个人病史：肾钙质沉着和生长迟缓。左上甲状旁腺小细长状腺瘤——PAd（➞），大小12mm × 5mm × 4mm，体积0.2mL：扁豆状；齐次结构；甲状腺小、均匀结构、等回声，Tvol 4mL，横切面。（bb）甲状腺和小的左上PAd（➞）的整体视图，CFDS：弥漫性血管增强；甲状腺——正常血管；模式Ⅰ；横切面。（cc）左上PAd小而细长的细节（➞）：扁豆状；齐次结构；均匀，横切面。（dd）左上段小而细长的PAd细节（➞）：左侧上段后壁明显拉长的低回声PAd；纵切面。（ee）左上动脉小而细长的细节（➞），CFDS：弥漫性血管增强；纵切面

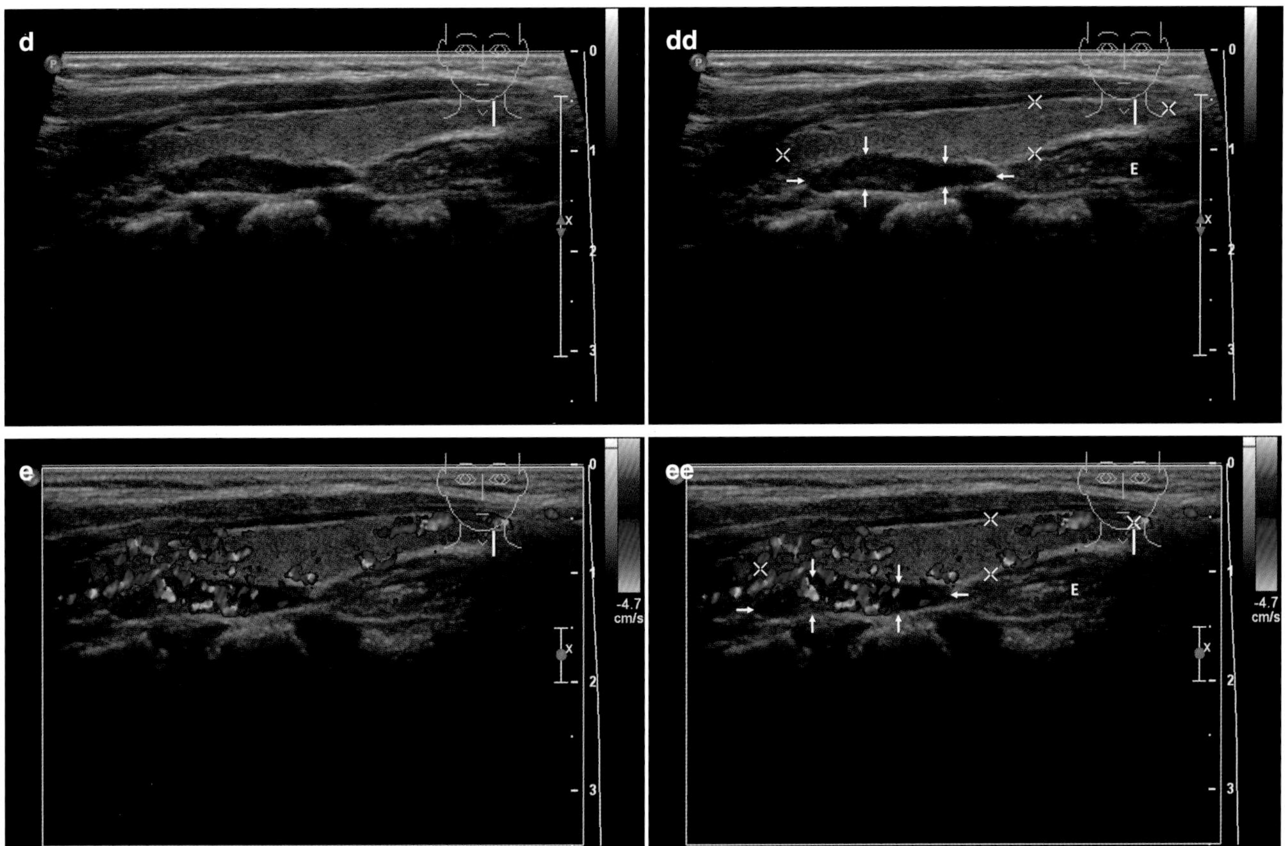

图22.6（续）

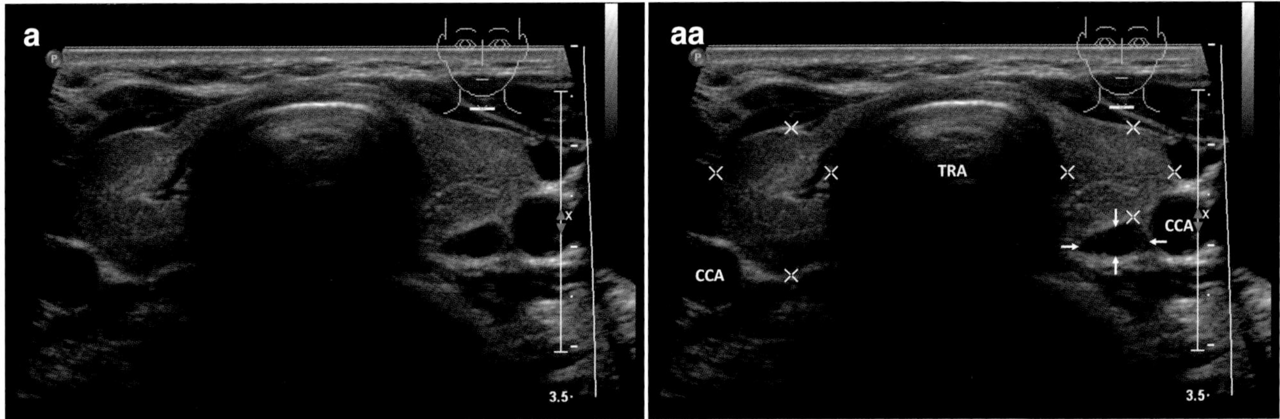

图22.7　（aa）一名69岁有症状的pHPT女性，实验室检查：轻度高钙血症，s-Ca 2.74mmol/L（正常：2.15～2.55mmol/L），甲状旁腺激素水平中度升高，s-PTH 105ng/L（正常：12～65ng/L）。个人病史：尿石症。左上甲状旁腺小细长状腺瘤——PAd（→），大小18mm×7mm×3mm，体积0.2mL，扁豆状；齐次结构；均匀，正常甲状腺；横切面。（bb）上位PAd拉长的细节（→）：沿左叶上部后壁明显拉长的低回声PAd；纵切面。（cc）上位PAd拉长的细节（→），CFDS：弥漫性血管增多；纵切面

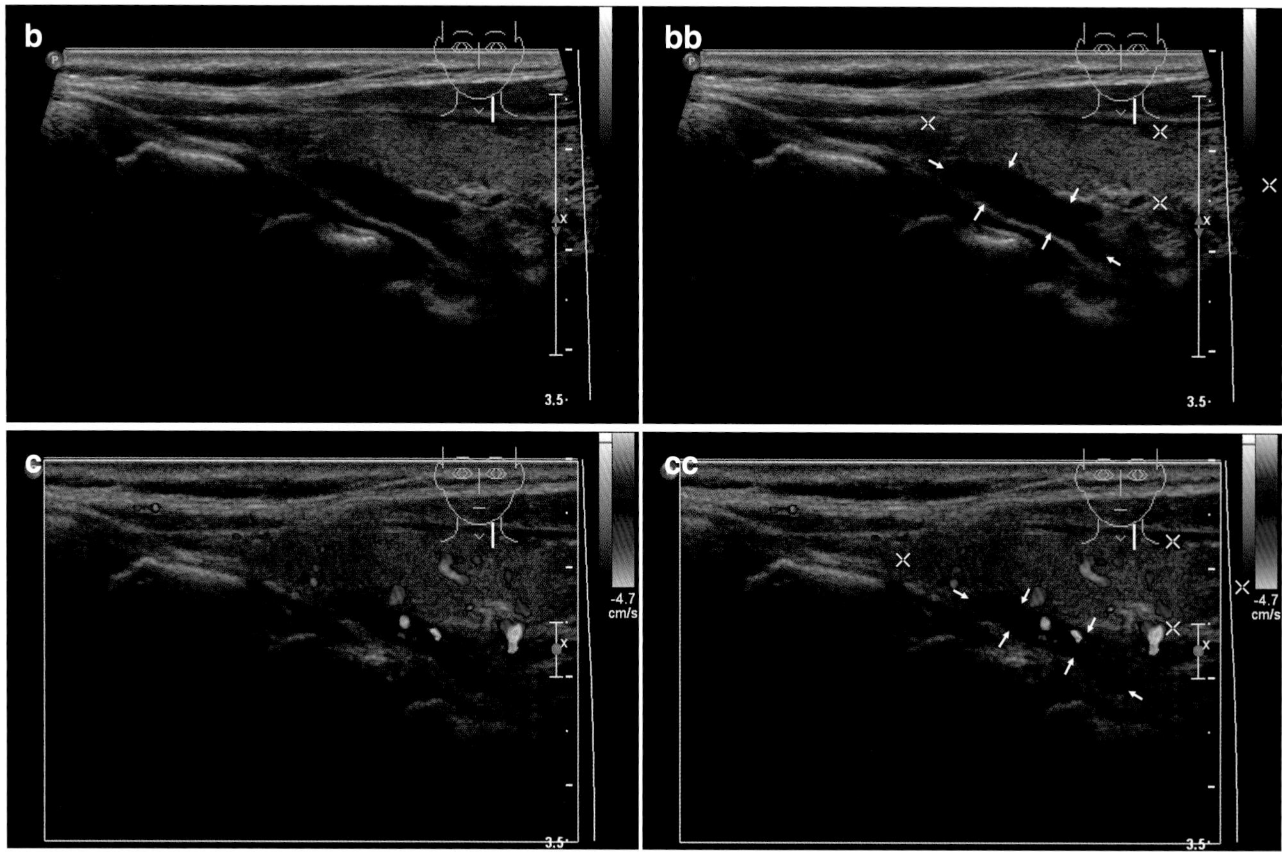

图22.7（续）

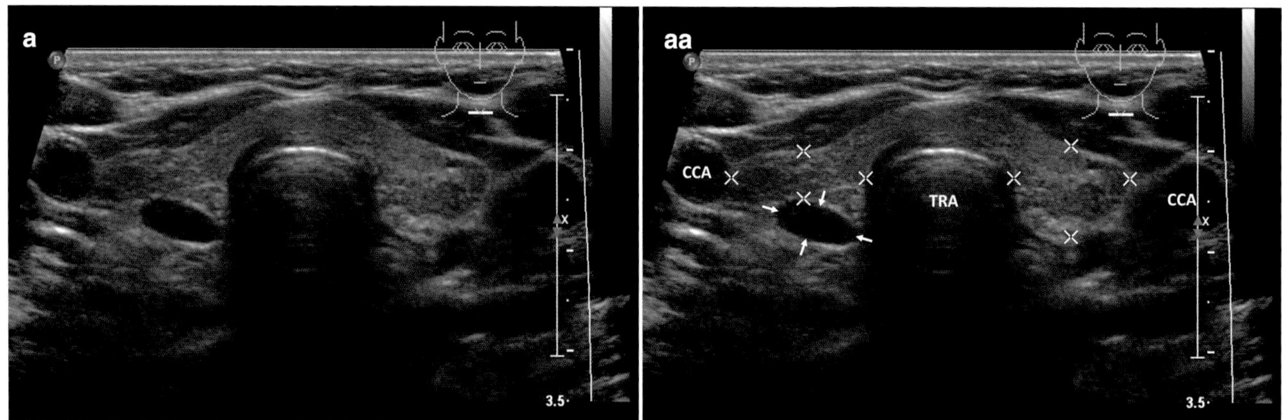

图22.8 （aa）53岁pHPT女性，实验室检查：中度高钙血症，s-Ca 2.82mmol/L（正常：2.15～2.55mmol/L），甲状旁腺激素中度升高，s-PTH 127ng/L（正常：12～65ng/L）。个人病史：尿石症。微小右下甲状旁腺瘤——PAd（➞），大小11mm×7mm×5mm，体积0.2mL，扁豆状；均匀；桥本氏甲状腺炎的甲状腺扁平特征，略不均匀，多为等回声，偶有低回声微结节；Tvol 8mL，RL 4mL、LL 4mL；横切面。（bb）细小的下PAd（➞）细节，CFDS：门静脉血管；横切面。（cc）微小下位PAd细节（➞）：扁豆状；纵切面。（dd）细小的下位PAd（➞）细节，CFDS：淋巴门型和中央型血管；纵切面

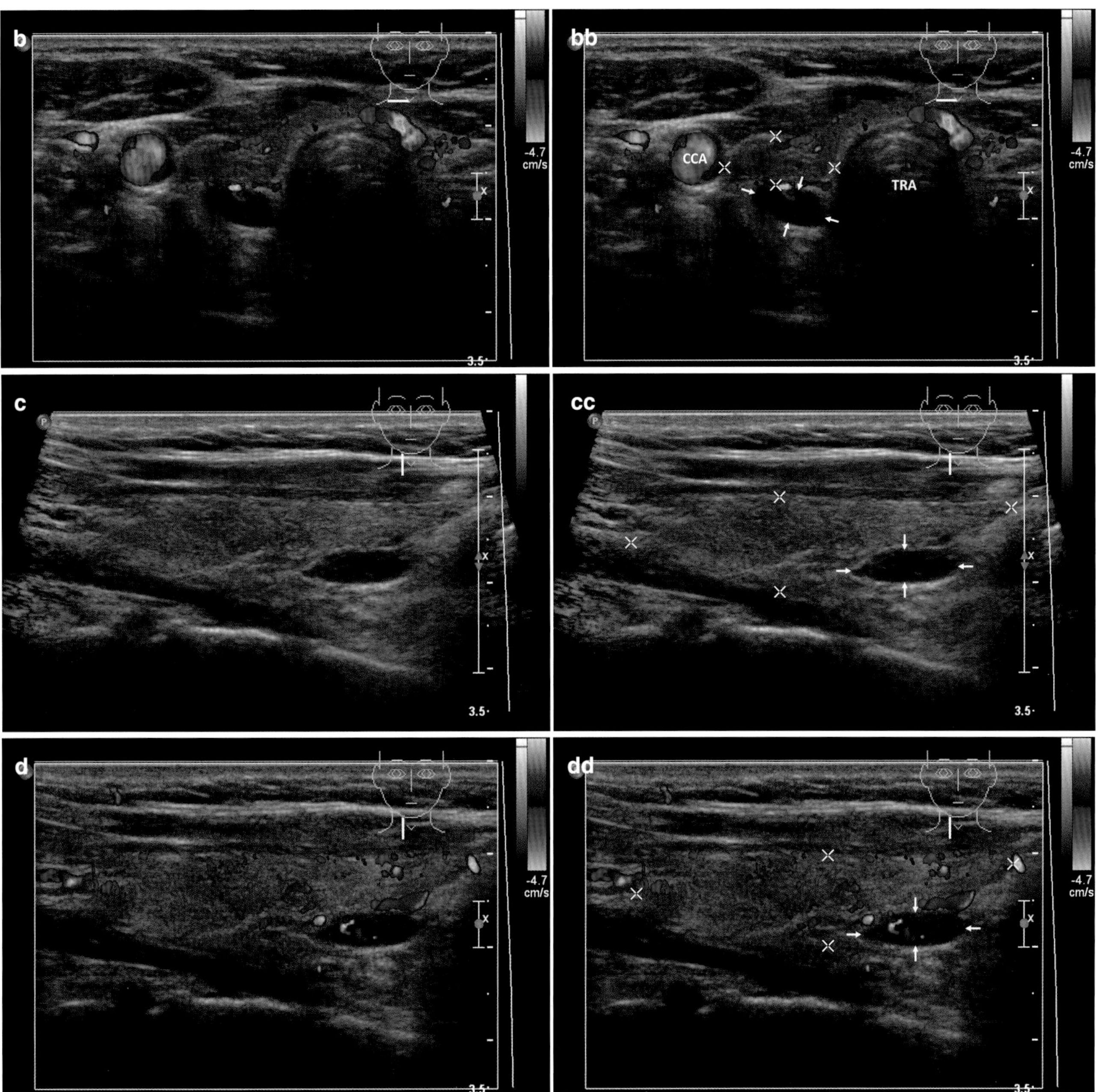

图22.8（续）

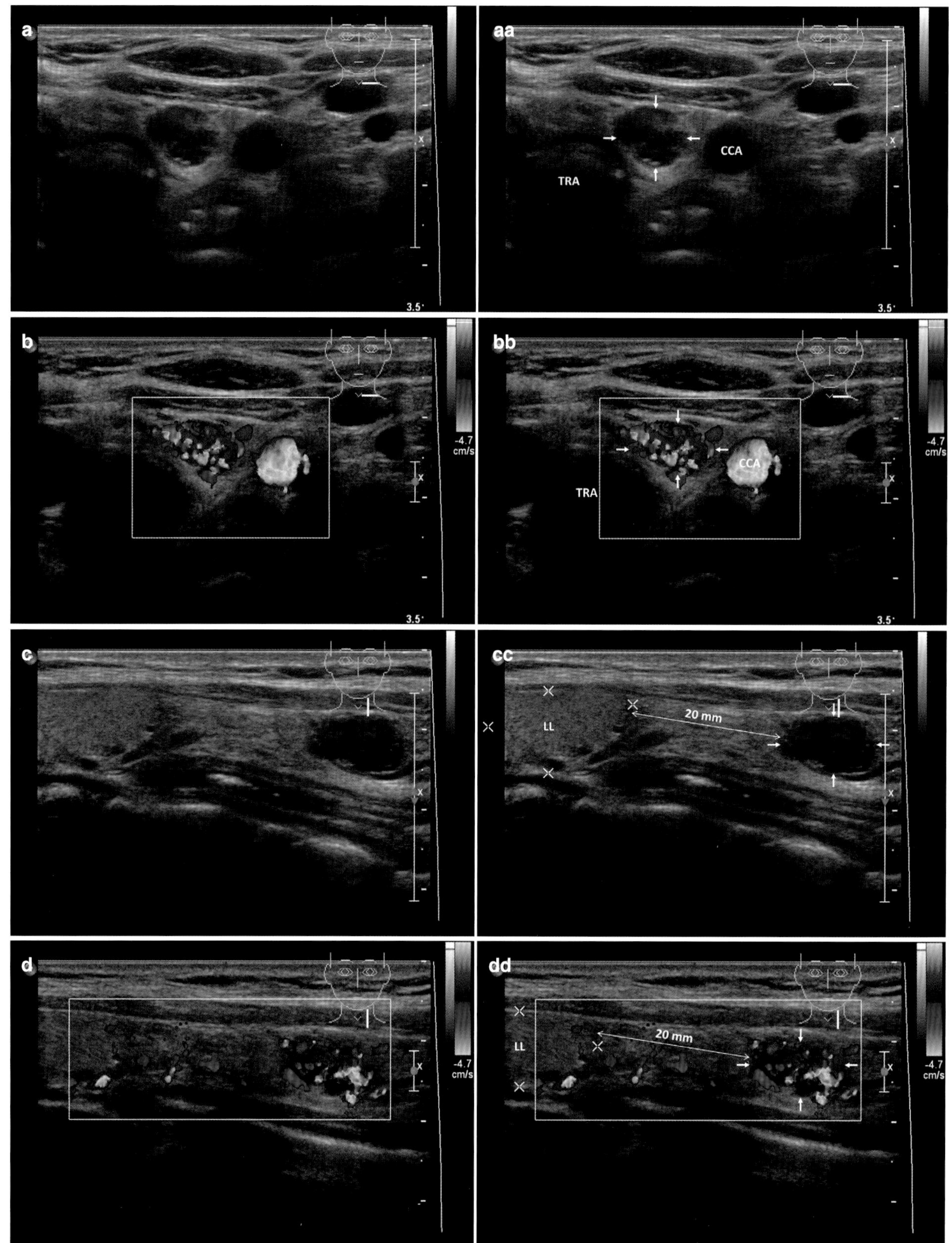

图22.9 （aa）29岁pHPT女性，实验室检查：中度高钙血症，s-Ca 3.03mmol/L（正常：2.15～2.55mmol/L），甲状旁腺激素水平升高，s-PTH 215ng/L（正常：12～65ng/L）。个人病史：尿石症。左下异位甲状旁腺瘤——PAd（➞），大小13mm×9mm×8mm，体积0.5mL，位于下颈部深部约2cm处，椭圆形，非均匀结构；多数为低回声；甲状腺不明显；横切面。（bb）左下异位PAd细节（➞），CFDS：弥漫性血管充血；横切面。（cc）左下异位PAd细节（➞）：左下极与PAd间距2cm；纵切面。（dd）左下异位PAd细节（➞），CFDS：甲状腺血管正常，模式Ⅰ；外周动脉弥漫性血管亢进；纵切面

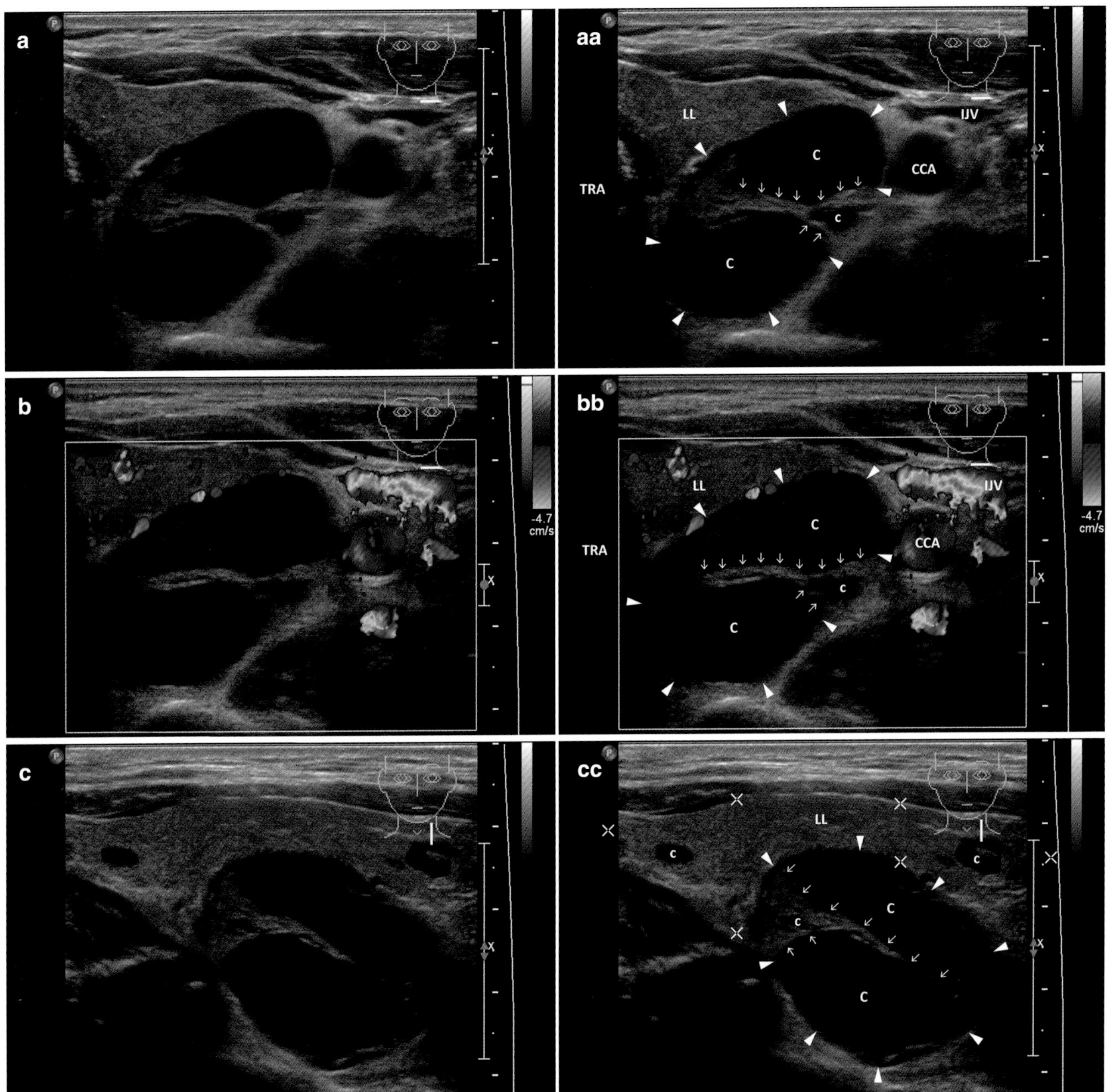

图22.10　（aa）76岁男性，pHPT，实验室检查：严重高钙血症，s-Ca 3.93mmol/L（正常：2.15～2.55mmol/L），甲状旁腺激素水平极高，s-PTH 802ng/L（正常：12～65ng/L）。个人病史：尿石症。左侧下位甲状旁腺有大的分隔囊肿（►），大小38mm×31mm×24mm，体积14mL：椭圆形；壁薄光滑；内部无回声（C）分隔粗糙，多分支（→）；横切面；穿透深度4.5cm。（bb）甲状旁腺囊肿的细节（►），CFDS：囊壁血流稀少；横切面。（cc）甲状旁腺囊肿（►）位于LL下半部后方，将腺叶推向腹侧：椭圆形；壁薄光滑；内部无回声（C）分隔粗糙伴分支（→）；纵切面

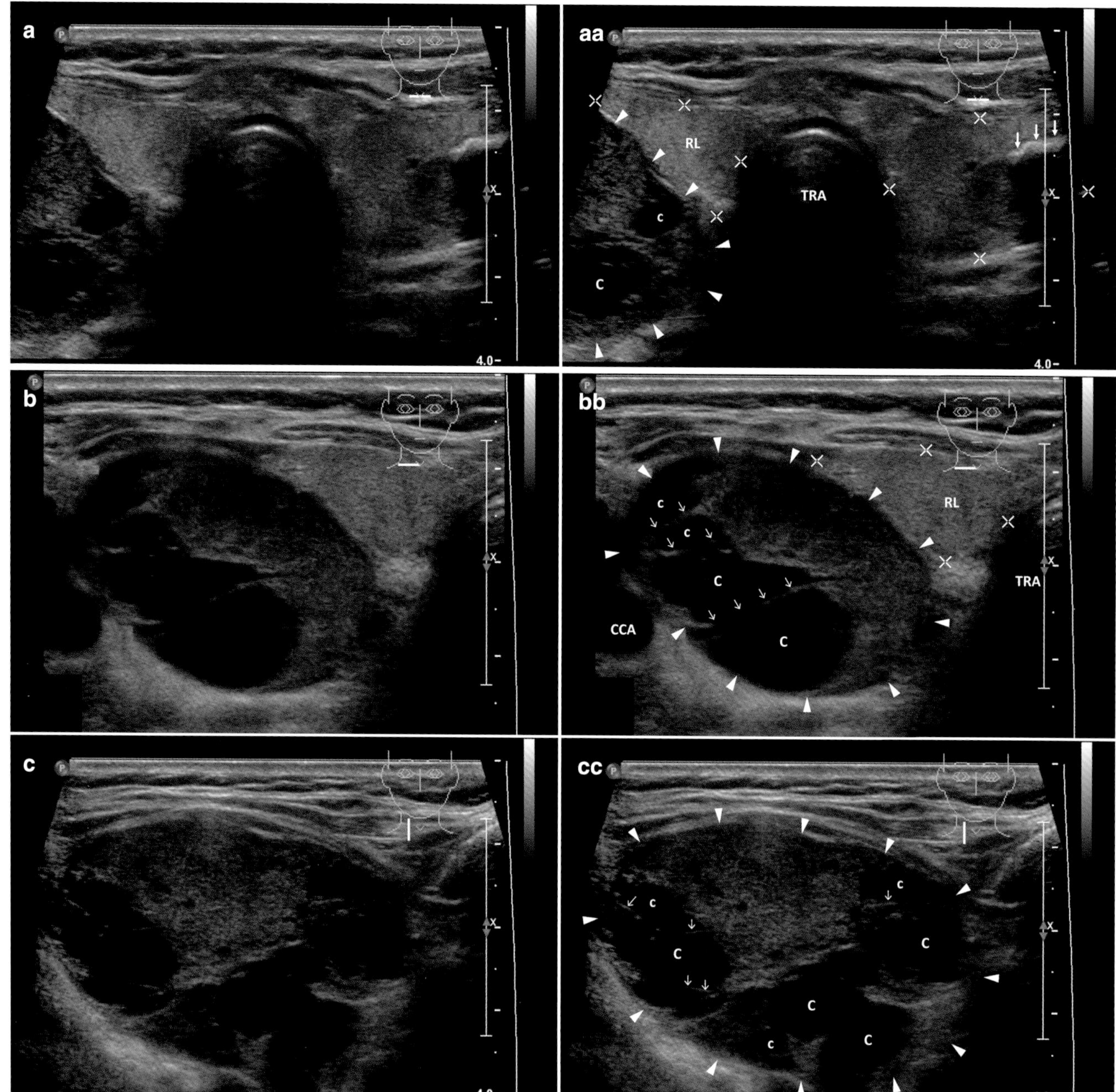

图22.11 （aa）82岁pHPT女性，实验室检查：重度高钙血症，s-Ca 3.13mmol/L（正常：2.15～2.55mmol/L），甲状旁腺激素升高明显，s-PTH 335ng/L（正常：12～65ng/L）。个人病史：尿石症、骨质疏松症。巨大右下位甲状旁腺腺瘤——PAd（►），大小45mm×33mm×25mm，体积20mL，伴退行性改变——囊性退变伴间隔：PAd位于移位变形的RL下半部分后方；卵形；回声粗糙；高回声；小囊肿（c）和大囊肿（C）伴内部无回声；甲状腺——多结节性甲状腺肿；左叶可见体积为1mL的实性结节，边缘粗钙化（➞）伴声影；Tvol 48mL，RL 31mL、LL16mL；横切面；穿透深度4cm。（bb）伴退行性改变的巨大右下位PAd（►）细节：约一半的腺瘤形成显著的囊肿（C），内部无回声伴高回声间隔（→）；横切面。（cc）巨大右下位PAd伴退行性改变细节：卵形；约一半的腺瘤形成显著的囊肿（C），内部无回声伴高回声间隔（→）；纵切面

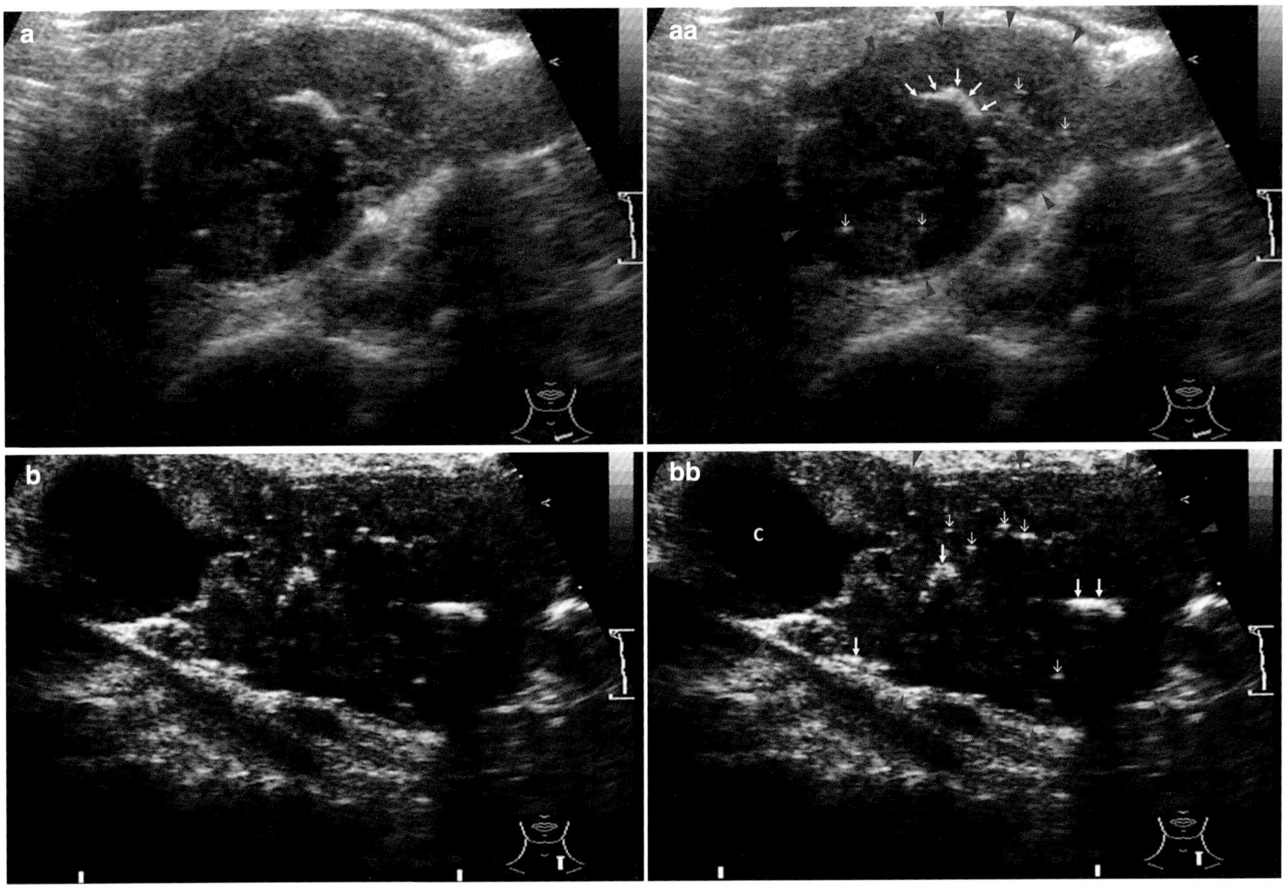

图22.12　（aa）61岁女性，重度pHPT，实验室检查：重度高钙血症，s-Ca 3.47mmol/L（正常：2.15～2.55mmol/L），甲状旁腺激素水平高度升高，s-PTH 2070ng/L（正常：12～65ng/L）。超声显示甲状腺正常；大肿瘤（►），大小44mm×25mm×18mm，体积10mL，位于左下位甲状旁腺的位置。细胞学检查提示甲状旁腺癌（PCa），针吸细胞并检出PTH水平>2500pg/mL。超声扫描：病灶边界清；卵形，回声粗糙，大部分为低回声；退行性改变——中心部位粗钙化（➞）和周围弥漫性微钙化（→）；横切面。（bb）PCa的细节（►）：细长的椭圆形；退行性改变——上部的囊肿；中部和下部两个粗钙化灶（➞），弥漫数个微钙化灶（→）；纵切面（2010年，老一代超声设备）

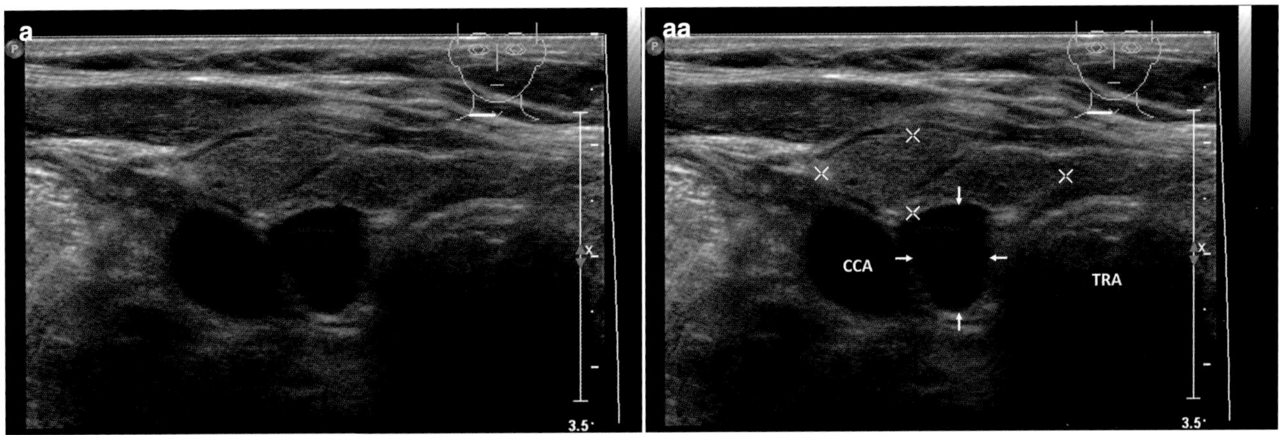

图22.13　（aa）65岁女性，终末期肾病并发sHPT行肾脏替代治疗，实验室检查：血钙正常，s-Ca 2.52mmol/L（正常：2.15～2.55mmol/L），血磷正常，s-P 0.99mmol/L（正常：0.81～1.45mmol/L），甲状旁腺激素水平高度升高，s-PTH 289ng/L（正常：12～65ng/L），尿素16.9mmol/L，肌酐260μmol/L。小的右下位甲状旁腺腺瘤——PAd（➞），大小11mm×9mm×8mm，体积0.5mL，呈三角形；均匀；低回声；横切面。（bb）小的下位PAd（➞）细节，CFDS：平直的淋巴门型血管，横切面。（cc）小的下位PAd细节（➞）：三角形；均匀；低回声；纵切面。（dd）小的下位PAd（➞）细节，CFDS：淋巴门型和显著的中央型血管分支；纵切面

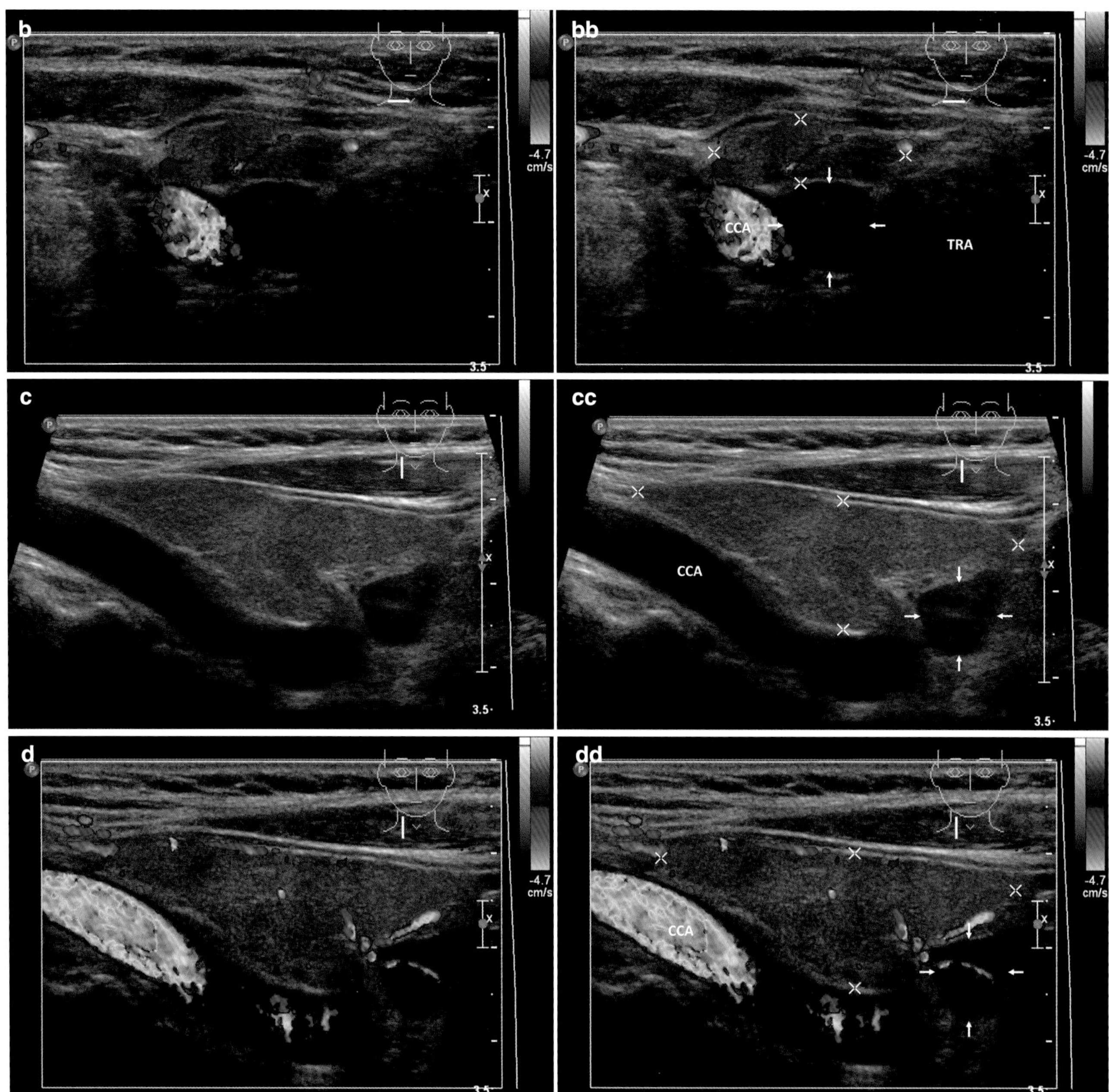
b
-4.7
cm/s
3.5
bb
CCA
TRA
-4.7
cm/s
3.5
c
3.5
cc
CCA
3.5
d
-4.7
cm/s
3.5
dd
CCA
-4.7
cm/s
3.5

图22.13（续）

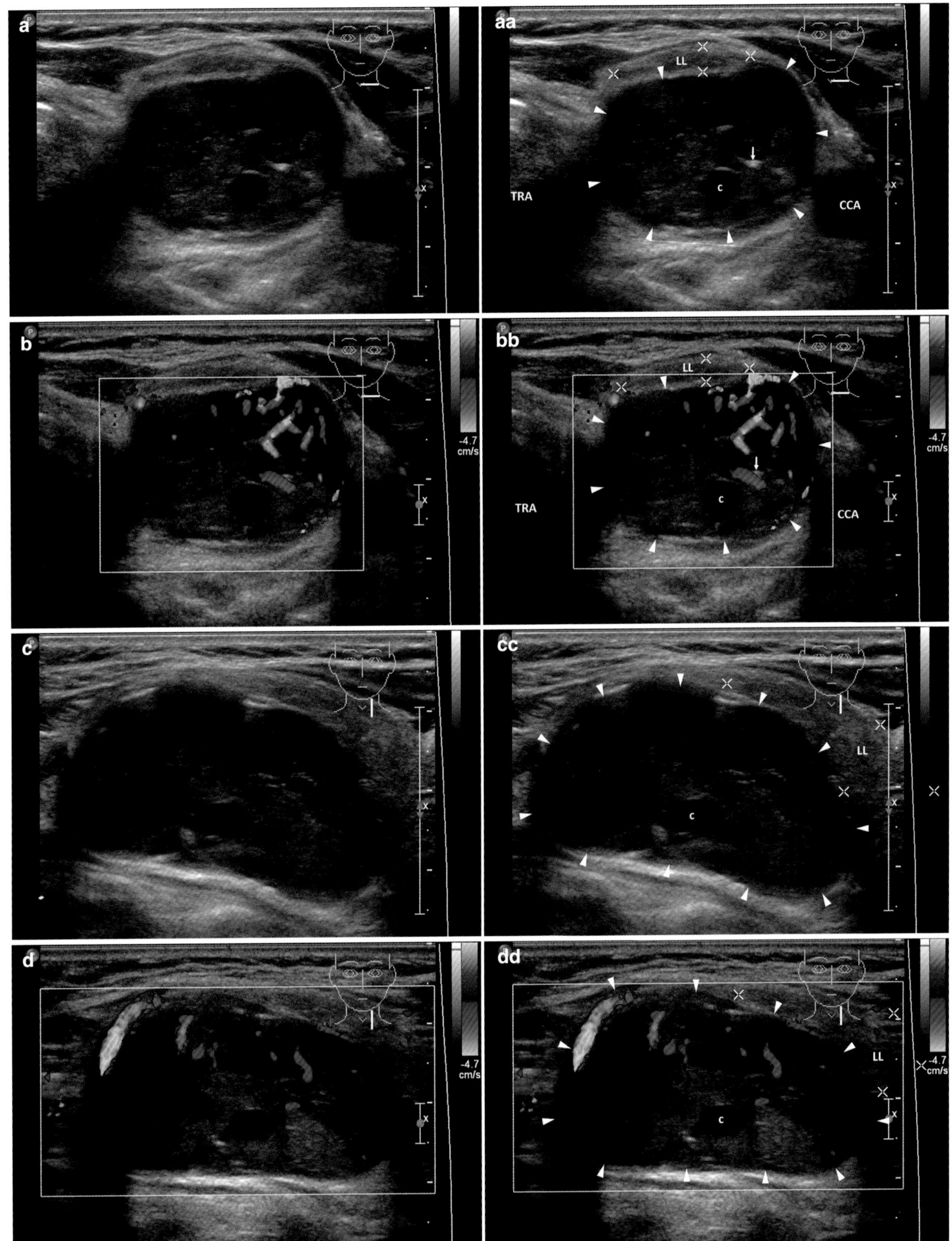

图22.14　（aa）65岁女性终末期肾病并发sHPT行肾脏替代治疗，实验室检查：低钙，s-Ca 1.65mmol/L（正常：2.15～2.55mmol/L），高磷血症，s-P 2.89mmol/L（正常：0.81～1.45mmol/L），甲状旁腺激素水平极高，s-PTH＞2000ng/L（正常：12～65ng/L），尿素12.3mmol/L，肌酐493μmol/L。大的左侧上位甲状旁腺腺瘤——PAd（►），大小40mm×27mm×19mm，体积11mL，伴退行性改变：圆形；回声粗糙；小囊肿（c）和粗点钙化（→）；横切面；穿透深度4cm。（bb）大的左上位PAd细节（►），CFDS：外周和中央型血管；横切面。（cc）大的左上位PAd细节（►）：卵形；小囊肿（c）；纵切面。（dd）大的左上位PAd细节（►），CFDS：淋巴门型和中央型血管，周围血管弓；纵切面

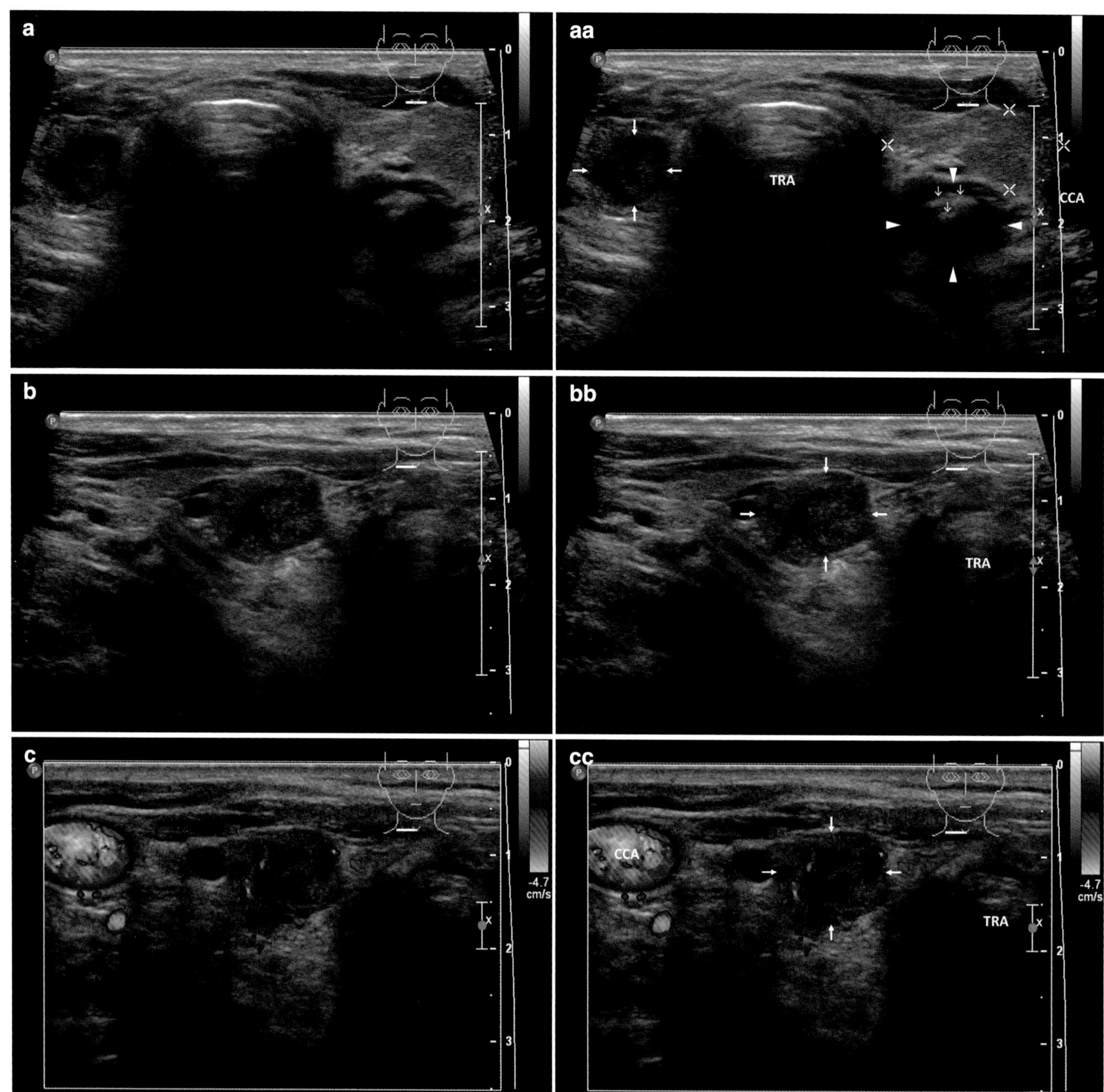

图22.15 （aa）1例61岁男性，终末期肾病并发sHPT行肾脏替代治疗，实验室检查：血钙正常，s-Ca 2.43mmol/L（正常：2.15～2.55mmol/L），血磷升高，s-P 2.19mmol/L（正常：0.81～1.45mmol/L），甲状旁腺激素高水平，s-PTH 610ng/L（正常：12～65ng/L），尿素9.2mmol/L，肌酐316μmol/L。2例甲状旁腺腺瘤（PAd），右下位小PAd，大小14mm×13mm×10mm，体积1.0mL，左下位中等大小PAd，大小17mm×15mm×12mm，体积1.6mL，伴退行性改变。US整体观：右PAd（➞）——圆形；均匀结构，低回声；左PAd（►）——圆形；不均匀；大部分为低回声；周围有一簇粗钙化（→）；正常甲状腺；横切面。（bb）右下位PAd细节（➞）：圆形；均匀结构，低回声；横切面。（cc）右下位PAd（➞）细节，CFDS：外周型血管；横切面。（dd）右下位PAd细节（➞）：卵形，均匀结构，低回声；纵切面。（ee）右下位PAd（➞），CFDS：淋巴门型和中央型血管增加；纵切面。（ff）左下位PAd细节（►）：圆形；不均匀结构；大部分为低回声，簇状粗大钙化（→）；横切面。（gg）左下位PAd细节（►），CFDS：稀少周围型血管；横切面。（hh）左下位PAd细节（►）：卵形；不均匀结构；大部分为低回声；周围两处粗钙化（→）；PAd紧邻微小复杂甲状腺结节（÷）；纵切面

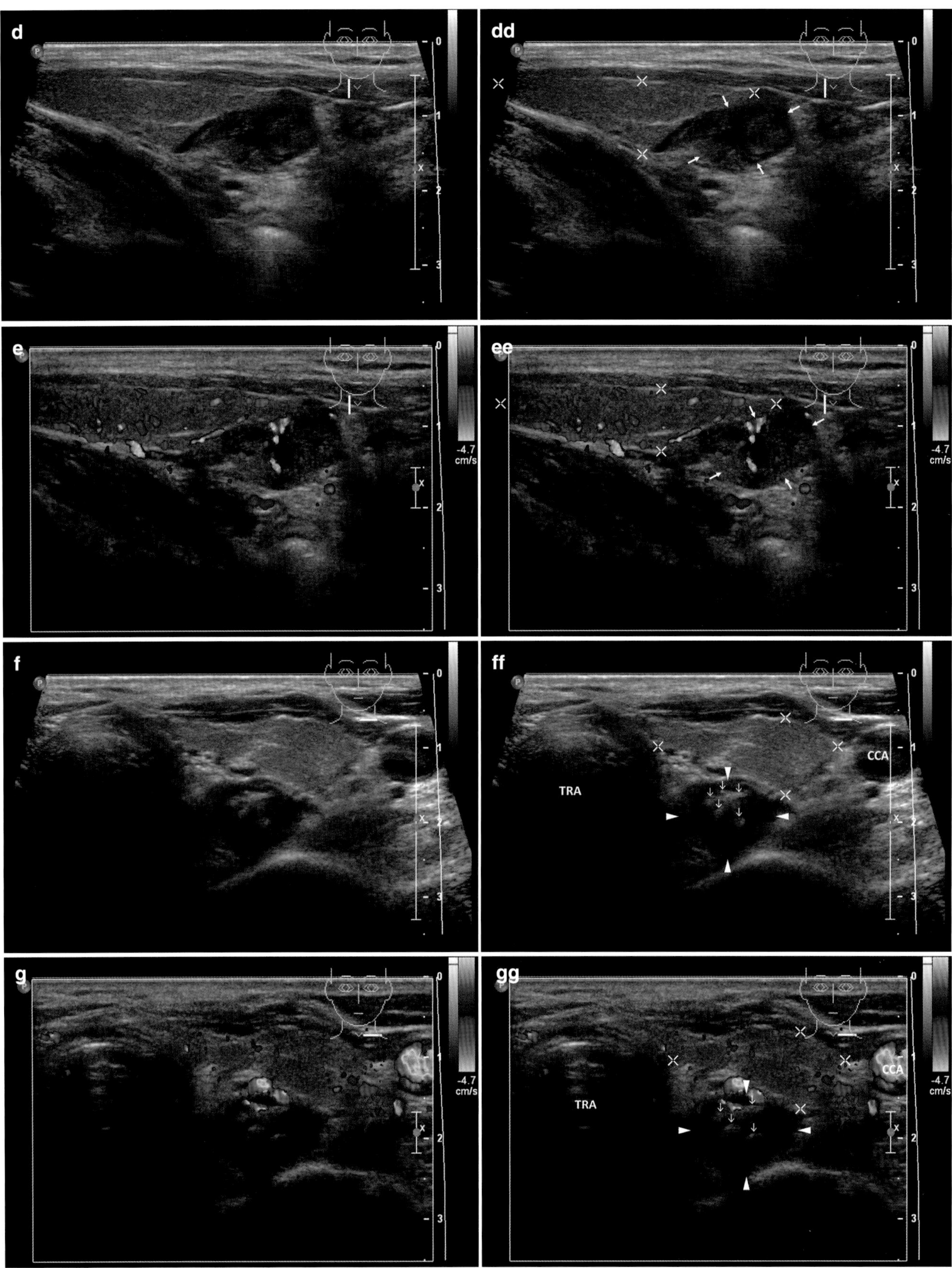

图22.15（续）

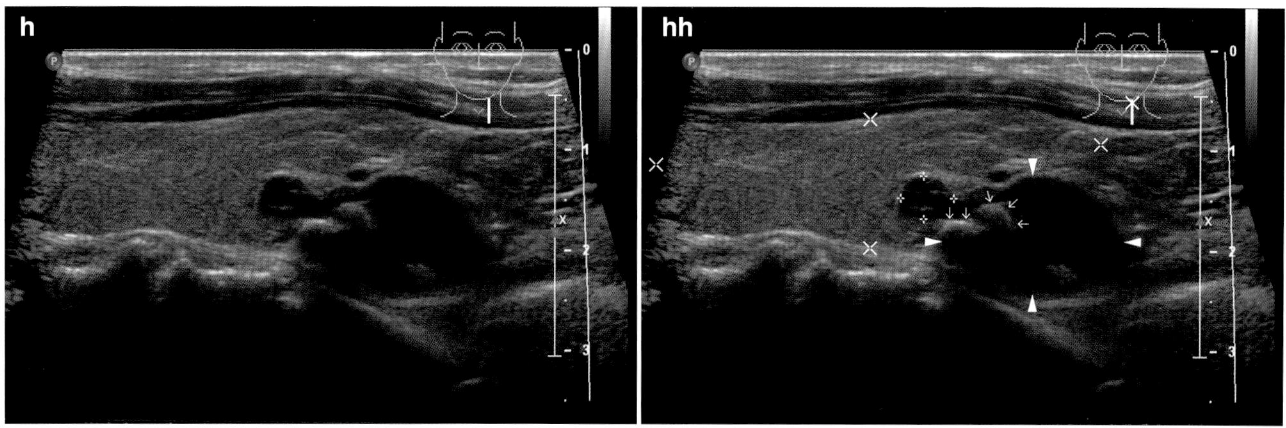

图22.15（续）

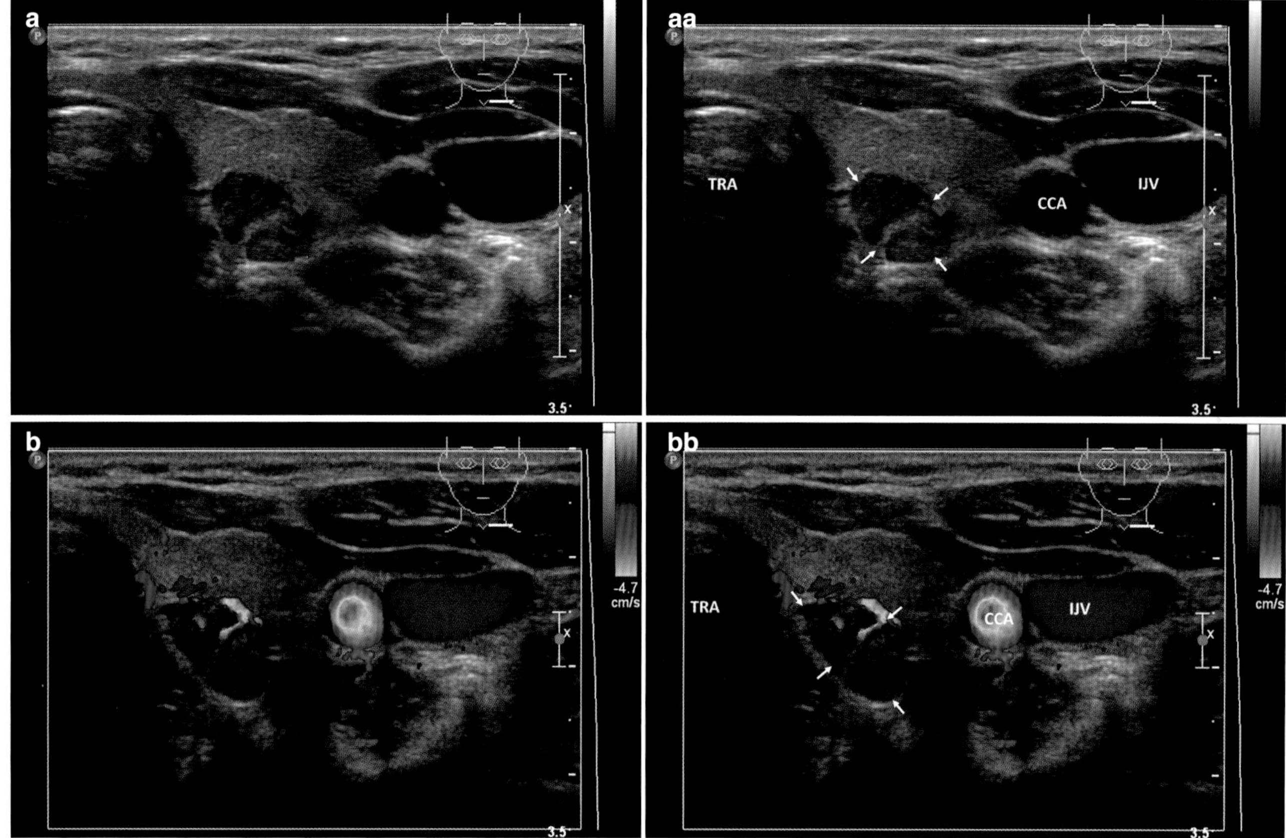

图22.16 （aa）53岁女性，终末期肾病并发sHPT行肾脏替代治疗，实验室检查：钙正常，s-Ca 2.18mmol/L（正常：2.15～2.55mmol/L），血磷升高，s-P 1.76mmol/L（正常：0.81～1.45mmol/L），甲状旁腺激素高水平，s-PTH 805ng/L（正常：12～65ng/L），尿素19.1mmol/L，肌酐526μmol/L。多发性甲状旁腺腺瘤（PAd）。总计3个小PAd分别位于右下位、左上位、左下位。左上位PAd超声扫描（➞），大小13mm×11mm×8mm，体积0.5mL，椭圆形；不均匀结构；大部分为低回声，中心有粗纤维区；横切面。（bb）左上位PAd细节（➞），CFDS：淋巴门型和外周型血管；横切面。（cc）左上位PAd细节（➞）：卵形；纵切面。（dd）左上位PAd细节（➞），CFDS：淋巴门型和中央型血管增多；纵切面。（ee）左下位PAd超声扫描（➞），大小15mm×10mm×8mm，体积0.6mL，卵形，回声粗糙；混合回声；横切面。（ff）左下位PAd（➞）细节，CFDS：淋巴门型血管；横切面。（gg）左下位PAd细节（➞）：椭圆形；纵切面。（hh）左下位PAd细节（➞），CFDS：淋巴门型、外周和中央型血管增加；纵切面。（ii）左上位0.5mL和左下位0.6mL PAd细节（➞）：靠上者位于中部后方，靠下者位于LL下极后方；纵切面。（jj）右下位PAd超声扫描（➞），大小16mm×11mm×8mm，体积0.8mL，卵形；不均匀结构；混合回声；横切面。（kk）右下位PAd细节（➞），CFDS：外周血管；横切面。（ll）右下位PAd细节（➞）：椭圆形；纵切面。（mm）右下位PAd细节（➞），CFDS：淋巴门型和中央型血管；纵切面。（nn）两个下位PAd，右侧0.8mL、左侧0.6mL细节（➞）：右——椭圆形；混合回声；左——卵形；大部分为等回声；横切面

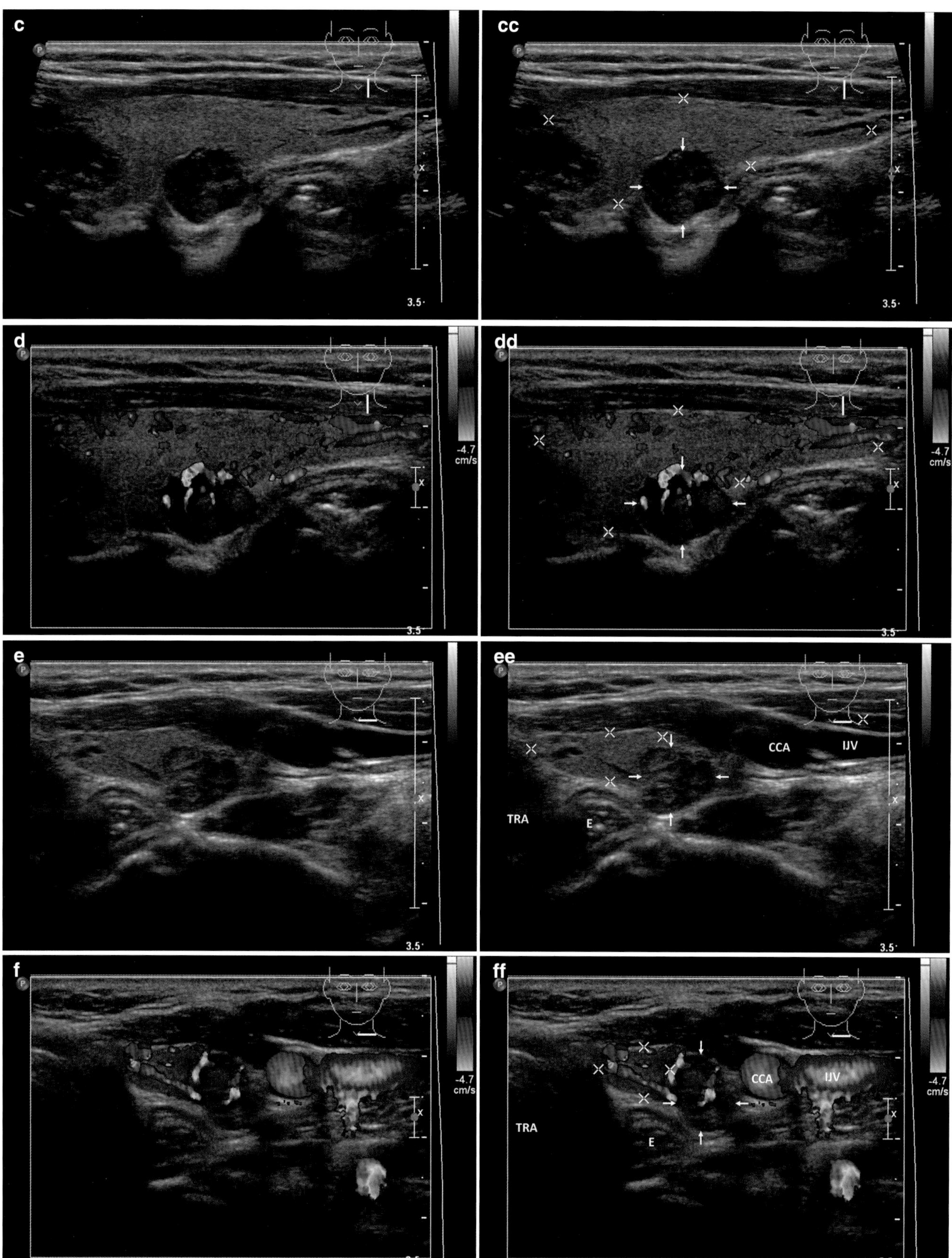

图22.16（续）

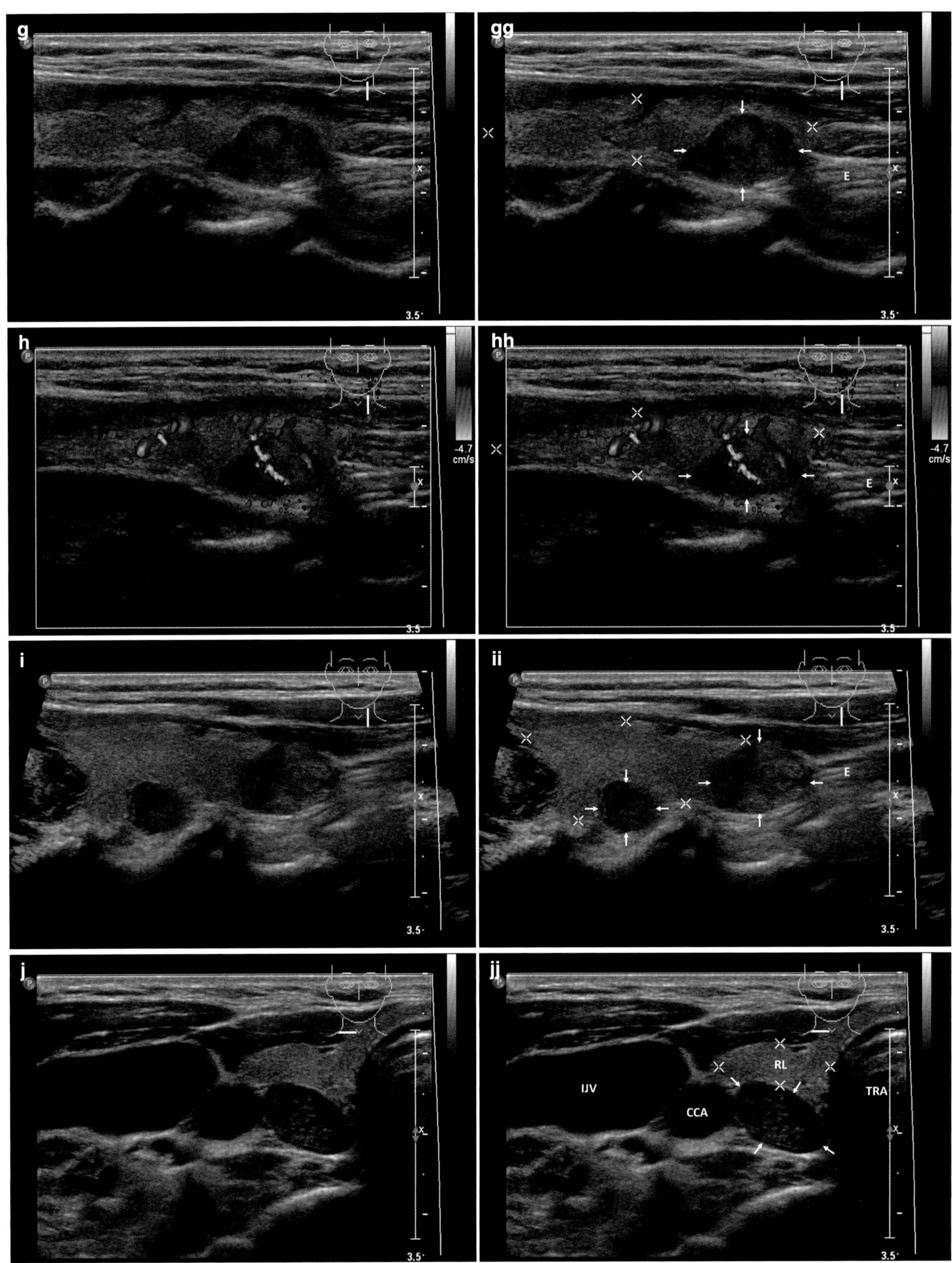

图22.16（续）

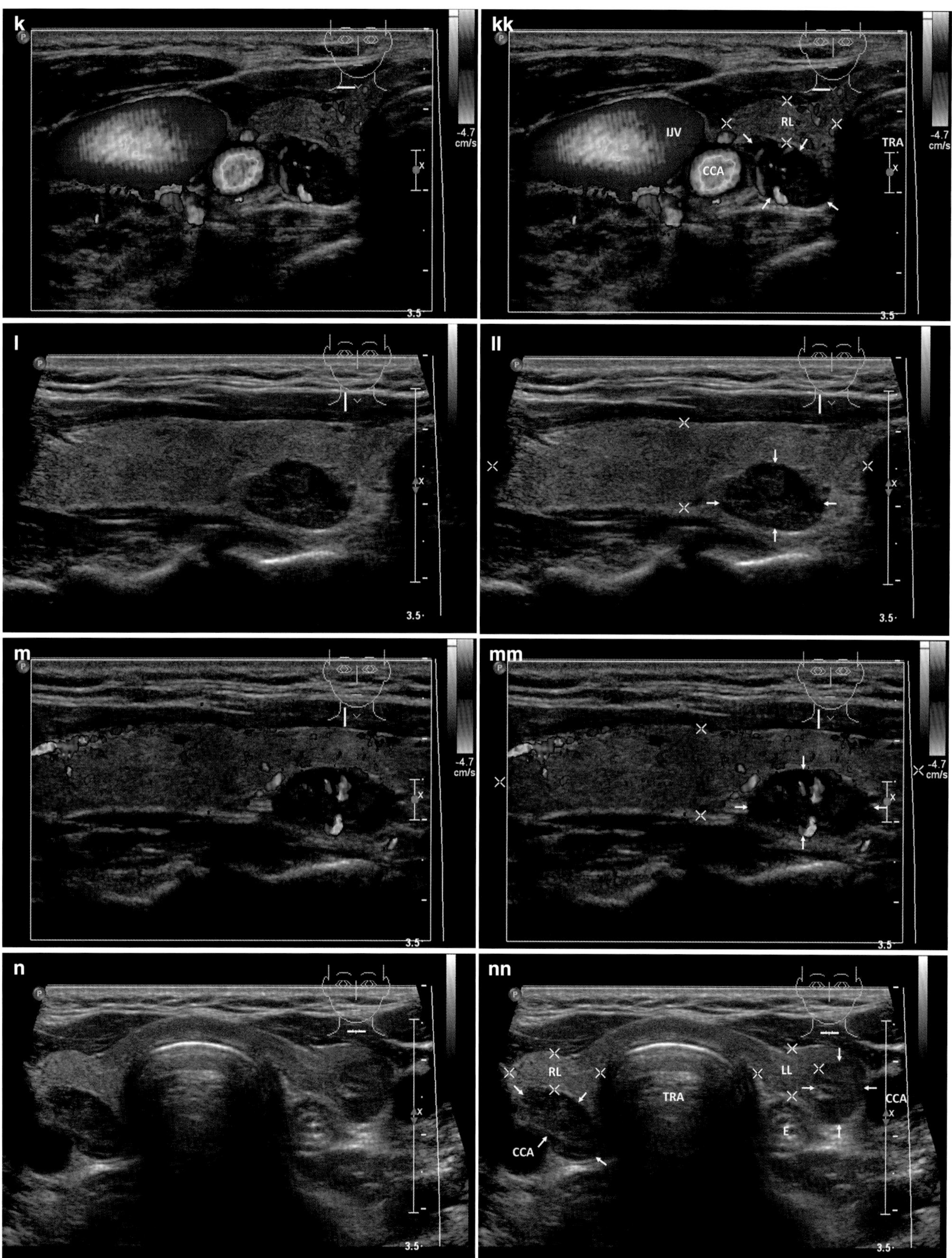

图22.16（续）

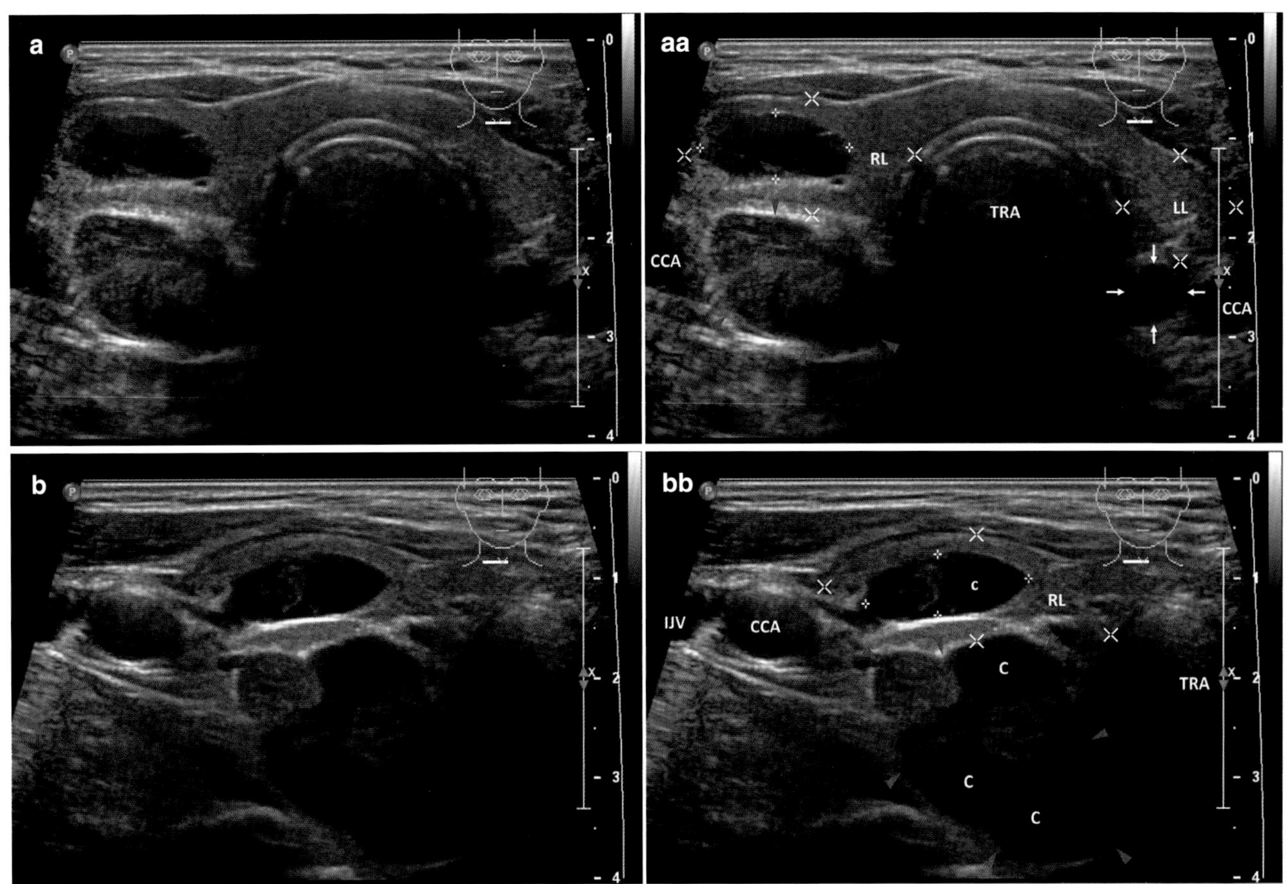

图22.17 （aa）60岁男性，重度pHPT，实验室检查：重度高钙血症，s-Ca 3.75mmol/L（正常：2.15～2.55mmol/L），甲状旁腺激素高度升高，s-PTH 988ng/L（正常：12～65ng/L）。个人病史：骨骼症状，骨质疏松症。超声显示3个甲状旁腺病变！——右下位甲状旁腺癌（PCa）体积为8mL，2个小甲状旁腺腺瘤（PAd）；均经术后组织学证实。超声整体观：PCa（►）——卵形，实性部分伴非均匀高回声结构；RL下极小的甲状腺内PAd（✣）——复杂病灶伴囊性退行性变；典型位置小的左下位PAd（➞）——椭圆形，均匀结构，低回声；Tvol 20mL，RL 13mL、LL 7mL；横切面。（bb）PCa细节（►），大小32mm×23mm×20mm，体积8mL：边界清晰的复杂病变；椭圆形；不均匀结构；高回声实性部分；退行性改变——大囊肿（C）；小的甲状腺内PAd（✣），大小17mm×16mm×7mm，体积1.2mL，位于RL，原认为是复杂甲状腺结节：复杂病变伴囊性退行性变（c）；横切面。（cc）PCa细节（►）：边界清晰的复杂病变；椭圆形；非均匀结构；高回声实性部分；退行性改变——大囊肿（C）；分叶状边缘；RL小的甲状腺内PAd（✣）：复杂病变伴囊性退行性改变（c）；纵切面。（dd）PCa细节（►），CFDS：实性部分散在外周血管；RL小的甲状腺内PAd（✣）CFDS：淋巴门型血管和一支外周血管分支；纵切面。（ee）典型左下位小PAd细节（➞）：大小13mm×9mm×6mm，体积0.4mL，椭圆形；均匀结构，低回声；横切面。（ff）典型左下位小PAd细节（➞）：椭圆形；均匀结构，低回声，纵切面。（gg）典型左下位小PAd细节（➞），CFDS：一支淋巴门型和一支中央型血管分支；纵切面。（h）CT横切面：位于RL和气管后方的大PCa（►）；两个PAd：位于RL下极和左侧下位小PAd（白色➞）（图片由Pavel Koranda，MD，PhD提供）。（hh）^{99m}Tc-MIBI SPECT横切面：PCa最小摄取（►）；RL下极甲状腺内PAd（白色➞）和左侧下位小PAd（白色➞）摄取增加（图片由Pavel KorandaMD，PhD提供）

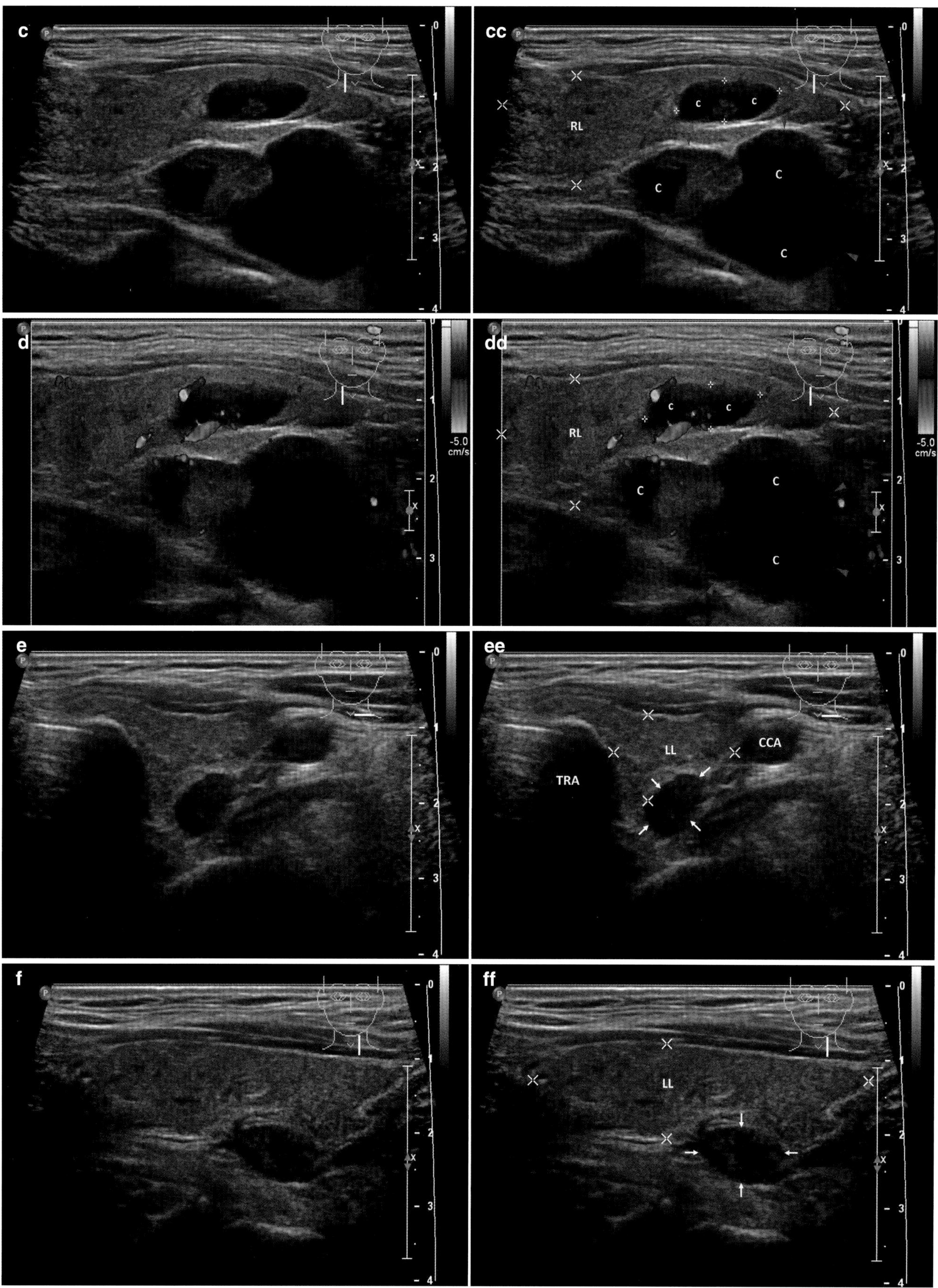

图22.17（续）

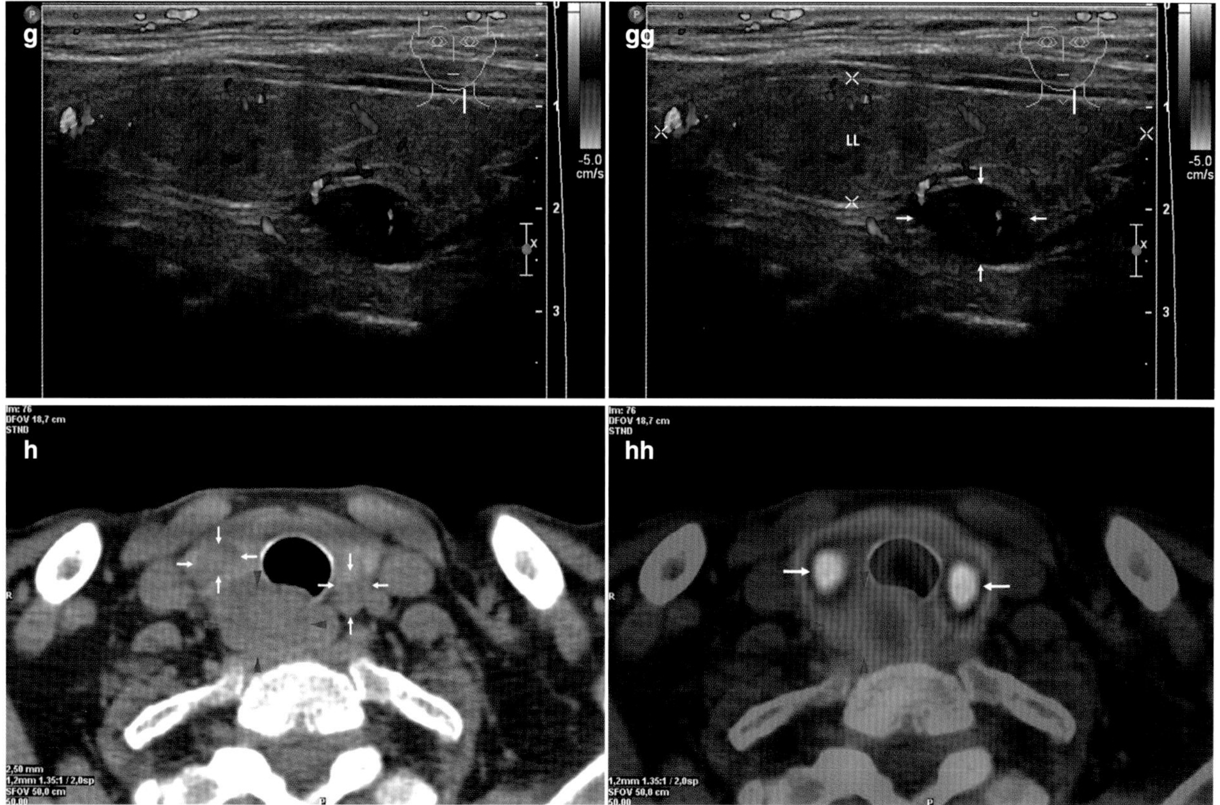

图22.17（续）

参考文献

[1] Fraser WD. Hyperparathyroidism. Lancet. 2009;374(9684):145–158.

[2] Bilezikian JP, Khan AA, Potts Jr JT, Third International Workshop on the Management of Asymptomatic Primary Hyperthyroidism. Guidelines for the management of asymptomatic primary hyperparathyroidism:summary statement from the third international workshop. J Clin Endocrinol Metab. 2009;94(2):335–339.

[3] Cordeiro AC, Montenegro FL, Kulcsar MA, Dellanegra LA, Tavares MR, Michaluart Jr P, Ferraz AR. Parathyroid carcinoma. Am J Surg. 1998;175(1):52–55.

[4] Noda S, Onoda N, Kashiwagi S, Kawajiri H, Takashima T, Ishikawa T, et al. Strategy of operative treatment of hyperparathyroidism using US scan and (99m)Tc-MIBI SPECT/CT. Endocr J. 2014;61(3):225–230.

[5] Akbaba G, Berker D, Isik S, Aydin Y, Ciliz D, Peksoy I, et al. A comparative study of pre-operative imaging methods in patients with primary hyperparathyroidism: ultrasonography, 99mTc sestamibi, single photon emission computed tomography, and magnetic resonance imaging. J Endocrinol Investig. 2012;35(4):359–364.

[6] Noussios G, Anagnostis P, Natsis K. Ectopic parathyroid glands and their anatomical, clinical and surgical implications. Exp Clin Endocrinol Diabetes. 2012;120(10):604–610.

[7] Zerizer I, Parsaï A, Win Z, Al-Nahhas A. Anatomical and functional localization of ectopic parathyroid adenomas: 6-year institutional experience. Nucl Med Commun. 2011;32(6):496–502.

[8] Phitayakorn R, McHenry CR. Incidence and location of ectopic abnormal parathyroid glands. Am J Surg. 2006;191(3):418–423.

[9] Uludag M, Isgor A, Yetkin G, Atay M, Kebudi A, Akgun I. Supernumerary ectopic parathyroid glands. Persistent hyperparathyroidism due to mediastinal parathyroid adenoma localized by preoperative single photon emission computed tomography and intraoperative gamma probe application. Hormones (Athens). 2009;8(2):144–149.

[10] Ghervan C. Thyroid and parathyroid ultrasound. Med Ultrason. 2011;13(1):80–84.

[11] Ulanovski D, Feinmesser R, Cohen M, Sulkes J, Dudkiewicz M, Shpitzer T. Preoperative evaluation of patients with parathyroid adenoma: role of high-resolution ultrasonography. Head Neck. 2002;24(1):1–5.

[12] Hara H, Igarashi A, Yano Y, Yashiro T, Ueno E, Aiyoshi Y, et al. Ultrasonographic features of parathyroid carcinoma. Endocr J. 2001;48(2):213–217.

[13] Nozeran S, Duquenne M, Guyetant S, Rodien P, Rohmer V, Ronceray J, et al. Diagnosis of parathyroid cysts: value of parathyroid hormone level in puncture fluid. Presse Med. 2000;29(17):939–941.

[14] Halenka M, Frysak Z, Koranda P, Kucerova L. Cystic parathyroid adenoma within a multinodular goiter: a rare cause of primary hyperparathyroidism. J Clin Ultrasound. 2008;36(4):243–246.

[15] Fukagawa M, Kazama JJ, Shigematsu T. Management of patients with advanced secondary hyperparathyroidism: the Japanese approach. Nephrol Dial Transplant. 2002;17(9):1553–1557.

（欧阳志、邹小盼、刘大铭　译）

第23章　经皮无水乙醇注射疗法（PEIT）

23.1　PEIT的方法、适应证和并发症

- 经皮无水乙醇注射疗法（PEIT）是一种微创手术，可作为治疗甲状腺囊肿、甲状旁腺腺瘤（PAd），以及较少情况下治疗毒性甲状腺结节的替代手段[1-2]。最近，PEIT对转移性淋巴结的治疗也引起了关注，成为复发性分化型甲状腺癌（PTC和FTC）患者的非手术定向治疗方法[3]。
- 无水乙醇（96%）能引起细胞脱水、蛋白变性，并在毛细血管床内形成血栓。随后在甲状旁腺瘤或囊肿壁发生凝血坏死和反应性纤维化，导致它们的收缩[4-5]。
- 对于并发疾病且手术风险较高的老年患者，PEIT是一种合适的治疗方法。对于焦虑的患者或不愿接受手术的患者，PEIT可能是首选方法[2,6]。
- 在对大的PAd（在小的PAd ＜1mL以及有典型超声特征的PAd中通常不预期恶性）或囊肿壁增厚的情况下，我们在进行PEIT之前需要进行细针穿刺活检（FNAB），包括抽取的液体的检查。只有在没有恶性病变怀疑的情况下才进行PEIT。
- 对于通过微创手术治疗的患者存在忽略甲状腺恶性肿瘤（包括PTC和FTC微小腺瘤）的风险，但这种风险应该非常小。在长期随访中（＞5年），没有因生长和/或压力症状而接受手术的患者在PEIT后被诊断出甲状腺恶性肿瘤[7]。
- 并发症可能是由乙醇泄漏到周围组织中引起的[4-5]：
  - 在目前已发表的患者中没有报道过严重的、危及生命的并发症。
  - 通常在应用后的24～48h出现轻度局部疼痛。
  - 声音嘶哑或暂时性声带麻痹；永久性麻痹很少见；在接受经皮无水乙醇注射疗法的432名甲状腺囊肿患者中，0.7%出现暂时性麻痹[8]。
  - 小的血肿。
  - 在重复进行经皮无水乙醇注射疗法后出现周围腺体纤维化，可能使以后的手术变得复杂。
  - 在甲状腺囊肿中，PEIT并发症的发生率较低[5]。
- PEIT相对有效，往往可以提供与手术相同的结果。它安全、费用低廉，可重复进行，并可在门诊进行。
- PEIT大多数情况下无须进行局部麻醉[5]。
- 必须强调的是，PEIT不是常规项目，仅在选定的患者中进行。应该由经常进行甲状腺结节细针穿刺活检和PEIT的专科医生进行操作。

M. Halenka, Z. Fryšák, *Atlas of Thyroid Ultrasonography*, DOI 10.1007/978-3-319-53759-7_23

23.2 甲状腺囊肿超声引导下的经皮无水乙醇注射疗法（US-PEIT）

- 在超声检查中，15%～25%的孤立甲状腺结节被发现为囊性或以囊性为主[6,9]。
- 对结节囊性部分进行简单穿刺可以缓解与压力相关的症状和外观美容问题。尽管穿刺可以引起囊性部分的塌陷，但液体再次出现的风险高达10%～80%[6,10]。
- 与小结节相比，大的囊性结节更容易在穿刺后复发[9,11]。
- 早在1983年Treece等和在1987年Edmonds等就成功使用囊内四环素生理盐水作为硬化剂治疗复发性纯甲状腺囊肿[12-13]。
- 1989年，克罗地亚医生Rozman首次成功进行了甲状腺囊肿的PEIT[14]。
- 在有症状的压迫或对外观有诉求的情况下，US-PEIT适用于体积≥3mL的复发性甲状腺囊肿患者[6]。
- 为了进行PEIT，囊肿可以根据FNAB得到的超声图案、大小和液体特性进行划分[5-6,9,11]：
  - 单纯囊性（图23.1aa）——超声扫描显示有超过90%的囊性成分，无回声内容物，内壁平滑；排出的液体是黏稠的、清澈的或淡黄色的。
  - 复杂囊肿（图23.2bb、dd）——超声扫描显示液体成分占体积的60%～90%，无回声或絮状的内容物，一些囊肿内壁和隔板粗糙；抽取的液体大多为带有碎屑的褐色，或深黄色，黏稠至明胶状，或带有出血。
- 就大小而言，囊肿大致可分为小型囊肿（3～10mL）、中型囊肿（11～40mL）和大型囊肿（>40mL）。
- 完全治疗成功的标准[6]：
  - 囊肿的收缩（几乎消失）和液体成分无复发（图23.1dd，图23.2gg）。
  - 或存在显著的（>初始体积50%）大小减小。
- 报道的成功率为68%～100%[5,15]。
- 在一次应用中，注入的乙醇量等于初始囊肿体积的23%～100%，但最好不超过10mL。根据超声结果，每隔2周至1个月重复一次手术[16-17]。
- 在具有浓稠凝胶状内容物的黏稠囊肿中存在一个特殊问题，就是无法用18号针进行抽吸。这需要采用不同的技术：
  - 最常用的是两阶段乙醇消融技术。在第一次治疗期间，注射乙醇到囊肿中（每10mL囊肿注射1mL乙醇），以减少浓稠液体的密度。在第二次治疗期间（第一次治疗后2～4周），从结节中抽取囊性液体，并注射乙醇[11,18]。
  - Sung等尝试了一种一步乙醇消融技术，使用大口径针或连接到吸引泵的导管进行浓稠凝胶状内容物的抽吸，随后注射乙醇[15]。
  - 囊性液体尽可能完全抽吸，然后将乙醇注入囊肿，使其体积为抽吸液体体积的40%～100%[5]。
- 经过20多年的经验评估，根据2010年AACE/AME/ETA指南，PEIT被认为是美国和欧洲用于管理复发性甲状腺囊肿的标准非手术、微创手术治疗[19]。

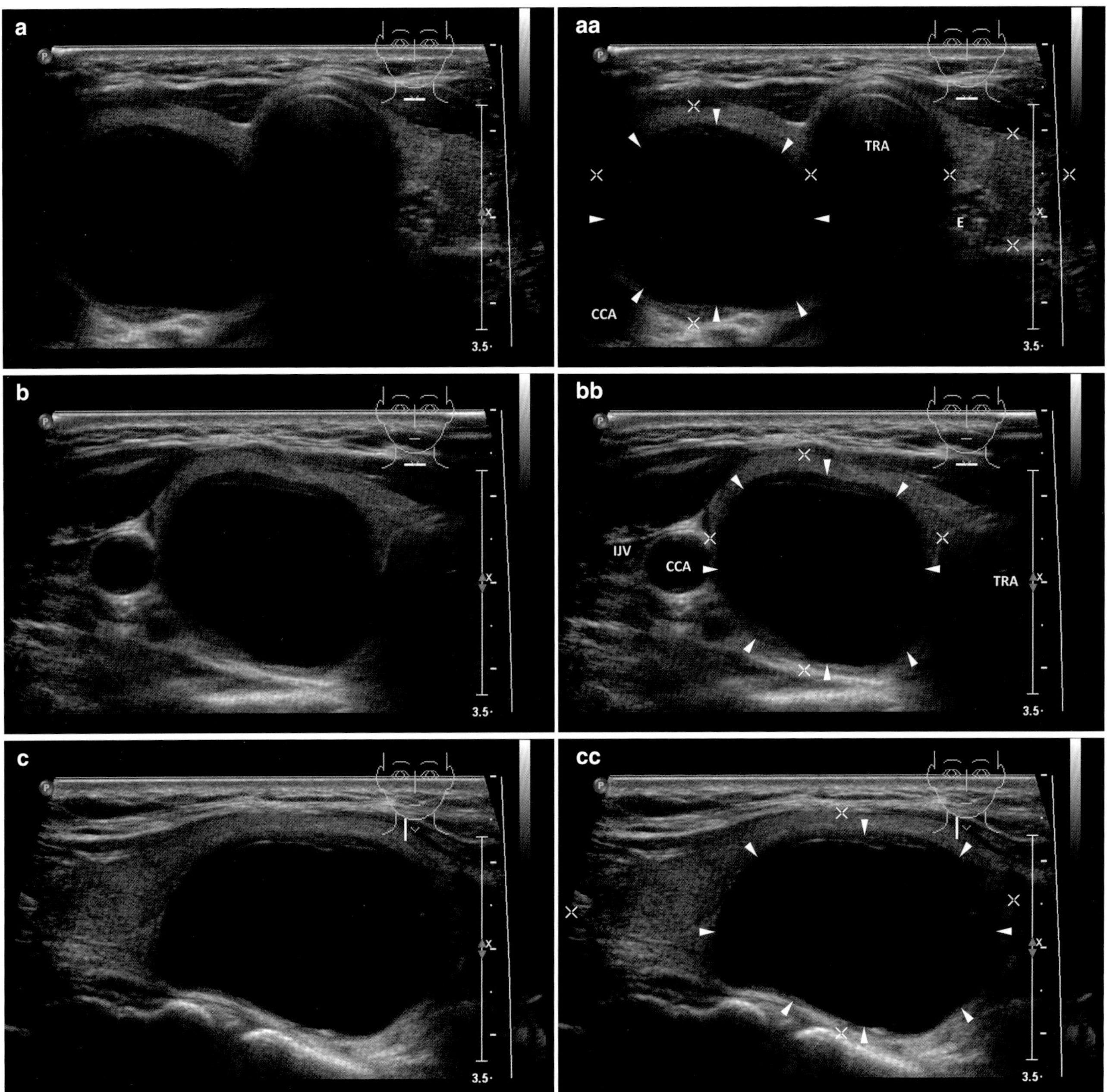

图23.1　（aa）一名59岁女性，近1个月颈部可触及一枚肿物。PEIT之前的孤立性纯囊肿（►），大小35mm×27mm×22mm，体积11mL，在右侧：光滑壁；无回声内容物；Tvol 24mL，RL 20mL、LL 4mL；横切面。（bb）纯囊肿的细节（►）：光滑壁；无回声内容物；横切面。（cc）纯囊肿的细节（►）：光滑壁；无回声内容物；纵切面。（dd）PEIT后6个月——小固体结节（→），大小10mm×8mm×6mm，体积0.3mL，作为囊肿残留物：不均匀结构；主要等回声，局部低回声区域；液体成分未复发；Tvol 12mL，RL 7mL、LL 5mL；横切面。（ee）小固体残留的细节（→）：不均匀结构；主要等回声，局部低回声区域；液体成分未复发；横切面。（ff）小固体残留的细节（→）：不均匀结构；主要等回声，局部低回声区域；液体成分未复发；纵切面

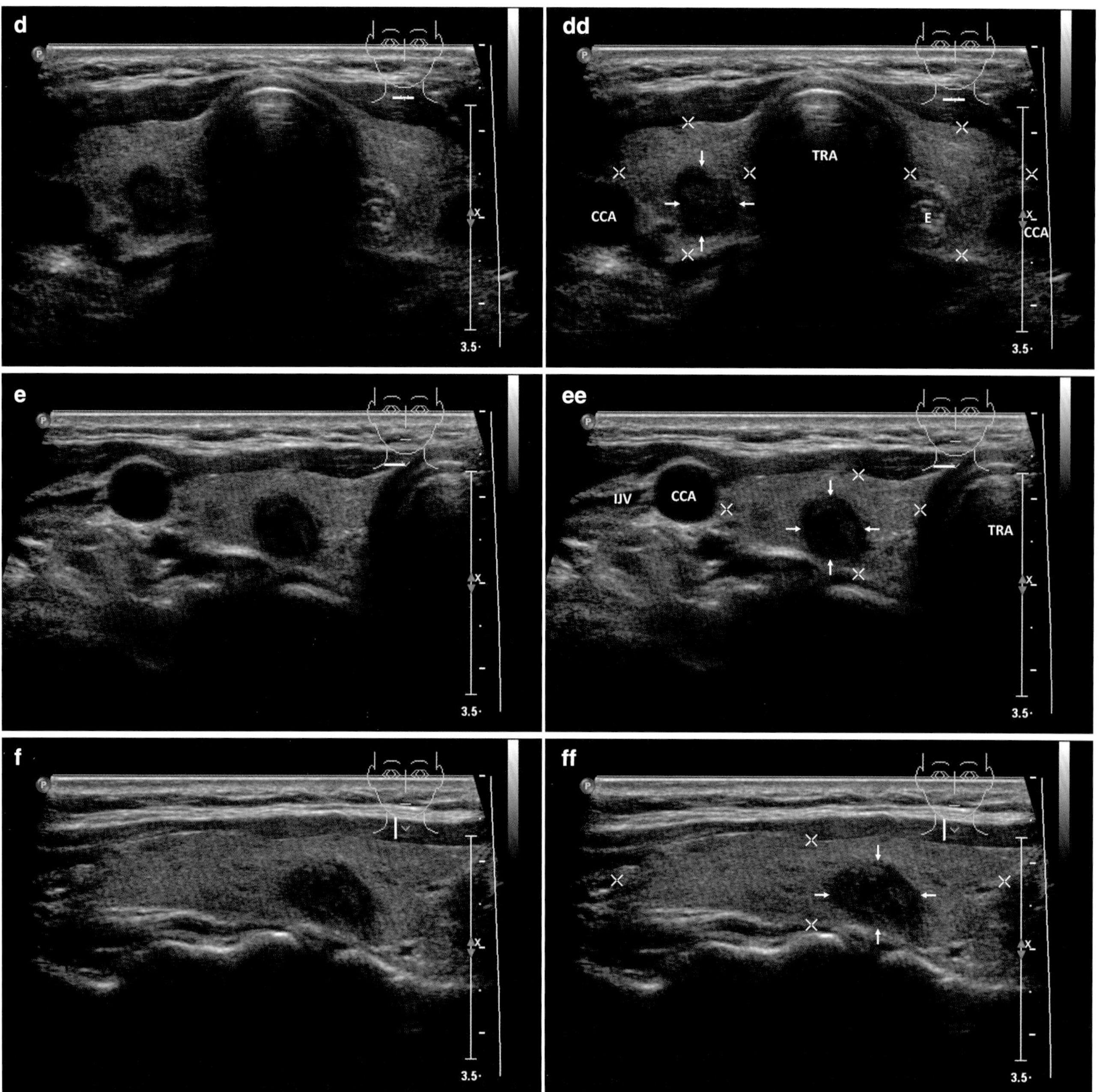

图23.1（续）

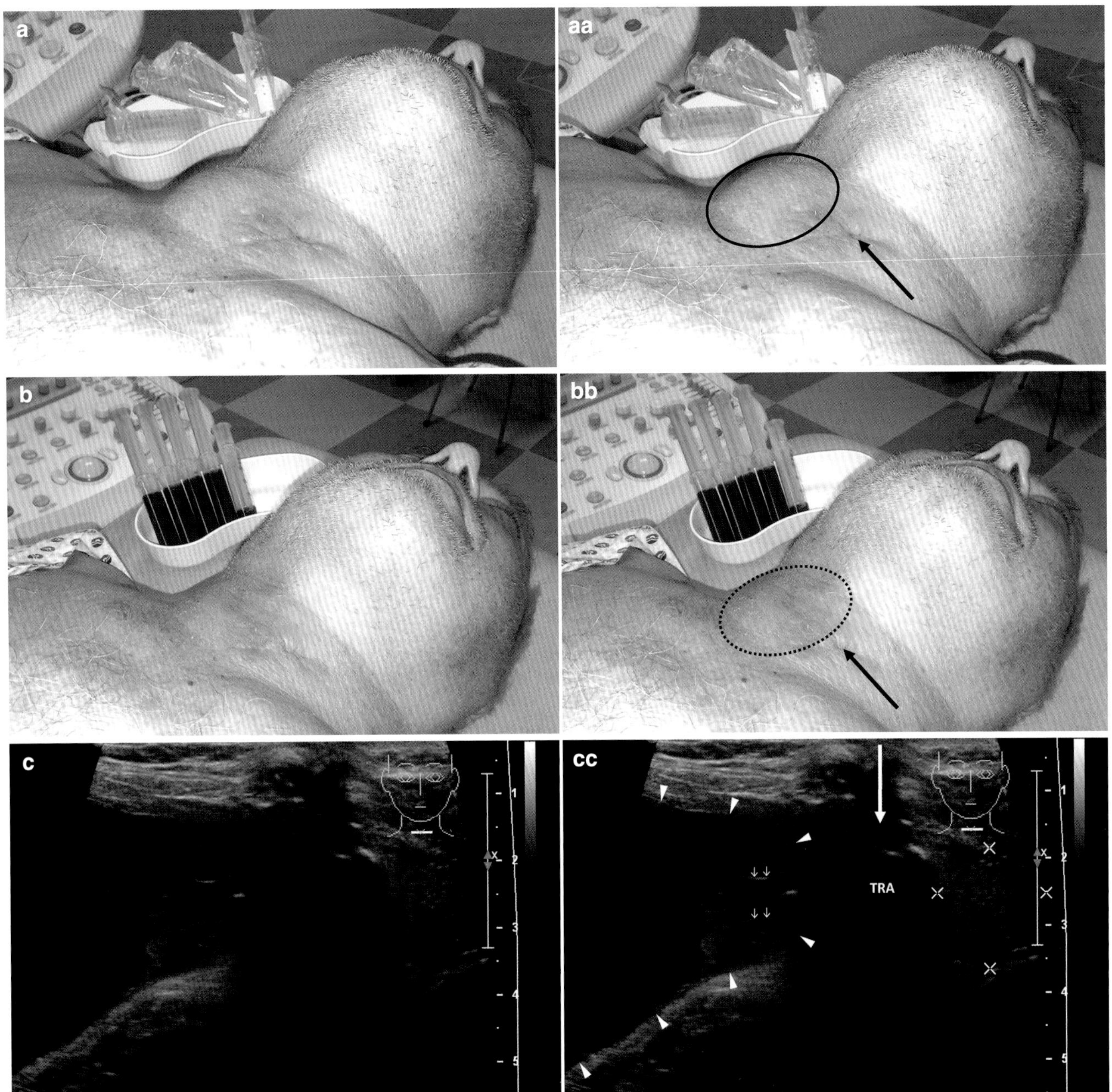

图23.2　（aa）一名63岁男性，近2个月右侧颈部有逐渐增加的可触及的隆起（—）。个人病史：心肌梗死和心肺复苏后气管切开术——瘢痕（⟶）。超声显示在右叶中有体积为102mL的巨大复杂囊肿。患者抽液前卧位可见颈部隆起明显，气管切开术后也可见瘢痕。（bb）患者在因出现可见的隆起而抽液前和第一次PEIT后，可见的抵抗感（---）消失。带有褐色内容物的5支20mL注射器。（cc）巨大复杂囊肿的整体超声图像（►），占据整个右叶，大小为76mm×63mm×41mm，体积为102mL，正常大小的左叶：壁光滑，短粗的外周隔膜（→）；无回声内容物；气管切开术后的瘢痕（⟶）——中断了峡部的连续性，并使气管变形，壁上有凹痕；Tovl 110mL，不对称性——RL 102mL、LL 8mL；横切面。（dd）巨大复杂囊肿的细节（►）：壁光滑，短粗的外周隔膜（→）；无回声内容物；横切面。（ee）巨大复杂囊肿的细节（►）：壁光滑，无间隔；无回声内容物；纵切面。（ff）PEIT后12个月——小固体结节（⟶），大小15mm×11mm×9mm，体积0.3mL，作为囊肿残留物：实性；不均匀；主要低回声；纤细的纤维带和点状纤维化（→）；液体成分未复发；气管切开术后的收缩瘢痕（⟶）；Tovl 19mL，RL 11mL、LL 8mL；横切面。（gg）小固体残留的细节（⟶）：实性；不均匀结构；主要低回声；纤维带和纤维化区域（→）；横切面。（hh）小固体残留的细节（⟶）：实性；不均匀结构；主要低回声；纤维带和纤维化区域（→）；纵切面

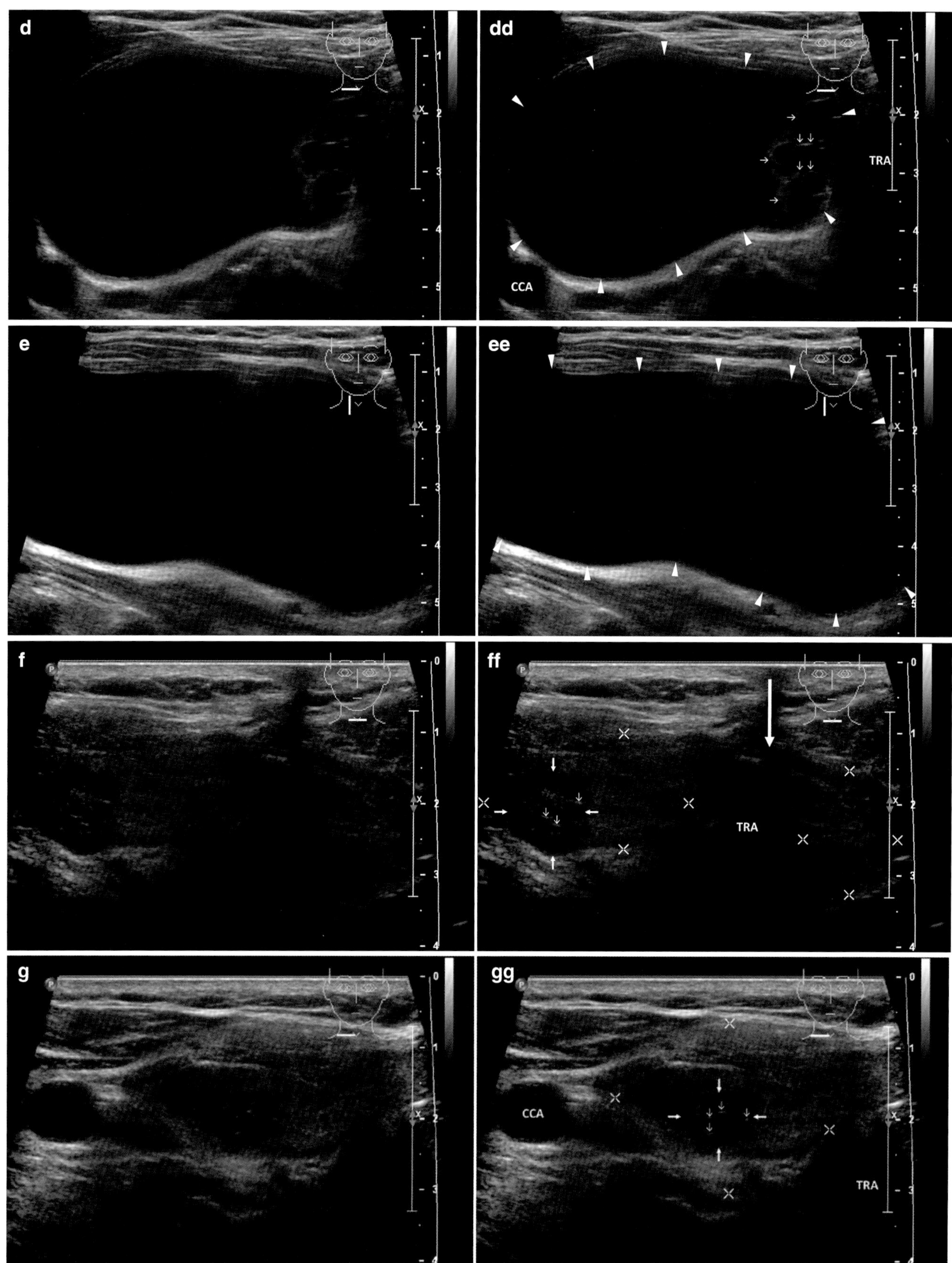

图23.2（续）

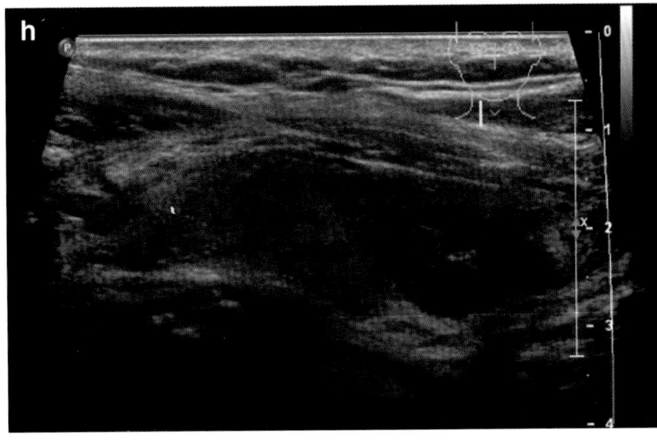

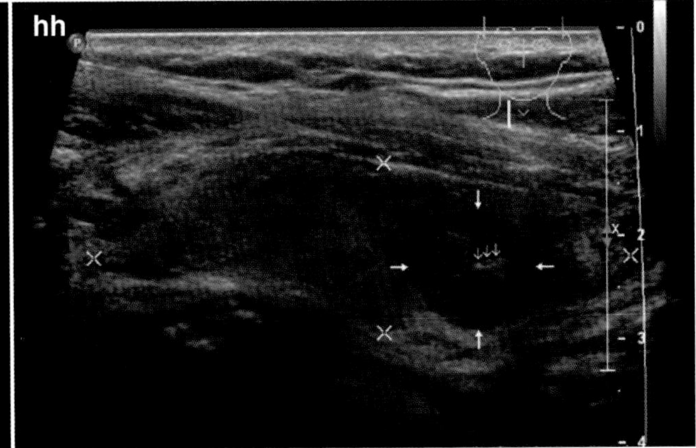

图23.2（续）

23.3　甲状旁腺超声引导下的经皮无水乙醇注射疗法（US-PEIT）

- 这种方法通常被称为甲状旁腺穿刺经皮乙醇消融术（PAAP）[20]。
- 首先，应指出手术是原发性甲状旁腺功能亢进症（pHPT）患者的治疗金标准和永久有效的治疗方法。对于pHPT的常规探查和微创甲状旁腺切除术的治疗效果约为97%[21]。
- 所有有症状的pHPT患者都应接受手术治疗。
- 2013年，第四届国际无症状原发性甲状旁腺功能亢进症管理研讨会发布了修订后的无症状原发性甲状旁腺功能亢进症指南[22]：
  - 实验室指标：血清钙，s-Ca＞上限正常值0.25mmol/L（＞1mg/dL）。
  - 骨骼指南：①骨密度检查（DXA）：腰椎、总髋、股骨颈或桡骨远端的T分数＜-2.5；②X线、CT、MRI或DXA技术利用的脊椎骨折，或VFA（脊椎骨折评估）。
  - 肾脏指南：①肌酐清除率＜60mL/min；②24h尿钙＞400mg/d（＞10mmol/d）并通过生化尿石风险分析增加结石风险；③X线、超声或CT显示有尿路结石或肾钙化。
  - 年龄＜50岁。
- 对于继发性和原发性甲状旁腺功能亢进症，甲状旁腺超声引导下的经皮无水乙醇注射疗法（US-PEIT）由Solbiati于1985年和Müller-Gärtner于1987年成功实施[23-24]。
- 丹麦医生Karstrup首次大规模研究了这种方法。1989年，他用这种方法治疗了20名pHPT患者，成功率为44%[25]。然后在1993年进行了两组研究，第一组18名患者成功率为56%，第二组14名患者成功率为79%。这两组患者之间的差异在于治疗之间的间隔：1个月和1周[4]。
- 完全治疗成功的标准：
  - 达到正常血清钙和甲状旁腺激素浓度。
  - 甲状旁腺瘤体积减小且彩色多普勒超声显示无血流信号（图23.3dd、ee）。
  - 结束随访期时^{99m}Tc-MIBI放射性核素扫描为阴性（图23.3gg）。
- 报道的成功率为33%～89%[20,26]。
- 在一次应用中，注入的乙醇的量相当于甲状旁腺瘤体积的50%～85%[4,20,26]。
- 对于个体PEIT操作和乙醇应用后检查之间的间隔没有严格的时间表。例如，Harman报道的间隔为24h[20]，Stratigis报道的为2周[26]，Karstrup报道的为1周和1个月[4]。
- PEIT对钙水平的影响可能不是持久的。由于骨化的甲状旁腺瘤复活、新甲状旁腺瘤的发展或4个甲状旁腺的弥漫性增生，pHPT和sHPT可能会复发[20]。

- 在特定情况下，特别是对于有并发症、不适于手术的老年患者，US-PEIT可作为非手术的选择。对于先前接受甲状腺切除术或未成功的甲状旁腺切除术的患者，如果在该区域进行另一次手术会增加并发症的发生风险，则PEIT可能是有益的（图23.4aa、ee、ii）[20,26]。
- 在日本，有抵抗性的终末期肾病并发甲状旁腺功能亢进（甲旁亢）患者，在需要透析治疗时，PEIT是标准疗法（图23.5aa、ee、hh）。最初于2000年由日本甲状旁腺PEIT工作组在日本发表的第一版指南，于2003年修订为“慢性透析患者的经皮无水乙醇注射疗法（PEIT）治疗甲状旁腺的指南”。PEIT的适应证[27]：

－甲状旁腺激素（PTH）浓度≥400pg/mL。

－通过X线图像和骨代谢标志物验证骨纤维异常或高周转骨。

－超声检测到肿大的甲状旁腺。

－对药物治疗耐药的患者。

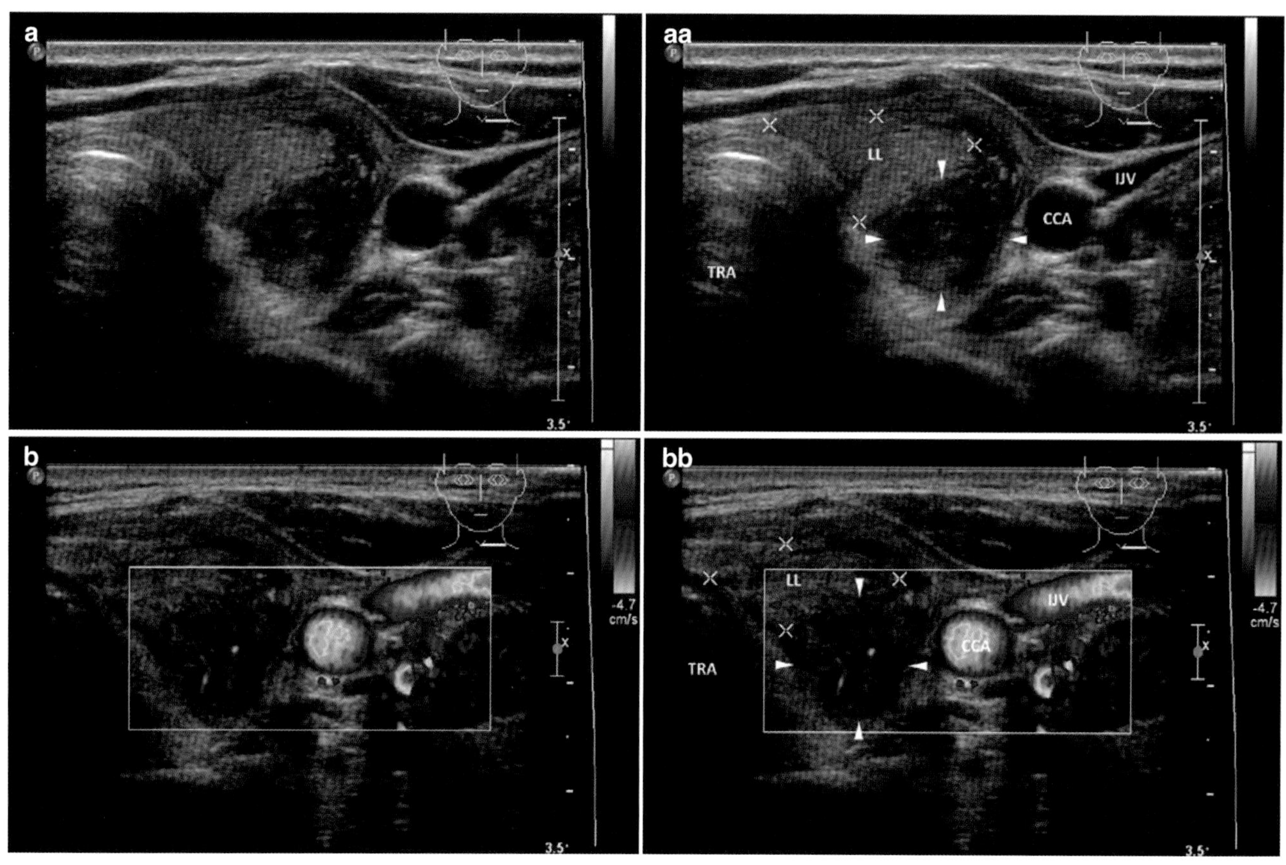

图23.3 （aa）一名49岁的女性，患有无症状的原发性甲状旁腺功能亢进症（pHPT），实验室检查：轻度高钙血症，s-Ca 2.71mmol/L（正常范围：2.15～2.55mmol/L），甲状旁腺激素水平适度升高，s-PTH 170ng/L（正常范围：12～65ng/L）。个人病史：健康的焦虑患者拒绝手术，选择PEIT作为治疗方法。左下甲状旁腺瘤（PAd），大小15mm×12mm×9mm，体积1mL，通过^{99m}Tc-MIBI放射性核素扫描确认。在PEIT之前的超声扫描中，PAd（►）位于后面LL的下极：实性；椭圆形；不均匀结构；稍低回声；横切面。（bb）左下PAd的细节（►），彩色多普勒超声显示：零星的中央血流；横切面。（cc）位于LL下极后面的左下PAd（►）：实性；椭圆形；不均匀结构；稍低回声；纵切面。（dd）PEIT后3个月，实验室检查：s-Ca 2.29mmol/L和s-PTH 47ng/L均处于正常水平。超声显示左下PAd缩小（➞），大小7mm×4mm×3mm，体积0.1mL：豆形状；不均匀结构；混合回声；微小的纤维条和点状斑点；横切面。（ee）缩小的左下PAd的细节（➞），彩色多普勒超声显示：无血流信号；横切面。（ff）缩小的左下PAd的细节（➞）：椭圆形；不均匀结构；混合回声；微小的纤维条和点状斑点；纵切面。（g）PEIT前的^{99m}Tc-MIBI放射性核素扫描：左颈部PAd中的放射性同位素摄取（➡）（图片由Pavel Koranda，MD，PhD提供）。（gg）PEIT后12个月的^{99m}Tc-MIBI放射性核素扫描：无放射性同位素摄取（⇨）（图片由Pavel Koranda，MD，PhD提供）

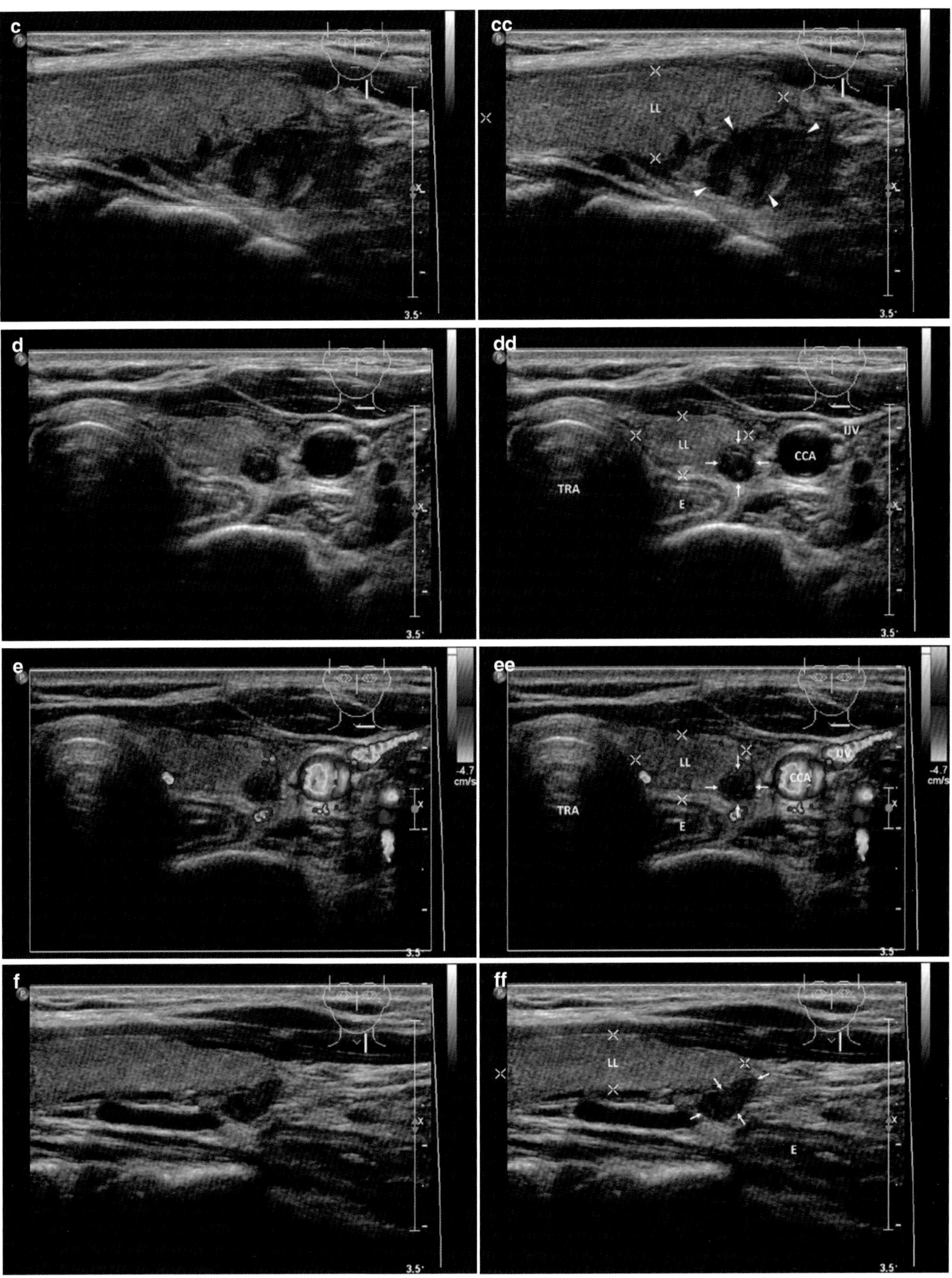

图23.3（续）

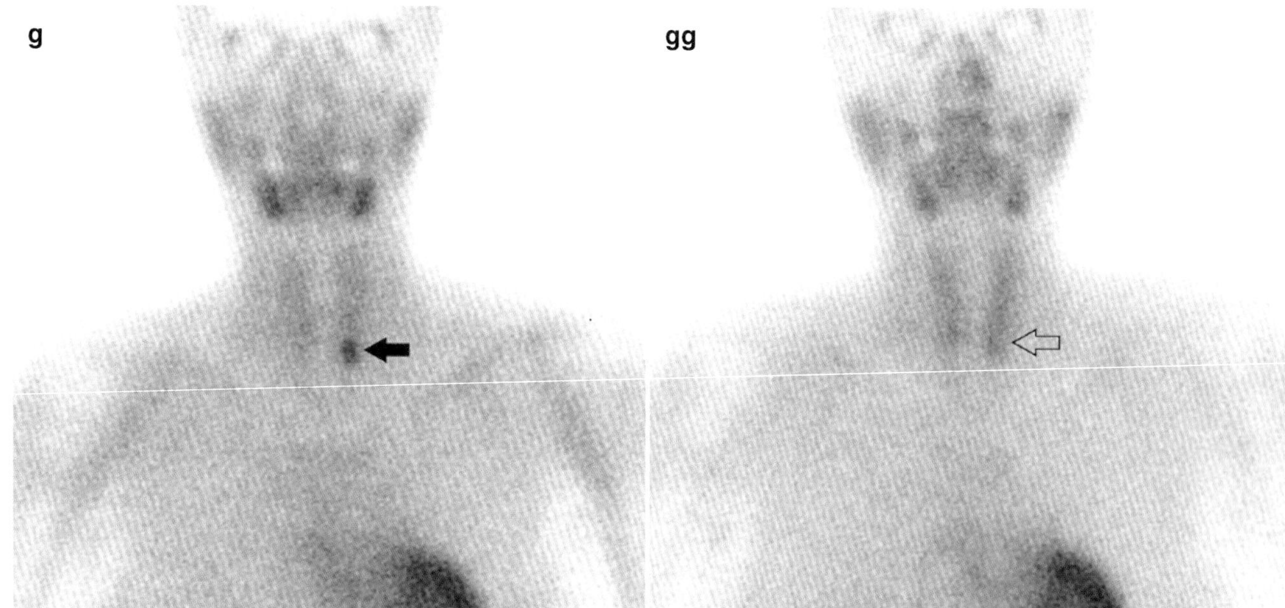

图23.3（续）

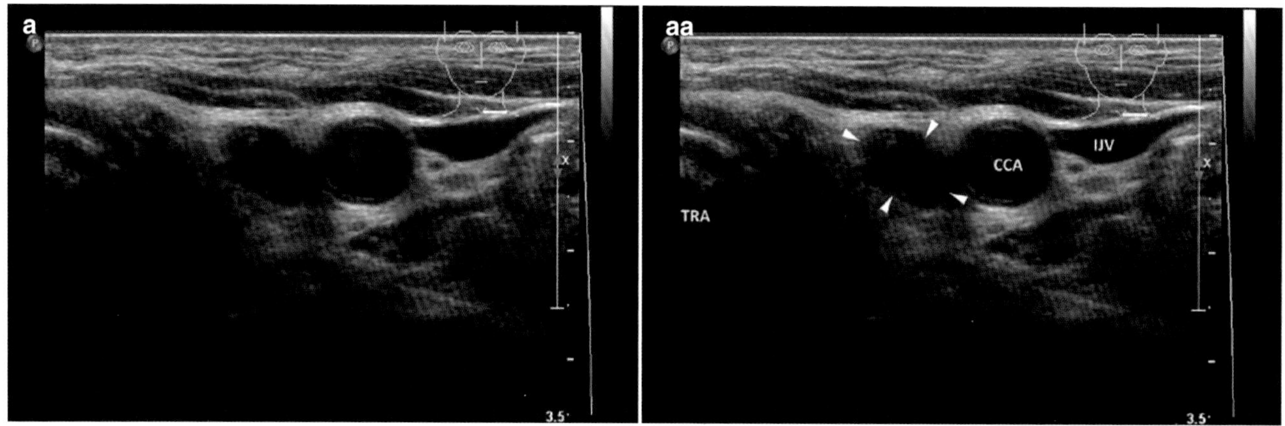

图23.4 （aa）一名92岁的男性，患有无症状的原发性甲状旁腺功能亢进症（pHPT），实验室检查：轻度高钙血症，s-Ca 2.72mmol/L（正常范围：2.15～2.55mmol/L），甲状旁腺激素水平适度升高，s-PTH 112ng/L（正常范围：12～65ng/L）。个人病史：冠心病并发阵发性心房颤动，高血压，全甲状腺切除术后3年，手术原因为乳头状甲状腺癌。左甲状腺床区域病变——左侧甲状旁腺腺瘤（PAd），大小14mm×12mm×7mm，体积0.6mL；通过^{99m}Tc-MIBI放射性核素扫描确认。在PEIT之前的超声扫描中，PAd（►）位于左甲状腺床区域：豆状；均匀结构；低回声；横切面。（bb）左侧PAd的细节（►），彩色多普勒超声显示：弥漫性增强的血流信号；横切面。（cc）左侧PAd的细节（►）：豆状；纵切面。（dd）左侧PAd的细节（►），彩色多普勒超声显示：弥漫性增强的血流信号；纵切面。（ee）PEIT后12个月，实验室检查：s-Ca 2.22mmol/L和s-PTH 62ng/L均处于正常水平。萎缩的左侧PAd（→），大小7mm×6mm×3mm，体积0.1mL：豆状；不均匀结构；混合回声；微小的纤维条和点状斑点；横切面。（ff）缩小的左侧PAd的细节（→），彩色多普勒超声显示：无血流信号；横切面。（gg）缩小的左侧PAd的细节（→）：豆状；纵切面。（hh）缩小的左侧PAd的细节（→），彩色多普勒超声显示：无血流信号；横切面；纵切面。（i）PEIT前的^{99m}Tc-MIBI放射性核素扫描：左颈部PAd中的放射性同位素摄取（➡）（图片由Pavel Koranda，MD，PhD提供）。（ii）PEIT后12个月的^{99m}Tc-MIBI放射性核素扫描：无放射性同位素摄取（⇨）（图片由Pavel Koranda，MD，PhD提供）

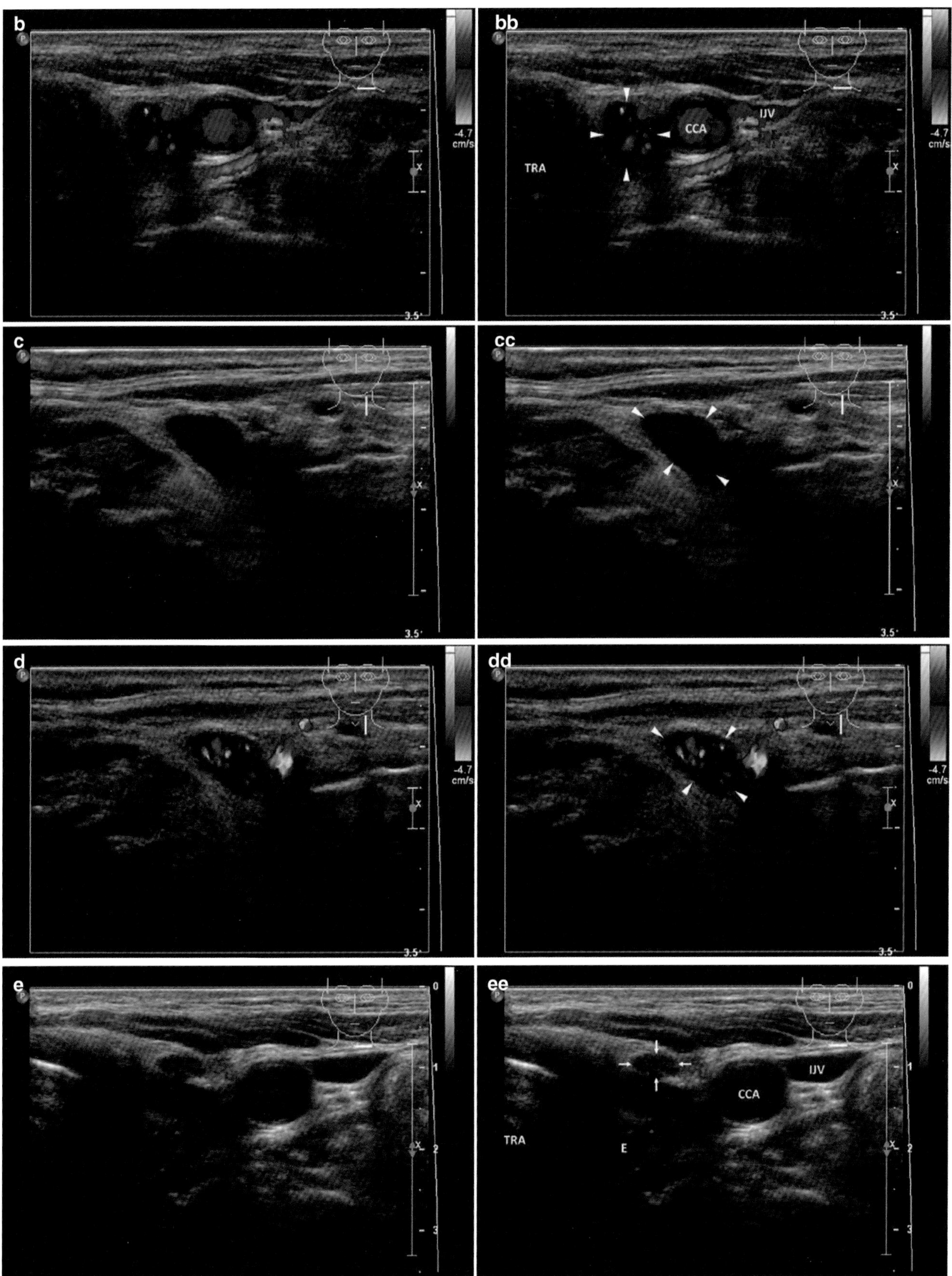

图23.4（续）

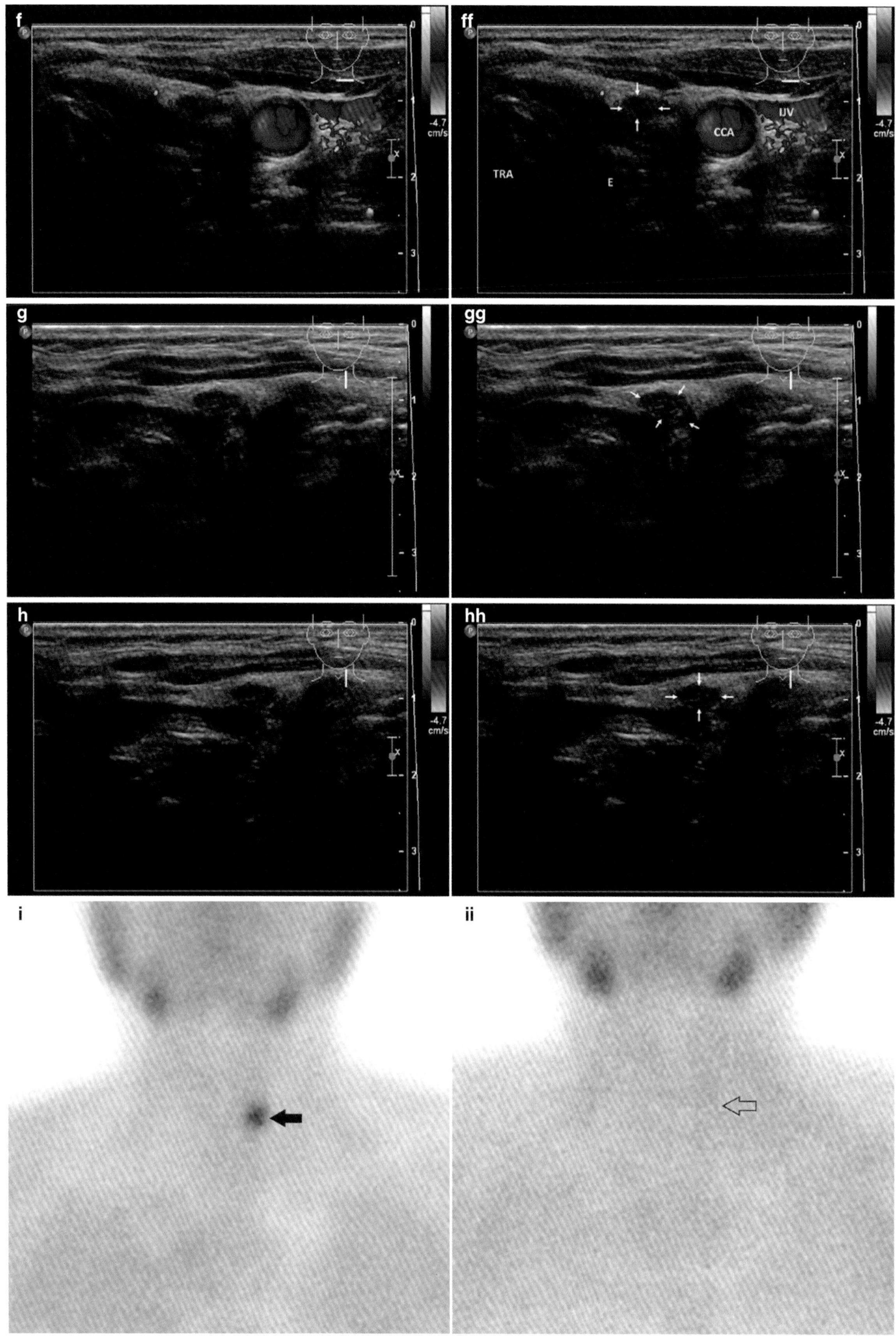

图23.4（续）

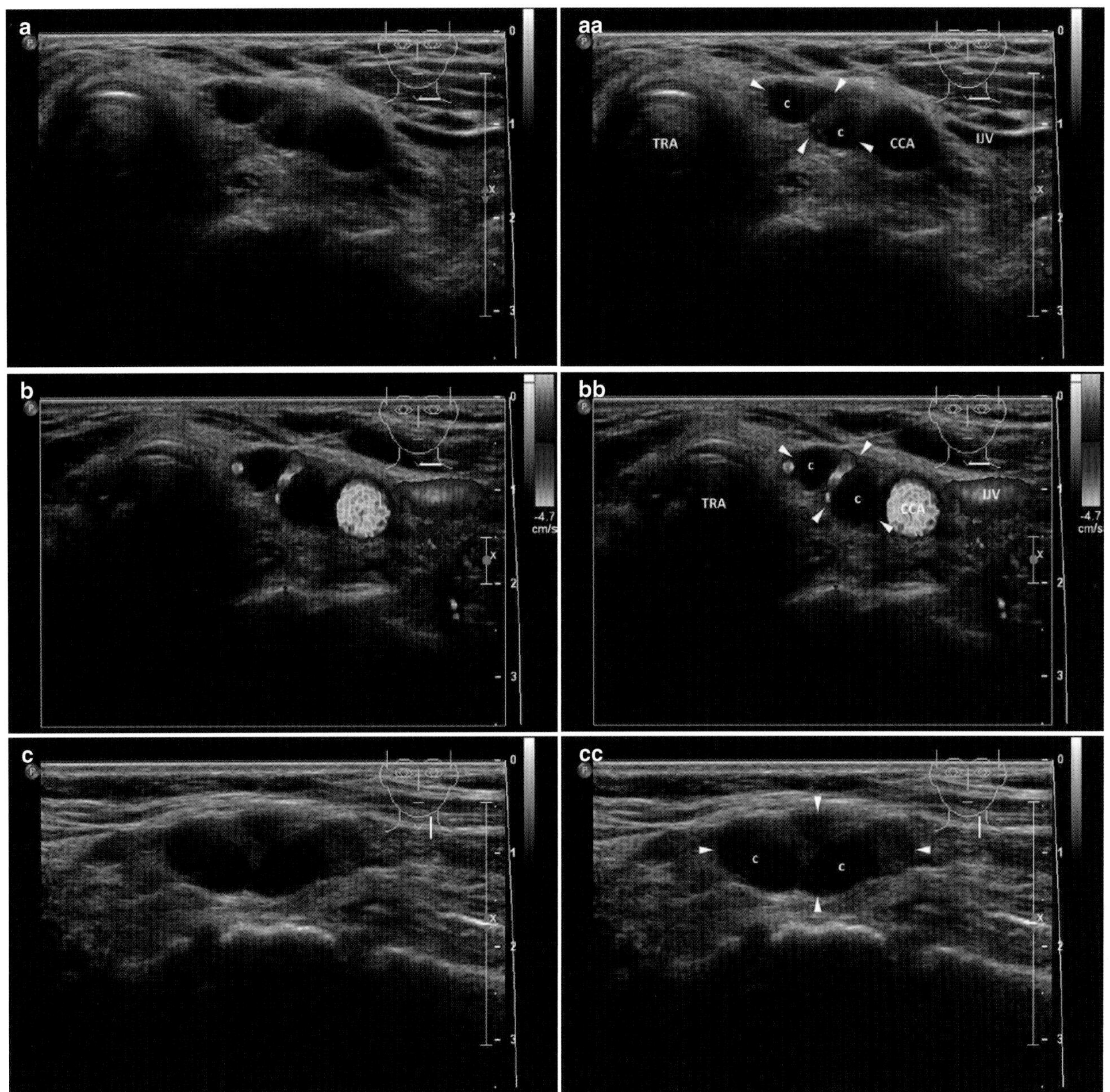

图23.5　（aa）一名61岁的女性，晚期肾脏疾病，接受肾脏替代治疗，伴有继发性甲状旁腺功能亢进症（sHPT），实验室检查：轻度高钙血症，s-Ca 2.63mmol/L（正常范围：2.15～2.55mmol/L），甲状旁腺激素水平升高，s-PTH 314ng/L（正常范围：12～65ng/L），尿素19.8mmol/L，肌酐192μmol/L。个人病史：2型糖尿病，冠状动脉心脏病伴有阵发性心房颤动，良性多结节性甲状腺肿甲状腺次全切除术后30年，残余全甲状腺切除术术后16年和右侧甲状旁腺切除术术后5年。左甲状腺区域的新病变——左侧甲状旁腺腺瘤（PAd）出现退行性变化，大小24mm×12mm×7mm，体积1mL；通过^{99m}Tc-MIBI放射性核素扫描确认。在PEIT之前的超声扫描中，PAd（►）位于左甲状腺区域：豆状；不均匀结构；两个囊肿（c）和中间隙的厚强回声隔；横切面。（bb）左侧PAd的细节（►），彩色多普勒超声显示：门样血管和中隔内的血管；横切面。（cc）左侧PAd的细节（►）：两个囊肿（c）和中部的厚强回声隔；纵切面。（dd）左侧PAd的细节（►），彩色多普勒超声显示：门样血管和中隔内的血管，在边缘上最少；纵切面。（ee）PEIT后12个月，实验室检查：s-Ca 2.15mmol/L（正常范围：2.15～2.55mmol/L），s-PTH 121ng/L（正常范围：12～65ng/L），尿素19.5mmol/L，肌酐195μmol/L，均处于正常水平。微小缩小的左侧PAd（→），大小8mm×6mm×3mm，体积0.1mL：豆状；不均匀结构；混合回声；微小的纤维条和点状斑点；横切面。（ff）缩小的左侧PAd的细节（→），彩色多普勒超声显示：无血流信号；横切面。（gg）缩小的左侧PAd的细节（→）：豆状；纵切面。（h）PEIT前的^{99m}Tc-MIBI放射性核素扫描：左颈部PAd中的放射性同位素摄取（➡）（图片由Pavel Koranda，MD，PhD提供）。（hh）PEIT后12个月的^{99m}Tc-MIBI放射性核素扫描：无放射性同位素摄取（⇨）（图片由Pavel Koranda，MD，PhD提供）

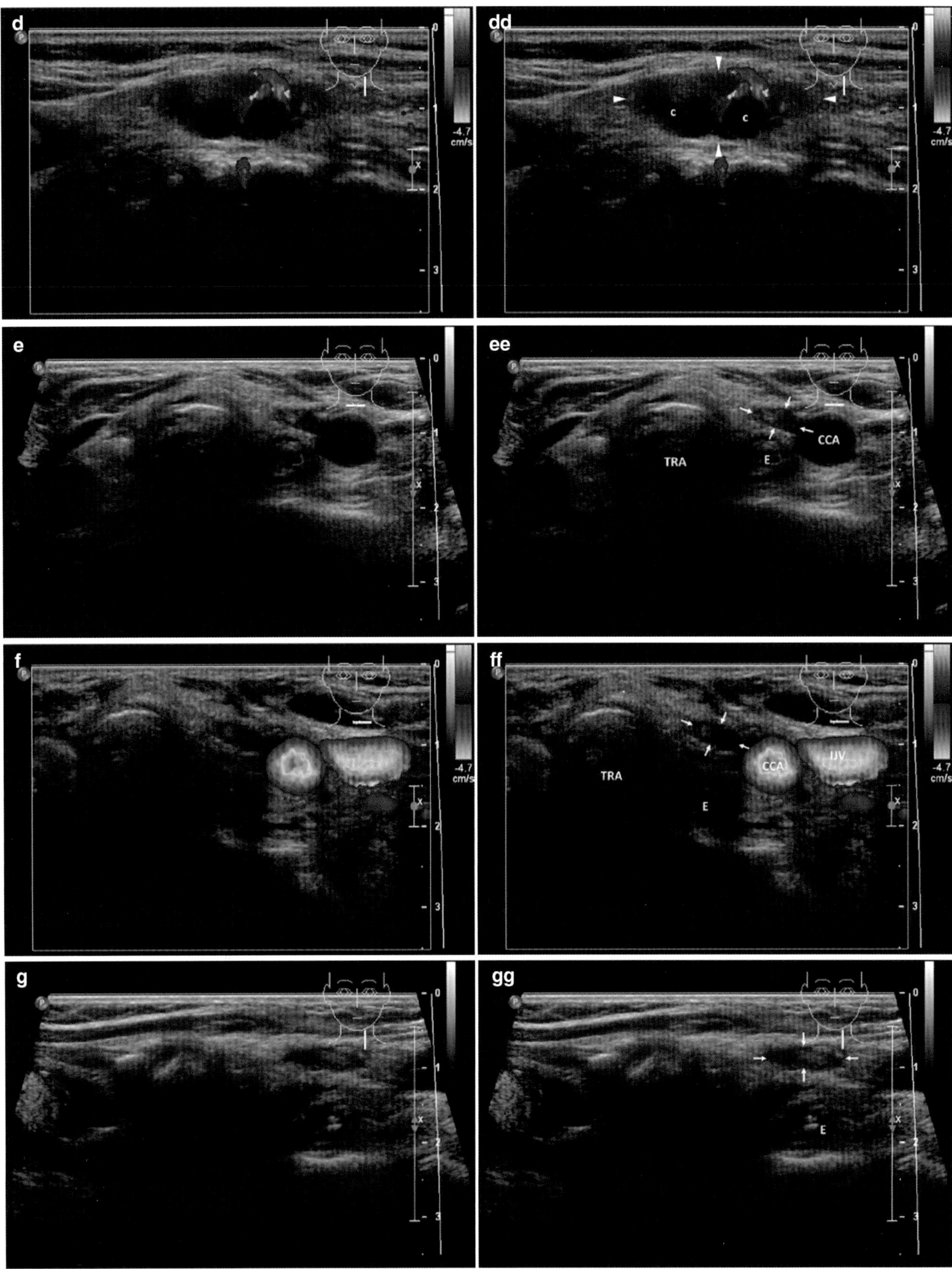

图23.5（续）

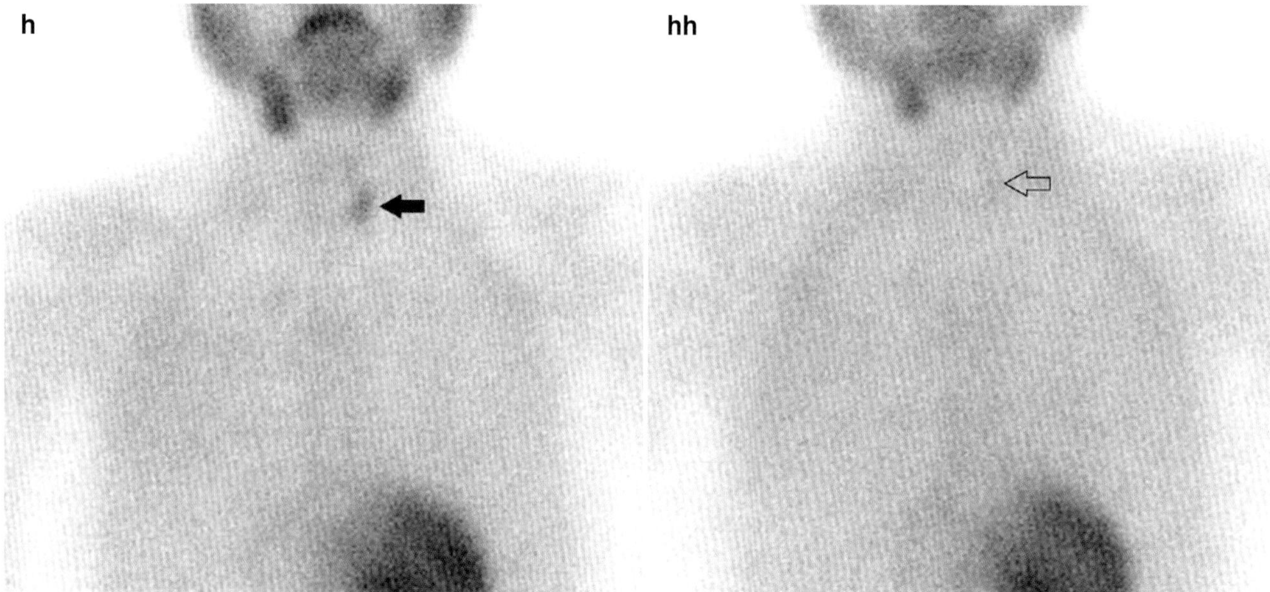

图23.5（续）

参考文献

[1] Bennedbaek FN, Karstrup S, Hegedüs L. Percutaneous ethanol injection therapy in the treatment of thyroid and parathyroid diseases. Eur J Endocrinol. 1997;136(3):240–250.

[2] Kim JH, Lee HK, Lee JH, Ahn IM, Choi CG. Efficacy of sonographically guided percutaneous ethanol injection for treatment of thyroid cysts versus solid thyroid nodules. AJR Am J Roentgenol. 2003;180(6):1723–1726.

[3] Haugen BR, Alexander EK, Bible KC, Doherty GM, Mandel SJ, Nikiforov YE, et al. 2015 American Thyroid Association management guidelines for adult patients with thyroid nodules and differentiated thyroid cancer: the American Thyroid Association guidelines task force on thyroid nodules and differentiated thyroid cancer. Thyroid. 2016;26(1):1–133.

[4] Karstrup S, Hegedüs L, Holm HH. Acute change in parathyroid function in primary hyperparathyroidism following ultrasonically guided ethanol injection into solitary parathyroid adenomas. Acta Endocrinol. 1993;129(5):377–380.

[5] Cho YS, Lee HK, Ahn IM, Lim SM, Kim DH, Choi CG, et al. Sonographically guided ethanol sclerotherapy for benign thyroid cysts:results in 22 patients. AJR Am J Roentgenol. 2000;174(1):213–216.

[6] Bennedbaek FN, Hegedüs L. Treatment of recurrent thyroid cysts with ethanol: a randomized double-blind controlled trial. J Clin Endocrinol Metab. 2003;88(12):5773–5777.

[7] Gharib H, Hegedüs L, Pacella CM, Baek JH, Papini E. Clinical review: nonsurgical, image-guided, minimally invasive therapy for thyroid nodules. J Clin Endocrinol Metab. 2013;98(10):3949–3957.

[8] Lee SJ, Ahn IM. Effectiveness of percutaneous ethanol injection therapy in benign nodular and cystic thyroid diseases: long-term follow-up experience. Endocr J. 2005;52(4):455–462.

[9] Del Prete S, Caraglia M, Russo D, Vitale G, Giuberti G, Marra M, et al. Percutaneous ethanol injection efficacy in the treatment of large symptomatic thyroid cystic nodules: ten-year follow-up of a large series. Thyroid. 2002;12(9):815–821.

[10] Yasuda K, Ozaki O, Sugino K, Yamashita T, Toshima K, Ito K, et al. Treatment of cystic lesions of the thyroid by ethanol instillation. World J Surg. 1992;16(5):958–961.

[11] Zingrillo M, Torlontano M, Ghiggi MR, D'Aloiso L, Nirchio V, Bisceglia M, et al. Percutaneous ethanol injection of large thyroid cystic nodules. Thyroid. 1996;6(5):403–408.

[12] Treece GL, Georgitis WJ, Hofeldt FD. Resolution of recurrent thyroid cysts with tetracycline instillation. Arch Intern Med. 1983;143(12):2285–2287.

[13] Edmonds CJ, Tellez M. Treatment of thyroid cysts by aspiration and injection of sclerosant. Br Med J (Clin Res Ed). 1987;295(6597):529.

[14] Rozman B, Bence-Zigman Z, Tomic-Brzac H, Skreb F, Pavlinovic Z, Simonovic I. Sclerosation of thyroid cysts by ethanol. Period Biol. 1989;91:1116–1118.

[15] Sung JY, Baek JH, Kim YS, Jeong HJ, Kwak MS, Lee D, et al. One-step ethanol ablation of viscous cystic thyroid nodules. AJR Am J Roentgenol. 2008;191(6):1730–1733.

[16] Kim DW, Rho MH, Kim HJ, Kwon JS, Sung YS, Lee SW. Percutaneous ethanol injection for benign cystic thyroid nodules:is aspiration of ethanol-mixed fluid advantageous? AJNR Am J Neuroradiol. 2005;26(8):2122–2127.

[17] Halenka M, Karasek D, Frysak Z. Ultrasound-guided

percutaneous ethanol injection of small and medium-sized thyroid cysts with relatively small amounts of ethanol. Biomed Pap Med Fac Univ Palacky Olomouc Czech Repub. 2015;159(3):417–421.

[18] Zieleźnik W, Kawczyk-Krupka A, Barlik MP, Cebula W, Sieroń A. Modified percutaneous ethanol injection in the treatment of viscous cystic thyroid nodules. Thyroid. 2005;15(7):683–686.

[19] Gharib H, Papini E, Paschke R, Duick DS, Valcavi R, Hegedüs L, AACE/AME/ETA Task Force on Thyroid Nodules, et al. American association of clinical endocrinologists, associazione medici endocrinologi, and europeanthyroid association medical guidelines for clinical practice for the diagnosis and management of thyroid nodules. Endocr Pract. 2010;16(Suppl 1):1–43.

[20] Harman CR, Grant CS, Hay ID, Hurley DL, van Heerden JA, Thompson GB, et al. Indications, technique, and efficacy of alcohol injection of enlarged parathyroid glands in patients with primary hyperparathyroidism. Surgery. 1998;124(6):1011–9. discussion 1019-1020.

[21] Grant CS, Thompson G, Farley D, van Heerden J. Primary hyperparathyroidism surgical management since the introduction of minimally invasive parathyroidectomy: Mayo Clinic experience. Arch Surg. 2005;140(5):472–8. discussion 478–479.

[22] Bilezikian JP, Brandi ML, Eastell R, Silverberg SJ, Udelsman R, Marcocci C, et al. Guidelines for the management of asymptomatic primary hyperparathyroidism: summary statement from the fourth international workshop. J Clin Endocrinol Metab. 2014;99(10):3561–3569.

[23] Solbiati L, Giangrande A, De Pra L, Bellotti E, Cantù P, Ravetto C. Percutaneous ethanol injection of parathyroid tumors under US guidance: treatment for secondary hyperparathyroidism. Radiology. 1985;155(3):607–610.

[24] Müller-Gärtner HW, Beil FU, Schneider C, Ringe JD, Greten H. Percutaneous transthyroidal instillation treatment of parathyroid adenoma with ethanol in primary hyperparathyroidism. Dtsch Med Wochenschr. 1987;112(38):1459–1461.

[25] Karstrup S, Transbøl I, Holm HH, Glenthøj A, Hegedüs L. Ultrasound-guided chemical parathyroidectomy in patients with primary hyperparathyroidism: a prospective study. Br J Radiol. 1989;62(744):1037–1042.

[26] Stratigis S, Stylianou K, Mamalaki E, Perakis K, Vardaki E, Tzenakis N, et al. Percutaneous ethanol injection therapy: a surgery-sparing treatment for primary hyperparathyroidism. Clin Endocrinol. 2008;69(4):542–548.

[27] Fukagawa M, Kitaoka M, Tominaga Y, Akizawa T, Kakuta T, Onoda N, Japanese Society for Parathyroid Intervention, et al. Guidelines for percutaneous ethanol injection therapy of the parathyroid glands in chronic dialysis patients. Nephrol Dial Transplant. 2003;18(Suppl 3):iii31–33.

（刘尧邦、孙平东　译）

第24章　超声引导下细针穿刺活检

24.1　基本要素

- 1930年，Martin和Ellisthey首次通过针吸活检诊断甲状腺结节；采用18G针吸技术。Scandinavian的研究人员在20世纪60年代引入了甲状腺的"细针"穿刺活检，该技术于20世纪80年代在北美得到广泛应用[1-2]。
- 徒手的FNAB与超声引导下的FNAB（图24.1）准确率分别为76%和88%[3]。

24.2　20世纪90年代初FNAB在甲状腺结节性疾病诊断中的重要性和优势[4]

- 细针穿刺活检（FNAB）的疗效及其在结节性甲状腺肿治疗中的作用已被明确。细胞学诊断的准确率接近95%。
- FNAB对于甲状腺结节来说是最合理的方法；它使成本大幅度降低，因为它有助于选择需要接受手术切除的患者。
- 根据FNAB的结果选择患者进行手术，使癌的数量增加了1倍以上。
- 应记住细胞学检查的局限性，非诊断性的结果和细胞滤泡性肿瘤的局限，但不必否定FNAB的使用。
- 如果阴性（良性）和阳性（恶性）细胞学结果是确定的，建议对良性结节进行仔细的临床随访，对恶性结节进行手术切除。
- 非诊断性的结果是不确定的，可通过重复的FNAB、超声引导组织学活检或核素扫描进行评估。
- 可疑的细胞学结果也不确定，并与20%的恶性累及相关；手术治疗一定要阐明。
- FNAB是一种安全、廉价、微创、高精度、经济有效的诊断结节性甲状腺疾病的手段。
- 该程序在甲状腺结节的管理中起着核心作用，应作为最初的诊断标准。
- FNAB的引入对甲状腺结节患者的管理有重大影响。接受甲状腺切除术的患者的比例下降了25%，接受手术的患者的癌发生率从15%增加到至少30%。FNAB降低了25%的护理成本[5]。

24.3　20世纪90年代初FNAB在甲状腺结节性疾病诊断中的诊断率[5]

- 4种细胞学诊断类别被使用。这些类别的比例：良性69%；可疑10%；恶性4%；非诊断性17%。
- FNAB数据分析显示，假阴性率为1%～11%，假阳性率为1%～8%，敏感性为65%～98%，特异性为72%～100%。
- FNAB的局限性与操作者的技能、细胞学家的专业知识以及区分一些良性细胞性腺瘤和恶性细胞性腺瘤的困难有关。

M. Halenka, Z. Fryšák, *Atlas of Thyroid Ultrasonography*, DOI 10.1007/978-3-319-53759-7_24

24.4 当今由Dean和Gharib得到的FNAB经验[6]

- 甲状腺FNAB是确定恶性肿瘤最准确的检测方法，是目前甲状腺结节评估的重要组成部分。超声引导FNAB的效果更好。
- FNAB结果分为诊断性（满意）或非诊断性（不满意）。不满意的涂片（5%～10%）是由于标本的细胞不足，通常是由囊液、血涂片或未达标准的制备引起的。
- 诊断性涂片通常分为良性、不确定性或恶性3种类别：
  - 良性细胞学检查（60%～70%）：是否定恶性的诊断，包括囊肿、胶体结节或桥本氏甲状腺炎。
  - 恶性细胞学检查（5%）：恶性肿瘤几乎是明确的，包括原发性甲状腺肿瘤或非甲状腺转移性癌。
  - 不确定或可疑的标本（10%～20%）包括非典型性改变、Hürthle细胞或滤泡性肿瘤。
- 新的细胞学分类有一个六类分类法，进一步细分为不确定的危险因素。总的来说，不确定类别的恶性肿瘤风险为15%～60%。
- 最近发展的分子标志物应该有助于进一步分离不确定的良恶性结节。
- 小心！在FNAB上的良性病变有大约3%的恶性肿瘤的风险，在超声引导下重复FNAB可将假阴性结果的风险降低到1.3%[7]。

24.5 Brigham、妇女医院和哈佛大学的一个总数1985例患者和FNAB的3483个结节的大数据分析[8]

- 典型的恶性结节：实性（14.3%）、低回声（15.2%）、点状钙化（23.3%）、孤立（14%）。
- 单发结节患者（14.8%）和多发结节患者（4.9%）的甲状腺癌患病率类似。
- 孤立结节的恶性肿瘤风险是非孤立结节的2倍，男性是女性的1.5倍以上。
- 在≥10mm的多发结节患者中，46%的癌为多灶性，72%的癌发生于最大的结节。
- 风险范围从男性有点状钙化的孤立实性结节恶性的可能性为48%到女性无钙化为主的囊性结节的可能性<3%。
- 在≥10mm的一个或多个甲状腺结节患者中，患甲状腺癌的可能性与结节的数量无关，而每个结节的恶性可能性随着结节数量的增加而降低。
- 在有2个或2个以上结节的患者中，只抽吸最大的结节就会漏诊近1/3的恶性肿瘤。为了排除多发结节≥10mm的甲状腺癌，应考虑多达4个结节进行FNAB。超声特征可用于判断癌症风险，确定优先考虑对哪个结节进行FNAB。

24.6 根据2015年ATA指南，基于超声的甲状腺结节FNAB诊断建议[9]

- 对甲状腺癌特异性最高（中位>90%）的特征是微钙化、边缘不规则和纵横比>1的形状。
- <10mm结节的FNAB诊断应仅在可疑病例、有辐射暴露史或家族性甲状腺癌患者中进行。
- 甲状腺结节的超声模式和FNAB指南，见表24.1。

24.7 Bethesda甲状腺细胞病理学报告系统[9-10]

- 自2010年以来，Bethesda甲状腺细胞病理学报告系统已被用于消除甲状腺FNAB样本中细胞学结果报告的显著差异性（表24.2）。
- 最近将Bethesda甲状腺细胞病理学报告系统的标准和术语应用于大量患者的研究显示，报告与FNAB细胞学检查的一致性相对较好，89%～95%的样本可以解释满意，55%～74%的样本报告为良性，2%～5%报告为恶性。
- 其余样本的细胞学检查不确定，包括2%～18%不确定的非典型病变（AUS）/不能确定的滤泡病变（FLUS），2%～25%的滤泡性肿瘤（FN），1%～6%的可疑的恶性肿瘤（SUSP）。

- 在大多数情况下，重复FNAB会有更明确的结果；只有大约20%的结节被重复为不确定的非典型病变（AUS）。

表24.1　超声模式，估计恶性肿瘤的风险和超声引导下甲状腺结节FNAB

声像图模式	超声特征	估计恶性风险/%	FNA尺寸截止（最大径）
高度怀疑	实性低回声结节或部分囊性结节的实性低回声成分，具有以下1个或多个特征：边缘不规则（浸润性、微分叶状），微钙化，纵横比>1的形状，边缘钙化并有小的软组织成分突出，甲状腺外浸润的证据	>70～90	推荐≥1cm时进行FNAB
中度怀疑	低回声实性结节，边缘光滑，没有微钙化，没有甲状腺外浸润以及纵横比>1的形状	10～20	推荐≥1cm时进行FNAB
低度怀疑	等回声或高回声实性结节，或部分囊性结节伴偏心实性区域，无微钙化，无不规则的边缘、甲状腺外浸润以及纵横比>1的形状	5～10	推荐≥1.5cm时进行FNAB
非常低的怀疑	海绵状或部分囊性结节，无任何低、中或高可疑型描述的超声特征	<3	考虑在≥2cm时进行FNAB，不进行FNAB而观察也是一个合理的选择
良性的	纯囊性结节（无实性结构）	<1	不需要活检

根据2015年的ATA指南进行了修改[10]

有症状性或美容引流的可以考虑进行囊肿抽吸

表24.2　2010年Bethesda甲状腺细胞病理学报告系统（修改自2015年ATA指南[10]）

诊断类别	通过该系统估计/预测的恶性肿瘤风险/%	手术切除结节发生恶性肿瘤的实际风险，中位数比例（范围）/%	临床管理
Ⅰ—非诊断性或不能令人满意的	1～4	20（9～32）	3个月后重复进行FNAB操作
Ⅱ—良性	0～3	2.5（1～10）	超声随访结节显著增长或“可疑的”有超声变化，重复FNAB
Ⅲ—不确定的非典型病变（AUS）或不能确定的滤泡病变（FLUS）	5～15	14（6～48）	临床观察，3个月后重复FNAB，或转诊患者直接手术，不重复FNAB
Ⅳ—滤泡性肿瘤（FN）或可疑的滤泡性肿瘤	15～30	25（14～34）	腺叶切除术，如果恶性肿瘤被证实进行完全甲状腺切除术
Ⅴ—可疑恶性肿瘤	60～75	70（53～97）	腺叶切除术或甲状腺切除术
Ⅵ—恶性肿瘤	97～99	99（94～100）	甲状腺切除术[a]

[a]：例外情况：转移性肿瘤、非霍奇金淋巴瘤和未分化癌

24.8 US-FNAB所需的基本设备

- 注射器支架（图24.2）或穿刺枪。
- 10mL或20mL的塑料注射器。
- 细针（20G~22G）。
- 为了清除带有巢状胶体和碎片的囊肿，通常需要一个更粗的针（18G）。
- 细胞学检查的玻片（6~8片）。
- 1%利多卡因用于那些喜欢局部麻醉活检的患者。

24.9 超声引导下FNAB描述

- US-FNAB（图24.3）通常在门诊一个黑暗的房间里进行，一名护士可协助完成超声引导下FNAB。
- 患者仰卧位，颈部过伸以暴露甲状腺。
- 患者被要求在手术过程中不要深呼吸、吞咽、说话或移动。
- 从穿刺部位消毒开始。
- 在进行超声引导下FNAB时，超声（图24.1）聚焦结节之后，应该将穿刺针通过皮肤迅速插入结节中。一旦针尖在结节中可见，即在结节内垂直地进出并进行轻轻的抽吸。FNAB需要5~10s。
- 在较大的甲状腺囊肿清除的情况下，手术需要更长的时间。偶尔需要更换注射器，并保持针在囊肿内。
- 活检完成后，在活检部位应保持稳定的压力。
- 当偶尔患者会出现头晕或疼痛时，需观察患者几分钟，如果没有发现任何问题，他们就会被允许离开。

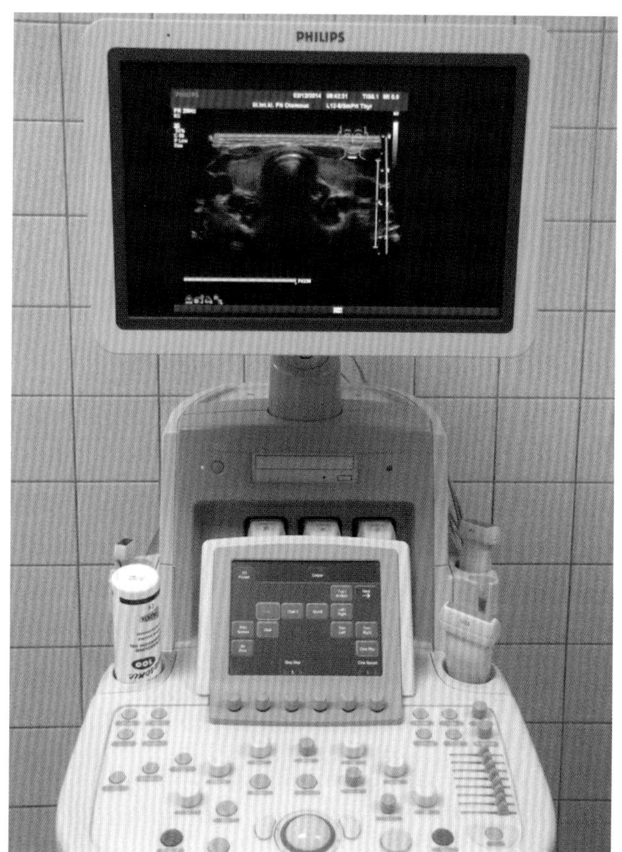

图24.1 高分辨率超声设备，线性探头10MHz，长度5cm（更好地测量甲状腺叶的长度）

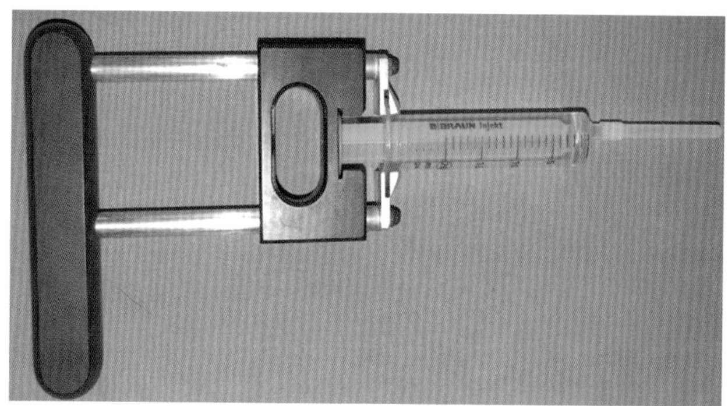

图24.2 US-FNAB设备：注射器支架，20mL注射器，20G针头

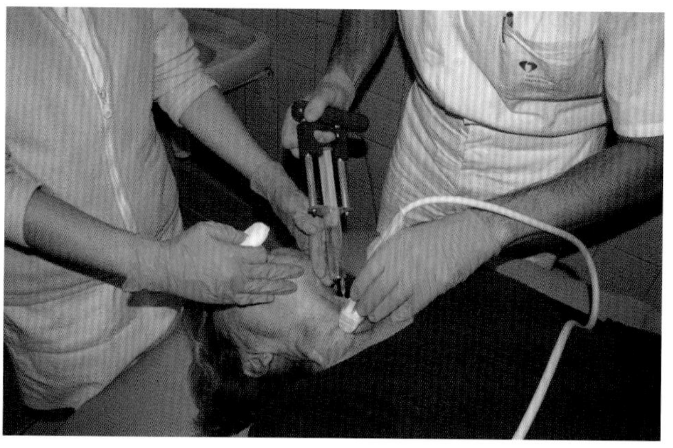

图24.3 超声引导下FNAB演示

24.10 FNAB的并发症——出血

- 出血的来源通常是甲状腺结节包膜内的异常血管，以及伴有的动静脉分流。
- 轻微的血肿是最常见的FNAB并发症，但其发病率通常是可以忽略不计的[11]。
- 大的血肿是罕见的，但可危及生命。只有少数FNAB中会发生无法控制的出血，因出现急性呼吸窘迫综合征而被报道[12–13]。

出血危险因素：

- 抗凝治疗：应在FNAB治疗前4～5天停用。
- 抗血小板治疗：应在FNAB治疗前7～10天停用。
- 血小板减少和止血异常。
- 小心！对于高危患者，在进行FNAB检查前应获得其完整的病史和凝血参数。
- FNAB后血肿（图24.4cc）为典型的自限性病变，轻度颈部不适，用冰块轻微地压迫是良好的处理方式（图24.4ff）。血肿通常在几天内被吸收（图24.4gg）。

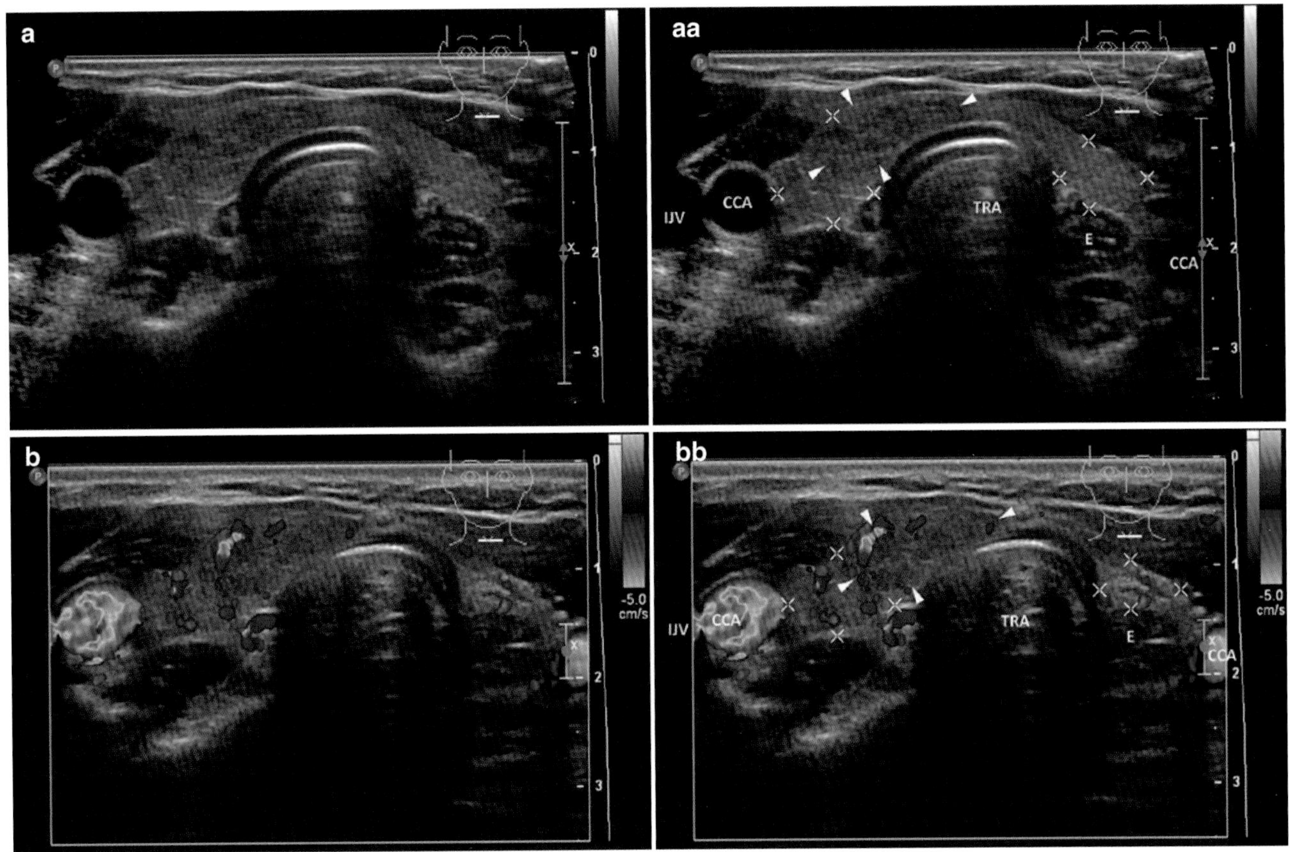

图24.4 （aa）27岁女性，单发实性结节（►），大小21mm×17mm×7mm，体积1.5mL，位于右叶，延伸至峡部右支。超声扫查：椭圆形，纵横比>1；不均匀结构；等回声；边界不清楚，无晕征，Tvol 9mL，RL 5mL、LL 4mL，横切面。（bb）单发实性结节的细节（►），FNAB前CFDS：周围局部血管分布增加和实质部分散发血管分布，模式Ⅰ；横切面。（cc）FNAB术后几分钟，患者主诉颈部不适。超声检查显示在右叶旁边有一个急性血肿（▻），大小55mm×18mm×16mm，体积8mL：右叶和右侧颈总动脉之间有边界清晰、均匀、略低回声的肿块；横切面。患者没有使用抗凝或抗血小板药物，但由于偏头痛使用了大剂量的布洛芬。（dd）急性血肿的细节（▻）：FNAB几分钟后，边界清晰、均匀、略低回声的肿块压迫甲状腺右叶；横切面。（ee）急性血肿的细节（▻）：在FNAB后几分钟，边界清晰、均匀、略低回声肿块，在甲状腺右叶上方扩散；纵切面。（ff）急性血肿的细节（▻）；冰块压迫2h后，血肿略有减少，大小55mm×17mm×13mm，体积6.5mL；边界清晰、均匀、几乎等回声的包块压迫甲状腺右叶；横切面。FNAB后，凝血试验未见异常。患者没有进一步的不适，并且已经出院。（gg）FNAB出现急性血肿（▻）2天后（门诊检查，在家冰敷）；血肿明显减少，大小23mm×14mm×7mm，体积1.2mL：边界清晰、均匀、几乎等回声的肿块，不压迫甲状腺右叶；横切面

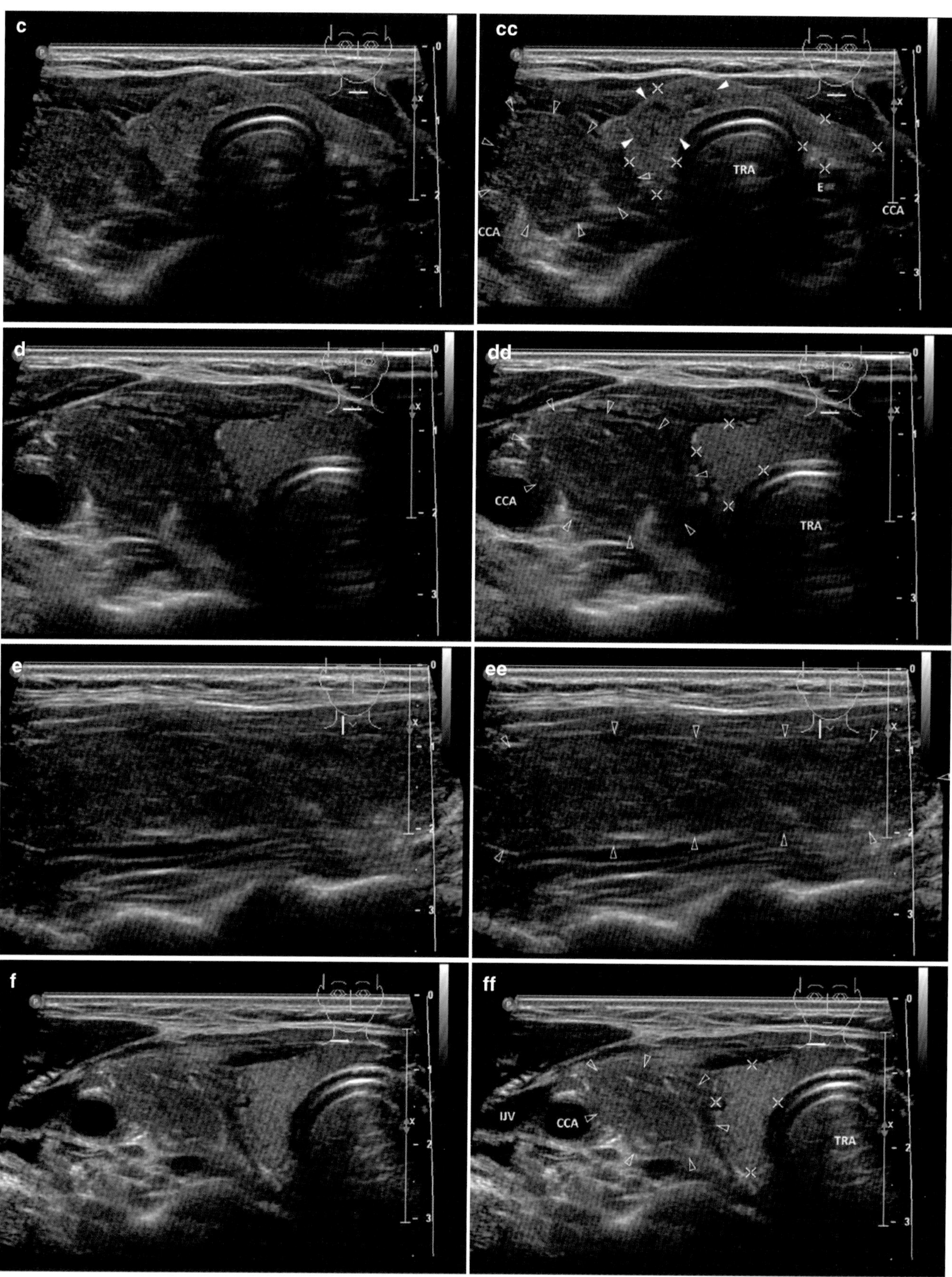

图24.4（续）

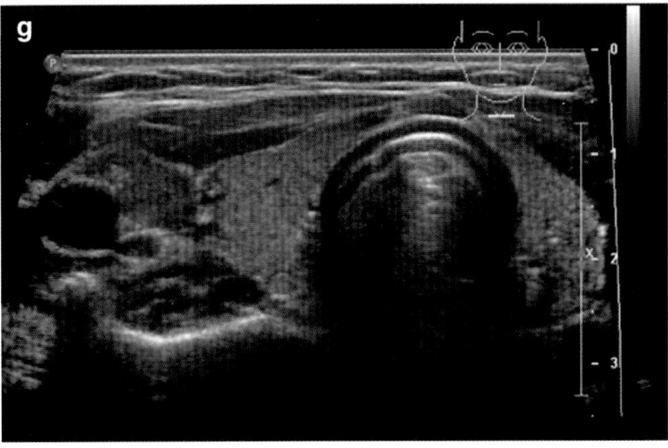

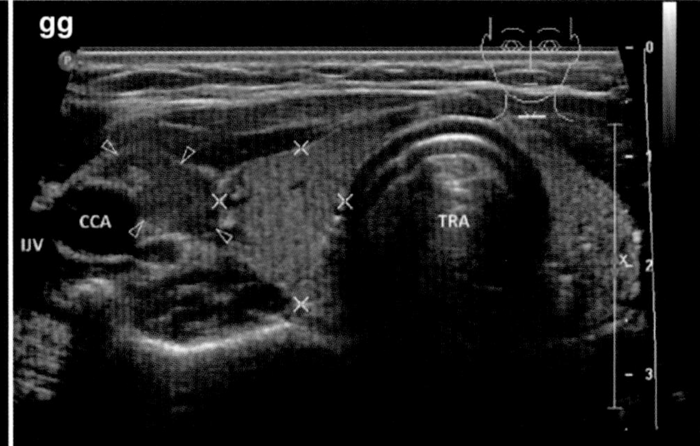

图24.4（续）

参考文献

[1] Martin HE, Ellis EB. Biopsy by needle puncture and aspiration. Ann Surg. 1930;92(2):169–181.

[2] Bäckdahl M, Wallin G, Löwhagen T, Auer G, Granberg PO. Fine-needle biopsy cytology and DNA analysis. Their place in the evaluation and treatment of patients with thyroid neoplasms. Surg Clin North Am. 1987;67(2):197–211.

[3] Krishnappa P, Ramakrishnappa S, Kulkarni MH. Comparison of free hand versus ultrasound-guided fine needle aspiration of thyroid with histopathological correlation. J Environ Pathol Toxicol Oncol. 2013;32(2):149–155.

[4] Gharib H. Fine-needle aspiration biopsy of thyroid nodules: advantages, limitations, and effect. Mayo Clin Proc. 1994;69(1):44–49.

[5] Gharib H, Goellner JR. Fine-needle aspiration biopsy of the thyroid:an appraisal. Ann Intern Med. 1993;118(4):282–289.

[6] Dean DS, Gharib H. Fine-needle aspiration biopsy of the thyroid gland. In: De Groot LJ, Beck-Peccoz P, Chrousos G, Dungan K, Grossman A, Hershman JM, et al., editors. Endotext [Internet]. South Dartmouth, MA: MDText.com, Inc.; 2015.

[7] Bomeli SR, LeBeau SO, Ferris RL. Evaluation of a thyroid nodule. Otolaryngol Clin N Am. 2010;43(2):229–238.

[8] Frates MC, Benson CB, Doubilet PM, Kunreuther E, Contreras M, Cibas ES, et al. Prevalence and distribution of carcinoma in patients with solitary and multiple thyroid nodules on sonography. J Clin Endocrinol Metab. 2006;91(9):3411–3417.

[9] Crippa S, Mazzucchelli L, Cibas ES, Ali SZ. The Bethesda System for reporting thyroid fine-needle aspiration specimens. Am J Clin Pathol. 2010;134(2):343–344.

[10] Haugen BR, Alexander EK, Bible KC, Doherty GM, Mandel SJ, Nikiforov YE, et al. 2015 American Thyroid Association Management guidelines for adult patients with thyroid nodules and differentiated thyroid cancer: The American Thyroid Association Guidelines Task Force on thyroid nodules and differentiated thyroid cancer. Thyroid. 2016;26(1):1–133.

[11] Polyzos SA, Anastasilakis AD. Systematic review of cases reporting blood extravasation-related complications after thyroid fine-needle biopsy. J Otolaryngol Head Neck Surg. 2010;39(5):532–541.

[12] Donatini G, Masoni T, Ricci V, D'Elia M, Guadagni A, Baldetti G, et al. Acute respiratory distress following fine needle aspiration of thyroid nodule: case report and review of the literature. G Chir. 2010;31(8–9):387–389.

[13] Hor T, Lahiri SW. Bilateral thyroid hematomas after fine-needle aspiration causing acute airway obstruction. Thyroid. 2008;18(5):567–569.

（洪林巍、安静　译）

第25章 细针穿刺活检并发甲状腺脓肿：病例报告

25.1 基本要素

- 急性甲状腺炎伴脓肿形成是一种极为罕见的情况，起病迅速（通常几天），可能急剧加重且危及生命（几小时）。
- 临床表现：
  - 一般症状：发热、怕冷。
  - 局部表现：炎症的典型症状：热、疼痛、红肿——受影响的甲状腺叶上有硬结，触诊时疼痛，肿块上发红。
  - 突然形成的大脓肿会导致气管偏斜和压迫，并可能导致严重的呼吸困难，需要插管和紧急手术治疗。
- 症状：触诊疼痛或肿块部位持续疼痛、颈部活动受限、吞咽困难、呼吸困难和发音困难，甚至在急剧加重过程中出现吸气性喘鸣[1]。
- 根据患者年龄，脓肿形成的最常见原因有：
  - 在儿童中，脓肿通常在正常甲状腺的环境中形成是由于先天性梨状窦口咽瘘或持久性甲状舌管的的病理异常引起的感染扩散[2]。
  - 在成人中，脓肿通常是在多结节性甲状腺肿的情况下形成的：在免疫功能低下的患者中，是由别的原发病（胃肠道或泌尿生殖道）所致败血症的血液传播导致的[3]。

    机械损伤——吞咽尖锐异物（如骨头）随后穿透食管壁[4]，或医源性原因（细针穿刺活检后）[5-6]。

    邻近器官恶性肿瘤的侵袭——喉部、食管[7]或甲状腺癌本身[8]。
- 最常见的传染源：皮肤病原体——金黄色葡萄球菌、化脓性链球菌，胃肠道和泌尿生殖道病原体——大肠埃希菌、假单胞菌[9-10]。
- 治疗：广谱抗生素、脓肿切除和引流及甲状腺切除术有时是必要的，是为了切除周围炎症浸润的软组织[1]。

25.2 病例报告[11]

- 80岁女性患者，医者通过超声随访发现其长期患有体积达38mL的大型多结节性甲状腺肿。
- 个人史：多年前行胆囊切除术，无糖尿病史，未应用影响免疫力的药物。
- 在当地放射中心，对甲状腺右叶进行了US-FNAB检查，细胞学检查结果为良性。
- FNAB术后3天，右颈部穿刺部位突然形成疼痛性肿块。
- 在接下来的几天里，肿块扩大，疼痛加剧，局部发红（图25.1）。患者体温超过37℃，吞咽困难，呼吸困难，随后出现喘鸣。
- FNAB术后8天，患者在当地大学附属医院内分泌门诊中心接受检查：
  - 超声（图25.2和图25.3）和计算机断层扫描结果（图25.4）显示甲状腺右叶有一个体积为60mL的

M. Halenka, Z. Fryšák, *Atlas of Thyroid Ultrasonography*, DOI 10.1007/978-3-319-53759-7_25

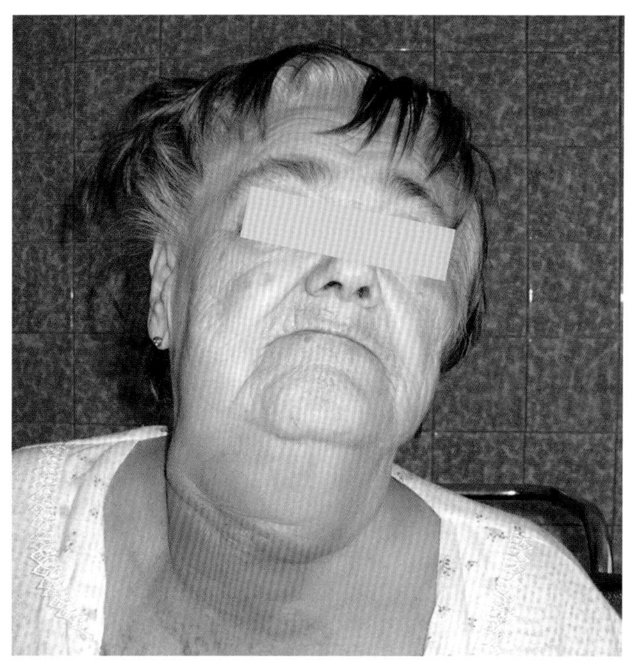

图25.1　一名患有甲状腺脓肿的80岁女性，甲状腺右叶FNAB后8天的身体检查结果：右下颈部和上胸部的局部可触及红肿

大脓肿，导致气管偏移和压迫。

–实验室发现：高C–反应蛋白（128mg/mL）和高白细胞（15.9×10^9/L）。

–穿刺液的细胞学检查：多形核细胞；穿刺液培养——大肠埃希菌。

–血液和尿液培养呈阴性。

–血清TSH（促甲状腺激素）和FT4（游离甲状腺素）水平正常。

- 对患者进行手术治疗，切开脓肿、清除邻边发炎的软组织及肌肉；随后进行抗生素治疗（哌拉西林+他唑巴坦）。
- 在5个月后的检查中，患者没有任何不适（图25.5），并且甲状腺功能正常。
- 要注意的是即使在常规和微创FNAB手术中，严格的无菌措施也是必要的。

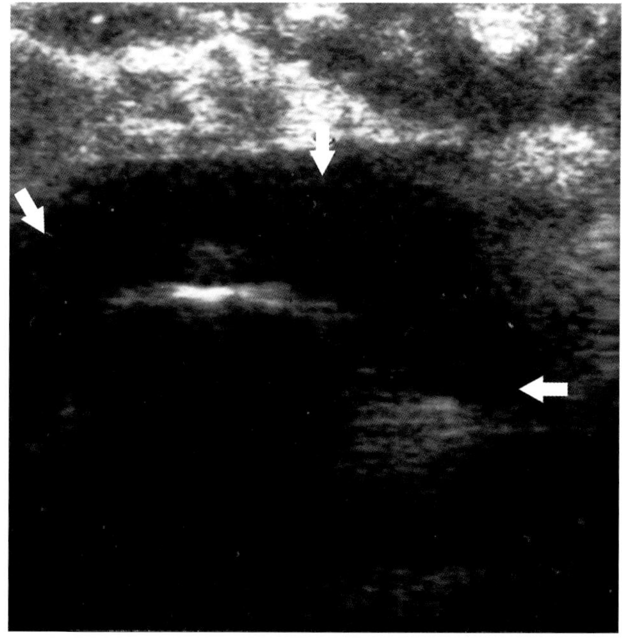

图25.2　右叶甲状腺脓肿的超声扫描：大的囊性结节，大小65mm × 55mm × 35mm，体积62mL；腹侧皮下蜂窝组织炎：皮下层增厚达20mm；不均匀；大部分为高回声，伴有低回声、边界不清晰的区域；RL甲状腺脓肿：大型囊性病变（➡）；大部分为无回声；中心有高回声带；边界不清；探头加压可浮动；横切面，穿透深度4cm（2007年，老一代超声设备）

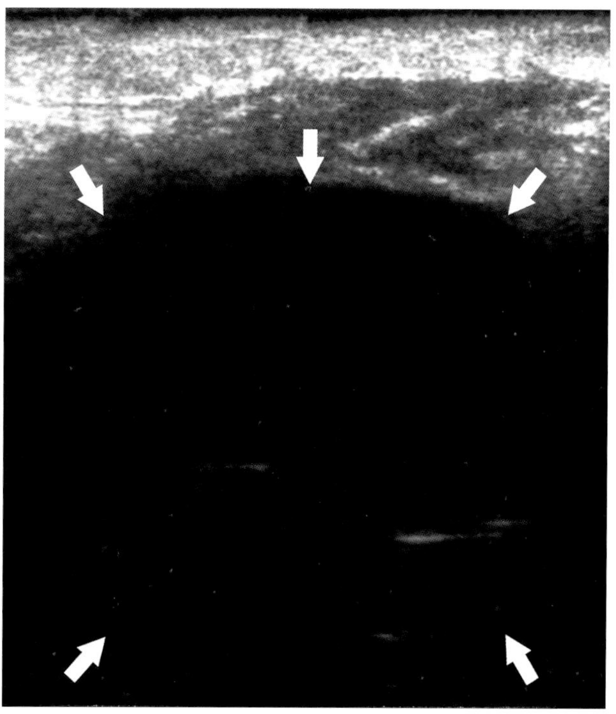

图25.3　RL甲状腺脓肿的超声扫描：大的囊性结节，体积62mL；腹侧皮下蜂窝组织炎；皮下层增厚至多达20mm；右叶甲状腺脓肿：大型囊性病变（➡）；大部分为无回声；散发性高回声带；纵切面。穿透深度8cm（2007年，老一代超声设备）

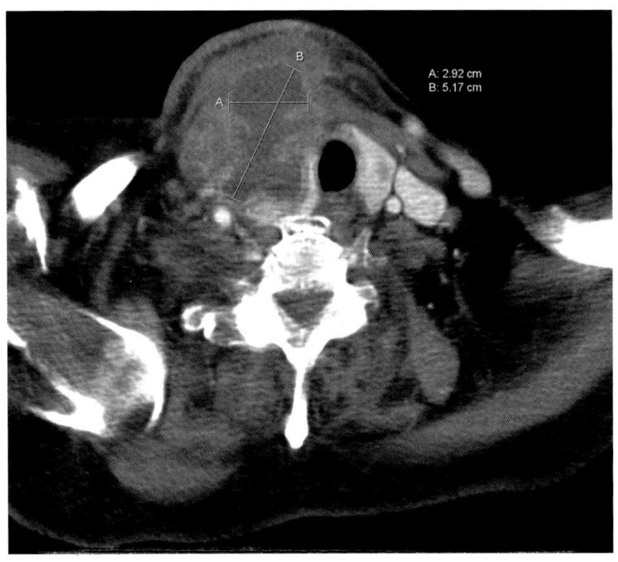

图25.4 甲状腺脓肿CT：扩大的右叶延伸至右纵隔；大小脓腔相连，范围为72mm × 52mm × 30mm；无气体存在；气管明显偏左；周围软组织和肌肉结构呈炎性表现；相应的淋巴结肿大；横切面

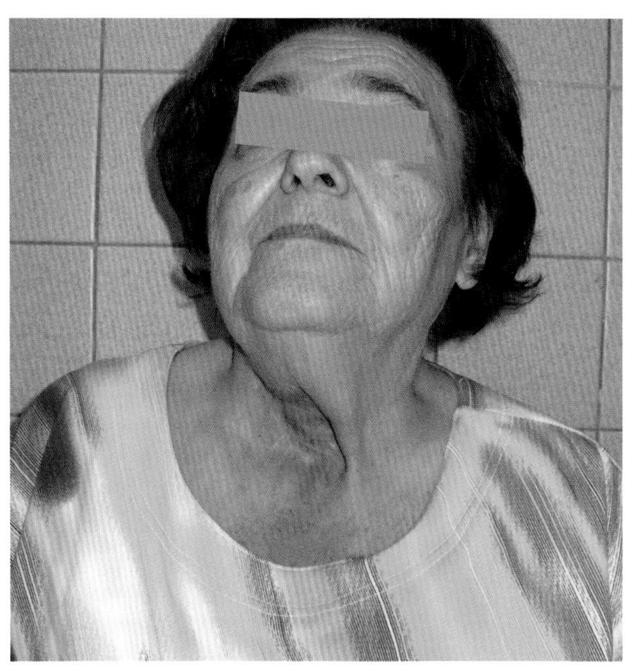

25.5 患者，术后6个月的身体检查结果：甲状腺脓肿和胸锁乳突肌切除后有一个大瘢痕

参考文献

[1] Kale SU, Kumar A, David VC. Thyroid abscess—an acute emergency. Eur Arch Otorhinolaryngol. 2004;261(8):456–458.

[2] Mali VP, Prabhakaran K. Recurrent acute thyroid swellings because of pyriform sinus fistula. J Pediatr Surg. 2008;43(4):e27–30.

[3] Vandĵme A, Pageaux GP, Bismuth M, Fabre JM, Domergue J, Perez C, et al. Nocardiosis revealed by thyroid abscess in a liver—kidney transplant recipient. Transpl Int. 2001;14(3):202–204.

[4] Lin ZH, Teng YS, Lin M. Acute thyroid abscess secondary to oesophageal perforation. J Int Med Res. 2008;36(4):860–864.

[5] Wang YC, Yeh TS, Lin JD. Gram-negative thyroid abscess resulting from fine-needle aspiration in an immunosuppressed patient. Clin Infect Dis. 1997;25(3):745–746.

[6] Chen HW, Tseng FY, Su DH, Chang YL, Chang TC. Secondary infection and ischemic necrosis after fine needle aspiration for a painful papillary thyroid carcinoma: a case report. Acta Cytol. 2006;50(2):217–220.

[7] Piñero Madrona A, Illana Moreno J, Parrilla Paricio P. Thyroid abscess due to fistulization of hypopharyngeal carcinoma. Med Clin (Barc). 1999;113(13):518–519.

[8] Ohno Y, Ilo K, Imamura M, Aoki N. A case of acute suppurative thyroiditis associated with thyroid papillary carcinoma. Nihon Naibunpi Gakkai Zasshi. 1993;69(9):1003–1012.

[9] Nishihara E, Miyauchi A, Matsuzuka F, Sasaki I, Ohye H, Kubota S, et al. Acute suppurative thyroiditis after fine-needle aspiration causing thyrotoxicosis. Thyroid. 2005;15(10):1183–1187.

[10] Sicilia V, Mezitis S. A case of acute suppurative thyroiditis complicated by thyrotoxicosis. J Endocrinol Investig. 2006;29(11):997–1000.

[11] Halenka M, Skodova I, Horak D, Kucerova L, Karasek D, Frysak Z. Thyroid abscess as a complication of fine-needle aspiration biopsy. Endocrinologist. 2008;18(6):263–265.

（武文军、鲁丽、刘大铭　译）